HYPNOTISME

SUGGESTION

PSYCHOTHÉRAPIE

ÉTUDES NOUVELLES

PAR

LE Dr BERNHEIM

PROFESSEUR A LA FACULTÉ DE MÉDECINE DE NANCY

PARIS

OCTAVE DOIN, ÉDITEUR

8, PLACE DE L'ODÉON, 8

1891

HYPNOTISME

SUGGESTION

PSYCHOTHÉRAPIE

HYPNOTISME

SUGGESTION

PSYCHOTHÉRAPIE

ÉTUDES NOUVELLES

PAR

LE Dr BERNHEIM

PROFESSEUR A LA FACULTÉ DE MÉDECINE DE NANCY

PARIS

OCTAVE DOIN, ÉDITEUR

8, PLACE DE L'ODÉON, 8

1891

Tous droits réservés.

AVANT-PROPOS

Ce livre contient, avec les leçons que j'ai faites cette année sur la suggestion, un certain nombre d'observations cliniques nouvelles destinées à montrer les applications et les effets thérapeutiques de la psychothérapie suggestive.

Ce nouveau livre forme le complément de celui que j'ai publié en 1886: *De la suggestion et de ses applications à la thérapeutique.*

Dans le premier, l'exposé des faits, tels que l'observation les constate, tient la plus grande place. Après cet exposé, je cherche une conception doctrinale pour les interpréter.

Dans ce livre, j'aborde d'emblée la doctrine psychologiste de la suggestion et de l'hypnose, et je cherche à montrer comment les faits expérimentaux déjà connus sont éclairés par cette doctrine.

Les nombreux confrères français et étrangers qui m'ont fait l'honneur de visiter ma clinique ont pu apprécier que mon plus grand souci a été de ne pas dépasser les limites de la plus scrupuleuse observation, de ne pas franchir les frontières de la vérité démontrée.

Ceux de mes confrères qui n'ayant pas vu les faits ou

les ayant incomplètement observés, conservent des doutes, et en cela ils font preuve d'un septicisme sage et scientifique, trouveront à ma clinique, s'ils veulent bien la visiter, la démonstration permanente des faits que je rapporte.

BERNHEIM.

Nancy, 20 août 1890.

HYPNOTISME, SUGGESTION

PSYCHOTHÉRAPIE

PREMIÈRE LEÇON

Aperçu historique sur la suggestion appliquée à l'art de guérir. — De la
médecine sacerdotale des anciens, chez les Egyptiens et les Hébreux.
Prières, sacrifices, conjurations, formules magiques. — Médecine des
Grecs. Tables et hymnes orphiques. Chants et prières d'Esculape. De la
médecine dans les temples grecs. Suggestion faite par les prêtres. —
Sectes philosophiques. Ecoles des Asclépiades. Temples de Cos et de Cnide.
Famille d'Hippocrate. Naissance de la médecine scientifique. — Théosophie orientale. Son alliance avec le dogme religieux des Juifs, avec
la philosophie d'Alexandrie, avec le paganisme des Grecs et des Romains. Magiciens. Amalgame des doctrines dégénérées de Pythagore et
de Platon avec la théosophie orientale. — Alliance des idées païennes
avec le christianisme naissant : onctions, saintes huiles, prières, reliques, exorcisme, foi, talismans. — Superstition des empereurs romains
de la décadence. Théurgie et magie. Proscription de la magie par
Dioclétien. — Théosophie des magiciens remplacée par le fanatisme
des moines. Guérison par les reliques, les tombeaux des saints, les
évêques. — Ecoles du couvent de Monte-Cassino et des Bénédictins
à Salerne : médecine sacerdotale ; à partir du ix° siècle, association de
la médecine naturelle au surnaturel. — Superstition pendant les croisades. Pouvoir curateur des rois de France et d'Angleterre au xi° siècle.
— Continuation des guérisons miraculeuses aux xiii°, xiv° siècles jusqu'au nôtre. — Superstition pendant le siècle de la Renaissance des
sciences. Apogée du culte du diable. Procès de sorcellerie dans le xv°
et le xvi° siècle. Croyance aux sorciers jusqu'au xviii° siècle. — Thérapeutique de Paracelse au xvi° siècle. Arcanes et signatures cabalistiques. Fluide magnétique des astres. Magnétisme animal. Talismans.
Onguents sympathiques. — Secte des Rose-Croix au xvii° siècle. Des
cures magnétiques. Polémique entre Goclénius et le père Roberti. —
Van Helmont. Guérisons par transplantation. — Robert Fludd. —
Magnétisme animal de Guillaume Maxwel. — Cures suggestives de l'Irlandais Greatrake. — Cures miraculeuses en France au xvii° et au
xviii° siècle. — Exorcisme suggestif du prêtre souabe Gassner en 1774.
— Guérison par les aimants. Le père Kircher ; le père Hell, l'abbé
Lenoble en 1771. Rapport favorable de la Société royale de médecine.
Mesmer. Magnétisme céleste. Fluide universel. Baquets magnétiques.

— Découverte du somnambulisme. — Suggestion par l'abbé Faria. — Hypnotisme de Braid. — Suggestion thérapeutique du Dr Liébeault. — Triomphe contemporain de la doctrine scientifique de la suggestion et fin de la médecine superstitieuse.

La suggestion appliquée à l'art de guérir remonte à l'enfance de l'humanité. L'homme qui souffrait attribuait ses souffrances à la colère des dieux et cherchait à les apaiser par des sacrifices. Les prêtres devinrent les intermédiaires naturels entre les dieux et l'homme ; grâce à la crédulité inhérente à l'esprit humain, aux pratiques suggestives par lesquelles ils frappaient l'imagination des peuples, ils s'arrogeaient le pouvoir de solliciter l'intervention divine pour guérir les maladies. La médecine des anciens était sacerdotale. En Egypte, les prêtres furent les seuls médecins ; à eux seuls les dieux révélaient ce secret ; les formules magiques, l'influence des génies, des paroles allégoriques contribuaient à l'action des médicaments.

Chez les Hébreux, l'exercice de la médecine était entre les mains des lévites qui guérissaient les maladies en purifiant le corps et faisant des sacrifices expiatoires. Plus tard le don de guérir appartint aux prophètes. La colère de Jéhovah appela sur son peuple les maladies épidémiques ; les holocaustes et les offrandes désarment la colère divine. La harpe mélodieuse de David calme la mélancolie du roi Saül. « Au roi Salomon, Dieu avait accordé, dit Josèphe, le don d'apaiser sa colère par les prières et de chasser les esprits impurs du corps des malades par des conjurations. Cette méthode est encore celle que l'on suit de nos jours. » Cet historien vit entre autres un Juif nommé Eléazar, dans l'armée de Vespasien, qui guérissait les démoniaques en mettant dans leurs narines un anneau dans lequel était une racine indiquée par Salomon (le sceau-de-Salomon, *Convallaria polygonatum*) et il conjurait le diable par des formules magiques de ce roi pour l'expulser et l'empêcher de revenir.

Le roi Jéroboam ayant insulté un prophète, vit son bras se dessécher ; il dut, pour être guéri de cette paralysie, supplier le prophète d'intervenir auprès de Dieu en sa faveur.

Pendant la captivité de Babylone, les Juifs durent renoncer aux pratiques extérieures et au culte des sacrifices ; les prières remplacèrent les holocaustes sanglants ; les prêtres sacrificateurs devinrent des moines à vie austère et contemplative qui guérissaient les maladies par la prière et la foi.

Partout le mysticisme religieux préside à l'art de guérir. Chez les Hindoux, les maladies sont considérées comme produites par les mauvais génies ; elles sont guéries par des purifications et des paroles sacrées qui ont le don de les expulser.

Chez les anciens Grecs, les membres de la famille d'Orphée cultivaient la musique, la poésie, l'astrologie et la médecine. Des tables orphiques portaient des formules magiques qui servirent longtemps à l'art de guérir. Les hymnes orphiques faisaient aussi des guérisons. Hercule y est invoqué en ces termes : Viens, Dieu puissant : apporte-nous tous les remèdes qui peuvent adoucir nos maux [1]. Esculape guérissait par les vers et les paroles autant que par les médicaments. A quelques remèdes tirés du règne végétal, il ajoutait presque toujours les chants agréables ou les prières mystiques qu'on appelait επαιοδή, carmen, charme. Dans l'*Odyssée* nous voyons les fils d'Autolychus guérir les blessures d'Ulysse et arrêter par le secret des chants magiques le sang qui coulait à longs flots de pourpre. Le philosophe Théophraste affirme qu'on guérit la sciatique par des vers magiques : Varron en donne contre la goutte.

L'exercice de la médecine dans les temples d'Esculape n'était que pure suggestion. Des cérémonies et pratiques religieuses avaient lieu pour obtenir des Dieux la guérison

[1] *Orph.* *hymn.* in *Hercul.*, p. 110.

des malades. Les sanctuaires n'étaient ouverts aux profanes qu'après de nombreuses purifications : une abstinence sévère était prescrite. Ils étaient obligés, dit Sprengel, auquel j'emprunte ces détails (*Histoire de la médecine*, par Kurt Sprengel)[1], de jeûner plusieurs jours avant de pouvoir approcher de l'antre de Charonis. A Orope, dans l'Attique, il fallait, avant d'interroger l'oracle d'Amphiaraüs, s'abstenir de vin pendant trois jours et de toute espèce de nourriture pendant vingt-quatre heures. Chacun sait que de pareils jeûnes ont pour effet de tendre l'imagination, et souvent même d'altérer les facultés mentales. Les prêtres n'agissaient pas moins sur le moral des malades par les prodiges dont ils leur faisaient le récit, en les conduisant dans toutes les avenues du temple. Ils leur expliquaient en détail et avec toutes sortes d'expressions mystiques, les miracles que le Dieu avait opérés sur d'autres personnes dont ils conservaient les offrandes et les inscriptions votives : ils avaient l'art d'insister particulièrement sur les maladies qui avaient quelque rapport avec les leurs.

Après ces promenades dans l'intérieur du temple, on offrait des sacrifices à la divinité. Le sacrifice devait être accompagné de prières ferventes pour obtenir les révélations. Le prêtre lisait ou chantait l'hymne, et celui qui présentait l'offrande, la répétait à haute voix. Ces prières étaient accompagnées du son de plusieurs instruments.

Les malades étaient en outre obligés de se baigner avant de pouvoir être admis à entendre l'oracle. Aristide dit, en parlant de la fontaine d'Esculape à Pergame : « On a même vu un muet recouvrir la parole après avoir bu de l'eau à cette fontaine. Il a suffi à d'autres de puiser de cette eau pour conserver leur santé. » Les bains étaient toujours accompagnés de frictions et autres manipulations. Pres-

---

[1] J'ai puisé dans cet ouvrage beaucoup de documents historiques cités dans ce chapitre.

que toujours ils devaient être soumis à des fumigations avant de recevoir les réponses de l'oracle. Ensuite ils se préparaient par des prières, dormaient dans le voisinage du temple, sur la peau du bélier qu'ils avaient offert ou à côté de la statue de la déesse dans un lit, et attendaient l'apparition du dieu de la santé.

Toutes ces cérémonies qui précédaient leur sommeil prophétique contribuaient à donner à leur esprit une direction qui, dans les circonstances où ils se trouvaient, pouvait difficilement manquer son effet, lorsqu'ils étaient complètement ou à demi endormis. Souvent Esculape ou une autre divinité leur apparaissait en songe et leur indiquait les moyens dont ils devaient faire usage pour guérir.

« Lorsque les songes envoyés par le dieu sont dissipés, dit Jamblique [1], nous entendons une voix entrecoupée qui nous enseigne ce que nous devons faire. Souvent cette voix frappe nos oreilles dans un état intermédiaire entre le sommeil et la veille. Quelques malades sont enveloppés d'un esprit immatériel que leurs yeux ne peuvent apercevoir, mais qui tombe sous un autre sens. Il n'est pas rare qu'il se répande une clarté douce et resplendissante qui oblige de tenir les yeux à demi fermés. »

L'interprétation des songes était du ressort des prêtres, et quelquefois des gardiens du temple, qu'on appelait aussi intercesseurs. Souvent, lorsqu'ils ne reconnaissaient pas assez de foi aux malades, ils rêvaient en leur place.

Des guérisons subites avaient lieu, comme à Lourdes aujourd'hui, ainsi qu'en témoigne par exemple, cette tablette votive découverte dans l'île du Tibre : « Un certain Gaïus, qui était aveugle, apprit de l'oracle qu'il devait se rendre à l'autel, y adresser ses prières, puis traverser le temple de droite à gauche, poser ses cinq doigts sur l'autel, lever la main et la placer sur les yeux. Il recouvra aussitôt

[1] Jamblich. *De myster. Æjypt.*, sect. III., c. ii, p. 60.

la vue en présence et aux acclamations du peuple. Ces signes de la toute-puissance du dieu se manifestèrent sous le règne d'Antonin. »

Telle était la médecine chez les Grecs pratiquée dans les temples jusqu'à la cinquantième olympiade, jusqu'au milieu du IVe siècle. Alors seulement quelques sectes philosophiques firent concurrence aux temples, d'abord avec les mêmes armes, hymnes, formules magiques, pratiques mystérieuses. Plus tard elles eurent recours aux remèdes naturels. Ce furent surtout les philosophes italiens qui, après la destruction de l'ordre de Pythagore, allèrent sous le nom de Périodeutes exercer l'art de guérir de pays en pays. Les Asclépiades de Cnide suivirent leur exemple d'abord ; la médecine n'était plus confinée entre les mains des prêtres. Cependant certains peuples conservèrent le culte de la médecine sacerdotale. Les Lacédémoniens faisaient appel aux médecins théurgiques des pays voisins pour arrêter les maladies par les charmes et les chants magiques [1]. Les descendants des anciens Curètes avaient encore une grande réputation pour traiter les maladies par des moyens surnaturels. Un d'eux, Epiménide, vint de Crète à Athènes et arrêta la peste par les charmes et des sacrifices [2].

Peu à peu les écoles des Asclépiades dégagèrent la médecine de cette gangue grossière et superstitieuse ; les temples de Cos et de Cnide avaient donné l'exemple. La famille d'Hippocrate naquit dans l'ordre des Asclépiades ; les tablettes votives des temples d'Esculape furent consultées par Hippocrate pour étudier la nature et la marche des maladies. La médecine scientifique prit naissance ; mais les prêtres, les devins, les magiciens, continuèrent à exercer leur suggestion à toutes les époques de l'histoire.

---

[1] Plutarch. *De musicâ*, p. 1.146. — Pausan., lib. I, c., XIV p. 52.
[2] Plutarch. *Solon*, p. 84. — Plato. *De lég.*, lib. I, p. 517.

La théosophie orientale, mélange de théologie, d'astrologie, de magie et de sciences occultes diverses, inspirée par les doctrines antiques des brames du Gange, fleurissait en Orient et surtout en Perse, dès le viie siècle avant l'ère chrétienne. Elle pénétra en Occident, après le règne d'Auguste. Zoroastre en fait la base de sa doctrine. Ormuzd et Ahriman représentent le bon et le mauvais principe, d'où émanent les bons et les mauvais démons.

C'est au théurge Mazdejesnan, vainqueur du mal, qu'appartient le pouvoir de guérir avec l'aide des démons et de paroles magiques : « Bien des cures, dit le livre de Zend, s'opèrent par le secours des arbres et des herbes, d'autres par le couteau et d'autres encore par la parole : car la parole divine est le plus sûr moyen pour guérir les maladies : c'est par elle qu'on obtient les cures les plus parfaites. »

Le séjour des Juifs en Perse pendant la captivité de Babylone servit puissamment à propager la doctrine de Zoroastre. Dépouillés de leur culte matériel, obligés de renoncer aux sacrifices, ils durent idéaliser leur foi au contact de la théosophie persane alliée avec leurs dogmes religieux. Les idées mystiques orientales, la magie chaldéenne, la lutte entre les bons et les mauvais esprits, la vie contemplative pour se mettre en rapport avec la Divinité, se retrouvent désormais chez le peuple juif ; et ces idées orientales furent propagées par lui chez les philosophes d'Alexandrie [1].

Là se développa, un siècle et demi avant J.-C., la secte médico-théosophique des Esséniens ou Esséens, adorateurs mystiques de Dieu, qui se vouaient à la prière, à l'interprétation allégorique de la Bible, et au traitement des maladies par l'intervention surnaturelle de Dieu [2].

La philosophie païenne des Grecs et des Romains s'im-

---

[1] Joseph. *Antiq. Jud.*, lib. III.
[2] Joseph. *De bell. Jud.*, lib. II.

prégna aussi des doctrines de Zoroastre et des Juifs. Des magiciens comme Apollonius de Tyrane et Simon, disciples de Pythagore, exploitèrent la crédulité par leurs sophismes et leurs miracles. Le premier fit des cures merveilleuses dans les temples d'Esculape. A Tarse, il guérit une hydrophobie : le chien dans lequel était passée l'âme du Mysien Télèphe lécha, par son ordre, le malade et lui rendit la santé[1]. Il aurait inventé les talismans, amulettes sur lesquels on inscrivait des mots mystiques et qu'on attachait au cou des malades pour les guérir.

Un magicien, cité par Lucien, guérissait les maladies par un long poème arabe. Plotin fut un des fondateurs de la nouvelle philosophie d'Alexandrie, amalgame des doctrines grecques de Pythagore et de Platon dégénérés, avec la théosophie mystérieuse des Orientaux ; il guérit aussi au moyen de paroles magiques[2]. Porphyre, guéri par lui, apprit lui-même à conjurer les génies et à les chasser du corps des malades[3]. Alexandre conjura une peste par une sentence divine ; il guérit les maladies par l'axonge accompagnée de formules magiques[4]. Des mots éphésiens, trouvés sur une statue de Diane, avaient une vertu efficace pour chasser les génies et guérir les maladies.

Le christianisme naissant, loin de détruire ces superstitions, s'allia, par la croyance aux miracles, avec les idées du paganisme et contribua à maintenir l'erreur. Les apôtres guérissaient par les onctions, les saintes huiles, l'apposition des mains et les prières ; les anciens de chaque communauté avaient le même pouvoir.

L'ombre de saint Pierre, les reliques, les martyrs comme saint Côme et saint Damien, les temples construits en leur honneur, opéraient des cures miraculeuses. Saint Martin

[1] Philostr. *Vit. Apollon.*
[2] Porphyr. *Vit. Plot.* in *Fabric. bibl. græc.*, lib. IV.
[3] Euseb. *Præp. Evang.*, lib. V.
[4] Lucian. *Pseudomant.*, p. 761, 756, 768.

de Tours est resté célèbre par ses guérisons [1]. Maruthas, évêque de Mésopotamie, guérit un roi de Perse d'une céphalalgie opiniâtre, déclarée incurable, par des prières et des charmes [2]. Les exorcismes, l'extase, la foi conjuraient les démons et guérissaient les maladies. Des talismans furent empruntés au culte païen, avec des figures égyptiennes, des symboles venant de Zoroastre ou des Juifs : ces talismans mystérieux suspendus au cou, préservaient contre les maladies. Deux triangles enlacés l'un dans l'autre formaient un diagramme à l'aide duquel la secte hérésiarque des gnostiques opérait des guérisons merveilleuses [3].

La décadence morale des empereurs romains après la conquête de l'Orient favorisa l'imposture et la superstition. Claude éleva à Rome une statue au magicien Simon. Vespasien guérit à Alexandrie des aveugles et des paralytiques [4]. Adrien qui guérit aussi un aveugle en le touchant écrivit un livre sur la théurgie et les consécrations magiques. Antonin le Pieux, Marc-Aurèle, Alexandre Sévère continuèrent à protéger les magiciens et les astrologues. C'est sous Galien que Plotin opéra à Rome des guérisons miraculeuses ; c'était un platonicien, et les platoniciens s'étaient alliés aux magiciens orientaux. Enfin, une loi de Dioclétien proscrivant l'astrologie et l'exercice de la magie, mit fin aux abus de la théosophie orientale. Les magiciens et les sorciers furent poursuivis avec rigueur par Valens, Valentinien et surtout par l'orthodoxe Théodose. Caracalla ordonna que l'on punît de mort tous ceux qui se servaient d'amulettes contre la fièvre quarte ; Valentinien fit mettre à mort une vieille femme qui guérissait des fièvres intermittentes par des paroles, et un jeune homme qui touchait un marbre

[1] Sulp. Sever. *Vit. Mart.*, p. 170, éd. Cleric.

[2] Socratis. *Hist. ecclésiast.*, lib. VII, c. VIII.

[3] Montfaucon, tab. CLX.

[4] Tacit. *Histor.*, IV. — Suet. *Vit. Vespas.*, c. VII.

en prononçant sept lettres de l'alphabet pour guérir un mal d'estomac.

Le culte catholique était expurgé de sa mixture orientale et païenne. Le fanatisme religieux détruisit toutes les traces, bonnes ou mauvaises, du paganisme. Mais la théosophie des magiciens fut remplacée par le fanatisme de moines ignorants qui eurent de nouveau, à partir du vi° siècle, le monopole presque exclusif de la médecine. Médecine purement religieuse, par les prières, les cérémonies, les reliques, elle continuait sous la foi chrétienne ce que faisaient les prêtres d'Esculape dans les temples païens !

Les tombeaux des saints, de sainte Ida, de saint Martin de Tours et autres, les cendres et les reliques des saints, remplacèrent les talismans de la magie orientale ; le pape Étienne III fit des cures dans le couvent de Saint-Denis par l'intervention des apôtres ; saint Gui guérit l'empereur Othon le Grand.

Au vi° siècle, saint Benoît de Mursie fonda, au pied des Apennins, le couvent de Monte-Cassino ; il prescrivit à ses moines de guérir les malades par des prières et des conjurations, et leur défendit l'instruction. Mais déjà, vers le ix° siècle, ils s'écartèrent de cette règle, traduisirent les ouvrages des Arabes, et étudièrent l'art de guérir par les remèdes.

Une autre école fut fondée par les Bénédictins à Salerne, Saint Mathieu était le patron du couvent, et ses reliques, ainsi que celles de sainte Thècle, sainte Archélaïs et sainte Suzanne, y guérissaient les malades dès le x° siècle. Dans le xii°, saint Bernard y fut appelé pour guérir par ses miracles ceux que les médecins n'avaient pu soulager. Vers le xi° siècle, les moines de Salerne commençaient déjà, comme ceux de Monte-Cassino, à étudier les livres grecs et arabes et associèrent la médecine naturelle au surnaturel.

Les Croisades réveillèrent la superstition ; les miracles,

les reliques, firent merveille plus que jamais; l'astrologie,
telle que la concevait l'ancienne théosophie orientale, s'a-
malgama de nouveau avec la médecine. Au xie siècle, les
rois d'Angleterre et de France acquirent le privilège mira-
culeux de guérir par attouchement le goitre et les écrouelles,
Edouard le Confesseur, d'abord, puis Philippe-Auguste,
guérirent par la main et des paroles sacrées. Saint Louis y
ajouta le signe de la croix.

Dans le xiiie siècle, malgré la renaissance des sciences et
des universités, la médecine resta subordonnée à l'astrologie et au système de la scholastique. Les prêtres opéraient toujours des cures miraculeuses ; parmi eux, le plus
célèbre fut Edmond, archevêque de Cantorbéry [1]. Le pape
Innocent III défendit, sous peine d'excommunication, aux
médecins de traiter aucun malade sans l'intervention d'un
ecclésiastique.

Au xive siècle, la raison humaine commença à s'insurger
contre l'autorité ecclésiastique, mais ce ne fut pas sans lutter.
Les guérisons miraculeuses continuèrent entre les mains
de saint Roch à Montpellier, de saint Louis à Toulouse, de
saint André Corsinus, de sainte Catherine de Sienne, etc. Une
danse de saint Guy, épidémique en Allemagne, fut traitée
comme œuvre du diable ; les possédés furent exorcisés [2].

L'astrologie et les autres branches de la théosophie dominent les ouvrages d'Arnaud de Villeneuve. Les troubles
fonctionnels sans lésions organiques sont considérés comme
œuvres de sorcellerie. Le médecin peut avoir le pouvoir
occulte d'ensorceler ses malades, sans le savoir et sans le
vouloir. Il doit aussi savoir tirer parti des passions du malade, capter sa confiance et allumer son imagination ; alors
il est sûr de le guérir. Un auteur affirme qu'un moyen infaillible pour terminer heureusement les accouchements

[1] Vincent Bellovac. *Spec. histor.*, lib. XXXI.
[2] Bzovius, ann. 1374, n° 13, p. 1501.

laborieux, consiste à réciter quelques passages des psaumes de David [1]. ✗

Au xvᵉ siècle, la réforme littéraire et scientifique se prépare, mais obscurcie encore par les superstitions. La magie païenne fut condamnée comme hérésie par le pape Benoît XIII [2] : mais pour combattre l'hérésie des Hussites, on fit encore à Halle, dans le Hainaut et à Constance, des cures miraculeuses par les verges saintes et les hosties [3].

Le siècle de la Renaissance des lettres et des sciences, celui des plus grands progrès, fut, en même temps, celui des plus grandes superstitions. L'alchimie, l'astrologie, la chiromancie, la sorcellerie, la démonomanie florissaient plus que jamais. Le culte du diable aussi vieux que le monde arrivait à son apogée. Bacon, Arnaud de Villeneuve, Raymond Lulle, Paracelse, Cornelius Agrippa, associant à leurs doctrines alchimiques le nom des divinités païennes, eurent la réputation de sorciers. La sorcellerie et les procès de sorcelleries encombrent le xvᵉ et le xviᵉ siècles. Dans le seul électorat de Trèves, 6,500 habitants périrent sur l'échafaud, en quelques années, accusés de sorcellerie. A Friedberg, dans la nouvelle Marche, 150 individus furent possédés du diable vers la fin du xviᵉ siècle [4], et le mal devint si général que le consistoire ordonna des prières publiques dans toutes les églises pour l'expulsion de l'esprit malin. Les procès mémorables du prêtre Ganfridi, d'Urbain Grandier et des ursulines de Loudun, et tant d'autres, relus aujourd'hui à la lumière de la science moderne, montrent que toutes ces histoires de sabbat, de succubes, d'incubes, toutes ces scènes diaboliques n'étaient autre chose que des phénomènes hallucinatoires suggérés ; toutes ces scènes, toutes ces turpitudes,

[1] *Complem. Mesuæ.*, ed. Venet., in-fol. 1562, F., 312 b.
[2] Raynald. *Anna*, 1404, p. 20.
[3] Bzovius, *Anna*, 1405, 1414. c. iv.
[4] Mochsen. *Histoire des sciences dans la Marche de Brandebourg.*

la suggestion hypnotique peut les provoquer artificiellement, soit comme rêves réellement vécus, soit comme souvenirs illusoires rétroactifs laissant dans l'esprit des suggestionnés l'impression d'une vérité absolue. Les ensorcelés
racontaient comme si c'était arrivé ; les sorciers eux-mêmes
faisaient des aveux comme ce paysan de Vaud qui fit la
déclaration suivante : « Je suis coupable, tout disposé à
faire l'aveu de ma scélératesse : puissent les hommes m'ac-
corder leur pardon à présent que je vais quitter la vie. J'ai
pris l'engagement de fléchir le genou devant le maître de
l'enfer, j'ai bu du suc extrait de la chair d'enfant, suc que
les adorateurs de Satan conservent précieusement dans des
outres ; ce breuvage procure un savoir qui n'appartient
qu'aux initiés [1]. » En présence des aveux sans cesse répétés
et que n'arrachait pas seulement la torture, comment
douter de ce qui paraissait l'évidence même. Les meilleurs
esprits croyaient aux démons et aux sorciers, et cette
croyance n'a été déracinée ni dans le xviie, ni même pendant
le xviiie siècle. Malgré le livre immortel de Jean Wyer qui,
le premier, chercha à démasquer la vérité et à établir que
la possession n'est autre chose que l'hystérie ou l'aliénation mentale, malgré les écrits de Montaigne et de Pierre
Charron qui montrent que tout est folie et imagination,
l'idée séculaire était trop enracinée. Luther, Fernel, Am-
broise Paré croyaient au diable. « Au xviiie siècle encore,
Baillou, Félix Plater, C. Lepois, Sennert, Sylvius, etc.,
après de magnifiques travaux sur les affections nerveuses
et mentales, n'ont pas complètement secoué le joug des
démons, de la possession, des possédés. Dans ce siècle, la
démonopathie a à son passif les Bénédictines possédées de
Madrid, la folie des Ursulines de Londres, les femmes sécu-
lières de Chinon, la mort sur le bûcher de quatre-vingt-cinq
sorciers et sorcières à Elfdaleen en Suède, le procès de

[1] Nider. *De malefico maleficorum*, t. I, p. 485.

plus de cinq cents villageois de la Normandie, une épidémie d'hystérie parmi les jeunes filles et garçons qui peuplaient l'hospice des orphelins de Hoorn, la choréomancie de l'Allemagne, le Tarentisme de la Pouille, les Jumpers ou Sauteurs, cinquante dévotes atteintes de démonomanie dans les environs de Lyon, etc., sans compter une foule de cas individuels où généralement la vie a été arrachée par le bourreau [1]. » En 1750, le jésuite Gérard faillit être brûlé vif par arrêt du parlement de Provence pour avoir ensorcelé la belle La Cadière. Une religieuse de famille noble fut brûlée à Wurtzbourg, convaincue de sorcellerie.

Aujourd'hui, les bûchers sont éteints ; le diable n'a plus pour adeptes que les enfants et les ignorants. Les possédés sont rares ; on ne les exorcise plus ouvertement. Les sorciers n'existent plus que dans les asiles d'aliénés ; on ne les brûle plus. La suggestion malfaisante du diable et de l'enfer ne prend plus guère sur l'humanité plus éclairée ; Dieu seul reste et les influences célestes qui [continuent leurs suggestions bienfaisantes.

Au XVIᵉ siècle, le réformateur Paracelse, qui ouvrit à la thérapeutique une voie nouvelle, rejetait quelquefois la sorcellerie, mais continua à croire aux sciences occultes. Il étudia l'action réelle de beaucoup de médicaments, mais admit pour d'autres des propriétés occultes, des *arcanes ;* il avait foi aux signatures cabalistiques. Tout dérive, dans l'homme et le monde, de la divinité ; le principe conservateur des êtres sublunaires dérive des astres ; l'homme est doué d'un double magnétisme : l'aimantation des personnes saisies attire l'aimantation dépravée des malades. On venait de découvrir les propriétés de l'aimant sur lequel le physicien anglais Gilbert avait écrit un traité scientifique [2].

---

[1] A. Chéreau. Article *Sorcellerie*, in *Diction. encyclopédique des sciences médicales.*

[2] *De magnete.* Sedin, 1628.

On crut reconnaître dans cette substance le principe ou fluide qui, venant des astres, met en communication les différents corps célestes entre eux et avec les êtres sublunaires. Dans les êtres animés, Paracelse crut constater une vertu secrète, une qualité attractive semblable à celle de l'aimant. C'est le magnétisme animal ; c'est l'origine de la médecine magnétique.

Les talismans, que Paracelse contribua à mettre en honneur, étaient des boîtes conservatrices des influences célestes. Il donne une recette pour les faire ; il donne la composition de deux onguents sympathiques qui guérissent les plaies, à 20 milles de distance. Il suffit d'imbiber avec le premier un morceau de bois trempé dans le sang du malade ; avec le second d'en couvrir le fer qui a fait la blessure, pour que la guérison ait lieu par sympathie.

Au commencement du xviie siècle, se constitua une secte d'enthousiastes fanatiques, qui propagèrent en l'amplifiant la doctrine théosophique de Paracelse. C'étaient les Rose-Croix[1] qui exerçaient publiquement la médecine. La croix mystique teinte de son sang rosé, qui est le mot d'ordre des adeptes, suffit à donner la sagesse et la science. Les Rose-Croix guérissent toutes les maladies par la foi et l'imagination. Un véritable Rose-Croix, dit Figuier, n'a qu'à regarder le malade le plus grave pour qu'à l'instant il soit guéri. Ils avaient une poudre de sympathie et un emplâtre céleste qui guérissait instantanément les plaies, les ulcères, les hémorrhagies et nombre d'autres maladies. Rodolphe Goclenius, professeur de médecine à Marburg, écrivit en 1608 un traité sur la cure magnétique des plaies dans lequel il cherche à expliquer par les lois magnétiques de la nature l'efficacité considérée par lui comme incontestable de cet emplâtre. Un jésuite, le père Roberti, publia un traité pour le réfuter ;

---

[1] *Réformation générale du monde entier par la « Fama fraternitatis des Rose-Croix »*. Ratisbonne, 1614.

une polémique violente s'engagea. « Si les cures s'opèrent, dit le jésuite, par les talismans, les mumies et l'onguent des armes de Goclenius, elles ne peuvent être que l'œuvre du démon. » Tous les Rose-Croix, avec Paracelse, n'étaient que des sorciers ; le calviniste Goclenius et Calvin lui-même étaient fils de l'esprit malin[1].

L'illustre Van Helmont intervint dans le débat de son livre : « De magnetica vulnerum naturali et legitima curatione contra Joan. Roberti, 1621. » Il affirma que les phénomènes ne sont pas dus au diable, mais au magnétisme, c'est-à-dire à une vertu secrète des corps qu'on appelle ainsi à cause de son analogie avec les propriétés de l'aimant. L'onguent magnétique agit en tirant à soi la qualité hétérogène qui est dans les plaies et les préserve ainsi d'inflammation et d'ulcération.

Comme preuve en faveur de la cure magnétique des plaies, un autre adepte de la doctrine de Paracelse, Hélimontius, citait la guérison par transplantation. C'était une croyance alors répandue que les maladies pouvaient se transplanter : par exemple, en mettant du sang d'un hydropique dans une coquille d'œuf, qu'on tient chaude et qu'on fait manger avec de la viande à un chien affamé ; celui-ci prend la maladie et l'homme en est débarrassé.

On peut faire passer la maladie dans un arbre : il suffit d'enlever l'écorce pour creuser un trou, de mettre dans ce trou l'urine ou les cheveux du malade fiévreux ou hydropique, et, cela fait, de remettre l'écorce. Ainsi la maladie est transplantée dans l'arbre. Tel est le procédé indiqué dans le livre intitulé la « Philosophie de Moïse », de Robert Fludd, le plus célèbre des Rose-Croix du XVIIe siècle, et qui mit au service de la médecine magnétique toutes les rêveries théosophiques de son imagination. Il existe deux magnétismes : le spirituel et le corporel et les effets de ce

---

[1] Roberti. *Metamorphosis magneticæ Calvino Goclenianæ*. Donac, 1619.

double magnétisme existent non seulement entre les animaux, mais entre ceux-ci et les végétaux et même les minéraux. Les prières seules guérissent les maladies. Le philosophe écossais indique les formules auxquelles il faut recourir en certains cas et même la région du ciel vers laquelle il faut se tourner pour être exaucé.

L'Écossais Guillaume Maxwell[1], adepte de Fludd, soutient avec énergie le magnétisme animal qui est la médecine universelle. Un grand principe vital se communique des astres aux corps par la chaleur et la lumière. Cet esprit universel émanant du soleil est la source de l'esprit vital particulier à toutes choses; c'est lui qui l'entretient et le régénère. Toute maladie provient de l'épuisement de l'esprit vital. Celui qui sait agir sur l'esprit vital particulier à chaque individu peut guérir à quelque distance, que ce soit en appelant à son aide l'esprit universel; cet esprit est dans la lumière.

Les cures sympathiques sont dues à la communication des esprits qui adhèrent à tout ce qui se dégage du corps animal. Aussi Maxwell transformait-il les déjections en autant d'aimants qui avaient la vertu de guérir toutes les maladies.

Un simple soldat irlandais, étranger à toute cette théosophie transcendante, avait appris en 1662 par une secrète révélation qu'il avait le don de guérir. Valentin Greatrake était un précurseur du zouave Jacob. Cet homme honnête et de bonne foi guérissait par le simple attouchement les écrouelles, plaies, ulcères, les convulsions, l'hydropisie et beaucoup d'autres maladies. « Par l'application de sa main, dit un témoin, l'évêque Georges Rust, il faisait fuir la douleur et la chassait aux extrémités. L'effet était quelquefois très rapide et j'ai vu quelques personnes guéries comme par enchantement. Ces guérisons ne m'induisaient pas à

---

[1] Maxwell. *De medicina magnetica*. Francfort, 1679.

croire qu'il y eût quelque chose de surnaturel. Il paraît qu'il s'échappait de son corps une influence balsamique et salutaire. Plusieurs maladies ne cédaient qu'à d'attouchements réitérés; quelques-unes mêmes résistaient à ses soins [1]. »

Les guérisons miraculeuses continuèrent en France. Vers le milieu du xviie siècle, la sainte épine de la couronne du Christ faisait des cures célèbres dans l'abbaye de Port-Royal. On se rappelle les miracles et les convulsions du cimetière de Saint-Médard, au tombeau du janséniste Paris, de 1727 à 1732.

En Allemagne, une puissance curative mystérieuse fut dévolue pendant quelques années, vers 1774, au prêtre souabe Jean-Joseph Gassner [2]. Il pratiquait l'art de l'exorcisme dans toutes les maladies auxquelles, après certaines épreuves probatoires, il reconnaissait une origine démoniaque. Cette épreuve consistait dans un formule de conjuration accompagnée d'un signe de croix. Si Satan ainsi provoqué dans trois essais consécutifs ne réveillait pas les crises de la maladie, Gassner concluait que celle-ci était naturelle et l'abandonnait aux hommes de l'art. Gassner opérait une étole rouge au cou, avec une chaîne d'argent portant une croix, et une ceinture noire autour du corps. Voici, par exemple, quelques détails d'une scène d'exorcisme accompli sur une jeune hystérique, devant vingt personnes notables. J'emprunte ce récit à l'histoire du merveilleux de Figuier. Je ne connais rien de plus instructif au point de vue de la suggestion.

« Gassner commença par exhorter Emilie à mettre sa confiance en Dieu et Jésus-Christ dont la puissance bien

---

[1] Thoresby. *Transactions philosophiques*, 1700, vol. III, p. 11, 12. — Voir Figuier. *Histoire du merveilleux. Magnétisme animal.*

[2] Semler. *Recueils de lettres et de mémoires sur les conjurations de esprits de Gassner et de Schroepfer.* Halle, 1775. — *Biblioth. générale de l'Allemagne,* t. XXVII, p. 618.

supérieure à celle du démon serait le seul agent de sa guérison future. Il la fit ensuite asseoir sur une chaise vis-à-vis
et il lui adressa ces paroles (Emilie comprenait le latin).

« Præcipio tibi in nomine Jesu, ut minister Christi et
ecclesiæ, veniat agitatio brachiorum quam antecedenter
habuisti. » Emilie commença à trembler des mains.

« Agitentur brachia tali paroxysmo qualem antecedenter
habuisti. » Elle retomba vers la chaise, et toute défaillante
elle tendit les deux bras.

« Cesset paroxysmus; » soudain elle se leva de sa chaise
et parut saine et de bonne humeur.

« Paroxysmus veniat iterum vehementius, ut ante fuit et
quidem per totum corpus; » l'accès recommença. Les pieds
se levèrent jusqu'à la hauteur de la table; les doigts et les
bras se raidirent; deux hommes forts se trouvèrent hors
d'état de lui plier les bras. Les yeux étaient ouverts, mais
contournés, etc.

« Cesset paroxysmus in momento. » Emilie reprit aussitôt sa santé et sa bonne humeur.

« Tremat ista creatura in toto corpore. » Le tremblement
devint universel.

« Habeat angustias circa cor. » Emilie leva les épaules et
tendit les bras, tourna les yeux d'une manière effrayante,
sa bouche se tordit, son cou s'enfla.

« Sit quasi mortua. » Le visage contracta une pâleur de
mort, la bouche s'ouvrit largement, les yeux demeurèrent
sans regard, un râlement se fit entendre; le pouls battit si
lentement que le chirurgien le sentit à peine.

« Modo iterum ad se redeat, ad statum suum; » aussitôt
elle recouvra ses sens et se mit à rire.

« Sit irata omnibus præsentibus; » elle entra en colère
contre tous ceux qui étaient présents.

« Surgat de sella et aufugiat; » après une petite pause, elle
se leva de sa chaise et alla vers la porte.

« Sit melancholica, tristissima, fleat; » elle sanglota; les pleurs coulèrent de ses yeux.

« Apertis oculis nihil videat; » les yeux grands ouverts, elle répondit à la demande sur ce qu'elle voyait : « Je ne vois rien, » etc.

Pour terminer, Gassner passa à l'exorcisme de guérison. Il donna quelques instructions à Emilie sur ce qu'elle aurait à faire pour se guérir elle-même dorénavent, car il avait le pouvoir de communiquer ce don à ses malades. Il quitta enfin Émilie en déclarant à toute l'assistance que tout ce qui venait de se passer s'était accompli par la seule puissance de Dieu et ne tendait qu'à glorifier et à confirmer la vérité de l'Évangile.

On voit que l'hystérie obéissait comme aujourd'hui à la suggestion; Gassner pouvait produire à son gré tous les phénomènes et toutes les phases de la grande hystérie, comme la Salpêtrière les décrit aujourd'hui.

Gassner était contemporain et compatriote de Mesmer. La doctrine de Mesmer n'est pas nouvelle; elle est contenue tout entière dans la philosophie et la théosophie du xvie et du xviie siècle; elle est inspirée par les livres de Paracelse, de Van Helmont, de Robert Fludd, de Maxwell, du Père Kircher et autres. Jusqu'en 1776, Mesmer chercha sa voie : il fit des expériences avec l'aimant artificiel comme moyen curatif dans les maladies nerveuses. Ce n'était pas nouveau. L'analogie supposée entre le magnétisme minéral et le magnétisme animal avait engagé les médecins à rechercher dans l'aimant naturel et artificiel des propriétés curatives. Déjà Paracelse avait traité par les aimants beaucoup de maladies, les hémorragies, les hystéries, les convulsions. Du temps du père Kircher au xviie siècle on faisait divers appareils aimantés, anneaux, bracelets, colliers, qui portés sur les diverses régions du corps calmaient les douleurs et diverses maladies nerveuses. Au siècle dernier, le père Hell, astronome de Vienne, fa-

briqua des aimants artificiels et les appliqua sous forme
d'armature au traitement des spasmes, des convulsions,
des paralysies [1]. L'abbé Lenoble établit en 1771 à Paris un
dépôt d'aimants plus puissants encore et très efficaces
contre diverses maladies. La Société royale de médecine
nomma une commission chargée de vérifier l'exactitude de
ses assertions ; le rapport d'Andry et Thouret conclut à l'action réelle et efficace de ces aimants contre les troubles
nerveux de nature diverse. Mesmer fit quelques expériences
avec le père Hell ; mais il quitta bientôt le terre à terre du
magnétisme minéral et porta ses aspirations théoriques
et pratiques vers le magnétisme céleste. Il observa d'abord
que la matière magnétique, analogue au fluide électrique,
se propage comme lui par des corps intermédiaires. « L'a-
cier n'est pas la seule substance qui y soit propre, dit-il : j'ai
rendu magnétiques du papier, du pain, de la soie, du cuir,
des pierres, du verre, l'eau, des hommes, des chiens, tout
ce que je touchais, au point que ces substances produisaient
sur les malades les mêmes effets que l'aimant. J'ai rempli
des flacons de matière magnétique de la même façon qu'on
le pratique avec le fluide électrique. » L'académie de Berlin
n'ayant pas accepté sa découverte, il rompit avec le magnétisme minéral. C'est un fluide universel, moyen d'une influence mutuelle entre les corps célestes, la terre et les
corps animés, susceptible de flux et de reflux. La nature
offre dans ce magnétisme un moyen universel de guérir et
de préserver les hommes. Toutes ces élucubrations obscures
n'étaient pas nouvelles. L'application seule fut nouvelle.
Avant Mesmer, les magnétiseurs ne savaient diriger l'esprit
vital ou le fluide universel mystérieux qu'en préparant des
amulettes, des mumies, des talismans, des sachets, des
boîtes magiques ; c'était la médecine magnétique du sym-
pathéisme. Mesmer inventa les attouchements, les manipu-

---

[1] Lettre à un médecin étranger sur les cures magnétiques. Vienne, 1775.

lations, les baquets magnétiques ; c'était un appareil plus complexe, plus suggestif peut-être.

Nous arrivons aux temps modernes. Le magnétisme animal n'eut qu'un mérite qui n'appartient pas à Mesmer : c'est d'avoir donné naissance à la découverte du somnambulisme provoqué. L'abbé Faria [1] dégagea le premier, en 1819, ce phénomène des langes de la magie et de la chimère qui en obscurcissaient la nature et montra que tout est dans l'imagination du sujet. La doctrine était vraie, mais le personnage avait des allures mystiques. Le magnétisme resta discrédité; il renaquit avec Braid, et devint avec lui une doctrine scientifique, sous le nom d'hypnotisme, réduit à ce qu'il est réellement : un sommeil provoqué avec exaltation de la suggestibilité. Mais la vérité n'est pas encore complètement mise à jour; Braid [2] applique l'hypnotisme au traitement des malades, mais il procède, pour obtenir des effets curatifs, par manipulations. Il faut arriver jusqu'à nos jours, jusqu'au Dr Liébeault, pour trouver la doctrine de la suggestion thérapeutique franchement et définitivement établie. Les anciennes et ridicules pratiques du magnétisme animal, les pratiques de l'hypnotisme moderne constituent des moyens propres à augmenter la suggestibilité et à permettre à la suggestion verbale d'intervenir efficacement dans un but thérapeutique.

Telles sont, rapidement entrevues, les origines inconscientes de la médecine suggestive moderne.

Depuis que le monde existe, elle était pratiquée, associée aux pratiques les plus grossières de l'ignorance, du charlatanisme, de la superstition, enfouie comme l'or dans une gangue épaisse. Elle était dans les procédés occultes de la magie ancienne; elle est encore dans ceux de la magie des peuples sauvages; elle était dans la médecine sacerdo-

---

[1] Faria. *De la cause du sommeil lucide.* Paris, 1819.
[2] Braid. *Neurypnologie*, trad. française, 1883.

tale des anciens, des Chaldéens, des Perses, des Egyptiens, des Hébreux, des Hindous, des Grecs, dans les sacrifices, les incantations, les prières, les formules sacramentelles, les cérémonies religieuses, les songes provoqués dans les temples d'Epidaure; elle était dans les doctrines de la théosophie orientale, dans les superstitions du christianisme, dans les onctions des apôtres et des saints, dans les saintes huiles, dans les reliques et les tombeaux des martyrs, dans les talismans païens et chrétiens; elle l'était pendant tout le moyen âge et jusqu'au siècle dernier dans les pratiques de la sorcellerie, dans celles de l'exorcisme, dans la foi en l'intervention de Dieu ou du diable; elle était dans les amulettes de Paracelse, dans les mumies, les boîtes conservatrices des influences célestes, dans les onguents, poudres et emplâtres sympathiques, dans les breuvages mystérieux, dans l'opération grossière de la transplantation, dans l'attouchement des rois de France et d'Angleterre, dans les pratiques des charlatans, dans celles des guérisseurs de bonne foi, comme Greatrake et Gassner; elle était enfin dans les exercices aussi variés que peu scientifiques du magnétisme animal; elle était même encore dans les manipulations hypnotiques de Braid. Les pratiques ne sont rien, la foi est tout; et la foi, c'est-à-dire la crédivité, est inhérente à l'esprit humain. C'est l'imagination humaine qui fait les miracles.

C'est à la période contemporaine qu'il était réservé de faire la lumière complète, de définir et de concevoir nettement la doctrine scientifique de la suggestion, à la faveur de laquelle s'évanouissent à jamais les chimères et les superstitions qui ont aveuglé jusqu'à nos jours la pauvre humanité. Telle est la vérité qui se dégagera, j'espère, de ces conférences, claire et lumineuse.

LEÇON II

Nous avons vu que la suggestion est vieille comme le monde : elle a été pratiquée de tous, soit inconsciemment, soit sciemment, enveloppée dans des pratiques religieuses, mystiques, thaumaturgiques, ou même, comme nous le verrons, masquée par les procédés divers de la thérapeutique usuelle.

Ce qui est nouveau et ce qui appartient à l'école de Nancy, c'est d'abord *l'application systématique et raisonnée de la suggestion au traitement des malades;* c'est ensuite *l'association de l'hypnotisme* comme adjuvant utile, souvent nécessaire, à la suggestion. C'est la suggestion hypnotique employée comme *méthode psycho-thérapeutique.*

La suggestion d'une part, l'hypnotisme de l'autre, voilà donc les deux choses que nous devons étudier d'abord, voilà les deux mots que nous avons à définir, pour établir en quoi consiste cette psycho-thérapeutique suggestive hypnotique.

Je définis la suggestion dans le sens le plus large : c'est *l'acte par lequel une idée est introduite dans le cerveau et acceptée par lui.*

Toute idée arrive au cerveau par un sens. *Nihil est in intellectu quod non prius fuerit in sensu.* Chacun des cinq sens, l'ouïe, la vue, l'odorat, le goût, le tact peut envoyer au sensorium des impressions qui deviennent idées et constituent des suggestions. Prenons le sens auditif, qui est, avec le sens visuel, la porte d'entrée la plus importante vers le centre psychique. Voici un exemple : Je dis à quelqu'un : « Vous avez une mouche sur le front. » Ces paroles récoltées par l'oreille externe, transmises au nerf auditif, l'impressionnent; l'impression vibratoire est conduite par ce nerf jusqu'au centre cortical sensoriel de l'ouïe. Là se produit une perception brute : le cerveau entend. Si le sujet ne comprend pas la langue que je parle, la perception reste brute; il entend des bruits, il enregistre des vibrations sonores; ces vibrations ne déterminent aucune idée : *sunt verba et voces*. Pas d'idée, pas de suggestion. Si le sujet comprend, s'il a appris à associer ces bruits particuliers à des images antérieurement créées dans son cerveau, alors ces bruits sont interprétés; ils actionnent le centre de la mémoire auditive, qui transforme ces bruits en images. Le sujet *entend et sait ce qu'il entend*. La perception est devenue conception; c'est un phénomène psychique. L'impression cérébrale est devenue une idée.

Pour qu'il y ait suggestion, il faut que cette idée soit *acceptée* par le cerveau; il faut que le sujet *croie*. Or la croyance résulte de la crédivité inhérente à l'esprit humain. Si je dis à quelqu'un : « Vous avez une mouche sur le front, » il me croit jusqu'à plus ample informé parce qu'il n'a aucune raison de ne pas me croire. L'idée introduite dans son cerveau devient une suggestion. Mais si le sujet finit par reconnaître que je l'ai trompé, il aura perdu sa crédivité vis-à-vis de moi. Et si, plus tard, j'essaie de lui suggérer de nouveau la même idée, il ne l'acceptera plus. L'idée ne deviendra plus une suggestion; nous verrons tout à l'heure ce qui caractérise l'idée devenue suggestion. Tout ce qui entre par l'oreille par l'entendement, tout ce qui, avec ou sans contrôle préalable, est accepté par lui, tout ce qui persuade, tout ce qui est cru, constitue une suggestion par le sens auditif. Les avocats, les prédicateurs. les professeurs, les orateurs, les négociants, les charlatans, les séducteurs, les hommes d'Etat, etc., sont des suggestionneurs. Le fanatisme religieux et politique, le nihilisme, l'anarchisme, le boulangisme, etc., se recrutent par voie de suggestion auditive.

Par l'organe visuel entrent dans le cerveau des impressions nombreuses qui se transforment en idées et peuvent devenir suggestions. La vue d'un joli objet donne l'idée de le posséder; la vue d'un bâillement donne l'idée du bâillement; la vue d'un homme qui urine donne l'idée d'uriner

Dans le domaine pathologique, la chorée, l'hystérie, les tics, la toux nerveuse par irritation sont des actes morbides consécutifs à des idées suggérées par le sens visuel.

Le sens olfactif envoie des idées au sensorium : une odeur de fleur, de vinaigre, de rôti, réveillent l'idée, c'est-à-dire l'image psychique corrélative de chaque sensation perçue; l'odeur des excréments, de la pourriture, du brûlé provoque l'idée de la cause déterminante.

Il en est de même du goût; un goût agréable crée l'appétit; un goût désagréable donne lieu à des nausées; actes qui traduisent l'idée d'ingérer ce qui est agréable ou de rejeter ce qui répugne.

Le tact est éminemment suggestif : un serrement de main inspire l'idée d'amitié; une caresse l'idée d'affection ou d'amour. Les qualités du tact sont interprétées par le cerveau et engendrent des suggestions émotives variées. Chez les sourds-muets aveugles, le tact reste presque la seule porte d'entrée qui laisse pénétrer dans le domaine psychique les impressions du dehors; le langage tactile supplée chez eux au langage visuel et auditif et l'on sait combien ce sens perfectionné devient pour le cerveau de ces déshérités l'interprète du monde extérieur.

Les sensations profondes, musculaires et viscérales deviennent aussi le point de départ d'idées suggestives. Une crampe musculaire, une myalgie, suggèrent l'idée d'une maladie rhumatismale ou nerveuse. Les sensations viscérales diverses, picotement laryngé, borborygmes, intermittences cardiaques, sont recueillies par le cerveau, interprétées par lui et souvent traduites en conceptions hypocondriaques.

Nous sommes ici dans le domaine de l'auto-suggestion. On appelle ainsi la suggestion née spontanément chez une personne, en dehors de toute influence étrangère appréciable. En réalité, l'auto-suggestion ne résulte pas d'une génération spontanée; elle est toujours liée à une impression sensorielle qui donne naissance à une idée ou à une association d'idées, en rapport avec des souvenirs accumulés par suggestions antérieures. Exemple : Vous savez que les jeunes étudiants en médecine se croient souvent tuberculeux. Plusieurs fois j'ai eu à rassurer vos camarades, à déraciner de leur esprit une auto-suggestion plus ou moins profondément implantée. Le jeune élève clinicien a étudié la tuberculose au lit du malade; il a vu le facies amaigri, le thorax allongé, les ongles incarnés, les crachats nummulaires, les sueurs nocturnes, il a perçu la matité et le bruit de pot fêlé, il a entendu la toux caverneuse, le souffle et les gargouillements ! Son esprit curieux est plein de ces symptômes ! Qu'une toux insignifiante, ou une légère douleur thoracique survienne, cette impression aboutissant au sensorium donne l'idée de tuberculose, et cette idée, prenant possession du cerveau, crée à son tour toutes les sensations corrélatives dont l'image a été fraîchement enregistrée dans le sensorium. Que d'étudiants qui explorent leur cœur ou qui l'entendant pendant la nuit battre dans l'oreille sont obsédés de l'idée d'insuffisance aortique !

Quand une idée s'est trouvée associée à une sensation quelconque, la même sensation se reproduisant spontanément peut réveiller la même idée. Une personne, à la suite d'une émotion morale vive, produite par la lecture d'un roman émotif, est prise de battements de cœur. Plusieurs mois après, des battements de cœur, dus à une course forcée, régénèrent le souvenir de la lecture et l'émotion déterminée par elle. Lorsqu'on fait un nœud à son mouchoir pour se rappeler un fait, on associe une idée à une impression visuelle ou tactile, pour que cette dernière venant à se reproduire suggère de nouveau la première. La mémoire fait appel à ce principe : suggestion d'idées par sensations associées.

Quelle que soit la porte d'entrée de l'idée dans le centre psychique, tantôt elle est transmise *directement* et le rôle premier du cerveau se borne à l'accepter; telle est l'idée communiquée par la parole, l'enseignement, la prédication, la persuasion : l'idée est comprise dans la sensation; *c'est la suggestion directe*. Tantôt au contraire l'idée est *créée* par le cerveau à la suite de l'impression reçue : c'est la *suggestion indirecte*. Ici intervient le *rôle individuel de chaque cerveau*; suivant leurs qualités natives, leurs modalités héréditaires, suivant leurs habitudes et aptitudes acquises par l'éducation, l'imitation, les suggestions antérieures, les divers cerveaux réagiront chacun à sa façon et transformeront en idées diverses la même impression perçue.

Prenez les enfants au sein, avant que l'éducation n'ait modifié leurs qualités natives, alors que leurs cerveaux encore vierges d'impressions acquises réagissent avec l'organisation native. Soumettez plusieurs de ces enfants à un bruit insolite, un sifflement, par exemple. Qu'arrivera-t-il ? L'un aura peur et criera; le second au contraire cessera de crier et rira; le troisième témoignera de la curiosité et cherchera autour de lui la cause du bruit. Voyez de même l'effet d'un bain sur ces divers êtres : joie pour l'un, colère pour l'autre, peur pour le troisième.

Ainsi, le phénomène sensoriel initial étant le même, l'idée consécutive, c'est-à-dire la suggestion, sera diverse suivant la constitution psychique native de chaque cerveau.

Prenez les enfants un peu plus âgés; l'éducation, le milieu, les suggestions acquises ont laissé leur empreinte, modifié artificiellement ce que la nature a créé. Mais le fonds primordial subsiste; l'éducation n'a modifié que *dans une certaine mesure*, parce que l'innéité se maintient, comme une sorte de suggestion héréditaire supérieure et antérieure aux suggestions de l'éducation qui ne peut pas toujours les détruire. Plusieurs frères et sœurs soumis à la même éducation, à la même discipline, réagiront différemment sous la même impression. Je suppose, par exemple, qu'ils aient commis de concert un acte répréhensible et qu'une même correction leur soit administrée; elle produira chez l'un des remords et l'idée de ne plus commettre la faute justement punie; l'autre en ressentira de la colère et ruminera des idées de vengeance; chez le troisième ce sera de l'indifférence, c'est-à-dire que l'impression sera nulle, au point de vue moral. Ici encore, chez chacun de ces enfants, la résultante suggestive d'une même impression varie suivant la manière d'être psychique de chacun. L'éducation n'a pu faire table rase de l'innéité.

La suggestion, on le voit, n'est pas un fait passif; ce n'est pas une empreinte simplement déposée dans le cerveau. Le centre psychique intervient activement pour transformer l'impression en idée et pour élaborer celle-ci; chaque idée suggère d'autres idées, et ces idées se transforment elles-mêmes en sensations, émotions, images diverses; de cette association d'idées, de sensations, d'images, résulte un travail complexe que chaque individualité réalise à sa façon. Que diverses personnes méditent sur une même impression : la vue d'un lever de soleil, par exemple; ou sur une même idée primordiale : celle du duel, par exemple. Chacune tirera de son cerveau une élucubration différente. L'idée ou la sensation première est mûrie par le cerveau ; et celui-ci par une élaboration inconsciente dans laquelle interviennent les impressions antérieures, les idées accumulées comme souvenirs, la modalité native de son être aboutit à une conception variable qui fait l'individualité psychique. De ce travail cérébral complexe nous ne connaissons que l'idée ou la sensation initiale : la porte d'entrée ; et la conception définitive, le résultat : la porte de sortie. Nous avons conscience d'une tension intellectuelle que nous produisons : c'est la réflexion. Mais par quel mécanisme s'est opérée cette cérébration laborieuse, inconsciente, qui transforme les sensations en idées, fait éclore au choc d'une idée d'autres idées latentes, les associe et les coordonne, tout cela à notre insu, pour mettre au monde enfin, si je puis dire ainsi, un produit de l'esprit, visible et tangible? C'est le secret de notre organisation.

La suggestion implique l'impression première, c'est le *germe;* et l'élaboration de cette impression, c'est le *terrain psychique* qui le féconde. Et de même que chaque terrain ne mûrit pas également tous les germes, de même chaque cerveau n'élabore que les germes adaptés à sa constitution. Un air musical chez l'un fait vibrer tous les ressorts intimes, soulève un monde d'idées et de sensations; chez l'autre la musique reste sans écho. Un beau tableau ouvre à l'œil mental de chaque artiste des impressions et des conceptions diverses; il reste lettre morte pour ceux dont le cerveau n'a pas la fibre artistique spéciale. Autant de cerveaux, autant d'aptitudes, autant de suggestibilités diverses aux impressions identiques.

En touchant cette question intéressante, j'ai voulu montrer combien la doctrine de la suggestion embrasse un champ vaste et fécond. Notre système d'éducation ne tient pas suffisamment compte, peut-être, de ces données d'observation journalière. Nos pédagogues se figurent trop que tout cerveau bien conformé est ouvert à toutes les notions, peut élaborer toutes les conceptions intellectuelles. Dans les écoles,

nos jeunes gens sont soumis à une éducation uniforme;
on veut les couler dans le même moule; on veut les faire
passer par la même filière pour aboutir à des carrières différentes. Combien d'intelligences bien douées à certains
points de vue, enrayées ou avortées par cette discipline
inintelligente qui ne se préoccupe pas des incompatibili-
tés intellectuelles! Tel cerveau remarquablement doué
pour les mathématiques, par exemple, reste éternellement
rebelle à l'étude des langues ou aux conceptions artis-
tiques, et vice versa! Si le baccalauréat ès lettres ou ès
sciences était la seule porte d'entrée des carrières artis-
tiques, comme elle l'est pour les carrières libérales, du
médecin, du jurisconsulte, de l'ingénieur, que d'artistes
seraient étouffés dans leur germe! Vouloir introduire de
force dans tous les cerveaux, toutes les branches de l'intelligence humaine, c'est vouloir forcer chaque sol à mûrir
tous les germes du règne végétal. Faire produire à chaque
cerveau ce qu'il est capable de produire, féconder et
développer les aptitudes congénitales de chacun, adapter
l'éducation de chacun à sa suggestibilité spéciale, tel est
le rôle de la pédagogie éclairée à la lumière de la psychologie!

Nous avons défini la suggestion; elle est faite; l'impression est devenue idée, l'idée est acceptée par le cerveau.
C'est un phénomène centriprète. Alors succède un phénomène centrifuge consécutif à la suggestion. C'est ce phénomène important qui domine toute notre activité et sur lequel
repose la psycho-thérapeutique que nous voulons étudier
ici : *Toute idée suggérée et acceptée tend à se faire acte*,
c'est-à-dire sensation, image, mouvement. C'est une loi
psychologique qui découle de l'observation. *Toute cellule
cérébrale actionnée par une idée actionne les fibres nerveuses
qui doivent réaliser cette idée.*

Voici des exemples qui démontrent cette loi fondamentale, qu'on pourrait appeler *loi de l'idéo-dynamisme*.

1° *L'idée devient sensation :*

L'idée qu'on a des poux ou des puces produit une démangeaison réelle; l'idée est extériorisée sous forme de sensation, quelquefois aussi distincte que si une cause matérielle la produisait; le sujet se gratte : « Je ne puis, dit Herbert Spencer, penser que je vois frotter une ardoise avec une éponge, sans éprouver le même frémissement que me produirait le fait lui-même. »

Mallebranche, cité par Charpignon (*Etude sur la médecine animique et vitaliste*), rapporte qu'un savant voyant faire une saignée au pied de sa maîtresse, ressentit subitement à la même partie une douleur qui persista plusieurs jours. Marmisse de Bordeaux (*Gazette des hôpitaux*, 1861), et Lauzanus (J.-B. Demangeon. *De l'imagination*, 1829), citent chacun un fait semblable. Il s'agit dans ce dernier cas d'un jeune homme qui, voyant un malade atteint de pleurésie être saigné, fut deux heures après l'opération pris d'une vive douleur au bras, au point correspondant à la piqûre, et en souffrit près de deux jours.

Gratiolet (*De la physionomie*, 1863) rapporte qu'un étudiant en droit, assistant pour la première fois de sa vie à une opération chirurgicale qui consistait à enlever une petite tumeur de l'oreille, ressentit lui-même à ce moment dans l'oreille une douleur si vive qu'il y porta la main et se mit à crier.

Voilà des impressions, transmises par la vue au cerveau, devenues idées, et l'idée extériorisée comme sensation. Que de sensations illusoires et erronées d'origine psychique! Si le cerveau rectifie souvent nos impressions sensorielles, il peut aussi parfois créer des sensations imaginaires. Quand j'étais externe chez M. Sedillot, ce maître éminent fut appelé à examiner un malade qui ne pouvait avaler aucun aliment solide; il sentait à la partie supérieure de l'œso-

phage, derrière le cartilage thyroïde, un obstacle au niveau
duquel le bol alimentaire était retenu, puis régurgité. En
introduisant le doigt aussi profondément que possible à
travers le pharynx, M. Sedillot sentit une tumeur qu'il dé-
crivit comme un polype fibreux saillant dans le calibre de
l'œsophage. Deux chirurgiens distingués pratiquèrent le
toucher après lui et constatèrent, sans hésitation, l'existence
de la tumeur, telle que le maître l'avait décrite. L'œsopha-
gotomie fut pratiquée ; aucune altération n'existait à ce niveau. Plus tard, l'autopsie montra qu'il s'agissait d'un rétrécissement squirrheux du cardia. Cet exemple est peut-être
mal choisi. Les chirurgiens ont-ils réellement senti la tumeur ? Ou ont-ils abondé dans le sens du maître, plus con-
fiants dans sa parole que dans leurs propres sensations ?
Je l'ignore.

Voici un autre exemple d'illusion sensorielle d'origine
psychique rapportée par le professeur Emile Yung, de
Genève [1] dans ces termes : « Dans notre laboratoire de mi-
croscopie, je fais dessiner aux élèves des tests-objets, des
diatomées, par exemple. Vous trouverez là dedans, leur
dis-je en leur remettant une préparation, des diatomées
fusiformes. Soyez attentifs à tel ou tel détail de structure ;
vous devez voir telle ou telle conformation — je la précise
— et vous dessinerez exactement ce que vous verrez. Au
début, les élèves voient et représentent ordinairement tout
ce que je leur ai ainsi verbalement annoncé, détails qui, d'ailleurs, existent réellement et sont plus ou moins facilement
perceptibles. Mais, après quelques exercices de ce genre,
il en est peu qui ne représentent au crayon la forme et les
détails de structure d'un test-objet, purement imaginaire
que je leur décris avec toute l'autorité que peut avoir un
professeur sur ses élèves. Je mets entre leurs mains une
préparation microscopique, bitumée, étiquetée, semblable

[1] Hypnotisme et spiritisme. Conférences faites à Genève, 1890.

en tous points aux précédentes, mais qui en diffère en ce qu'elle ne renferme rien du tout. Cela ne les empêche pas de voir et de *dessiner* l'objet imaginaire dont je leur ai affirmé l'existence. Je possède ainsi une collection d'une trentaine de dessins, représentant des objets microscopiques, (une diatomée rectangulaire ornée de striations obliques sur la plupart) qui n'ont jamais existé ailleurs que dans l'imagination des auteurs de ces dessins. »

L'auto-suggestion, comme nous l'avons dit, n'est souvent qu'une idée transformée en sensation. Nous avons actuellement au service deux faits intéressants de ce genre : vous avez vu cet enfant entré pour une fièvre muqueuse abortive qui présentait à la région ombilicale dans une étendue correspondant à une pièce de 5 francs une hyperesthésie intense. On ne pouvait toucher cette région sans que l'enfant poussât des cris atroces. Cette douleur existait depuis un an et avait résisté à toutes les médications employées. Elle était consécutive à une légère excoriation de l'ombilic survenue sans cause connue, et qui n'était pas encore complètement sèche; une petite croûte de quelques millimètres la recouvrait. En quelques secondes j'ai mis l'enfant en sommeil profond et je lui ai suggéré la disparition de la douleur; c'est-à-dire que j'ai enlevé de son esprit l'idée qui créait cette sensation douloureuse. Au réveil, j'ai montré à l'enfant qu'il n'avait plus mal et depuis il nous montre chaque matin, d'un air de triomphe, qu'il peut palper et frapper la région ombilicale sans douleur aucune.

Au lit voisin vous avez vu une jeune fille affectée d'une fièvre typhoïde en voie de décroissance qui accusait une vive douleur dans la région inférieure de l'abdomen. Cette douleur était consécutive au vomissement d'un lombric, expulsé depuis trois jours. Nous avons enlevé cette douleur par suggestion hypnotique; mais la jeune fille continua à manifester une sensation de corps étranger qu'elle s'imaginait être un lombric remontant de l'ombilic jusque vers le milieu du sternum. La suggestion n'ayant pu après deux jours triompher de cette sensation, nous avons administré de la santonine en disant à la malade que c'était un contre-vers qui tuerait le lombric. La santonine ne fit pas expulser de vers, mais déracina l'idée qui créait la sensation; et celle-ci disparut.

Nous avons dit plus haut : « Quand une idée s'est trouvée associée à une sensation quelconque, la même sensation se reproduisant fortuitement peut réveiller la même idée.

« Réciproquement, si une idée qui se présente actuellement à l'esprit s'y est déjà présentée antérieurement en même temps que l'impression d'une sensation particulière, le retour de cette idée fait éprouver de nouveau la même sensation, à moins que cette dernière n'ait pas été assez forte pour rester solidement attachée à l'idée en question. »

A l'appui de cette loi formulée par Hack-Tuke, cet auteur rapporte le fait suivant :

« Gratiolet raconte que lorsqu'il était enfant, sa vue s'était affaiblie et qu'il avait été obligé de porter des lunettes. La pression que ces lunettes exerçaient sur son nez lui fut si insupportable qu'il dut cesser d'en faire usage. Vingt ans plus tard, il ne pouvait voir une personne porter des lunettes sans éprouver immédiatement la sensation désagréable qui lui avait été si pénible dans sa jeunesse. »

Voici un fait du même genre rapporté par Bennett d'E-dimbourg : « Une femme est soupçonnée d'avoir empoisonné son nouveau-né. Au moment où on exhuma le cercueil, l'officier ministériel présent se mit à dire qu'il sentait déjà l'odeur de la putréfaction et qu'il allait se trouver mal. Il s'en alla donc; on ouvrit le cercueil : il était vide. »

La vue du cercueil avait suggéré l'idée du cadavre, et l'idée associée dans l'esprit au souvenir d'une odeur de pu-tréfaction avait réveillé cette sensation.

2° *L'idée devient image ou sensation visuelle.*

C'est une véritable hallucination d'origine psychique. « Je connais des personnes, dit sainte Thérèse, dont l'esprit est si faible qu'elles s'imaginent voir tout ce qu'elles pensent et cet état est dangereux. »

Voici deux exemples empruntés à Hack-Tuke :

Une dame allait un jour de Penryn à Falmouth. Comme à ce moment elle avait ou venait d'avoir l'esprit plein de l'idée des fontaines où l'on boit, elle crut voir sur la route une fontaine récemment érigée et y distingua même cette inscription : « *If any man thirst. let him come into me and drink.* » Quelque temps après, elle parla de ce fait aux filles de celui qu'elle supposait avoir érigé la fontaine. Celles-ci furent très surprises de son récit et lui affirmèrent qu'elle avait fait erreur. Cette dame retourna au même endroit et constata qu'il n'y avait aucune fontaine. Il y avait seulement quelques pierres éparses, sur lesquelles sans doute les suggestions d'une imagination préoccupée lui avaient fait élever le monument.

Le second fait est arrivé au Dr Wigan qui se trouvait en soirée à Paris peu de temps après un événement qui avait fortement ému l'opinion publique, l'exécution du maréchal Ney. A l'arrivée d'un invité, M. Maréchal aîné, l'huissier annonça Maréchal Ney. Le Dr Wigan dit qu'un frisson électrique parcourut l'assistance, et que pendant un instant, il eut lui-même devant les yeux l'image du prince aussi parfaite que s'il l'eût été en réalité.

Le fait que nous avons emprunté à M. Yung constitue un exemple de ce genre.

3° *L'idée devient sensation viscérale.* Cette sensation elle-même peut déterminer des actes organiques.

Le Dr Durand (de Gros) rapporte que dans un hôpital on avait administré à un certain nombre de malades de l'eau sucrée. On simula une grande inquiétude, on prétendit qu'on s'était trompé par inadvertance, et qu'on avait donné de l'émétique. Les quatre cinquièmes de ces malades eurent des vomissements. Donc l'idée de vomitif a suffi pour déterminer une sensation de nausée et l'acte vomissement corrélatif. C'est l'histoire de la purgation avec les pilules de mie de pain. — Van Swieten raconte qu'un jour il passait près d'un chien crevé en état de putréfaction dont la puanteur le fit vomir. Ayant eu l'occasion de passer au même endroit plusieurs années après, il se souvint si vivement de cette circonstance qu'il ne put s'empêcher de vomir. Une impression visuelle et olfactive a été associée à une sensation viscérale; le souvenir de cette impression a suffi pour réaliser la même sensation.

Van Swieten dit encore : « J'ai vu un homme qui après avoir pris une drogue très nauséeuse, non seulement éprouvait des frissons et des nausées, mais encore était souvent purgé par le seul fait qu'il voyait la coupe où il avait pris le médicament. »

Les anciens thaumaturges ou sorciers tiraient parti de cette aptitude des imaginations crédules à réaliser les sensations suggérées.

« L'envoûtement (voult, vultus, figure) était un effet magique consistant à avoir une image en cire représentant l'individu qu'on voulait faire souffrir et même mourir. En blessant d'une aiguille une partie de la figurine, on voyait que les effets de la blessure étaient ressentis par la personne désignée et par une longue et persévérante torture on développait des accidents mortels. Ce procédé occulte qui a tant tourmenté le moyen âge et que bien des misérables fanatiques ont expié par les plus cruelles tortures de la justice aussi crédule qu'ignorante de cette époque, était connu de la haute antiquité [1]. »

4° L'idée devient mouvement. Cette transformation peut se faire par l'intermédiaire d'une sensation. Telle l'idée

[1] Charpignon, *loc. cit.*

d'une puce qui provoque l'action de gratter en déterminant une démangeaison. Telle l'idée du tabac qui fait éternuer par picotement nasal Telle l'idée d'un danger qui fait courir par peur.

L'idée peut se transformer directement en mouvement. « Si je ne me retenais, je te battrais, » cette phrase exprime bien l'effort voulu que nous sommes obligés de faire pour empêcher l'action idéo-dynamique.

Une musique dansante fait vibrer notre corps à l'unisson, et si on se laissait aller, si l'attention n'intervenait pour faire inhibition, on danserait souvent, automatiquement, entraîné par l'idée que la sensation auditive suggère. Tels les enfants qui marchent au tambour et au son de la musique, obéissant sans préjugés à l'influence irrésistible de l'idée suggérée.

Toutes les expériences du cumberlandisme sont basées sur le même principe. Certaines personnes qui pensent fortement à un acte, ne peuvent s'empêcher d'ébaucher les mouvements qui doivent réaliser cet acte; ils ne transmettent pas leur pensée au médium; ils la trahissent; celui-ci ne lit pas dans l'esprit du sujet ; il la saisit dans ses mains, dans ses gestes, dans sa physionomie, dans ses mouvements; l'opérateur exercé et sagace suit les indications que la personne sensible lui donne. Il lui dit le nom auquel elle pense, en lui faisant toucher successivement toutes les lettres de l'alphabet. Au moment où la main touche chaque lettre du mot, un mouvement musculaire se produit, qui est saisi par le liseur de pensées. Il devine le nombre auquel elle pense, en lui tenant la main armée d'un crayon et l'invitant à penser fortement. La main actionnée par l'idée écrit spontanément à l'insu du sujet le nombre pensé et l'opérateur ne fait que suivre le mouvement. Il trouve un objet caché ou exécute un acte conçu et voulu par le sujet, en lui prenant la main, la dirigeant dans diverses directions, en suivant celle vers laquelle la main tend, en laissant le sujet marcher devant lui du côté où son idée le pousse ; car, l'influence de l'idée sur un sujet impressionnable et qui ne résiste pas est telle que tôt ou tard d'une manière tout à fait involontaire et inconsciente, il est conduit au but. Sa résistance même est souvent paralysée par l'opérateur habile qui, par des injonctions répétées, l'oblige à fixer son attention sur le but et à l'y conduire, après quelques tâtonnements plus ou moins longs.

Chevreuil, dans son ouvrage *sur la baguette divinatoire, le pendule explorateur et les tables tournantes* (Paris, 1854) a montré qu'une action musculaire peut se développer en nous, sans que la volonté intervienne. Les personnes qui sont assises autour d'une table pour la faire tourner n'ont pas l'intention d'exercer sur elle une pression suffisante pour la faire mouvoir. Mais cette pression est involontaire et inconsciente ; car les mains, les doigts obéissent à la préoccupation de l'esprit ; les pressions s'ajoutent et le premier mouvement imprimé, la vue de la table tournante, contribuent à suggérer l'idée du mouvement et à mettre en branle les mains inconscientes des opérateurs suggestionnés.

« L'éducation et l'habitude, dit Alfred Maury, peuvent associer à la pensée des mouvements qui les représentent et que nous accomplissons presque sans nous en apercevoir. Le musicien qui improvise sur un piano un motif de sa composition ne voit et ne connaît en quelque sorte aucun des mouvements que ses doigts doivent accomplir sur le clavier pour donner les notes que son esprit appelle. La pensée musicale se traduit immédiatement par le mouvement des doigts que l'éducation et l'habitude nous ont appris être nécessaires pour produire les sons imaginés. Nous agissons de même quand nous parlons. Nous ne savons point alors quel mouvement notre langue, nos dents, notre palais, notre gosier, accomplissent pour l'émission des différents sons qui traduisent notre pensée, nous ne savons que la pensée même, et si nous ne nous observons pas, c'est à peine si nous nous entendons parler. » (A. Maury, *Le Sommeil et les Rêves*, Paris, 1878.)

Dans les exemples qui précèdent, l'idée devient acte positif; sensation, image, mouvement. Dans les exemples qui suivent, l'idée devient *acte négatif*. Autrement dit, elle neutralise l'acte; elle empêche un mouvement de se réaliser, elle empêche une sensation d'aboutir au sensorium.

1° *L'idée neutralise un mouvement*. C'est une paralysie psychique qui se constitue. Russel-Reynolds relate, par exemple, l'histoire d'une jeune dame, qui affligée par des revers de fortune, voyant son père paralysé, épuisée de fatigues physiques et morales, ressentit des douleurs dans les jambes; elle se frappa de l'idée qu'elle allait être paralysée et contracta, en effet, une paraplégie totale. Les toniques, la faradisation, les frictions, et surtout l'assurance donnée par le médecin qu'elle allait guérir amenèrent la guérison en quelques jours.

« Un monsieur, dit Christison, se trouvait souvent incapable de mettre à exécution les actes qu'il voulait faire. Parfois au moment de se déshabiller, il était deux heures avant de pouvoir retirer son vêtement. Toutes ses facultés mentales sauf la volonté étaient intactes. Un jour, il demandait un verre d'eau qu'on lui présenta sur un plateau. Malgré son désir, il ne put pas le prendre et le serviteur dut rester une demi-heure devant lui jusqu'à ce que l'empêchement d'agir eût cessé. »

Les exemples de ce genre sont nombreux chez les mélancoliques, les hystériques, les névropathes. Vous en trouverez dans nos observations cliniques de nombreux cas; vous verrez aussi avec quelle singulière facilité on réalise artificiellement des paralysies psychiques expérimentales.

2° *L'idée neutralise une sensation*. Rappelons l'exemple

suivant cité dans mon livre sur la suggestion : « Un scélérat appliqué à la torture nous surprit par sa constance qui était au-dessus de nature ; car, après la première serre de la gêne, il parut dormir aussi tranquillement que s'il eût été dans un bon lit ; et quand on eut continué la serre deux ou trois fois, il demeura immobile comme une statue de marbre, ce qui me fit soupçonner qu'il était muni de quelque enchantement. Pour en être éclairci, on le fit dépouiller nu comme la main ; et après une exacte recherche on ne trouva autre chose sur lui qu'un petit papier fourré dans l'oreille gauche, où était la figure des trois rois, avec ces paroles sur le revers : « Belle étoile, qui as délivré les mages de la persécution d'Hérode, délivre-moi de tout tourment. »

3° *L'idée neutralise une sensation viscérale.* Parmi les faits de cet ordre, signalons ce qu'on appelle l'aiguillette nouée. Voici un curieux exemple de ce fait que Charpignon raconte d'après Nicolas Veneste : « Pierre Burtel, dit-il, tonnelier de mon père, me dit un jour quelque chose de désavantageux. Pour m'en venger, je lui dis que je lui nouerais l'aiguillette quand il se marierait, ce qui devait avoir lieu très prochainement. Cet homme crut ce que je lui disais, et mes feintes menaces firent une si forte impression sur son esprit déjà préoccupé de charmes et de sorcellerie, qu'après s'être marié, il demeura près d'un mois sans pouvoir coucher avec sa femme. Je me repentis alors d'avoir raillé un homme si faible et je fis tout ce que l'on peut faire pour le persuader que cela n'était pas. Mais plus je protestais au mari que ce que j'avais dit n'était que bagatelle, plus il m'abhorrait et croyait que j'étais l'auteur de toutes ses infortunes. Le curé de Notre-Dame employa toute sa prudence à ménager cette affaire et il en vint à bout plutôt que moi, sans que le mari fût obligé de pisser par l'anneau de son épouse. »

Les médecins sont souvent consultés pour des impuissances génitales de ce genre, qui n'ont pour cause que l'idée. On trouvera dans nos observations deux exemples. Un monsieur me consulta récemment pour une chose assez bizarre. Marié depuis plusieurs années, il n'a jamais pu avoir d'érection en présence de sa femme qu'il aime et dont il désire avoir des enfants. Cependant il n'est pas impuissant, puisque, me dit-il, il a pu accomplir l'acte trois fois dans une nuit avec une maîtresse qu'il s'est décidé à prendre, espérant qu'elle lui rendrait sa puissance maritale. Il n'en fut rien. J'ai essayé de le guérir par suggestion; je ne sais si j'y ai réussi, ne l'ayant traité que pendant deux jours; il habite un pays lointain et ne m'a pas donné de ses nouvelles.

Il est certain que chez cet homme, l'idée seule faisait inhibition à l'acte; il est probable que le premier essai du jeune marié fut paralysé par l'émotion, ce qui n'est pas rare; son système nerveux impressionnable évoquant à chaque essai nouveau la même impression émotive reconstituait la même paralysie psychique; et toute sa volonté ne pouvait rien contre l'idée paralysante.

Comme exemple de sensation organique neutralisée par l'idée, je citerai encore les expériences de jeûne prolongé, à la mode depuis quelques années. Des jeûneurs fanatiques sont restés trente jours ou plus sans manger.

J'ai expliqué ce fait de la façon suivante : A l'état normal l'homme qui meurt après plusieurs jours de jeûne, meurt de faim; il ne meurt pas d'inanition, mais de la névrose faim : véritable maladie nerveuse qui se termine par de la stupeur et du collapsus. L'inanition, sans faim, ne tue qu'au bout d'un temps assez long; les mélancoliques restent vingt à soixante jours sans manger et sans péricliter; les fiévreux, les hystériques, les personnes affectées d'anorexie supportent pendant des semaines l'absence totale ou presque totale d'alimentation.

Les jeûneurs volontaires rentrent dans cette catégorie;

ils supportent le jeûne, parce que l'idée neutralise chez eux la sensation de faim. « Succi, par exemple, le premier en date des jeûneurs, dit le Dr Bufalini, s'exalte facilement quand il parle du secret qu'il possède ou qu'il croit posséder et des applications absolument prématurées auxquelles sa découverte peut donner lieu. »

Succi, ai-je dit, est un croyant convaincu de la puissance de sa liqueur, fanatisé par sa foi dans l'efficacité de son breuvage : il neutralise la sensation faim par suggestion.

La conviction que cette liqueur l'a nourri, qu'il n'a pas faim, qu'il conserve toute sa force physique suffit pour réaliser le phénomène : l'idée fait l'acte. Il s'exalte, il s'entraîne, il se nourrit de son idée, il se montre avec complaisance aux visiteurs ; il jouit de son triomphe ; l'esprit domine le corps ; son imagination le soustrait aux angoisses de la faim ; le sensorium cuirassé par la suggestion est inaccessible à ce besoin. Succi ne meurt pas de faim, parce qu'il n'a pas faim ; il ne subit que les effets de l'inanition qui, elle seule, ne tue pas en trente jours. (*Gaz. hebdom. de médecine et de chirurgie*, 1886, p. 601.)

LEÇON III

Nous avons défini la suggestion : l'introduction d'une
idée dans le cerveau qui est acceptée par lui.

On nous objectera que ce ne sont pas seulement des
idées, mais aussi des sensations, des mouvements, des
actes qui peuvent être suggérés. Ainsi des démangeaisons,
la soif, l'anesthésie, l'éternuement, la marche, etc., sont des
phénomènes actifs sensitifs ou moteurs que la suggestion
peut réaliser. Mais ces phénomènes réalisés sont déjà des
idées devenues actes; ils sont l'*effet* de la suggestion, c'est-
à-dire de l'idée déposée dans le cerveau. Celui-ci ne réalise
la démangeaison, la soif, la marche, etc., que si l'idée du
phénomène, sa conception psychique, son image est évoquée
ou rémémorée dans l'entendement. L'acte lui-même, sensation, mouvement, n'est autre chose que la réalisation de la
suggestion qui, elle, est un fait purement psychique. Elle
n'en existe pas moins, quand le cerveau ne peut pas la
réaliser. Je suggère à un paralytique qu'il peut marcher;
il le croit, mais essaie en vain. La suggestion existe, mais
elle ne peut se transformer en acte, les organes qui doivent
accomplir cet acte faisant défaut. La suggestion est un phénomène centripète, sa réalisation est un phénomène centri-

fuge; c'est l'extériorisation de l'idée. Le cerveau ayant reçu par les nerfs acoustiques l'idée d'une démangeaison sur le front, crée la sensation et l'envoie pour ainsi dire aux nerfs sensitifs de la peau frontale. Si au point de vue de la suggestion, fait psychique, on peut dire : « *Nihil est in intellectu quod non prius fuerit in sensu* », au point de vue de l'acte réalisé par la suggestion, on peut dire : « *Nihil est in sensu quod non prius fuerit in intellectu.* »

Le médecin peut utiliser la susgestion dans un but thérapeutique. Etant donné que l'idée tend à devenir acte, que le cerveau actionné par l'idée actionne à son tour les nerfs qui doivent réaliser cette idée, étant démontré que l'idée peut ainsi devenir sensation, mouvement, image, il est naturel d'appliquer cette puissance psycho-physiologique de l'organisme à créer des actes utiles à la guérison. Un malade a de l'anesthésie des membres ; on introduit dans son cerveau l'idée que les membres sont sensibles et le cerveau tend à réaliser l'acte (s'il est possible), c'est-à-dire à restaurer la sensibilité. Le malade a de la paralysie : le cerveau, convaincu que la motilité revient, envoie un influx moteur considérable aux nerfs moteurs inertes. Le malade a de la constipation : le cerveau agit sur les nerfs intestinaux et augmente le péristalisme intestinal; il agit sur les nerfs secréteurs et vasomoteurs de la muqueuse intestinale qui font pleuvoir dans l'intestin les liquides destinés à faciliter l'évacuation. Un malade a une douleur; le cerveau frappé par l'idée que la douleur s'apaise, produit une modalité particulière des cellules sensitives corticales telle que ces cellules ne perçoivent plus la douleur. Le cerveau, en un mot fait de l'inhibition et de la dynamogénie, comme dit Brown-Séquard, sur les diverses fonctions, il les exalte, il les atténue, conformément à l'idée suggérée dans un but curateur.

Tous les organes, toutes les fonctions sont commandés

par les centres nerveux. Chaque point de l'organisme a pour ainsi dire son aboutissant dans une cellule cérébrale qui est son *primum movens*. Chaque mouvement est réalisé par un centre moteur cortical; chaque sensation tactile, musculaire, viscérale sensorielle est perçue par une cellule sensorielle corticale. Les sécrétions, les excrétions, la nutrition, la respiration, la circulation sont sous la domination directe du centre encéphalique. Le cerveau en tant qu'organe psychique intervient partout. Les troubles psychiques retentissent sur les fonctions digestives; les préoccupations, les émotions morales, les frayeurs, colère, chagrin, joie agissent à chaque instant sur les actes de la digestion : l'appétit est exalté, diminué, perverti; l'estomac digère mal, se contracte douloureusement (crampes), sécrète mal (altérations du suc gastrique, gastrorrhée); le pneumogastrique excité par une lésion organique du cerveau, ou par une perturbation dynamique émotive, engendre le vomissement. Les émotions font de la diarrhée, de la constipation, des vomissements, du ballonnement; — elles agissent sur le mécanisme de la sécrétion biliaire, font de la polychotie, de l'ictère. La nutrition actionnée par les nerfs trophiques, vasomoteurs, sécréteurs, par les nerfs des organes hématopoiétiques, est subordonnée à l'état psychique. Une tristesse prolongée réagit sur les fonctions nutritives; les processus d'assimilation sont pervertis, les aliments ingérés ne profitent pas; les globules sanguins subissent des altérations diverses ou ne se renouvellent pas; la chlorose, l'anémie, le marasme, la glycosurie, le purpura, etc., succèdent aux émotions morales. La calorification est en rapport avec l'intégrité fonctionnelle et organique du cerveau. On a décrit dans ces derniers temps des centres thermiques corticaux. Eulenberg et Landois ont trouvé dans l'écorce cérébrale une région dont l'excitation produit un refroidissement des membres côté opposé, dont la destruction est suivie d'une augmentation de température de 1 à 2° centigrades. Arohnsohn et Sachs ont vu chez le chien et le lapin une augmentation de température à la suite d'une piqûre à la réunion des sutures sagittale et frontale. Bokaï admet des centres dont l'excitation produit l'augmentation de température et des centres d'arrêts pour la moitié postérieure du corps et pour la moitié antérieure, centres d'arrêt qui régulariseraient l'action des centres vasomoteurs de la moelle allongée. Pour Ott, il n'y a que des centres d'arrêt, l'un au-dessus de la scissure de Sylvius, l'autre en avant du sillon croisé. L'existence de ces divers centres a, il est vrai, été combattue par Kuessner et Raudnitz.

Ce qui est certain cliniquement, c'est que les affections organiques du cerveau (hémorrhagie, traumatisme) peuvent réaliser de l'hyperthermie; c'est que le antipyrétiques (sulfate de quinine, antipyrine, etc.), sont des médicaments nerveux qui abaissent la température en agissant sur la modalité des centres nerveux thermogènes, régulateurs de la température.

Est-il besoin d'insister sur le rôle prépondérant que joue l'organe psychique sur la circulation et la respiration par l'intermédiaire des nerfs pneumogastrique et grand sympathique? Qui ne connaît les palpitations du cœur, les syncopes, les irrégularités cardiaques, le ralentissement du pouls, la respiration accélérée, haletante, anxieuse, irrégulière, à la suite des émotions morales, ou par suite de la simple attention concentrée sur le cœur?

Les sécrétions urinaire, salivaire, sudorale, intestinale, spermatique, etc., ne sont-elles pas modifiées à chaque instant par le dynamisme cérébral? La polyurie nerveuse, la glycosurie passagère à la suite des émotions ou commotions nerveuses, la salivation accrue par l'idée, les sueurs froides ou chaudes par la frayeur, la diarrhée profuse nerveuse par une impression morale, ce sont des faits trop connus pour qu'il y ait lieu d'insister.

C'en est assez pour rappeler l'action considérable du moral sur le physique, de l'esprit sur le corps, de la fonction psychique du cerveau sur toutes les fonctions organiques. C'est cette action que le médecin doit utiliser pour obtenir des actes utiles à la guérison. Faire intervenir l'esprit pour guérir le corps, tel est le rôle de la suggestion appliquée à la thérapeutique, tel est le but de la psycho-thérapeutique.

Imbus des idées organiciennes à outrance, habitués à considérer le corps comme une machine obéissant à des lois physiques, chimiques, douée en plus, on l'admet encore, de propriétés biologiques, les médecins ont voulu traiter ce corps malade uniquement comme on traite une machine détériorée, ou tout au plus, comme on traite une plante malade, par exemple comme la vigne atteinte de phylloxera. On purge, on saigne, on désinfecte, on stimule, on engourdit le système nerveux, on refroidit, on chasse le microbe, on ralentit le cœur, on met des enpeptiques dans l'estomac, etc., tout cela est fort bien. L'homme est machine ; l'homme végète et prolifère comme la plante. Mais l'esprit est aussi quelque chose dans l'organisme humain ; l'esprit n'est pas quantité négligeable dans notre vie physiologique et pathologique. Il existe une psycho-biologie ; il existe une psycho-thérapeutique. C'est un grand levier que l'esprit humain ; et le médecin guérisseur doit utiliser ce levier.

Mens agitat molem et magno se corpore miscet.

La thérapeutique suggestive est donc basée sur cette propriété qu'a le cerveau en tant qu'organe psychique de chercher à réaliser les idées acceptées par lui. Ici nous abordons le côté pratique de la question, le *modus faciendi.* Il n'y a suggestion et acte déterminé par cette suggestion que si l'idée est acceptée par le cerveau, et si le cerveau peut la réaliser. Or, dans l'état normal, toute idée n'est pas acceptée, et toute idée même acceptée, même réalisable, n'est pas réalisée. Si je dis à quelqu'un : « Vous ne pouvez pas remuer votre bras, » ce quelqu'un ne me croira pas ; il sait qu'il peut remuer son bras et il le prouve en le remuant. Si je dis à un malade paralysé du bras : « Vous pouvez remuer le bras, » ce malade ne me croira pas et fera des efforts infructueux pour mouvoir le membre. Sa première impression, si j'affirme avec conviction, sera bien de croire ; son premier mouvement sera bien de laisser son bras immobile, ou bien de chercher à le mouvoir, conformément à la loi de crédivité inhérente à l'esprit humain. Mais cette crédivité est limitée ; elle ne suffit pas, chez la plupart, à faire la suggestion, ni à la réaliser. Car cette crédivité qui fait la suggestion, cet automatisme cérébral qui transforme l'idée en acte sont modérés par les facultés supérieures du cerveau, l'attention, le jugement qui constituent le contrôle cérébral. La raison intervient et empêche ou neutralise la suggestion. L'idée n'est pas acceptée. La raison combat la crédivité ; la raison réfrène aussi l'automatisme cérébral. L'idée que je cherche à suggérer ne s'impose pas ; l'acte qu'elle doit déterminer, le mouvement (remuer le bras), la sensation (démangeaison), l'image (vue d'un chien, par exemple), sont ébauchés, mais n'aboutissent pas, même si l'idée est momentanément acceptée. Car l'étage supérieur du cerveau (j'appelle ainsi schématiquement la partie du cerveau dévolue aux facultés de contrôle) a une action modératrice sur l'étage inférieur (j'appelle ainsi la partie du cerveau dévolue aux facultés d'imagination, à l'automatisme cérébral), de même que le cerveau a une influence modératrice sur l'automatisme spinal ; on sait que la suppression expérimentale de l'encéphale exalte les fonctions réflexes de la moelle épinière.

Tout ce qui diminue l'activité des facultés de raison, tout ce qui supprime ou atténue le contrôle cérébral, renforce la crédivité d'une part, et d'autre part exalte l'automatisme cérébral, c'est-à-dire l'aptitude à transformer l'idée en acte.

Dans le sommeil naturel, l'attention est engourdie ; les sens fermés n'apportent plus rien au cerveau ; celui-ci est passif ; le contrôle ne veille plus ; l'imagination règne en maîtresse. Le cerveau continue à recevoir les impressions venant de la périphérie et des viscères ; des idées latentes, des souvenirs éclosent dans le champ de l'entendement, sous l'influence de ces impressions, ou surgissent directement par le travail inconscient des cellules cérébrales qui ont conservé l'empreinte des idées antérieures. Ces impressions ou idées sont acceptées et deviennent images ; les rêves sont la traduction en images extériorées de ces impressions et idées désordonnées, incohérentes, qui se réveillent au hasard de la vie végétative et imaginative ; la raison n'est plus là pour les contrôler ; elles s'imposent à l'esprit, avec toutes leurs absurdités, avec toutes leurs contradictions. Le sommeil, en supprimant le contrôle, crée la suggestibilité.

Dans l'état d'engourdissement qui précède, comme dans celui qui suit le sommeil, notre imagination commence déjà à se peupler de fantômes et de chimères ; ce sont les hallucinations hypnogogiques si bien décrites par A. Maury. Les rêves ne sont que des auto-suggestions physiologiques entrées dans le cerveau par effraction, si je peux dire, quand la maîtresse du logis, l'attention, ne veille pas.

Mais, à l'état de veille, le contrôle existe. Pour que l'idée soit acceptée, il faut accroître la crédivité. Divers moyens peuvent remplir le but.

Le premier de tous, et qui exalte la crédulité jusqu'à la transformer en foi, c'est *la suggestion religieuse*, lorsqu'elle agit sur des âmes croyantes. La foi soulève des montagnes, la foi fait des miracles, parce que la foi est aveugle, parce qu'elle ne raisonne pas, parce qu'elle supprime le contrôle et s'impose à l'imagination. L'idée religieuse actionne sans détour, sans arrière-pensée modératrice, l'automatisme cérébral et se transforme en acte. Elles sont vraies, les guérisons obtenues par les prêtres des temples d'Esculape, par les talismans et les amulettes, par les reliques des saints, par les prêtres exorciseurs, par les hommes pieux qui avaient reçu de Dieu la puissance de guérir, tels que Greatrakes, Gassner, le curé d'Ars, le prince de Hohenlohe, les membres de la Rose-Croix, par l'intervention de la divinité à Lourdes et ailleurs. Les guérisons dites miraculeuses ne sont pas toujours des inventions, ce sont des guérisons par suggestion que l'ignorance des uns a transformées en miracles, le scepticisme des autres en impostures.

Les observations de guérison par la foi sont innombrables. J'en ai cité quelques-unes dans mon livre sur la suggestion. En voici encore :

Une fille de trente ans éprouvait habituellement, à l'époque des règles, des désordres nerveux caractérisés surtout par une prostration et un anéantissement extrèmes.

Au mois de septembre 1846, elle fut prise d'une paralysie de la vessie qui persista pendant plusieurs mois.

Le 30 mars 1847, hémiplégie complète du mouvement, incomplète du sentiment et qui persiste malgré tous les traitements. A la fin d'avril, nulle modification dans l'état de cette fille, si ce n'est que la vessie avait repris l'intégrité de ses fonctions. Cependant, fatiguée d'un traitement inutile, désolée d'être à charge à ses parents, elle désira assister à une messe qu'on devait dire à son intention dans une chapelle célèbre par de nombreuses guérisons. Portée dans cette chapelle, la malade y entend la messe et on la conduit toujours paralysée jusqu'à la sainte table. Mais, chose merveilleuse ! immédiatement après la communion, elle se met à marcher d'un pas ferme, au grand étonnement des assistants. (*Journal de Médecine de la Loire-Inférieure*, t. XXXIII, p. 102.)

Desmarres, dans son *Traité d'ophtalmologie,* rapporte le fait suivant : « Un jeune séminariste de Versailles, souffrant depuis longtemps d'une hypertrophie du cœur, perd tout à coup la vue des deux yeux. Je constate une cécité complète (apoplexie de la rétine)[1]. Je conseille un traitement énergique, mais on n'en fait rien; le jeune homme devant être placé très prochainement dans un hospice. Au moment de quitter le séminaire, Renaud se rend à la messe et recouvre subitement la vue au moment où il reçoit la communion. Dans le séminaire on a cru à un miracle, et on a fait distribuer de tous côtés un grand nombre d'écrits et d'images en mémoire de ce fait. »

Citons encore, d'après M. Henri Lasserre, un des miracles de Lourdes.

« Un enfant âgé de dix ans, tout d'un coup, au moment de se mettre à table, le 25 janvier 1865, se plaignit d'un embarras du gosier qui l'empêchait d'avaler tout aliment solide. Le Dr Noguès (de Toulouse) considéra la chose comme nerveuse. Peu de jours après l'enfant put, en effet, manger de nouveau; mais la maladie reprit par intermittences jusqu'à la fin du mois d'avril. A partir de ce moment, cet état devint stationnaire et le pauvre enfant dut se nourrir exclusivement de liquides, de lait, de bouillon; encore le bouillon devait-il être un peu clair, car telle était l'étroitesse de l'orifice qui restait encore dans la gorge, qu'il lui était impossible d'avaler, même du tapioca.

« Le pauvre petit maigrissait à vue d'œil et dépérissait lentement. Les médecins cherchaient vainement à pénétrer la nature du mal.

« Vers le 10 mai se déclara une chorée. Au bout de quinze mois de traitement, le médecin parvint à maîtriser l'agitation de la tête et des jambes; mais le rétrécissement

---

[1] L'ophtalmoscope n'existait pas encore.

extrême de la gorge persistait. Les remèdes de toute sorte, la campagne, les bains de Luchon, les bains de mer furent successivement et inutilement employés pendant près de deux ans.

« L'enfant lut un jour une petite notice sur l'apparition de Lourdes. Il en fut vivement frappé et dit à sa mère que la sainte Vierge pourrait bien le guérir.

« L'enfant devenait d'une maigreur effrayante, d'une pâleur extrême; M. Gintrac père sonda l'œsophage et constata, outre le rétrécissement extrême qui bouchait presque entièrement le canal, des rugosités du plus mauvais signe et crut à une lésion organique. L'enfant manifesta vivement le désir d'aller à la grotte de Lourdes. Il y fut conduit enfin, plus de deux ans après le début de la maladie. Arrivé à la crypte qui est au-dessus de la grotte, il y pria avec une foi visible sur tous ses traits. Le prêtre le consacra à la sainte Vierge, récitant les formules consacrées. Il descendit à la grotte, s'agenouilla devant la statue de la sainte Vierge et pria. Puis, illuminé par la grâce céleste, il alla devant la fontaine, prit le verre et but quelques gorgées de l'eau miraculeuse. Puis, rayonnant de confiance, il prit le biscuit que son père lui tendait et l'avala en criant : « Papa, j'avale, je puis manger; j'en étais sûr, j'avais la foi. » L'enfant était sauvé et continua de ce moment à manger tout ce que l'on servait sur la table. »

Vous avez vu dans nos salles ce vieillard tuberculeux qui depuis plusieurs mois n'avalait plus que des liquides; tous les solides étaient accrochés, disait-il, dans l'œsophage, derrière le cartilage, puis vomis; nous pensions à une lésion tuberculeuse du larynx agissant sur l'œsophage soit par continuité de tissu, soit par contiguïté, c'est-à-dire par l'intermédiaire d'un spasme musculaire dû à la douleur laryngée. Nous endormons ce malade qui arrive facilement en sommeil profond et nous suggérons la possibilité d'avaler des aliments solides. Dès la première séance, il put avaler du pain; après la seconde il put avaler des morceaux de viande et un morceau de pomme.

La suggestion hypnotique a agi absolument comme la suggestion religieuse.

La foi n'est pas à la portée de tout le monde. D'autres artifices peuvent renforcer la crédivité. L'idée peut s'insinuer dans le cerveau, incarnée dans un médicament inerte. C'est *la suggestion médicamenteuse*. Que de guérisons obtenues par les pilules de mie de pain, par le protoxyde d'hydrogène, administrés aux malades sous d'autres noms, et avec la conviction que tel effet serait obtenu ! Le Dr Lisle avait adopté un genre de traitement basé uniquement sur l'emploi de pilules de mie de pain. Celles dont il se servait recouvertes d'une mince feuille d'argent étaient divisées en deux groupes : les pilules argentées anti-nerveuses, et les pilules purgatives. Il eut à soigner un hypocondriaque qui croyait être victime d'une constipation opiniâtre, bien qu'en réalité les fonctions de ses intestins fussent régulières. Ce malade avait pris toutes sortes de purgatifs, mais affirmait n'en avoir jamais obtenu aucun résultat. Le Dr Lisle avait refusé d'en prescrire d'autres, malgré les sollicitations du malade. Un jour enfin, à bout de patience, il parut s'y rendre et annonça qu'il se proposait de donner le plus violent purgatif qu'il connût. L'hypocondriaque obéit aux ordres du docteur qui avait prescrit cinq de ses pilules purgatives, à un quart d'heure d'intervalle l'une de l'autre. Après la troisième, l'effet fut complet, et en sept heures, il y eut plus de vingt garderobes : le malade fut purgé jusqu'à tomber dans un état de collapsus profond, semblable à celui produit par une attaque de cholérine des plus intenses. (*Union médicale*, 24 et 26 octobre 1861.)

Il y a trois ans, je voulus expérimenter dans mon service, le sulfonal comme hypnotique. Je choisis deux malades atteints d'insomnie depuis plusieurs semaines. Avant d'administrer le nouveau médicament, je songeai, pour ne pas être induit en illusion par l'élément suggestion et pour que l'observation fût rigoureuse, à prescrire, sous la fausse étiquette de sulfonal, de l'eau simple à laquelle j'ajoutai quelques gouttes de menthe, pour ne pas éveiller la défiance des malades. J'affirmai que, vingt minutes après l'administration du nouveau médicament, les malades seraient pris de sommeil irrésistible. C'est ce qui arriva en effet ; les deux malades dormirent comme ils ne l'avaient pas fait depuis plusieurs semaines.

Qu'on ne me fasse pas dire que le sulfonal n'a qu'une vertu suggestive ! Non ! il a une vertu hypnotique réelle, comme le chloral, en dehors de toute suggestion. Mais pour que l'expérience fût scientifiquement concluante, il fallut tout d'abord dégager l'élément suggestion.

La suggestion peut s'abriter derrière une médication mécanique ou instrumentale qui agit sur l'imagination du sujet :

En voici des exemples :

Quand on eut découvert les propriétés de l'oxyde nitreux, le Dr Beddoès crut que cette substance lui offrirait un spécifique contre la paralysie. Davy, Coleridge et lui tentèrent une expérience sur un paralytique de bonne maison, abandonné par les médecins. Le patient ne fut point averti du traitement auquel on allait le soumettre. Davy commença donc par placer sous la langue de ce malade un petit thermomètre de poche dont il se servait dans ces occasions pour connaître la température, que l'oxyde nitreux devait augmenter. A peine le paralytique eut-il senti le thermomètre entre les dents qu'il fut persuadé que la cure s'opérait et que l'instrument merveilleux dont le docteur lui avait vanté la puissance n'était autre que ce thermomètre. « Ah! s'écria-t-il, je me sens mieux. » Au lieu du spécifique, les médecins continuèrent à se contenter du thermomètre. Pendant quinze jours consécutifs, le mystérieux talisman fut placé avec toute la solennité convenable sous la langue de ce pauvre homme, dont les membres se délièrent, dont la santé renaquit, dont la cure fut complète, sans autre traitement [1]. »

Le Dr John Tanner, dit Hack-Tuk, a préconisé le traitement de l'aphonie hystérique par l'application de l'électro-magnétisme sur la langue seule. Il établit que dans plus de cinquante cas il a appliqué ce traitement sans que le succès lui ait fait défaut une seule fois. « Il est fort important, ajoute l'auteur, avant d'appliquer l'électro-magnétisme, de persuader au malade qu'il sera guéri; si les efforts de persuasion n'aboutissent pas, il est probable que l'application sera inefficace. »

J'ai moi-même guéri plusieurs cas d'aphonie nerveuse par l'électrisation sur la face antérieure du cou, avec affirmation que la parole allait revenir. Une fois même, l'appareil électrique n'étant pas prêt et tardant à arriver, je palpai la région laryngée et imprimant des mouvements de latéralité à l'organe, j'annonçai à la malade qu'elle pouvait parler; et en effet la voix fut recouvrée.

L'aimant et les métaux font de nombreuses guérisons. J'ai rappelé comment à la fin du siècle dernier les pièces magnétiques de l'abbé Lenoble furent en vogue et guérirent nombre de maux, si bien que la Société royale de médecine chargea deux de ses membres de vérifier les expériences; et le rapport de Andry et Thouret conclut à l'efficacité du magnétisme minéral contre les troubles nerveux variés.

La métallothérapie longtemps prônée par le Dr Burcq,

____

[1] Dublin. Review, 1880, p. 386.

longtemps considérée comme l'honnête illusion d'un esprit naïf, finit par trouver un champ officiel d'expérimentation à la Salpêtrière ; sa vertu esthésiogène fut reconnue et proclamée par la Société de biologie. Justice fut rendue à l'inventeur. Je n'ai pu constater dans la métallothérapie, comme dans la magnétothérapie, qu'une vertu purement suggestive. Je ne nie pas qu'il y ait autre chose, mais je ne l'ai pas constaté. J'ai maintes fois appliqué des métaux divers ou des aimants sur la peau anesthésiée d'hystériques, sans rien leur dire, sans qu'elles pussent deviner ce que je faisais ; aucun effet ne se produisait. Puis remettant le même métal ou l'aimant sur la main, en disant aux assistants : « Voici ce métal ou cet aimant que j'applique sur la main. Au bout de trois minutes la sensibilité sera revenue dans la main et la moitié de l'avant-bras, par exemple. » Agissant ainsi, j'obtiens souvent l'effet désiré.

Il y a de la suggestion dans l'électrothérapie, dans la balnéothérapie, dans l'hydrothérapie, dans le massage, dans les granules Mattei, dans l'homéopathie. L'électrisation me réussit souvent contre les douleurs, névralgies, rhumatisme, lumbago, etc., quand j'affirme au sujet que la douleur doit disparaître et que, pendant l'opération, je fixe son attention sur ce point. La suggestion ainsi incarnée dans une pratique matérielle réussit souvent mieux que la suggestion vocale seule. Un de mes malades avait, depuis des mois, des douleurs lombaires et sciatiques atroces ; je l'électrise avec suggestion (sans hypnotisme) ; la douleur disparaît à chaque séance, mais pour quelques heures seulement. Alors j'essaie la suggestion hypnotique ; le sujet arrive au second degré. Mais l'effet obtenu est moindre : le malade a plus de confiance dans l'électrisation ; il se suggère que l'hypnose seule n'a pas d'action sur lui. Je reviens à la première médication et je le guéris définitivement en quinze jours à trois semaines.

Le professeur Forel, de Zurich, rapporta au congrès d'hypnotisme le fait suivant : « Une hystérique présentait à la fois des attaques convulsives et des accès de somnambulisme naturel. Je réussis à la guérir de ses attaques par suggestion, mais j'échouai contre les accès de somnambulisme. J'eus recours alors à l'artifice suivant : ayant remarqué que cette malade avait une véritable aversion pour l'eau, je lui déclarai qu'un seul bain prolongé suffirait pour la guérir. On la laissa dans le bain toute la journée, et depuis ce moment les accès de somnambulisme n'ont plus reparu. »

De temps en temps, des médications ou des appareils thérapeutiques nouveaux font leur entrée dans le monde médical sous le patronage d'une haute autorité. Tous les praticiens, désireux d'être au niveau de la science courante, recommandent à l'envi le nouveau remède ; des exemples nombreux de guérison encombrent les gazettes médicales. Cela réussit à souhait. Puis peu à peu le silence se fait ; le médicament tant prôné ne fait plus parler. « Dépêchez-vous de vous en servir pendant qu'il guérit. »

En 1794, le Dʳ Ranieri Gerbi, professeur de mathématiques à Pise, publia à Florence un mémoire assez pompeux sur un insecte du genre des charançons qui se trouve sur les chardons : il lui donna le nom de *curculio anti-odontalgicus*, parce qu'en écrasant entre les doigts, le pouce et l'index une douzaine de ces insectes, et les tenant jusqu'à ce que l'humidité en soit évaporée, les doigts s'imprégneront, selon cet auteur, pendant plus d'un an, de la vertu singulière d'apaiser sur le champ la douleur d'une dent cariée, en la touchant seulement plus ou moins de fois et pendant quelques minutes. Si la douleur revient, il faut faire de nouveaux attouchements. Sur 629 personnes l'auteur a obtenu 401 guérisons, nombre exact. Le Dʳ Carradori prétendit confirmer la vertu de différents coléoptères pour produire le même effet. Il en est de même de la coccinella *septem-punctata* préconisée par Carradori et par Hirsch, dentiste de la cour de Weimar. Dans cet attouchement, ajoute l'auteur de l'article, l'imagination ou la confiance joue le principal rôle »[1].

A la même époque, le Dr Perkins, qui mourut à New-York en 1779, inventa deux petits fuseaux appelés tractors, faits de métaux différents, réunis par leurs grosses extrémités ou manches et terminés l'une par une pointe et l'autre par une extrémité obtuse. Ces deux tiges étaient promenées sur la peau au niveau des régions douloureuses et calmaient la douleur. Cette méthode devint rapidement populaire surtout en Angleterre et en Amérique. On attribuait son efficacité au galvanisme ; on avait remarqué en effet que la bouche avant l'opération avait une saveur acide et métallique, ce qui n'arriverait pas avec des aiguilles d'or et d'ivoire.

Pour juger la question, dit Hack-Tuke, les docteurs Haygarth et Falconer, de Bath, prirent comme sujets d'expérience un certain nombre de leurs malades d'hôpital. Ils se servirent de deux tracteurs en bois qui avaient presque la même forme que ceux de Perkins et qui étaient peints de la même couleur, afin de leur ressembler encore davantage.

Les malades sur lesquels on opéra étaient atteints de rhumatisme chronique du poignet, du coude, du genou, de la hanche. L'un d'eux attribuait ses souffrances à la goutte. Sauf pour la maladie de la hanche, les articulations étaient gonflées et le mal remontait à plusieurs mois.

Sur cinq malades, rapporte le Dr Haygarth, il n'y en eut qu'un seul qui n'ait pas été soulagé de ses douleurs : trois autres affirmèrent que dès la première application, ils avaient été bien soulagés. L'un d'eux sentit que ses genoux se réchauffaient : il put marcher bien mieux ; un autre fut calmé pendant neuf heures ; lorsqu'il rentra dans son lit, la douleur revint. Un troisième ressentit de la démangeaison pendant deux heures. Le lendemain, on employa

---

[1] Virey. Article *Magnétisme* du *Dictionnaire des sciences médicales*, 1818.

les véritables tracteurs métalliques de Perkins, exactement
de la même manière et avec les mêmes résultats. Cette
seconde application soulagea les malades jusqu'à un certain point, mais pas plus que la précédente. Le Dr Haygarth dit encore : « Si l'on veut reproduire ces expériences
il faut le faire très solennellement. Pendant l'opération il
est à propos de rappeler les cures merveilleuses que ce
traitement passe pour avoir produites ; sinon les résultats
pourraient n'être pas aussi heureux que ceux que nous
avons rapportés. Tout dépend évidemment de l'impression
faite sur l'imagination des malades. »

Le Dr Richard Smith de l'hospice de Bristol a repris les
expériences du Dr Haygarth avec des pseudo-tracteurs (en
bois). Il obtint des résultats presque incroyables. Un malade
qui avait depuis quelque temps un rhumatisme à l'épaule
qui l'empêchait de se servir de son bras, put au bout de
deux séances lever notablement la main, sans douleur à
l'épaule et la guérison continua ; à chaque séance l'amélioration était progressive. A la suite de cette cure, dit l'auteur,
les malades affluaient en si grand nombre autour de moi
que je n'avais pas le loisir de donner plus de quatre ou cinq
minutes à chacun d'eux ; les résultats obtenus étaient
presque incroyables. Il arrivait ordinairement que la chaleur de la peau devenait bientôt plus grande : parfois il se
produisait des douleurs lancinantes qui duraient plus ou
moins longtemps.

Un malade ressentait depuis quatre mois de vives douleurs rhumatismales dans la cuisse qu'il avait prises en
travaillant dans une mine de houille humide. Les tracteurs
lui occasionnèrent d'abord une grande douleur, il passait
toutes ses nuits blanches. Après quelques applications, il
se mit à dormir fort bien ; les douleurs étaient moindres,
le malade était très heureux d'avoir trouvé un remède à
ses maux. Un jour, ajoute le Dr Smith, il vint se plaindre
d'un grand mal de tête. Je lui promenai doucement des

morceaux d'acajou sur le front pendant une minute et demie; au bout de ce temps le mal commença à diminuer : en deux minutes il avait presque complètement cessé. Après trois ou quatre minutes, le malade se leva de sa chaise, en disant: « Merci, monsieur, maintenant je vais très bien. »

Ainsi les tracteurs en bois agissaient comme les tracteurs métalliques. L'imagination seule avait fait la guérison.

Ces faits sont bien connus ; tous les médecins en ont observé de semblables ; et cependant je les rappelle, j'insiste, parce que les médecins les oublient volontiers et se laissent prendre de nouveau à l'appât de nouvelles découvertes. Aujourd'hui les tracteurs de Perkins sont remplacés par l'appareil à suspension pour les tabétiques.

Rapporté de Russie par le Dr Raymond, expérimenté à la Salpêtrière, l'appareil du Dr Motschutkowski a rapidement conquis la faveur des médecins et du public. De nombreux ataxiques lui doivent une amélioration passagère, mais réelle. On a attribué à des changements produits dans l'irrigation sanguine de la moelle ou l'élongation des nerfs ces améliorations surprenantes. Dès l'origine, je pensais que la suspension constituait un appareil éminemment suggestif et j'avais exprimé cette idée à la société de médecine à Nancy où elle fut vivement combattue. M. Haushalter, chef de clinique de mon collègue Spillmann, a expérimenté la méthode sur un très grand nombre de sujets et obtenu des résultats heureux, non seulement chez les ataxiques, mais dans d'autres variétés de myélite, chez les rhumatisants, chez les hystériques, dans l'incontinence nocturne d'urines, dans les névroses et affections les plus diverses : il est arrivé à cette conclusion que la suggestion joue le rôle curatif principal dans la méthode nouvelle. Pour éliminer l'hypothèse de modification vasculaire ou d'élongation nerveuse, j'ai essayé la pendaison horizontale. Le sujet est soulevé horizontalement par une ceinture fixée autour du corps, la tête et les pieds étant soutenus par des embrasses. Dès lors, plus de congestion ni d'élongation. Or j'ai observé des guérisons remarquables : un ataxique qui ne pouvait plus marcher ni se tenir debout sans être appuyé, se mit à marcher seul et assez convenablement en quelques séances. Une sciatique qui ne s'améliorait plus par la suggestion hypnotique fut promptement amendée en quelques séances ; la malade immobilisée dans son lit depuis des semaines put de nouveau se lever. Une myélite diffuse avec paraplégie absolue fut améliorée en dix séances; la malade put remuer un peu les orteils et glisser les jambes sur son lit; ce qu'elle ne pouvait faire auparavant. Une hyperesthésie hystérique de l'abdomen avec vomissements fut enlevée en quelques séances. La suggestion seule incarnée dans une pratique matérielle impressionnante a amené ces résultats.

Je n'ai pas dit, comme on me l'a fait dire, en France et à l'étranger, que tout est suggestion; que l'électrothérapie. l'hydrothérapie, le massage et même la matière médicale n'agissaient que par suggestion ; que les pratiques diverses de la thérapeutique ne sont rien, que l'imagination humaine est tout. Ce serait une absurdité. Chose singulière ! J'ai eu beau protester, au congrès de l'hypnotisme, contre cette dénaturation systématique de ma pensée: on n'en a pas moins continué dans la presse scientifique et même politique à me faire dire ce que je n'ai pas dit. J'ai dit non que tout est suggestion, mais qu'il y a de la suggestion dans tout. Sans doute l'hydrothérapie, l'électricité, la balnéothérapie, le massage, peut-être la métallothérapie, peut-être même la suspension, ont une action incontestable par eux-mêmes sur les fonctions de l'organisme. Mais cette action est mal connue : les assertions des auteurs sur la valeur thérapeutique de ces diverses méthodes sont vagues, confuses et contradictoires parce qu'on n'a pas songé avant tout à dégager l'élément suggestion.

LEÇON IV

De l'hypnotisme. — Procédés empiriques des moines du mont Athos, des
Fakirs et Yoguis aux grandes Indes, des sorciers en Egypte, des
gzanes, des marabouts, des Aïaoussas en Afrique. — Pratiques de Mesmer. — Découverte du somnambulisme provoqué par le marquis de Puységur. — De la suggestion par l'abbé Faria. — De l'hypnotisme par
Braid. — Doctrine de la suggestion et application à la thérapeutique
par Liébeault. — Définition de l'hypnotisme par Braid. — Hypnotisme
sans sommeil, avec sommeil réel, avec illusion du sommeil. — Le sommeil n'est qu'un des phénomènes de l'hypnotisme. — L'hypnotisme
n'est qu'un état psychique qui exalte la suggestibilité. — Définition du
mot magnétisme animal.

Parmi les moyens qui augmentent la crédivité, imposent
l'idée au cerveau et facilitent sa transformation en acte, il
n'en est pas de plus utile que l'hypnotisme. C'est l'adjuvant
le plus efficace, souvent le seul efficace de la suggestion.
Nous avons défini ce dernier mot : reste à définir l'hypnotisme. Un court aperçu historique est nécessaire pour
remonter à son origine.

De même que la suggestion, l'hypnotisme est vieux
comme le monde.

Quand les moines du mont Athos regardaient fixement
leur ombilic et tombaient dans une extase cataleptique
prolongée, ils s'hypnotisaient.

Ainsi font encore depuis 2400 ans, les fakirs et les
Yoguis des grandes Indes, qui fixent pendant un quart
d'heure le bout de leur nez, retenant ou ralentissant leur
respiration, concentrant leur attention, jusqu'à ce qu'une
flamme bleuâtre apparaisse, dit-on, à l'extrémité de leur
nez : alors ils prennent des attitudes cataleptiformes
extraordinaires.

En Egypte, se trouve depuis des temps immémoriaux, dit le Dr Rossi cité par Figuier, une classe de personnes qui font leur profession du Mandeb. Ils font généralement usage d'une assiette en faïence parfaitement blanche ; ils dessinent avec une plume et de l'encre deux triangles croisés l'un dans l'autre, et remplissent le vide de ladite figure géométrique par des mots cabalistiques. Le sujet choisi pour l'expérience, fixe le regard au centre du double triangle croisé. Au bout de quatre à cinq minutes, il voit un point noir au milieu de l'assiette ; ce point noir grandit, change de forme, se transforme en diverses apparitions qui voltigent devant le sujet. Alors celui-ci halluciné acquiert souvent une lucidité somnambulique extraordinaire.

D'autres parmi ces sorciers font fixer simplement le regard du sujet dans une boule de cristal.

Dans l'Afrique française, d'après M. de Pietra-Santa, les gzanes arabes, bohémiennes, sorcières ou diseuses de bonne aventure, décrivent sur la paume de la main avec une matière colorante noirâtre un cercle au centre duquel est indiqué un point également noir. En fixant attentivement ce cercle pendant quelques minutes, les yeux se fatiguent et se brouillent. Bientôt à la fatigue succède le sommeil, puis une sorte d'insensibilité.

Les marabouts de certaines sectes religieuses des frontières du Maroc placent, sur une table recouverte d'une nappe blanche, une bouteille ordinaire remplie d'eau, derrière laquelle brûle une petite lampe. Le sujet, assis sur une chaise, fixe le point lumineux placé devant lui. Au bout de quelques instants, il éprouve de la lourdeur dans les paupières ; peu à peu elles s'abaissent et le sommeil arrive.

Les Aïaoussas qui sont venus donner leurs représentations à l'Exposition se plongent dans une hypnose extatique et anesthésique par d'autres procédés. Aux sons du tambour arabe et des castagnettes de fer, enivrés par le parfum d'aromates dont les vapeurs se dégagent sous leur nez, ils s'entraînent par des mouvements cadencés de la tête et du tronc, par des sons gutturaux modulés sur le rythme musical, par des contorsions violentes et désordonnées. Alors, ils deviennent insensibles, avalent du verre pilé, se transpercent la joue avec des armes aiguës, marchent sur des barres rougies au feu, etc.

L'empirisme, on le voit, entre les mains grossières, avait fait ce que fait l'hypnotisme actuel : de l'analgésie, de la catalepsie, des hallucinations. La science laissa aux thaumaturges ces phénomènes et les méconnut.

Le magnétisme animal de Mesmer ne dégagea pas la vérité. Ses manipulations bizarres, sa fascination, ses attouchements avec la baguette conique, son baquet de bois, agissant plus ou moins vivement sur l'imagination des sujets, déterminaient des troubles nerveux variés : pandiculations, cris, bâillements, spasmes, pleurs, attaques d'hystérie, catalepsie, somnolence et sommeil ; mélange d'hystéricisme et d'hypnotisme. L'hypnotisme était caché dans le magnétisme, comme la chimie dans l'alchimie. Mesmer avait observé le sommeil sans y attacher d'importance ; il recherchait surtout les crises convulsives, comme nécessaires au but thérapeutique; il fabriquait l'hystérie plutôt que l'hypnose.

C'est un des élèves de Mesmer, le marquis de Puységur, en 1783, qui dégagea parmi les phénomènes dits magnétiques le somnambulisme artificiel. Sur un paysan qu'il magnétisa, il observa le sommeil sans convulsions ni douleurs ; en mai et juin 1784, il observe dix cas de somnambulisme dans sa terre de Buzancy. Dorénavant, ce n'est plus une crise convulsive qu'on obtient par les passes magnétiques ou par le contact d'un arbre magnétisé, c'est un sommeil tranquille, avec exaltation des fonctions intellectuelles et obéissance passive. Un pas était fait vers la vérité. On ne croyait plus à l'action mystérieuse d'un fluide universellement répandu, moyen d'une influence mutuelle entre les corps célestes, la terre et les corps animés, agissant sur le corps animal, en s'insinuant dans la substance des nerfs ; mais on croyait encore à un fluide nerveux, ou autre, émanant du corps du magnétiseur et que sa volonté peut projeter, dit Puységur, au dehors de lui sur d'autres. C'est la volonté qui magnétise : « Croyez et veuillez », telle était sa formule.

C'est en réalité l'abbé Faria, vers 1814, qui, le premier, donna la conception nette et vraie des phénomènes de l'hypnotisme qu'il appelait sommeil lucide. La cause de ce sommeil est, selon lui, dans la volonté du sujet. Il n'y a ni fluide magnétique, ni autre influence fluidique passant du magnétiseur au magnétisé. La cause des modifications qui se produisent dans l'organisme réside tout entière dans le cerveau du sujet, dans son imagination. Alexandre Bertrand adopta la théorie de l'abbé Faria.

Il était donc démontré que diverses pratiques, le contact des pieds et des mains, les frictions et certains gestes que l'on fait à peu de distance du corps et appelés passes, la fixité du regard seule peuvent agir sur certaines personnes, produire un engourdissement plus ou moins profond, de l'assoupissement, de la somnolence et, dans un petit nombre de cas, le somnambulisme avec analgésie, catalepsie, hallucinabilité et amnésie au réveil. Le remarquable rapport de Husson, lu en 1831 à l'Académie de médecine, confirme la réalité de presque tous les phénomènes que l'abbé Faria attribuait franchement à la seule conviction du sujet.

Ce n'est donc pas à James Braid (1841) qu'appartient la découverte de l'hypnotisme. Le mot seul lui appartient. Il est vrai de dire, cependant, que par l'importance de ses études approfondies sur la question, par le fait d'avoir établi que sa méthode était applicable à presque tous les sujets et procédait d'une loi générale de l'économie animale, et par la découverte de sa puissance curative, le nom de Braid mérite de rester attaché à l'histoire des origines scientifiques de l'hypnotisme.

Les travaux mémorables de Braid ne réussirent pas à rappeler l'attention du monde officiel scientifique sur les phénomènes de l'hypnotisme. Quelques pionniers de la science, comme Durand (de Gros) et Charpignon, continuèrent seuls à braver le discrédit attaché à ses recherches. Quand en 1859, le D\u02b3 Azam (de Bordeaux) fit connaître la découverte, déjà oubliée, de Braid, on ne vit, dans le braidisme, qu'une nouvelle méthode anesthésique, que les chirurgiens expérimentèrent pendant un an, puis abandonnèrent de nouveau, vu l'inconstance des résultats obtenus.

C'est le D\u02b3 Liébeault (de Nancy) qui a ramené la question sur son véritable terrain. Mieux que Braid, comme nous le verrons, il a saisi la nature du phénomène. Revenant à la doctrine de l'abbé Faria, il a montré que l'hypnose est un fait purement psychologique, dont la suggestion est la clef; il a décrit d'une façon plus précise les divers degrés de l'état hypnotique, et créé la psychothérapeutique suggestive, mal interprétée encore par Braid.

Mais le livre du D\u02b3 Liébeault, publié en 1866 : *Du sommeil et des états analogues considérés surtout au point de vue de l'action du moral sur le physique* et sa pratique restèrent absolument inconnus du monde médical, jusqu'en 1883, époque où je les fis connaître par des articles publiés dans la *Revue médicale de l'Est* et dans ma brochure : *la Suggestion dans l'état hypnotique et dans l'état de veille.*

Dans l'intervalle, en 1875, Charles Richet avait rappelé l'attention sur le somnambulisme provoqué par une méthode analogue à celle de Braid, sans en déduire d'application thérapeutique; puis Charcot et ses élèves, en 1878, étudiant l'hypnotisation chez les hystériques, crurent voir dans ces phénomènes une névrose analogue à l'hystérie elle-même, toujours greffée sur un terrain hystérique, avec les trois phases caractéristiques. Ce n'était plus, comme l'avaient établi Faria, Braid et Liébeault, un état physiologique ou psycho-physiologique procédant d'une loi générale de l'économie animale ; c'était un état pathologique suscepttble d'être provoqué chez les hystériques, comparable à la crise d'hystérie elle-même. Personne ne songe aux applications thérapeutiques possibles. L'expérimentation continue sur ce terrain, déraillée, si je puis dire, dans une voie qui ne pouvait aboutir qu'à des résultats erronnés, de 1878 à 1884. La publication de ma brochure et de mon livre, et les travaux de l'école de Nancy, ramenèrent la question sur son véritable terrain, et les nombreux travaux de tous les pays, qui sont venus confirmer notre doctrine et ses applications thérapeutiques, doivent leur origine à notre initiative, éclairée par la pratique de M. Liébeault.

Revenons à Braid. Il entend par hypnotisme : *sommeil nerveux*. Il définit celui-ci : *un état particulier du système nerveux déterminé par des manœuvres artificielles*, ou encore : *un état particulier du système nerveux amené par la concentration fixe et abstraite de l'œil mental et visuel sur un objet qui n'est pas par lui-même d'une nature 'excitante*. Deux éléments interviennent dans la production de cet état : Un élément physique : fixité prolongée des yeux sur un objet, d'où paralysie par épuisement des muscles releveurs des paupières et destruction de l'équilibre du système nerveux. Un élément psychique : la fixité d'attention dans laquelle l'esprit est absorbé par une idée unique. « Alors, le patient tombe dans l'indifférence ; il est fermé, pour ainsi dire, à toute pensée, à toute influence étrangère à l'image que lui retrace son esprit. Dans cet état, son imagination devient si vive que toute idée agréable développée spontanément ou suggérée par une personne à laquelle il accorde d'une façon particulière, attention et confiance, prend chez lui toute la force de l'actualité, de la réalité. » Braid semble, cependant, par l'expérience être arrivé à attribuer une importance plus grande à l'élément psychique. « Les sujets exercés deviennent susceptibles d'être affectés entièrement par l'imagination. Chez des individus très sensibles, la simple supposition qu'il se passe quelque chose capable de les endormir, suffit pour produire le sommeil. » L'hypnose serait donc un sommeil nerveux produit par la concentration de l'esprit sur une idée.

Cette définition est pourtant loin d'être satisfaisante. L'état obtenu par les divers procédés d'hypnotisation n'est pas toujours un sommeil : « C'est un engourdissement plus ou moins profond, de l'assoupissement, de la somnolence et, dans un petit nombre de cas, ce que les magnétiseurs appellent somnambulisme. » (Husson.)

Braid lui-même constate que l'hypnotisme ne comprend pas qu'un état : « C'est plutôt une série d'états différents susceptibles de varier indéfiniment, depuis la rêverie la plus légère avec excitation ou dépression des fonctions jusqu'au coma profond avec absence complète de connaissance et de volonté. »

« A parler rigoureusement, ajoute l'auteur, le mot hypnotique devrait être réservé aux sujets seuls qui tombent en effet dans le sommeil et qui oublient au réveil tout ce qui s'est passé pendant cet état. Quand celui-ci fait défaut, il n'est question que d'assoupissement ou de rêverie. Il serait donc à propos d'établir une terminologie répondant à ces modifications. En effet, parmi les sujets susceptibles de guérison par l'hypnotisme, à peine un sur dix arrive-t-il jusqu'à la phase du sommeil inconscient. Le mot hypnotisme peut alors les induire en erreur et leur faire croire qu'ils ne tirent aucun profit d'un procédé dont les effets caractéristiques et évidents ne paraissent pas être ceux qu'indique leur qualification. Après mûre réflexion, j'estime que l'on peut combler cette lacune de la façon suivante :

« On donnera le nom d'hypnotisme à la production du sommeil artificiel, quand il y a perte de la mémoire, de façon qu'au réveil, le patient n'ait aucun souvenir de ce qui s'est passé pendant le sommeil. »

A l'exemple de Braid, tous les auteurs définissent l'hypnotisme : sommeil artificiel, nerveux ou provoqué. Cette définition ne me paraît pas assez compréhensive; elle n'embrasse pas la généralité des faits que produit l'hypnotisation.

Parmi les sujets soumis à cette influence, il en est un certain nombre seulement qui ont l'air de dormir profondément et ne conservent aucun souvenir au réveil. Il en est d'autres qui ont conscience de dormir et d'avoir dormi, bien qu'ayant conservé le souvenir de tout au réveil. Une troisième catégorie ne ressentent qu'un engourdissement, une somnolence plus ou moins douteuse. Une quatrième enfin ne dorment pas ou du moins n'ont pas la conscience de dormir ni d'avoir dormi.

Dira-t-on que les premiers seuls sont en état d'hypnotisme ? Voici par exemple un sujet : Je lui dis : « Dormez. » Ses yeux se ferment, ses membres restent flasques et immobiles : il est en résolution et a toutes les apparences extérieures d'un homme qui dort. Si je le laisse tranquille, il reste dans cet état jusqu'à ce que je le réveille ou jusqu'à ce qu'il se réveille spontanément. Alors il aura l'idée d'avoir dormi et rien n'aura différencié cette apparence de sommeil d'avec celle du sommeil spontané.

Il dort : Je lève son bras en l'air : il y reste, figé dans l'attitude imprimée: c'est la catalepsie. Je lève l'autre bras: je les fais tourner l'un autour de l'autre : le mouvement continue : c'est l'automatisme rotatoire. Je le pique avec une épingle : il ne réagit pas : c'est l'analgésie. Je lui dis : « Levez-vous. » Il se lève. Je lui dis : « Marchez. » Il marche. « — Vous ne pouvez plus avancer. » Ses pieds restent cloués sur le sol : c'est l'obéissance passive. Je lui dis : « Voici un verre de vin, buvez. » Il prend le verre fictif et avale avec mouvement de déglutition : c'est une hallucination du goût. Je lui dis : « Voici un chien qui veut vous mordre. » Il recule épouvanté : c'est une hallucination de la vue. Je lui dis : « A votre réveil vous entendrez et verrez la musique militaire dans la salle. » Je le réveille. Il voit et entend la musique : c'est une hallucination visuelle et auditive post-hypnotique. Il ne se souvient de rien de ce qui s'est passé pendant son sommeil hypnotique.

C'est là un type d'hypnose profonde : catalepsie, analgésie, hallucinabilité hypnotique et post-hypnotique ; amnésie au réveil.

Je reprends le même sujet ; je l'hypnotise de nouveau, par un geste, sans lui dire : « Dormez » ; ou je lui dis seulement : « Vous êtes magnétisé ; vous vous rapellerez tout au réveil, vous ne dormez pas. » Cela posé, je reproduis chez lui les mêmes phénomènes de catalepsie, d'analgésie, d'obéissance automatique, d'hallucination hypnotique, post-hypnotique. Quand tout est fini, le sujet se rappelle tout ce qui s'est passé, même pendant qu'il avait l'apparence du sommeil inerte : il a l'idée de ne pas avoir dormi. Les phénomènes présentés étaient exactement les mêmes que tout à l'heure, sauf l'amnésie au réveil. Dira-t-on qu'il n'était pas hypnotisé ? Non ! Le sommeil ou l'idée du sommeil n'est pas nécessaire pour qu'il y ait influence hypnotique : il y a hypnose sans sommeil.

Pour le démontrer je reprends le même sujet : je commence l'hypnose, c'est-à-dire la suggestion par le mouvement ou la sensibilité. Je mets les bras du sujet en l'air : ils y restent et il ne peut les changer de place, c'est la catalepsie. J'y ajoute l'analgésie en disant : « Votre corps est insensible. » Et je le pique sans qu'il manifeste aucune douleur. Je dis : « Vous êtes obligé de vous lever et de marcher. » Et il marche sans pouvoir résister. « Tenez, voilà une pomme. » Et il mange la pomme fictive. Toutes ces suggestions sont réalisées à l'état de veille parfaite. Le sujet a toute sa conscience, a l'air absolument éveillé, conserve le souvenir de tout. Alors seulement j'ajoute : « Dormez. » Il ferme les yeux et dort, par-dessus le marché. Le sommeil ou l'apparence du sommeil est venu se surajouter comme effet d'une suggestion spéciale, qui n'était pas nécessaire pour la réussite des précédentes.

Dans la première expérience, j'avais commencé la série des suggestions par celle du sommeil, continuant par celles de la catalepsie, de l'analgésie, de l'hallucination.

Dans cette dernière expérience j'ai commencé la série des suggestions par la catalepsie, j'ai continué par l'analgésie, par les actes, par les hallucinations ; j'ai terminé par celle du sommeil. N'ai-je pas démontré ainsi que le sommeil ou l'idée du sommeil n'est lui-même qu'un des phénomènes obtenus par l'influence hypnotique, au même titre que la catalepsie et l'hallucination, mais que ce phénomène, sommeil, n'est pas le prélude obligé, ni le mécanisme générateur des autres ? Ceux-ci peuvent être dissociés d'avec le sommeil, comme ils peuvent l'être les uns des autres ; il y a hypnose sans sommeil. Tous les phénomènes de l'hypnose existent sans sommeil.

Qu'est-ce d'ailleurs que le sommeil ? Quel est son criterium ? Nous ne connaissons pas son essence, mais seulement ses symptômes apparents. Après une journée de veille, nous sentons une lassitude du corps et de l'esprit. Nos idées deviennent obtuses, notre initiative intellectuelle faiblit ; nous ne sommes plus maîtres de coordonner nos pensées ; un vague s'empare de notre cerveau. En même temps, nos paupières deviennent pesantes, nos membres s'allourdissent ; un besoin de dormir nous envahit. Nous nous couchons, nous fermons les yeux, nous restons immobiles, en résolution, nous nous isolons du monde extérieur, nous fermons notre sensorium à toutes les impressions du dehors, nous suggérons, ou plutôt notre organisme nous suggère par un besoin instinctif l'idée du sommeil. Alors notre imagination se replie sur elle-même, nous entrons dans le monde des rêves; nous restons inertes. C'est le sommeil. Quand nous nous réveillons, nous savons que nous avons dormi, soit parce que des rêves accomplis sont présents à notre souvenir, soit parce que un certain temps s'est écoulé sans que nous ayons conscience de ce qui s'est passé.

Ainsi le sommeil se diagnostique objectivement par l'immobilité du corps, la résolution des membres, l'occlusion des yeux; subjectivement par le souvenir des rêves ou l'inconscience apparente pendant un certain temps, précédée d'une période consciente de somnolence. Mais ces signes sont loin d'être caractéristiques du sommeil: l'apoplectique, l'épileptique sont inertes et en résolution, et cependant leur état n'est pas celui du simple sommeil. Certains hypnotisés restent inertes, passifs, sans mouvement; ils paraissent dormir; et quand ils sont revenus à leur état normal, ils peuvent se souvenir de tout et n'ont pas conscience d'avoir dormi. D'autres au contraire et les meilleurs somnambules sont dans ce cas, gardent les yeux ouverts, parlent, vont, viennent, rient, gesticulent, travaillent, ont l'esprit très actif, ne ressemblent à rien moins qu'aux dormeurs. Et cependant, quand ils sont sortis de cet état, ils ne se souviennent de rien et ont conscience d'avoir dormi. Est-ce le sommeil?

Un malade atteint de fièvre typhoïde délire, rêve à haute voix; quand sa maladie est terminée, il ne se souvient de rien ou se souvient de ses rêves délirants; il croit être sorti d'un long sommeil.

On voit donc que ni les symptômes apparents, immobilité et inertie du corps, ni les signes subjectifs tirés de la conscience du sujet, amnésie ou inconscience prolongée, ne suffisent pour caractériser le sommeil.

Tant que nous ne savons pas exactement ce qu'est le sommeil physiologique, quelle est sa nature, nous ne sommes pas autorisés à dire que le sommeil apparent de l'hypnotisé est toujours un sommeil réel.

Il est probable, il me paraît certain que parmi les hypnotisés, il en est qui obéissent à la suggestion du sommeil. Rien ne les distingue des dormeurs ordinaires ; ils sont inertes, ronflent, ont des rêves spontanés, continuent à dormir lorsqu'on les abandonne à eux-mêmes, se réveillent en se frottant les yeux et en accusant encore de la somnolence, puis ne se souviennent de rien ou se souviennent de leurs rêves. De même qu'on a pu par suggestion produire de la catalepsie, de l'anesthésie, des mouvements, des illusions, des actes organiques divers, de même on a pu produire l'acte du sommeil.

D'autres, dociles aux suggestions de motilité, de sensibilité, même d'hallucination, sont rebelles à celle du sommeil ; ils ne peuvent concevoir, ils ne peuvent réaliser psychiquement ce phénomène.

D'autres, trompés par la suggestion, ne paraissent avoir que l'illusion de sommeil ; ils croient avoir dormi ; rien ne prouve qu'ils aient dormi réellement. Voici une dame à laquelle je suggère le sommeil : Je lui parle ; elle me répond ; j'entretiens avec elle une conversation suivie, elle a toute sa conscience, toute son intelligence, même de l'initiative se traduisant par des observations spontanées et judicieuses. Elle me disait ; « N'oubliez pas de venir prendre le thé chez moi, lundi prochain. Quand vous partirez, priez la femme de chambre de vous éclairer. » Quand je veux produire chez elle une hallucination, elle dit : « Docteur, vous savez que cela ne prend pas sur moi, » Elle se lève, se tourne, se retourne, me montre où elle a mal, me consulte, absolument comme une personne éveillée. Elle me parle encore, quand je lui dis brusquement : « Je vous réveille. » Elle ouvre les yeux ; tout s'est évaporé.

Elle ne se souvient absolument de rien ; elle est convaincue qu'elle a dormi. Etait-ce le sommeil ? Je crois que c'était l'illusion du sommeil.

Voici un homme. Je lui dis : « Regardez-moi, vous êtes magnétisé. » Son œil reste fixe et étonné. Je lui mets les bras en l'air ; il ne peut les baisser. Je le pique avec une épingle ; il est analgésique. Je lui dis : « Dormez-vous ? » Il répond : « Non. » Plus tard il se souvient de tout ou peut se souvenir de tout. — Je lui dis au contraire : « Vous dormez. » Il répond : « Oui. » Et plus tard, il ne se souvient de rien et croit avoir dormi. Je lui ai donné l'illusion du sommeil ; mais aucun signe apparent ne démontrait la réalité du phénomène.

Bien plus, je peux donner à certains sujets suggestibles l'illusion rétroactive du sommeil, c'est-à-dire le souvenir fictif d'un sommeil qui n'a pas existé ; je puis leur faire croire qu'ils ont dormi pendant deux heures, par exemple, et ils sont convaincus qu'ils l'ont fait ; ils peuvent même logiques avec leur conception du sommeil, avoir oublié tout ce qui s'est passé en eux ou autour d'eux pendant ces deux heures. N'est-ce pas la meilleure démonstration de ce fait que la conscience du sujet ne suffit pas pour consacrer la réalité du phénomène sommeil ?

C'est donc restreindre singulièrement la conception du mot hypnose, c'est méconnaître la nature réelle du phénomène que de le définir par sommeil provoqué, comme Braïd et ses successeurs.

Braid avait constaté, il est vrai, que la suggestion à l'état de veille peut, chez certains sujets, agir sur l'esprit des patients et produire de la catalepsie, des illusions, des hallucinations, exactement comme à l'état de sommeil. Ces « vigilant phénomèna » étaient bien connus dans l'Amérique du Nord, dès 1848, sous le nom d'*électrobiologie*. Braid propose d'appeler *mono-idéisme* cet état particulier, c'est-à-dire l'état de l'esprit sous l'influence d'une impression dominante ; *mono-idéisé* l'état de la personne dans la phase de mono-idéisme ; et *mono-idéo-dynamique*, les modifications physiques et psychiques qui se développent sous l'influence du mono-idéisme.

Cet état de mono-idéisme pourrait donc se développer soit à l'état de veille, soit surtout pendant l'état anormal qu'amènent les procédés hypnotiques.

Mais nous avons vu que cet état anormal n'est pas toujours le sommeil ; nous avons vu que le sommeil n'est lui-même qu'un phénomène de suggestion, au même titre que la catalepsie, l'anesthésie, les hallucinations. Le mieux à mon avis, serait de supprimer complètement le mot hypnotisme et de le remplacer par celui de *état de suggestion*. Les procédés dits hypnotiques se réduisent à démontrer ou à exalter les diverses suggestibilités. Toutes les activités dynamiques du corps peuvent être exaltées, déprimées ou perverties par la suggestion : la motilité, la sensibilité, les sensations, l'imagination, etc. Chaque sujet a ses suggestibilités spéciales : l'un n'est suggestible qu'en ce qui concerne la motilité ; on peut provoquer chez lui de la catalepsie, de la paralysie, des mouvements automatiques ; un autre l'est quant à la sensibilité ; il peut réaliser de l'anesthésie, de l'analgésie ; un troisième l'est en outre quant à certaines images sensorielles : on peut développer chez lui des hallucinations du goût ou de l'audition, mais pas d'hallucination visuelle. Chez un quatrième les images visuelles peuvent être évoquées aussi. Chacun a, je le répète, ses divers modes de suggestibilité qu'on peut mettre en jeu, simultanément ou isolément. Un certain nombre arrive à réaliser la suggestion du sommeil.

Si l'on veut conserver le mot hypnose, état hypnotique, nous le définirons ainsi : *état psychique particulier susceptible d'être provoqué, qui met en activité ou exalte à des degrés divers la suggestibilité, c'est-à-dire l'aptitude à être influencé par une idée acceptée par le cerveau et à la réaliser.*

Les phénomènes hypnotiques ne sont donc en réalité que des phénomènes de suggestibilité.

Si le sommeil n'est pas nécessaire à la suggestion, il faut dire toutefois qu'il la facilite. Qu'il soit naturel ou provoqué, il supprime ou atténue l'initiative intellectuelle, il concentre l'activité cérébrale sur les phénomènes d'automatisme; il laisse l'imagination libre soustraite au frein modérateur des facultés de raison. Les rêves sont les auto-suggestions hallucinatoires du sommeil naturel. Dans ce sommeil, comme nous le verrons, on peut se mettre en rapport avec le sujet et réaliser tous les phénomènes de l'état hypnotique.

Le sommeil augmente la suggestibilité ou la crée. Beaucoup de sujets ne deviennent suggestibles à un degré notable que lorsqu'on a réussi chez eux à provoquer l'apparence du sommeil. Aussi cherche-t-on en général dans l'hypnose à provoquer le sommeil ou un état aussi voisin que possible du sommeil pour rendre la suggestion aussi intense que possible. Mais il importe de savoir que ces deux phénomènes ne sont pas absolument corrélatifs et ce serait, comme l'a déjà dit Braid, s'exposer à des échecs thérapeutiques fréquents que d'attendre le sommeil profond pour suggérer des effets salutaires.

Le mot *magnétisme animal*, eu égard à sa signification historique, doit conserver un sens plus large que celui d'hypnotisme. Il comprend, outre l'hypnotisme, tous les phénomènes dits d'influence fluidique, rapprochée ou à distance, la clairvoyance, la transmission de pensée, la divination, etc. L'hypnotisme seul, jusqu'à ce jour, constitue une branche réellement scientifique de l'ancien magnétisme.

LEÇON V

Nous avons défini l'hypnotisme. Comment le produit-on ? Comment réalise-t-on artificiellement cet état psychique spécial qui augmente la suggestibilité? Les procédés employés varient à l'infini, avec chaque magnétiseur, avec chaque hypnotiseur, depuis Mesmer et le marquis de Puységur jusqu'à l'abbé Faria, Braid et Liébeault, traduisant pour chacun sa conception doctrinale individuelle sur la nature du phénomène.

Il est curieux de voir comment les manipulations bizarres et complexes qu'on croyait nécessaires autrefois pour obtenir l'hypnose se sont simplifiées peu à peu pour aboutir au procédé suggestif de l'école de Nancy.

Les anciens magnétiseurs, successeurs directs de Mesmer et de Puységur, convaincus de l'existence d'un fluide, s'évertuaient par des passes dites magnétiques à diriger ce fluide à travers l'organisme.

Voici, par exemple, le procédé de Deleuze, l'un des magnétiseurs les plus intelligents[1] :

« Après vous être recueilli, prenez les pouces du sujet entre vos deux doigts, de manière que l'extérieur de vos pouces touche l'intérieur des siens et fixez vos yeux sur lui. Vous resterez de deux à cinq minutes dans cette situation,

[1] Deleuze. *Instruction pratique sur le Magnétisme animal.* Paris, 1825.

jusqu'à ce que vous sentiez qu'il s'est établi une chaleur égale entre ses pouces et les vôtres. Cela fait, vous retirerez vos mains en les écartant à droite et à gauche, et les tournant de manière que la surface intérieure soit en dehors, vous les élèverez jusqu'à la hauteur de la tête ; alors vous les poserez sur les deux épaules, vous les y laisserez environ une minute, et vous les ramènerez le long des bras jusqu'à l'extrémité des doigts en touchant légèrement. Vous recommencerez cette passe cinq ou six fois, en détournant vos mains et les éloignant un peu du corps pour remonter. Vous placerez ensuite vos mains au-dessus de la tête, vous les y tiendrez un moment, et vous les descendrez en passant devant le visage à la distance d'un ou deux pouces jusqu'au creux de l'estomac, là vous vous arrêterez environ deux minutes en posant les pouces sur le creux de l'estomac et les autres doigts au-dessous des côtes. Puis vous descendrez lentement le long du corps jusqu'aux genoux, ou mieux, si vous le pouvez, sans vous déranger, jusqu'au bout des pieds. Vous répéterez les mêmes procédés pendant la plus grande partie de la séance. Vous vous rapprocherez aussi quelquefois du malade, de manière à poser vos mains derrière ses épaules pour descendre lentement le long de l'épine du dos et de là sur les hanches et le long des cuisses jusqu'aux genoux ou jusqu'aux pieds. Après les premières passes, vous pouvez vous dispenser de poser les mains sur la tête et faire les passes suivantes sur les bras, en commençant par les épaules, et sur le corps, en commençant par l'estomac. »

Teste a simplifié le procédé de la façon suivante [1] :

Il se tient debout devant la personne, à une certaine distance, se recueille quelques minutes, lève sa main droite à la hauteur de son front et dirige lentement ses passes de haut en bas au-devant du visage, de la poitrine

[1] Teste. *Le magnétisme animal appliqué*, etc. Paris, 1845, et *Manuel du magnétisme animal*. Paris, 1853.

et du ventre ; seulement à chaque fois qu'il relève sa main il laisse tomber ses doigts, de manière que leur face dorsale regarde le magnétisé pendant son mouvement d'ascension et leur face palmaire pendant les passes.

Ce procédé, ajoute l'auteur, est simple, trop simple peut-être : aussi ne conseillerai-je de l'employer que sur des sujets accoutumés déjà au magnétisme et susceptibles de s'endormir facilement. La méthode de Deleuze, avec de légères modifications que j'ai indiquées, est de beaucoup à préférer pour les premiers essais.

Il magnétise aussi par la tête. Pour cela il fait d'abord quelques longues passes de haut en bas, dans la direction des bras au-devant du visage et suivant l'axe du corps; puis il étend ses deux mains à quelques pouces du front et des régions pariétales, pendant quelques minutes.. Il varie peu la position des mains, se contentant de les porter lentement à droite et à gauche, puis à l'occiput pour revenir ensuite au front où on les laisse jusqu'à ce que le sujet soit endormi. Alors il fait des passes sur les jambes et les genoux, pour attirer le fluide en bas, suivant l'expression des magnétiseurs.

Enfin, il magnétise au moyen du regard les somnambules déjà habitués, en engageant le sujet à le regarder le plus fixement qu'il pourra, tandis que de son côté, il fixe sans interruption les yeux sur les siens.

Teste entrevoyait la vraie formule, lorsqu'il ajoute : « Mais en définitive, tous les procédés réussissent, lorsqu'ils inspirent la confiance à ceux qui les emploient, et lorsque ceux-ci sont bien pénétrés de leur pouvoir. » La vérité vraie eût été de dire « lorsque le sujet est pénétré de son pouvoir ».

Le général Noizet procédait aussi par des passes[1]. Il touche les pouces du sujet avec les siens pendant quelque

[1] Noizet. *Mémoire sur le somnambulisme*. Paris, 1854.

temps pour bien établir la communication entre les deux fluides. Il reporte ensuite les mains sur les épaules du magnétisé, les y laisse pendant quelques minutes et les redescend ensuite à une petite distance des bras et des cuisses jusqu'aux genoux. Il reprend ensuite les pouces et recommence plusieurs fois la même manœuvre. Il place après cela ses mains au-dessus de la tête de la personne, les redescend doucement jusqu'aux genoux et recommence plusieurs fois le même mouvement. Il peut ensuite les placer sur les côtés de manière que ses deux pouces viennent se joindre au creux de l'estomac, ou bien il les appuie sur les tempes, puis les fait redescendre pour recommencer et ainsi de suite en variant de temps en temps les mouvements toujours de haut en bas. L'auteur ajoute : « Je suis persuadé que la seule condition nécessaire pour obtenir les effets dus au contact des fluides est d'agir avec volonté ferme et avec confiance, la nature des mouvements qu'on opère est assez indifférente en soi-même. »

Le docteur Esdaile de Calcutta employait, en 1846, le procédé suivant des magnétiseurs indous : « L'individu est étendu sur le dos dans une salle obscure ; le magnétiseur se place à la tête du lit et se penche sur le malade, de manière à ce que son visage touche presque le sien. Une de ses mains est appliquée sur le creux épigastrique du patient, tandis que l'autre fait des passes sur sa figure et principalement sur ses yeux. En outre, il lui souffle doucement et fréquemment dans le nez, entre les lèvres et sur les globes oculaires. »

Les passes et les manipulatious plus ou moins simplifiées, variables avec chaque opérateur, ont persisté jusqu'à nos jours. Cependant, la formule vraie de l'hypnose était trouvée depuis 1814 par l'abbé Faria. Convaincu que l'imagination du sujet était tout, que le fluide n'était rien, l'abbé Faria hypnotisait par simple affirmation, par simple suggestion. Il faisait asseoir le sujet commodément, lui disait de penser au sommeil, de le regarder, il fixait lui-même de loin ses grands yeux sur lui, lui montrant le revers élevé de sa main, avançait de quelques pas, puis abaissait brusquement le bras devant lui en lui ordonnant avec autorité de dormir. Quelquefois, mais rarement, il marchait jusque vers lui, et lui appuyant le doigt sur le front, il répétait le commandement : « Dormez. » Trois fois au moins sur cinq, dit le général Noizet, « je l'ai vu réussir ainsi en moins d'une minute ».

A Faria appartient incontestablement le mérite d'avoir le premier établi la doctrine et la méthode de l'hypnose par suggestion et de l'avoir nettement dégagée des pratiques singulières et inutiles qui cachaient la vérité. Cependant l'abbé Faria ne fit pas école ; la vérité nue et simple ne pouvait s'imposer. De nos jours encore, on l'a bafoué du nom d'imposteur. Voici ce que disent de lui en 1881 Bourneville et Regnard [1]. « L'abbé Faria, qui mourut avec la plus belle réputation de charlatan qu'homme du monde ait jamais eue et surtout mieux méritée, pour augmenter le merveilleux de ses expériences et, partant, donner plus d'éclat à ses représentations, avait imaginé une méthode qui n'eut point d'imitateur et ne réussit guère qu'entre ses mains. »

Chose singulière ! La méthode de Faria eut pour imitateurs MM. Bourneville et Regnard eux-mêmes. Voici les procédés qu'ils signalent :

1° On tient les pouces du sujet dans ses doigts et on maintient son regard fixe sur lui. Au bout de deux ou trois minutes ses yeux rougissent, les larmes baignent ses paupières, souvent il ferme les yeux et tombe.

Si cet effet ne se produit pas, on laisse alors les mains du sujet et on lui applique les pouces sur les globes ocu-

[1] *Progrès médical.* 1881.

laires en refermant les paupières supérieures. Le sommeil est alors immédiat.

2° La simple application des pouces sur les globes oculaires peut quelquefois provoquer l'hypnotisme sans fixation préalable ;

3° On peut combiner les deux méthodes : fixer les yeux de la malade en lui appliquant les pouces sur les sourcils, les autres doigts enserrant les tempes ;

4° On place entre ses yeux un corps quelconque (crayon, porte-plume en argent), et on lui dit de regarder fixement.

N'est-ce pas là, en somme, le procédé de Faria ? fixation de ses yeux sur ceux du sujet. La seule différence, c'est que Faria ajoutait le mot : Dormez.

« La volonté d'endormir est inutile, ajoutent MM. Bourneville et Regnard, les passes sont inutiles. Quand on a déjà hypnotisé souvent une malade, on arrive à le faire bien plus vite et bien plus facilement. La seule idée qu'elle va être endormie fait qu'elle s'endort presque subitement. » C'est la doctrine même de l'abbé Faria ! C'est son procédé !

Ce procédé peut s'appeler : *l'hypnotisation par simple suggestion.*

L'idée de la suggestion a été certainement mieux conçue par l'abbé Faria que par Braid.

Voici la méthode du chirurgien anglais : « Prenez un objet brillant quelconque (porte-lancette, par exemple) entre le pouce, l'index et le médius de la main gauche, tenez-le à la distance de vingt-cinq à quarante-cinq centimètres des yeux, dans une position telle au-dessus du front, que le plus grand effort soit nécessaire du côté des yeux et des paupières pour que le sujet regarde fixement l'objet. Il faut faire comprendre au patient qu'il doit tenir constamment les yeux fixés sur l'objet et l'esprit uniquement attaché à l'idée de ce seul objet. Les pupilles se contracteront d'abord ; peu après elles commenceront à se dilater, et quand elles seront considérablement dilatées et subiront un mouvement d'oscillation, les doigts indicateur et médius de la main droite étendus et un peu séparés sont portés de l'objet vers les yeux : souvent alors les paupières se ferment involontairement avec un mouvement vibratoire. S'il n'en est pas ainsi ou si le patient fait mouvoir les globes oculaires, demandez-lui de recommencer, lui faisant entendre qu'il doit laisser les paupières tomber quand de nouveau vous porterez les doigts vers les yeux, mais *que les globes oculaires doivent être maintenus dans la même position et l'esprit attaché à la seule idée de l'objet au-dessus des yeux.* Il arrivera en général que les yeux se fermeront avec un mouvement vibratoire. »

On voit que pour Braid il y avait deux choses : la concentration fixe de l'œil visuel amenant un phénomène physique ou physiologique : « la paralysie des muscles releveurs de la paupière supérieure, la paralysie des centres nerveux dans les yeux et leurs dépendances » et la concentration de l'œil mental, de l'attention sur un objet. Ce n'est pas la conception nette de la suggestion pure, telle que Faria l'avait formulée, telle que Liébeault devait la retrouver.

Aussi les successeurs de Braid, mal éclairés sur la doctrine suggestive de l'hypnotisme, continuèrent-ils à procéder empiriquement, soit par fixation des yeux, soit par des passes.

Voici le procédé de M. Ch. Richet [1] :

« Je prends chacun des pouces du sujet dans une main et je les serre fortement, mais d'une manière assez uniforme. Je prolonge cette manœuvre pendant trois à quatre minutes ; en général les personnes nerveuses ressentent déjà une certaine pesanteur dans le bras, aux coudes et surtout aux poignets. Puis je fais des passes, en portant les mains étendues sur la tête, le front, les épaules, mais surtout les

[1] Charles Richet. *L'homme et l'intelligence.* Paris, 1884.

paupières. Les passes consistent à faire des mouvements uniformes de haut en bas, au-devant des yeux, comme si en abaissant les mains on pouvait faire fermer les paupières. Au début de mes tentatives, je pensais qu'il était nécessaire de faire fixer un objet quelconque par le patient, mais il m'a semblé que c'était là une complication inutile. La fixation du regard a peut-être quelque influence, mais elle n'est pas indispensable. »

A la Salpêtrière, la conception de l'hypnose se modifie. C'est une névrose qu'on ne produit que chez les hystériques, névrose à trois phases : léthargie, catalepsie, somnambulisme ; les trois états différents peuvent s'obtenir d'emblée, l'un ou l'autre, suivant les sujets, par fixation du regard. La léthargie se transforme en catalepsie par l'ouverture des yeux des sujets ; la catalepsie redevient léthargie par l'occlusion des yeux ou l'obscurité. Les deux se transforment en somnambulisme par friction légère du vertex du sujet, et le somnambulisme devient de nouveau léthargie par compression légère des globes oculaires. L'état de léthargie est rebelle aux suggestions.

Une impression sensorielle intense et soudaine, telle que le bruit subit et inattendu d'un tamtam, l'explosion d'un paquet de fulmi-coton par une étincelle électrique peut aussi provoquer la catalepsie.

Au lieu d'une impression vive et brusque, on a aussi produit l'hypnose par une impression sensorielle faible, monotone prolongée, telle que le tic tac d'une montre : on l'a produite même par l'attouchement de certaines régions du corps, dites zones hypnogènes.

Tous ces procédés si variables, si bizarres, les uns simples, les autres complexes, n'ont absolument rien de commun, ni comme manipulation, ni comme excitation sensorielle. Chose singulière ! La même impression brusque, lumineuse, auditive, ou la même impression lente et monotone, ou les mêmes passes, ont pu fortuitement affecter souvent les sujets hypnotisables, sans déterminer l'hypnose : elles ne l'ont produite que lorsqu'elles étaient spécialement faites dans ce but. Tout peut réussir chez un sujet, pourvu qu'il soit prévenu. C'est qu'un seul élément intervient en réalité dans tous ces procédés divers : c'est la suggestion. Le sujet s'endort (ou est hypnotisé) lorsqu'il sait qu'il doit dormir, lorsqu'il a une sensation qui l'invite au sommeil. C'est sa propre foi, son impressionnabilité psychique qui l'endort. Cette vérité a été nettement établie par l'abbé Faria et surtout par le docteur Liébeault.

Le médecin de Nancy, revenant à la simple méthode de Faria, hypnotise par suggestion verbale. Voici comment il expose son *modus faciendi* [1].

« Pendant que le sujet immobilise ses yeux sur ceux de l'opérateur, il isole ses sens des impressions extérieures et même intérieures ; on lui affirme de ne songer qu'à dormir et à guérir ; on lui annonce les phénomènes initiaux du sommeil, engourdissement du corps, besoin de dormir, lourdeur des paupières, insensibilité. Quand on aperçoit que les paupières clignottent, s'alourdissent, que l'œil prend un aspect étonné, que la pupille oscille ou se dilate, on dit : « Dormez. » Et si les paupières ne se ferment pas. on répète plusieurs fois la même série d'affirmations ; puis les pouces placés de chaque côté des yeux sont appliqués sur les paupières abaissées, pendant qu'on continue la suggestion. Si au bout d'une minute, rien ne se manifeste, on remet la chose au lendemain. » M. Liébeault fait assister le sujet préalablement à d'autres hypnotisations pour ajouter l'influence de l'imitation à celle de la parole. Pour Liébeault, comme pour Faria, la suggestion, c'est-à-dire l'idée introduite dans le cerveau, est, on le voit, la clef de l'hypnose.

Sans doute, Braid a pu endormir des sujets par la fixa-

---

[1] Liébeault. *Le sommeil provoqué*. Paris, 1889.

tion d'un objet brillant, sans les prévenir qu'ils allaient dormir. Mais la fatigue des paupières est une sensation qui, chez certains, donne au sensorium l'idée du sommeil. C'est la sensation qui suggère l'hypnose. Certains, très impressionnables, ne peuvent fixer un objet quelconque, sans sentir les yeux se fermer, et chez eux il suffit de fermer les yeux et de les tenir clos quelques instants pour provoquer un sommeil profond. L'occlusion des yeux, l'absence d'impression visuelle, l'obscurité, concentrent l'esprit sur lui-même, l'empêchent de se distraire au dehors, créent l'image du sommeil ; c'est une invite au sommeil. C'est une sensation qui réveille par habitude ou par action réflexe tous les autres phénomènes du sommeil.

Mais la plupart des personnes peuvent fixer indéfiniment un objet brillant : l'hypnose ne vient pas. J'ai maintes fois essayé ce procédé chez des sujets nouveaux, sans rien obtenir au bout de dix minutes ou plus. Et alors, en quelques secondes, par suggestion verbale, quelquefois au simple mot : Dormez ! l'hypnose est là plus ou moins profonde.

Les passes, les attouchements, les excitations sensorielles ne réussissent, je le répète, que lorsqu'elles sont associées à l'idée donnée au sujet, ou devinée par lui qu'il doit dormir. Les prétendues zones hypnogènes n'existent pas, en dehors de la suggestion. On peut les créer artificiellement chez tout sujet habitué à l'hypnose : je touche un point quelconque de son corps et il s'endort : ou bien je crée certains points déterminés dont seuls l'attouchement l'endort ; j'en crée d'autres dont l'attouchement le réveille. Tout est, je le répète, dans la suggestion. Les passes, la fixation des yeux ou d'un objet brillant, l'attouchement ne sont nullement nécessaires, la parole seule suffit.

Les gestes ne sont utiles que pour renforcer la suggestion, en l'incarnant dans une pratique matérielle propre à concentrer l'attention du sujet.

Tous ces procédés se réduisent donc en réalité à un seul : la suggestion. Impressionner le sujet et faire pénétrer l'idée du sommeil dans son cerveau, tel est le problème.

L'expérience apprend que le moyen le plus simple et le meilleur pour impressionner le sujet est la parole. Certains et ils ne sont pas rares, sont si faciles à impressionner, qu'un simple mot suffit à provoquer chacun des phénomènes de l'hypnose avec ou sans sommeil. Comme nous l'avons dit antérieurement, sans les endormir, par simple affirmation je produis chez eux de la catalepsie, de l'analgésie, des hallucinations. Ce sont là des suggestibles, des somnambules, sans artifice de préparation. Chez eux, toute idée déposée dans le cerveau se traduit immédiatement en acte. L'assimilation de l'idée et sa transformation en sensation mouvement, image, etc., sont si instantanées que l'initiative cérébrale n'a pas le temps d'intervenir pour les empêcher.

Chez la plupart, l'impressionnabilité est moindre : l'hypnose ne s'obtient qu'en renforçant l'impression par une parole répétée avec insinuation ou force, aidée de certains moyens destinés à capter l'esprit.

Il est bon que la personne à hypnotiser en ait vu d'autres hypnotisées devant elle ; il est bon qu'elle ait vécu pendant quelques jours dans une atmosphère suggestive, qu'elle se soit ainsi pénétrée de l'idée que tout le monde est suggestible, qu'elle ait vu les phénomènes de catalepsie, d'analgésie, d'obéissance passive, de guérison. A ceux qui sont craintifs, il est bon d'épargner le spectacle d'hallucinations ou autres phénomènes émotifs avant qu'on n'ait déjà opéré sur eux-mêmes, car il importe en général d'éloigner de l'esprit tout ce qui peut l'effrayer, le troubler et provoquer une certaine résistance. Ils ne doivent avoir vu que les effets bienfaisants de l'hypnotisme. Quand j'ai affaire à un pusillanime ou à une personne prévenue contre l'hypnotisme, j'attends en général sans la violenter ;

je lui insinue simplement que la suggestion lui serait utile, je lui montre des effets heureux et j'attends qu'elle me les demande elle-même. On trouve en ville beaucoup de personnes terrorisées par des médecins incompétents, sur les dangers de l'hypnotisme; dans les hôpitaux, on trouve des malades défiants qui se figurent qu'on veut en faire des sujets d'expérience. On se heurte alors à quelque résistance. La personne qu'on a l'intention d'hypnotiser doit être, si possible, dans un milieu dévoué et confiant en l'opérateur. Alors, en peu de temps, le terrain est préparé : le sujet se livre sans arrière-pensée.

L'hypnose est en général facile : le sujet est couché ou commodément assis sur un fauteuil, je le laisse se recueillir quelques instants, tout en disant que je vais l'endormir très facilement d'un sommeil doux, calme comme le sommeil naturel. J'approche une main doucement de ses yeux et je dis : « Dormez. » Quelques-uns ferment les yeux instantanément et sont pris. D'autres sans fermer les yeux, sont pris le regard fixe et avec tous les phénomènes de l'hypnose. D'autres présentent quelques clignements de paupières; les yeux s'ouvrent et se ferment alternativement. En général je ne les laisse pas longtemps ouverts. S'ils ne se ferment pas spontanément, je les maintiens clos quelque temps, et si je surprends quelque résistance, j'ajoute : « Laissez-vous aller ; vos paupières sont lourdes, vos membres s'engourdissent, le sommeil vient. Dormez. » Il est rare qu'une ou deux minutes se passent sans que l'hypnose soit arrivée. Quelques-uns restent d'emblée immobiles et inertes; d'autres cherchent à se ressaisir, rouvrent les yeux, se réveillent à chaque instant : j'insiste, je maintiens les paupières closes, je dis : « Continuez à dormir. »

Dans la pratique hospitalière où l'imitation joue un rôle considérable, où l'autorité du médecin est plus grande, où les sujets plus dociles, moins raffinés, sont plus aisés à être impressionnés, cela se passe le plus souvent ainsi.

Les quatre cinquièmes au moins de nos sujets tombent ainsi dans un sommeil profond avec amnésie au réveil.

D'autres, moins bien préparés, moins dociles, surtout dans la clientèle de la ville, se laissent aller plus difficilement. L'hypnose étant moins profonde, ils n'ont pas conscience qu'ils sont influencés. L'opérateur surprend dans l'attitude du sujet une certaine inquiétude; quelquefois le sujet dit qu'il ne dort pas, qu'il ne peut dormir. J'insiste, je lui dis : « Je sais que vous m'entendez. Vous devez m'entendre : vous pouvez être hypnotisé, tout en m'entendant. Le sommeil complet n'est pas nécessaire. Ne parlez pas. Tenez les yeux clos. Ecoutez bien, etc. » Je tâche ainsi de capter son esprit soit par insinuation douce, soit par autorité, suivant l'individualité psychique du sujet. Et je lève doucement le bras en l'air. J'obtiens souvent alors, même quand le sujet ne croit pas être influencé, une catalepsie suggestive plus ou moins irrésistible, parfois des mouvements automatiques, puis de la contracture. J'arrive à un degré plus ou moins avancé de l'hypnose, sans sommeil proprement dit, ou du moins sans que le sujet ait conscience du sommeil. Quelquefois, dans la même séance j'arrive graduellement chez lui à réaliser toute la série des phénomènes; chez certains qui paraissaient récalcitrants, il m'est arrivé d'obtenir ainsi par suggestion l'amnésie au réveil. D'autres ne franchissent pas les premiers degrés dans la première séance; dans les suivantes, ils peuvent arriver à l'hypnose complète, mais tous n'y arrivent pas.

L'opérateur doit avoir une assurance calme et froide. S'il hésite ou a l'air d'hésiter, le sujet peut suivre cette hésitation et en subir l'influence contre-suggestive; il ne s'endort pas ou se réveille. Si l'opérateur a l'air de se donner beaucoup de peine, s'il sue sang et eau pour endormir son sujet, celui-ci peut se pénétrer de l'idée qu'il est difficile à hypnotiser; plus on s'acharne après lui, moins il se sent influencé. Calme, assurance, simplicité dans le procédé, voilà ce qui réussit le mieux.

Quelques opérateurs qui n'ont pas encore l'expérience suffisante, se laissent influencer par des signes de conscience que présente le sujet, tels que rire, geste, ouverture des yeux, paroles prononcées ; ils le croient réfractaire parce qu'il rit ou manifeste. Ils oublient que l'hypnotisé est un être conscient qui entend, se rend compte et subit toutes les impressions du milieu qui l'entoure, je montre tous les jours à mes élèves des hypnotisés qui rient quand on dit quelque chose qui prête à rire ; il en est qui ressemblent à s'y méprendre à des simulateurs, que des observateurs non expérimentés prennent pour des complaisants. Et cependant je montre que les mêmes sujets sont analgésiques, hallucinables, amnésiques au réveil.

La plupart des hypnotisés toutefois, quand on ne les sort pas de leur torpeur, restent inertes, impassibles, le masque sérieux, le front plissé avec une expression caractéristique ; mais la conscience survit toujours sous ce masque inerte. Chez quelques-uns cependant qui prennent dès le début la chose en riant et qui résistent, j'interviens avec brusquerie, je prononce des paroles sévères, je les impressionne avec autorité ; je réprime ainsi leur velléité de gouaillerie et de résistance, et souvent j'obtiens l'effet.

Il en est aussi qui, tout en se laissant aller, ne savent réaliser qu'un engourdissement douteux qui ne les satisfait pas. J'arrive parfois à transformer cet état en sommeil profond, en disant au sujet : « Je vous laisse vous rendormir seul. Gardez les yeux fermés. Le sommeil va venir. » Et je le laisse. Au bout d'un certain temps, un quart d'heure par exemple, je retourne à lui et je dis : « Continuez à dormir. » Quelquefois je constate alors que la catalepsie existe, que les phénomènes de l'hypnose sont bien accentués, même avec amnésie au réveil chez quelques-uns. A la séance suivante, j'obtiens en général l'hypnose profonde en quelques secondes.

Voilà dans ses grands traits notre procédé d'hypnotisation. Chaque opérateur arrivera, par habitude, à varier les procédés et à les adapter à l'individualité psychique de chacun. L'insinuation douce convient mieux pour les uns, la brusquerie pour les autres. L'occlusion des yeux, quelques frictions sur les globes oculaires, l'exhortation prolongée, continue, grisant et berçant graduellement, chez ceux-ci, l'affirmation sur un ton d'autorité sans réplique chez ceux-là, une suggestion matérielle telle que chaleur, engourdissement, concentrant l'attention sur une sensation et captivant le sensorium pour l'empêcher de se diffuser sur d'autres objets, tout cela n'est pas susceptible de règle fixe. Chaque opérateur arrivera par habitude à se faire son *modus faciendi.*

A Nancy, M. Liébeault, M. Beaunis, M. Liégeois et moi, nous opérons chacun à notre manière par suggestion. C'est aussi une question de sagacité personnelle et d'observation psychique. L'hypnotisme s'apprend à la longue, sous une bonne direction, comme l'auscultation, la laryngoscopie, l'ophtalmoscopie. On n'est pas hypnotiseur quand on a hypnotisé deux ou trois sujets qui s'hypnotisent tout seuls. On l'est, quand dans un service d'hôpital où l'on a de l'autorité sur les malades, on influence huit à neuf sujets sur dix. Tant que ce résultat n'est pas obtenu, on doit être réservé dans ses appréciations et se dire que son éducation sur le sujet n'est pas achevée.

Un mot sur le réveil des hypnotisés. Il se fait de la façon la plus simple du monde par suggestion. Je dis ordinairement : « C'est fini ! Réveillez-vous ! » La plupart se réveillent. Quelques-uns paraissent avoir de la peine à le faire, au moins dans les premières séances. Ils semblent ne pas entendre. Ils n'ont pas assez d'initiative pour sortir spontanément de l'état hypnotique. J'accentue, je dis : « Vos yeux s'ouvrent ! Vous êtes réveillé ! » Ou bien renforçant la suggestion par une pratique matérielle, je dis aux assistants, en montrant un point arbitraire de la tête ou du corps : « Il suffit que je touche ce point pour qu'immédiatement les yeux s'ouvrent ! » Ce moyen n'échoue presque jamais : je touche ou je presse quelque peu cette région pour que le réveil se fasse. Je n'emploie jamais ni frictions, ni insufflation sur les yeux. Le réveil est on ne peut plus facile, quand on est bien pénétré de cette vérité que tout est dans la suggestion.

Donato me racontait un jour qu'il ne pouvait s'expliquer ce fait : des sujets hypnotisés par lui, dans les séances publiques, étaient repris en sous-œuvre par certaines personnes. Or, il arrivait parfois qu'un de ces sujets, après avoir été par elles facilement hypnotisé, cataleptisé, halluciné de toutes façons, ne pouvait plus être réveillé par l'assistance. Insufflation, flagellation, aspersion d'eau froide, rien ne réussit. On appelle Donato, qui souffle simplement sur le visage de l'hypnotisé. Instantanément le réveil a lieu ! Est-ce là une vertu particulière au magnétiseur ? J'ai expliqué à Donato qui a saisi facilement mon explication, le mécanisme du phénomène. La personne inexpérimentée veut réveiller le sujet : celui-ci ne se réveille pas tout de suite. L'opérateur s'inquiète et témoigne son inquiétude; il frictionne, souffle, ouvre les yeux du sujet, s'acharne après lui. Celui-ci, témoin muet des efforts et des inquiétudes de l'entourage, se confirme de plus en plus dans l'idée que son réveil est difficile, jusqu'à ce qu'arrive l'homme dans lequel il a confiance ou qui agit simplement, avec assurance.

J'ai vu à Nancy un sujet hypnotisé par un magnétiseur de passage et qui tombait parfois dans des accès d'hypnotisme spontané. Il restait des heures sans qu'on pût le réveiller. Un jour, un de nos anciens chefs de clinique, expert en la matière, est appelé pour le réveiller. Il affirme au sujet qu'il va se réveiller dans une minute, par l'attouchement d'un certain point du crâne. Au bout de ce temps, les yeux s'ouvraient en effet.

Ce n'est pas toujours l'ordre de se réveiller qui suffit ; c'est l'affirmation calme et sûre d'elle-même que le sujet va se réveiller. Si j'insiste sur ce fait, c'est pour bien montrer combien nous avons raison de dire que *tout est dans la suggestion*.

LEÇON VI

L'état hypnotique, ou comme je préfère dire, l'état de
suggestion ainsi obtenu, se traduit par des phénomènes
divers que nous avons étudiés. Déjà nous les avons énumé-
rés bravement. A l'état d'hypnose profonde ou complète, le
sujet est immobile en résolution, avec l'apparence du dormeur. En général il reste inerte, tant qu'on ne le sort pas
de son inertie. On peut produire chez lui des suggestions
de mobilité : catalepsie, mouvements automatiques, paralysies, actes moteurs divers. — Suggestions de sensibilité :
on peut déterminer de l'anesthésie, de l'analgésie, de l'hypéresthésie; des illusions de la sensibilité tactile (froid, chaud,
etc.) et des sensibilités sensorielles (surdité, cécité, anosmie,
etc.) ; on peut créer des images sensorielles (hallucinations
de la vue, de l'ouïe, du goût, de l'odorat, du tact); on peut
modifier les sensations internes cérébrales et viscérales
(changements de personnalité, nausées, etc.).— Suggestion
d'actes (obéissance passive, vols, assassinat, etc.).— Suggestion posthypnotique : on peut suggérer des illusions, des
hallucinations, des actes destinés à se réaliser un temps
plus ou moins long après le réveil.

Le sujet revenu à l'état normal a perdu le souvenir de
tout ce qui s'est passé : c'est l'amnésie. Voilà en quelques

mots les principaux phénomènes dont est susceptible l'hypnotisé.

Mais tous ces phénomènes ne se réalisent pas chez tous. La suggestibilité comporte des degrés et des modes différents, aussi nombreux que les sujets eux-mêmes. Il importe pour la description et la conception des états hypnotiques d'adopter une classification en degrés. Classification schématique, il faut le dire, qui ne comporte pas de rigueur absolue, chaque sujet étant une individualité suggestive! Les degrés établis ne se rapportent qu'à la majorité des cas et ne peuvent avoir la prétention de donner aux faits une systématisation qui ne serait pas l'expression exacte de la vérité.

M. Liébeault adopte la classification suivante, basée sur ce qu'il y a de plus irréductible dans les états passifs hypnotiques, l'impuissance à faire effort.

Il établit deux sortes de sommeils : le sommeil léger et le sommeil profond ou somnambulique.

Le sommeil léger comporte quatre degrés :

1er degré. Somnolence : caractérisé par de la torpeur, de l'assoupissement, de la pesanteur de tête, de la difficulté à soulever les paupières. En 1888, 6,06 p. 100 ont présenté ces signes.

2e degré, Sommeil léger : caractérisé en outre par un commencement de catalepsie. Les sujets peuvent encore modifier l'attitude de leurs membres, si on les défie : 17,48 p. 100 étaient à ce degré.

3e degré. Sommeil léger plus profond : engourdissement, catalepsie, aptitude à exécuter des mouvements automatiques ; le sujet n'a plus assez de volonté pour arrêter l'automatisme rotatoire suggéré : 35,89 p. 100 de sujets.

4e degré. Sommeil léger intermédiaire : outre la catalepsie, l'automatisme rotatoire, les sujets ne peuvent porter leur attention que sur l'hypnotiseur et n'ont gardé le sou-

venir au réveil que de ce qui s'est passé entre eux et lui.
7,22 p. 100.

Le sommeil profond ou somnambulique a deux degrés :

1° Le sommeil somnambulique ordinaire caractérisé par
l'amnésie complète au réveil et l'hallucinabilité pendant le
sommeil; les hallucinations s'effacent au réveil. Les sujets
sont soumis à la volonté de l'hypnotiseur. 24,94 p. 100.

2° Le sommeil somnambulique profond caractérisé par
l'amnésie au réveil, l'hallucinabilité hypnotique et posthypnotique; soumission absolue à l'hypnotiseur. 4,66 p. 100.

Je n'ai pas observé, comme M. Liébeault, le rapport exclusif entre l'hypnotiseur et l'hypnotisé dans le sommeil
profond (à partir du 4e degré). Presque tous mes somnambules se mettent très facilement en rapport avec tout le
monde, répondent à tous ceux qui leur parlent et sont suggestibles par tous, à moins qu'ils n'aient l'idée préconçue
qu'ils ne doivent être en relation qu'avec l'hypnotiseur seul.
Il y a là sans doute une question d'éducation du sujet. S'il
est dans un milieu où l'opérateur seul a l'habitude de parler
avec ses hypnotisés et de les traiter, il se suggère, d'accord
avec ce qu'il a vu, qu'il ne voit et n'entend que l'hypnotiseur. S'il est hypnotisé dans un milieu où les somnambules
sont en rapport avec l'assistance, il se laissera lui-même être
accessible à tous pendant son sommeil. S'il est hypnotisé
seul et sans que l'imitation puisse jouer un rôle suggestif,
il agira suivant sa conception individuelle; le plus souvent
il sera en relation avec tous ceux qui sauront s'imposer à
lui et son attention n'appartiendra pas exclusivement à son
hypnotiseur.

J'ai proposé la classification suivante :

1re *classe.* — Souvenir conservé au réveil.

1er degré. Torpeur, somnolence, ou sensations diverses,
telles que chaleur, engourdissement par suggestion;
2e, impossibilité d'ouvrir les yeux spontanément; 3e, catalepsie suggestive, avec possibilité de la rompre; 4e, cata-

lepsie irrésistible avec impossibilité pour le sujet de la rompre ; 5°, contracture involontaire suggestive (à ce degré ordinairement analgésie suggestive) ; 6°, obéissance automatique.

2° *classe*. — Amnésie au réveil.

7° degré. Amnésie au réveil : absence d'hallucinabilité.

8° degré. Hallucinabilité pendant le sommeil.

9° degré. Hallucinabilité pendant le sommeil et post-hypnotique.

Chacun de ces degrés comporte les symptômes des degrés précédents. L'hallucinable avec amnésie au réveil est en général susceptible de catalepsie, d'analgésie, de contracture, d'obéissance automatique.

Ces degrés d'ailleurs, je le répète, sont purement artificiels, ce sont des points de repère pour la description. Mais ce serait une erreur de croire que chaque sujet rentre forcément dans une de ces classes. L'état psychique qui commande pour chacun tous ces phénomènes est infiniment variable : tout est individuel. Les phénomènes psychologiques ne se prêtent pas, comme ceux de la physique ou de la chimie, à des systématisations rigoureuses. Tel sujet, par exemple, est hallucinable et cependant il n'a pas l'amnésie au réveil. Tel autre est amnésique au réveil et cependant il n'est pas hallucinable. Il en est qui ne sont pas cataleptisables et qui cependant sont hallucinables et amnésiques. Pour bien expliquer ma pensée, je ne puis que répéter ce que j'ai dit : il n'y a pas d'état hypnotique spécial : il n'y a que des suggestibilités diverses que nous provoquons, que nous démontrons : suggestibilités intéressant les diverses fonctions motrices, sensitives, sensorielles, idéales, passionnelles, accomplissement d'actes ; chaque sujet présente à l'égard de chacune de ces fonctions une impressionnabilité spéciale.

M. Liébeault, comme nous l'avons vu, appelle somnambulisme le sommeil avec amnésie au réveil et hallucinabilité. Si on se reporte à la description du somnambulisme

naturel, on sait qu'on appelle ainsi les dormeurs ambulants
c'est-à-dire qui se lèvent, marchent, agissent, qui ont des
rêves animés. Le plus souvent il y a oubli au réveil. Mais,
comme Lélut déjà l'a fait remarquer, ce n'est pas là un phénomène constant. La seule caractéristique du somnambulisme naturel, c'est l'hallucinabilité active ou rêve en action ;
nous appellerons aussi somnambulisme artificiel, l'état
de suggestibilité provoquée dans lequel il y a des hallucinations actives, qu'il y ait ou qu'il n'y ait pas amnésie au réveil.

Etudions maintenant les diverses manifestations de
l'hypnose. Voici un sujet ; je lui suggère de dormir. Immédiatement ses yeux se ferment ; vous voyez ses paupières
agitées d'un frémissement vibratoire continu. Ce phénomène est fréquent, mais non constant. Si j'entr'ouve ses
paupières, je vois ses globes oculaires remontés sous la
paupière supérieure ; ce fait se présente chez certains, tandis que chez d'autres, les yeux conservent leur situation
normale. La face est assez inerte, mais l'aspect un peu sérieux, le front plissé entre les sourcils ; cette expression
est assez commune chez les hypnotisés. Avec une certaine
habitude, vous reconnaîtrez souvent à ce masque que le
sujet est pris. La respiration est régulière et calme, le pouls
est normal. Lorsque vous constaterez chez une personne
hypnotisée pour la première fois, une respiration anxieuse
ou haletante, un pouls accéléré, une face injectée et des
secousses musculaires ou du tremblement, soyez assuré
que ces phénomènes n'appartiennent pas au fait même de
l'hypnose, mais à l'émotion du sujet impressionné par l'expérience.

Chez les névropathes, chez les hystériques, des manifestations nerveuses peuvent résulter de cette émotion: spasmes, strangulation, oppression, crise d'hystérie grandes et
petites. Tout cela disparaît, si vous calmez et rassurez le
patient, si vous procédez par suggestion douce ; et dès la

seconde ou troisième séance, l'hypnose a lieu sans concomitance de phénomènes étrangers d'origine émotive, qu'on lui a attribués à tort et qui ne lui appartiennent pas.

Voilà le sujet calme, inerte, absolument semblable à un dormeur naturel ; je lève rapidement ses bras et ses jambes ils retombent inertes. Cet homme n'a rien de léthargique.

En le voyant ainsi impassible, sans mouvement, sans expression, l'aspect indifférent à ce qui se passe autour de lui, à ce que je dis, vous pourriez croire qu'il est inconscient, qu'il est dans un état semblable au coma, que ses sens sont fermés à toute impression.

Cette idée, d'insconscience pendant l'état dit léthargique, existe encore chez beaucoup d'observateurs ; elle a été la source de toutes les erreurs qui ont été commises. Le sujet est conscient, il l'est à toutes les périodes, à tous les degrés de l'hypnose ; il entend ce que je dis, son attention peut être dirigée sur tous les objets du monde extérieur. L'inconscience hypnotique, le coma hypnotique n'existent pas. A son réveil il ne se souviendra de rien ; mais je pourrai, ainsi que vous le verrez, évoquer le souvenir de tout ce qui s'est passé en lui, et autour de lui, alors que rien dans son masque ne trahissait son activité psychique.

Voyez cet homme en apparence inconscient. Je lui dis : « Donnez-moi la main. » Il est possible qu'à la première séance il reste immobile. Mais si j'ajoute : « vous pouvez remuer votre bras, donnez-moi la main, » il me la donne. Je puis le faire parler. Quelques-uns répondent tout de suite, dès la première séance. D'autres ne répondent pas, n'ayant pas assez d'initiative cérébrale pour mettre en activité les muscles qui réalisent la parole. Il en est aussi qui n'ont pas l'attention dirigée sur moi, absorbés par une idée personnelle ou par une concentration de l'esprit, difficile à définir : ils ne paraissent pas m'entendre. Alors il suffit que je répète la question plusieurs fois pour qu'ils me répondent. S'ils ne le peuvent, il suffit que je renforce la suggestion en l'incarnant dans une pratique matérielle. Je touche un point quelconque de la tête et du corps (il n'est pas nécessaire que ce soit la troisième circonvolution frontale gauche) et je dis : « Si je touche ce point, vous pouvez parler en dormant. » Immédiatement le sujet me répond : « Dormez-vous. » Oui. — « Etes-vous bien ! » — « Oui. » Souvent ce sont des réponses brèves ; une syllabe, un mot rapidement prononcé: oui, non. D'autres parlent d'emblée avec volubilité, comme à l'état de veille.

Ainsi, tous les sujets hypnotisés peuvent être tirés de leur inertie apparente et manifester leur état de conscience par parole ou par geste. Je n'ai rencontré sur des milliers d'hypnotisation qu'une seule personne, qui étant endormie, tout d'un coup, après une respiration haletante et irrégulière, cessait d'être en rapport avec moi : j'eus beau la secouer, l'interroger : elle restait inerte, et je dus attendre son réveil spontané qui n'eut lieu qu'au bout d'une demi-heure. C'était une dame sujette à des crises de sommeil hystérique : les premières séances ramenaient par une sorte d'auto-suggestion émotive ces crises habituelles; ce n'était pas de l'hypnose, c'était de l'hystérie. Dans les séances suivantes j'arrivai par suggestion à neutraliser l'émotion, et à prévenir ces accès, si bien qu'elle resta dès lors toujours en relation avec moi pendant l'hypnose.

Cet état de conscience persistant pendant le sommeil ou l'apparence du sommeil hypnotique constitue-t-il un caractère différentiel d'avec le sommeil spontané? Nullement. On peut arriver parfois à fixer l'attention d'un dormeur ordinaire sans le réveiller, et alors on peut lui parler et obtenir des réponses. La mère en rentrant le soir, trouve son enfant endormi, lui parle, lui demande : veux-tu boire ? Souvent l'enfant répond. Il boit les yeux fermés ! Il ne se souvient de rien à son réveil. Il m'arrive souvent, à l'exemple du général Noizet et de M. Liébeault de prendre un malade en sommeil naturel, et qui n'a jamais été hypnotisé ; je lui parle en lui suggérant de continuer à dormir. Quelquefois il se réveille ; mais d'autrefois il reste endormi, les yeux clos et me répond : j'obtiens alors chez lui tous les phénomènes que j'obtiens chez les hypnotisés.

Un de mes sujets me racontait qu'il avait l'habitude de coucher avec son frère, et que souvent celui-ci l'interrogeait pendant son sommeil et obtenait de lui des réponses ; si bien que son frère en profitait pour lui extorquer des secrets qu'il ne lui aurait pas dit à l'état de veille et qu'il ne se rappelait pas à son réveil lui avoir dit.

J'ai fait souvent l'expérience suivante, devant des sujets endormis du sommeil naturel. Je raconte à haute voix à un autre sujet hypnotisé qu'une scène fictive s'est passée la veille dans la salle : un malade ivre s'est disputé avec l'infirmier ; une lutte sanglante s'en est suivie, etc. A son réveil l'hypnotisé croit que c'est arrivé ; c'est ce que je décrirai plus tard sous le nom d'hallucination rétroactive. Or si je réveille les dormeurs naturels, et si je leur demande ce qui s'est passé la veille, il en est parmi eux qui me racontent la scène dans tous les détails ; eux aussi croient que c'est arrivé. Ils ont entendu, sans en avoir l'air et sans le savoir, ce que j'ai dit à l'hypnotisé et l'idée introduite dans leur cerveau est devenue un souvenir sensoriel illusoire.

Le Dr Kennedy (de Dublin) rapporte, d'après Hack Tuke, le fait suivant :

« Un jour que j'étais parti de Dublin par le dernier train pour aller à Kingstown examiner un cas urgent, je dus revenir sur la machine. C'était par une nuit d'orage et de tempête. Un grain de charbon brûlant m'entra dans l'œil En arrivant à Dublin au point du jour, je me rendis immédiatement chez notre meilleur oculiste, Sir William Wilde ; je réussis à pénétrer chez lui, même jusqu'à sa chambre à coucher. Je trouvai Sir William Wilde profondément endormi, et je ne pus réussir à le réveiller : cris, secousses, appels furent également inutiles. Il restait sourd, et j'allais partir désespéré, quand j'eus l'idée de l'atteindre dans sa passion dominante, autrement dit de l'éveiller en touchant à l'idée qui préoccupait le plus son esprit. Je mis donc la bouche tout près de son oreille et je dis à voix basse : « Wilde, j'ai dans l'œil un corps étranger : prenez votre instrument pour me l'ôter, je souffre cruellement. » L'effet fut instantané! Il sauta sur ses pieds, me prit le flambeau des mains, saisit l'instrument que je lui tendais, me fit asseoir sur une chaise, écarta les paupières, découvrit le grain de charbon et me l'enleva immédiatement, me rendant le plus heureux des hommes. Nous nous quittâmes fort satisfaits l'un de l'autre. Il me parut avoir opéré d'une façon automatique, quoique momentanément éveillé et il sembla se rendormir immédiatement.

Ces exemples prouvent que le dormeur naturel, comme le dormeur artificiel peut donner des signes de conscience et sortir de sa torpeur, sous l'influence de la suggestion.

L'apparence du sommeil n'existe pas chez tous les hypnotisés, même chez ceux qui ont l'amnésie au réveil. — J'en ai rencontré qui restent les yeux ouverts, fixes, étonnés ; il faut savoir qu'ils sont pris, pour ne pas s'exposer à méconnaître chez eux l'état hypnotique. On peut les cataleptiser, les halluciner sans souvenir au réveil. Ils ne peuvent quelquefois pas fermer les yeux spontanément et on les croirait volontiers rebelles à l'hypnose, si on attendait l'occlusion spontanée des paupières. D'autres, les yeux clos, conservent l'air éveillé ; ils parlent, gesticulent, se grattent, toussent, prennent part aux conversations, rient et ne ressemblent à rien moins qu'à des dormeurs ; et cela spontanément, sans qu'on ait fait appel à leur activité. Ils ne dorment peut-être pas, mais ils sont hypnotisés, suggestionnés, cataleptisables, hallucinables avec perte de souvenir au réveil.

C'est parce que beaucoup de médecins non suffisamment expérimentés attendent les phénomènes dits somatiques de l'hypnose, la résolution, l'immobilité, l'aspect du sommeil parfait, c'est parce que le moindre signe de conscience ou d'initiative du sujet les déroute, leur faisant croire que le sujet n'est pas pris, alors qu'il peut l'être, qu'ils passent à côté de l'hypnose sans s'en douter ; ils communiquent au sujet leurs doutes ou leur conviction qu'il n'est pas pris ; et le sujet, ne continuant plus à être suggestionné, ne continue plus à se laisser aller ; j'ai trouvé ainsi d'excellents somnambules que d'autres opérateurs avaient méconnus ou jugés réfractaires à l'hypnose. On s'étonne parfois quand je dis que j'endors à peu près tous les malades de mon service : les exceptions sont excessivement rares ; et cependant cela est. Mes élèves et les nombreux médecins qui me font l'honneur de visiter ma clinique le savent bien.

Voilà donc mon sujet en état d'hypnose, avec ou sans sommeil apparent. Je vais démontrer sur lui les diverses suggestions.

Commençons par celle de motilité, la plus facile à obtenir. Et d'abord la *catalepsie*. J'ai levé son bras, il est retombé. Chez d'autres, il reste d'emblée en l'air. Chez lui, il suffit que je le laisse quelques secondes en l'air pour qu'il y reste, figé dans l'attitude imprimée. Il en est qui ont besoin d'un ordre pour réaliser ce maintien du membre dans la position donnée, c'est-à-dire la catalepsie. J'obtiens la même attitude pour les jambes, mais pas d'une façon aussi constante. Cet état cataleptique ne dure pas indéfiniment ; on ne renverse pas les lois de la nature. Au bout d'un temps variable qui ne dépasse pas quinze à vingt minutes, la fatigue vient et les membres retombent graduellement ou rapidement, les jambes plus vite que les bras.

La catalepsie ne se réalise pas chez tous les sujets de la même façon ni avec la même facilité. En voici un qui est peu influencé ; le membre élevé en l'air reste passivement comme si le sujet oubliait de le baisser. Mais si je dis : « Vous ne pouvez pas le baisser, essayez de le faire, » alors il parvient à se ressaisir ; le défi que je lui ai adressé réveille son initiative intellectuelle, et il abaisse le membre. Cependant si je recommence l'expérience sans faire appel à son initiative, l'attitude cataleptiforme se maintient de nouveau.

Voici un sujet plus influencé. Je le mets au défi de changer son bras de place. Je l'invite à essayer toutes ses forces. Il essaie et, en dépit de tous ses efforts, ne peut le déplacer. Cet autre le déplace un tant soit peu, mais ne peut aller plus loin et s'arrête. Entre la catalepsie que le sujet peut rompre et la catalepsie complètement irrésistible, on observe d'ailleurs tous les degrés, et ce degré est à mes yeux une des meilleures mesures pour juger la profondeur de l'influence suggestive, pour apprécier jusqu'à quel point la volonté est paralysée ou impuissante.

La catalepsie varie aussi, non seulement comme intensité, mais comme qualité. Chez les uns, elle est *molle, flaccide*. Le membre est étendu horizontalement. Je lui donne une légère impulsion ; immédiatement il tombe en résolution, obéissant aux lois de la pesanteur. Chez les autres, elle est un peu plus rigide ; elle est, comme on dit, *cireuse*. Le membre obéit à l'impulsion donnée, mais ne la dépasse pas ; il s'abaisse un peu, puis reste stationnaire ; les doigts prennent et gardent les attitudes les plus bizarres. Chez d'autres enfin, elle est plus rigide encore, elle est *tétanique*. Le membre est contracturé ; je suis obligé de déployer un certain effort pour l'abaisser, et aussitôt que je le lâche, il remonte comme un ressort et reprend l'attitude première. C'est chez ces sujets qu'on peut produire un véritable opisthotonos ou pleurosthotonos, appliquer la tête sur une chaise, les pieds sur une autre, tout le corps restant tétanisé entre ces deux surfaces d'appui.

La catalepsie est un phénomène d'origine psychique; il est dû à l'absence d'initiative cérébrale. « Le sujet, dit M. Liébeault, garde l'attitude qu'on lui donne, comme il garde l'idée suggérée. » Le cerveau est immobilisé sur les impressions provoquées. C'est un phénomène passif. Peut-être intervient-il aussi un élément actif : le sujet auquel on tient le bras en l'air pendant quelques secondes a l'idée qu'il doit continuer à le garder en l'air; c'est une suggestion par geste, par le sens tactile qu'il réalise, et la raideur plus ou moins grande qu'il imprime au membre cataleptisé traduit l'initiative psychique suggérée, l'effort qu'il déploie pour exécuter l'acte suggéré. On peut admettre aussi que cette tendance à la contraction est due à une augmentation de la tonicité musculaire due à la suppression de l'action modératrice du cerveau psychique engourdi. On sait en effet que le cerveau a une action modératrice sur l'action réflexe excitomotrice spinale, que les actes réflexes automatiques commandés par la moelle s'exagèrent quand la moelle est séparée du cerveau; ainsi la tonicité musculaire, phénomène réflexe spinal, peut être accrue et se traduire en contracture.

Ce qui prouve la vérité de la théorie que je professe sur la catalepsie, c'est ce fait que ce phénomène s'obtient souvent spontanément et sans hypnose quand on le cherche, dans des cas de stupeur cérébrale. Je l'ai maintes fois observée dans la fièvre typhoïde; le sujet, inerte, l'œil fixe, le masque impassible, garde les attitudes imprimées à ses bras; parfois même le membre devient rigide, lorsqu'on l'étend et qu'on cherche à le fléchir. Enfin j'ai pu, plus rarement il est vrai, dans ces circonstances, et sans suggestion verbale, provoquer le mouvement automatique rotatoire; le cerveau inactif continue passivement le mouvement automatique imprimé; le sommeil peut même spontanément se greffer sur cette catalepsie suggestive. On sait que Lasègue est parvenu à produire chez des

hystériques calmes, somnolents, torpides, par l'occlusion
des yeux, la catalepsie artificielle; les masses musculaires
offrent à la pression une résistance particulière. Quand on
prend un des membres et qu'on essaie de le ployer au
niveau d'une articulation, la jointure est demi-rigide ; et
elle garde, fixe, immobile, la position où elle est placée.
Lasègue avait provoqué ainsi, sans s'en douter, un état
hypnotique ; et s'il avait pu s'en douter, il aurait pu développer chez ces mêmes sujets des phénomènes hallucinatoires. Il a pu d'ailleurs réaliser les mêmes phénomènes
cataleptiformes chez des malades dont l'aspect hébété, l'air
insouciant et distrait, la paresse musculaire, la lenteur des
perceptions tactiles trahissaient une démence commençante. Chez l'un, la rigidité était absolue, et toutes les articulations, lorsqu'on essayait de les ployer, donnaient la
sensation caractéristique d'un bâton de cire ramollie.

Chez des enfants, très dociles, ou doués de peu d'initiative psychique, j'obtiens souvent d'emblée, sans suggestion
ni hypnose préalable, la même attitude cataleptiforme. Ce
sont alors des enfants très suggestibles et chez lesquels on
réalise facilement les phénomènes de l'hypnose.

A l'appui de ce qui précède, voici une observation prise
dans nos salles. Il s'agit d'un homme de 68 ans, entré le
18 février 1890, frappé six jours auparavant d'une hémiplégie droite, sans perte de connaissance, mais avec un
certain degré d'aphasie. Quand il vint à l'hôpital, la motilité était revenue ; le malade se servait bien de ses membres
droits; il ne persistait qu'une déviation plus accusée des
traits de la face à gauche, quand le malade riait; de plus
une certaine difficulté pour articuler les mots sur laquelle
je ne veux pas insister. L'intelligence était nette, le malade répondait bien aux questions, mais parlait peu spontanément; il n'avait pas d'incontinence d'urine ni de
matières fécales. Or voici ce que vous avez pu constater
chez cet homme. Le 20 au matin, pendant que nous l'exa-

minions, je lève un de ses bras, sans rien dire, sans regarder le malade. Le bras reste en l'air, fixé dans l'attitude imprimée. Je lève l'autre bras : il y reste aussi. J'étends l'avant-bras sur le bras ; le membre entre en contracture et demeure ainsi cataleptisé en contracture. Le malade reste ainsi ; en même temps je constate au bout d'une minute que le facies prend une expression inerte ; les yeux sont à demi fermés, les paupières sont agitées de frémissement vibratoire. C'est l'apparence de l'hypnose. Je prends alors les deux bras du sujet ; je les tourne l'un autour de l'autre, en disant que le malade ne peut pas les arrêter : l'automatisme rotatoire continue. Je dis : « Le bras gauche est paralysé », ce bras retombe inerte. J'interpelle le malade ; il ouvre les yeux et dit qu'il a dormi, sans se souvenir de ce que je lui ai dit, ni de ce qu'il a fait. Je répète l'expérience avec succès les jours suivants. J'ajoute que la première fois que je l'ai faite sur lui, le malade n'avait jamais vu hypnotiser personne dans la salle ; il ne savait pas ce que je voulais faire sur lui ; il ne savait pas que j'avais une réputation d'hypnotiseur ; j'avais fait la chose sans affectation, voulant voir si les membres conservaient l'attitude imprimée, mais n'ayant pas l'intention de l'endormir. Il s'agit donc d'une vraie auto-hypnotisation survenue chez lui par suite d'une attitude particulière donnée à un membre. Que s'est-il passé ? J'ai mis ses bras en l'air. Ils y sont restés parce que l'initiative cérébrale engourdie, à la suite de l'affection du cerveau, n'était pas suffisante pour les faire changer de place. De plus, l'action modératrice de l'organe psychique sur le tonus musculaire faisant défaut, celui-ci a pu, par la simple extension de l'avant-bras, s'exagérer au point de devenir contracture. N'est-ce pas la démonstration clinique de notre théorie sur la nature de la catalepsie ?

Qu'est-il arrivé après ? Le malade restant dans cette situation, l'immobilisation du bras semble se communiquer à l'esprit ; lui aussi se fige, concentré dans l'effort passif

qu'il fait pour maintenir le membre en catalepsie, mono-
idéisé ou mono-dynamisé, comme on pourrait dire. Le cerveau ne recevant plus d'autre impression prend un aspect de
masque inerte ; les yeux ne transmettant plus les sensations
extérieures au sensorium indifférent, se ferment. C'est l'hypnose. N'est-elle pas comparable, dans une certaine mesure
obtenue, à celle que l'on obtient chez les animaux, chez la
grenouille, par exemple, en la posant sur le dos et la maintenant dans cette position immobilisée sans forte pression ?
« Si nous considérons, dit le professeur Danilewsky (de
Kharkoff) l'hypnose animale, nous n'y trouverons certainement pas de phénomènes de suggestion verbale. Il est
évident que nous n'y devons chercher que des faits homo-
logues beaucoup plus élémentaires. A ce point de vue nous
avons le droit d'admettre que le fait de l'animal gardant la
position anormale forcée que lui ont donnée les mains de
l'observateur, est le résultat d'un ordre ou, si l'on veut,
d'une *suggestion* transmise sous une forme plus grossière,
plus matérielle. Cet ordre matériel, aussi bien que la suggestion verbale, se présente comme un acte de violence sur
l'indépendance du raisonnement, de la volonté et des sens
des sujets. En maintenant l'animal dans une position
anormale à l'aide de nos mains, nous lui commandons par
cela même, nous lui suggérons, pour ainsi dire, de garder
cette position, comme nous aurions pu le commander à
l'homme hypnotisé par une suggestion verbale correspondante. » (*Recherches physiologiques sur l'hypnotisme des animaux*. Congrès international de psychologie physiologique.
Paris, 1890.)

Ces faits expérimentaux jettent un jour sur l'histoire de
la catalepsie spontanée ou pathologique. Dans presque
toutes les observations, nous trouvons comme cause une
émotion psychique. Une fille de cinq ans, citée par Tissot[1],

---

[1] OEuvres compl., t. II, chap. xxi.

ayant été un jour vivement choquée de ce que sa sœur avait enlevé, pendant le repas, un morceau choisi dont elle avait elle-même envie, devint raide tout d'un coup. La main qu'elle avait étendue vers le plat, avec sa cuiller, demeura dans cet état durant une heure. Un militaire, dont parle Henry François[1], s'étant pris de querelle avec un de ses camarades, saisit une bouteille pour le frapper ; mais au même instant son bras resta raide et immobile, l'œil ouvert, le regard furieux, le corps sans mouvement. Fehr rapporte le cas d'un magistrat qui, injurié au milieu de son réquisitoire, demeura muet, la bouche béante, les yeux ouverts et menaçants, le poing tendu vers son insulteur. Dans ces cas, c'est une colère violente chez des sujets prédisposés qui prend possession du cerveau, l'immobilise pour ainsi dire, supprime toute autre impression, si bien que toute initiative psychique est suspendue, toute l'activité cérébrale étant concentrée sur l'idée émotive. Le cerveau absorbé et dominé par l'obsession psychique laisse les membres dans l'attitude qu'ils avaient, quand l'émotion l'a envahi tout entier.

D'autres fois c'est une frayeur ou un douleur vive. Jones cite le cas d'un homme tombé en catalepsie par suite de la mort subite de sa femme. Puel fait mention de deux domestiques frappés de catalepsie, le même jour, à la même heure, aux deux extrémités de la ville de Genève, pendant un orage, au moment où venait d'éclater un violent coup de tonnerre.

D'autrefois c'est l'idée religieuse qui absorbe le sensorium brusquement et engendre l'état psychique qui fait la catalepsie. Une femme citée par François Hoffmann était prise de catalepsie extatique, quand elle entendait un psaume ou un passage retraçant l'amour du Christ. Ron-

---

[1] Thèses à Paris, an XI, n° 537. *Recherches sur la catalepsie.*
[2] Hiera picra. *Seu de Absinth.*, p. 59. 1667.

.delet [1] cite le fait d'un prêtre romain qui était pris, en lisant l'Evangile, quand il arrivait au *consummatum est*. Jolly vit une dame pieuse qui tombait en catalepsie pendant la messe, au moment de l'élévation.

Je ne parle pas de la catalepsie hystérique dans laquelle ce phénomène est associé à des manifestations nerveuses diverses, convulsions, hallucinations, extase, etc., traduisant un état psychique particulier qui commande comme chez les hypnotisés artificiels hallucinés l'attitude cataleptiforme.

Dans la catalepsie spontanée, comme dans la catalepsie expérimentale, l'intelligence est immobilisée sur une idée, mais n'est pas abolie, au moins dans la plupart des cas. Il est des sujets qui restent en relation avec le monde extérieur. Une dame de Vesoul, dont Levacher et Attalin ont raconté l'observation [2], entendait pendant les accès et reconnaissait les personnes à la voix. Une malade de Mesnet répondait aux questions qu'on lui adressait et entendait à distance les moindres bruits. D'autres ne parlent pas, mais expriment par l'expression de leur figure leur regret de ne pouvoir répondre ; Mesnet cite des exemples de ce genre ; un malade témoignait par des larmes le désir et l'impossibilité de répondre aux questions. Mlle Amélie X........, dont l'observation a été recueillie par Favrot [3], répondait par des signes de tête aux questions qu'on lui adressait ; après ses accès, elle rendait compte de ses sensations, et elle disait : « Il m'était impossible de bouger ; on aurait approché de moi un fer rouge que je n'aurais pu m'éloigner. »

Dans l'hypnose profonde, l'état est souvent le même ; les sujets restent immobiles et muets, tant qu'on n'a pas suggéré la possibilité du mouvement et de la parole. Il est pos-

---

[1] *Méth. cur. morb.*, lib. I, cap. xx. 1583.
[2] *Hist. acad. des sciences.* Ann. 1738, p. 40. 1740.
[3] *De la catalepsie, de l'extase et de l'hystérie.* Thèse de Paris. 1844, n° 10.

sible que chez les cataleptiques spontanés dont l'état psychique est analogue à celui des hypnotisés, la suggestion puisse aussi réveiller la motilité et rendre la parole. On trouve d'ailleurs dans les auteurs des faits confirmatifs de cette opinion. Forestus a cité un malade qui pendant l'accès mangeait avidement les aliments qu'on plaçait dans sa bouche. Cœlius Aurelianus rapporte des expériences dans lesquelles il a pu diriger à son gré le globe oculaire du malade. Cœlius Aurelianus, Bourdin, Puel, citent l'exemple de malades qui obéissaient aux ordres qu'on leur donnait verbalement : d'autres disent qu'ils auraient voulu agir, mais ne le pouvaient pas.

Est-il permis de préjuger que la catalepsie spontanée, phénomène d'origine psychique, est susceptible de guérir par un traitement psychique ; c'est-à-dire par la suggestion ? C'est une question sur laquelle je reviendrai plus tard.

La suggestion peut affecter la motilité, au gré de l'opérateur. On peut faire de la paralysie, de la contracture, du trismus, un torticolis, de la claudication, etc., tous phénomènes que le sujet réalise comme il les conçoit. Les paralysies dites psychiques expérimentales n'ont pas les caractères somatiques spéciaux que l'école de la Salpêtrière leur attribue ; ces caractères variables avec chacun sont ceux que l'opérateur ou l'imagination du sujet lui suggère, elles sont flaccides ou rigides, complètes ou incomplètes, avec ou sans anesthésie.

Je passe aux suggestions de sensibilité. Certains sujets, profondément hypnotisés, sont analgésiques ou anesthésiques, par le fait même de l'hypnose, sans suggestion préalable. L'activité nerveuse concentrée vers le cerveau est distraite de la périphérie, celle-ci est comme dépourvue d'influx nerveux. Tels les sujets soumis à une concentration psychique intense deviennent insensibles aux impressions extérieures : le soldat grisé par la chaleur du combat souvent ne constate la blessure reçue qu'à la vue du sang qui s'écoule; Archimède absorbé par la solution d'un problème, reçoit sans le voir ni le sentir le coup mortel. Cette même analgésie peut exister dans le sommeil naturel. « Il y a des dormeurs, dit A. Maury, dont le sommeil est si complet qu'on les touche, on les choque, on les frappe même sans les réveiller. P. Prévost, de Genève, a cité l'exemple d'une personne à laquelle il brûla pendant le sommeil un callus au pied, sans qu'elle s'en aperçût. » Chez d'autres sujets hypnotisés, l'anesthésie et l'analgésie n'existent pas spontanément, mais peuvent être réalisées par suggestion, soit complètement, soit incomplètement. Voici un sujet: je le pique avec une épingle; il réagit il manifeste qu'il sent. Je dis : « Maintenant vous ne sentez plus rien. » Je le pique : il ne réagit plus. D'autres ne sont pas susceptibles d'analgésie, alors qu'on peut réaliser chez eux de la catalepsie et même des hallucinations.

L'analgésie suggérée peut chez certains sujets remplacer la chloroformisation pour les opérations chirurgicales. J'ai ouvert des abcès, pratiqué la thoracentèse, extrait plusieurs dents molaires, sans que le sujet manifestât la moindre douleur. De grandes opérations chirurgicales ont été pratiquées à la faveur de l'analgésie hypnotique; récemment à Paris un cystocèle vaginal a été opéré sans douleur chez une femme qui avait été plusieurs fois hypnotisée dans notre service.

Cependant, il faut bien le dire, l'analgésie suggestive n'est pas appelée, même chez les bons somnambules, à détrôner l'anesthésie chloroformique. Le sujet qu'on hypnotise avec l'idée qu'il va subir une opération ne se laisse pas toujours aller à neutraliser sa douleur ; son attention se détache quelquefois difficilement de l'idée qu'il va sentir le bistouri; elle tend toujours à y revenir. La suggestion étrangère a ses limites ; elle est en lutte avec l'auto-suggestion du sujet qu'elle ne peut toujours réprimer. Une de mes meilleures somnambules pouvait être rendue facilement analgésique ; piqûres, transpercement de la peau avec une épingle, chatouillement des narines avec une plume, électrisation intense avec le pinceau électrique : elle supportait tout sans sentir, sans réagir. Un jour mon chef de clinique voulut dépasser la dose. Armé de plusieurs piles puissantes il essaya de la soumettre à une excitation électrique d'une intensité effrayante. La somnambule, soit que son attention fût réveillée par la conscience de l'appareil formidable préparé pour elle, soit que l'analgésie suggestive fût vaincue par une sensation trop forte, poussa un cri et manifesta une vive frayeur. Depuis ce jour, elle resta rebelle à la suggestion de l'analgésie électrique, bien que susceptible d'analgésie aux autres excitations mécaniques, piqûres, pincements, etc. L'idée de l'électrisation suffisait pour appeler son attention sur la sensation provoquée : la peur neutralisait la suggestion. Il est bon qu'un somnambule qui doit être opéré pendant l'hypnose, ne soit pas prévenu d'avance qu'on va l'opérer, pour qu'il ne s'endorme pas avec l'idée qu'on ne peut toujours neutraliser, de l'opération douloureuse.

Vous avez vu cette jeune femme affectée d'un abcès froid à la partie supérieure de la cuisse, très douloureuse, que mon collègue M. Heydenreich a bien voulu opérer devant vous. C'était une excellente somnambule, susceptible d'analgésie, d'hallucinations négatives hypnotiques et posthypnotiques. Bien des fois je lui ai suggéré qu'à son réveil, elle ne me verrait pas et alors je pouvais la torturer, lui enfoncer une épingle dans la peau, dans l'oreille, dans les narines, l'électriser sans aucune réaction de sa part ; elle riait même aux éclats (par suggestion) pendant que je la torturais.

Avant l'opération je lui ai suggéré, en état hypnotique,

que l'opération était faite de la veille et qu'elle ne pouvait plus sentir aucune douleur. Puis la malade réveillée fut transportée au service de chirurgie. Là je l'hypnotisai de nouveau, et M. Heydenreich procéda à l'opération qui dura environ quinze minutes.

Durant huit minutes environ, la malade docile à la suggestion ne ressentit rien, riant, chantant, rêvant à haute voix pendant l'incision de la peau, des muscles, des aponévroses. Mais, tout d'un coup, pendant que l'opérateur dilacérait avec la pince la [profondeur des tissus, elle poussa un cri, manifestant de la douleur qu'elle attribuait à une camarade qui la pinçait. J'arrivai cependant par suggestion prolongée à faire prédominer l'idée qu'elle n'avait pas mal et l'opération put se terminer, sans douleur apparente, sans réaction ; la somnambule manifestant seulement dans son rêve une mauvaise humeur se traduisant en un langage violent ; j'avais beau lui prêcher la gaîté, le rire : elle ne voulut plus rire : « Je l'emm.... », disait-elle. Au réveil, le souvenir de tout était effacé ; et le lendemain elle ne voulut jamais croire qu'elle avait été opérée la veille.

Malgré cela, le succès n'avait pas été complet. Le transfert de la malade à la salle d'opérations, l'appareil chirurgical auquel elle assistait, avaient agi sur son imagination qui ne put être débarrassée que momentanément pendant l'hypnose de l'idée de l'opération. Mais cette idée se réveilla à un moment donné, donnant naissance à une impression douloureuse, mal interprétée, qui put il est vrai être réprimée de nouveau, mais qui aurait pu ne pas l'être.

LEÇON VII

J'arrive aux phénomènes les plus curieux de l'état hypnotique, aux suggestions sensorielles : illusions et hallucinations.

L'*illusion* est une image sensorielle transformée ou mal
interprétée : Je suggère à un sujet que l'eau qu'il avale est
du vin ; il a la perception gustative et olfactive du vin ; je
lui suggère que sa chemise est rouge ; elle est en réalité
blanche : ce sont des illusions sensorielles.

L'*hallucination* est une image sensorielle créée de toutes
pièces par le cerveau. Voici un sujet : je lui dis : « Tenez,
prenez cette orange. » (Elle est fictive). Il la voit : c'est une
hallucination visuelle. « Prenez-la. » Il la prend dans ses
mains, la tourne et la retourne : c'est une *hallucination
tactile*. « Elle sent bon. » Il l'approche de son nez et perçoit
l'odeur : c'est une *hallucination olfactive*. « Mangez-la. » Il
fait le geste d'enlever l'écorce, divise l'orange en tranches et
savoure chacune d'elles : c'est une *hallucination gustative*.
Je dis : « Ecoutez la musique. » Il l'entend : c'est une *hallucination auditive*.

L'hallucination peut être *passive* ou *active*. Voici un
sujet endormi ou du moins ayant toute l'apparence du
sommeil. Je lui dis : « Vous êtes à Paris ; vous vous pro-

menez, vous allez à l'exposition, vous monterez sur la tour Eiffel. Arrivé au sommet, vous rencontrerez un ami qui vous offrira un verre de Champagne. Vous entendrez de la musique ; vous verrez des illuminations avec feu d'artifice ; et quand vous serez réveillé, vous vous rappellerez ce que vous aurez vu. » Il reste impassible, inerte ; sa physionomie ne trahit rien. Au réveil, il me raconte dans tous ses détails, ce qu'il a vu. J'aurais pu lui dire : « Vous allez avoir un rêve, voir et faire telle ou telle chose. » L'hallucination s'est développée comme un rêve passif : le sujet a assisté à toute cette scène que son imagination a évoquée, sans que son corps y ait participé. Il a cru marcher, monter, boire, parler, comme un autre lui-même qui aurait agi, alors que cependant il était immobile dans son lit ou sur sa chaise. C'est l'*hallucination passive*.

J'hypnotise une seconde fois le sujet et je lui dis : « Voici un ami qui vient vous voir. Vous allez vous lever et causer avec lui. Il vous offrira un verre de vin ; vous le boirez à sa santé. Il deviendra ivre et vous dira des injures ; vous vous battrez avec lui ; vous le mettrez à la porte, etc. Tenez ! Le voici ! Levez-vous ! » Le sujet se lève, va à son ami, lui donne la main, lui cause, prend le verre de vin, l'avale ; puis commence la discussion vive et animée qui se termine par la lutte ; il fait geste de l'empoigner, d'ouvrir la porte, de le jeter dehors. Vous voyez que la scène se passe comme si elle était réelle, vous en suivez tous les détails ! C'est une *hallucination active*. C'est un rêve en action. Le sujet est acteur de corps et d'esprit.

Dans le sommeil naturel, le rêve est quelquefois actif et constitue alors le somnambulisme naturel ou spontané. Je puis, d'ailleurs, chez certains sujets dormant naturellement, transformer le rêve passif en rêve actif ; je parle au dormeur sans le réveiller ; je lui suggère une hallucination ou un acte ; je lui dis qu'il va se lever, voir telle chose, commettre telle action. Et certains sujets obéissent à cette suggestion ; je leur ai donné un rêve actif, j'ai fait un somnambule, dans le sommeil spontané, absolument comme je le fais dans le sommeil provoqué. Le mécanisme est le même : il y a un état psychique spécial qui exalte la suggestibilité. Nous avons vu qu'à l'état de veille toute idée tend à devenir acte ; toute image suggérée au sensorium tend à se réaliser. Je dis : « Voici un chien. » L'imagination cherche à évoquer l'image du chien. Mais l'attention veille ; les facultés de contrôle interviennent et neutralisent l'image qui n'aboutit pas. Dans l'état de suggestion le contrôle est effacé ou atténué ; l'imagination n'est plus réfrénée, elle règne en maîtresse ; l'image se développe souvent nette, irrésistible.

L'individualité du sujet intervient dans la façon dont les hallucinations s'accomplissent, comme pour les autres phénomènes de suggestion. Certains qui ont l'imagination peu développée ne peuvent les réaliser, ou les réalisent d'une façon obscure, douteuse ; l'image est nébuleuse ; c'est un rêve effacé. « Il me semble que je vois un chien, ou j'ai cru voir un chien ; » ce n'est pas net. D'autres qui ont la représentation mentale très vive voient, sentent, entendent comme la réalité. De même pour ce qui est des actes ; certains sujets torpides, ou réfléchis sans grande activité psychique, restent inertes ; ils sont passifs, et ne mettent pas en œuvre leurs conceptions. Il faut les animer, leur suggérer de se lever, leur dire qu'ils peuvent le faire, qu'ils peuvent parler, qu'ils peuvent se mouvoir, pour les amener à mettre leurs rêves en action. D'autres obéissent d'emblée et jouent la scène qui se déroule dans leur imagination avec un entrain, une mimique, une volubilité dont ils ne seraient pas capables à l'état de veille.

Voici trois hommes que j'hypnotise. Je leur offre à tous les trois un verre de vin : le premier reste immobile, la main étendue, sans aucun geste qui trahisse l'action d'ingérer le vin. Cependant, si je l'interroge, il dit qu'il a bu

et perçu le goût du vin. L'action a été passive. — Le second
porte sa main armée du verre fictif à une certaine hauteur
au-dessus de la bouche, mais s'arrête là et ne fait aucun
mouvement de dégustation. — Le troisième porte le verre
à la bouche, l'incline, avale, vous voyez ses mouvements
de déglutition ; sa langue frotte contre les lèvres pour
absorber les dernières gouttes du liquide ; il remet le verre
sur la table. L'hallucination est conçue et réalisée avec une
vérité saisissante. Enfin vous avez vu des sujets qui, invités
à boire un verre de vin, portent la main automatiquement
vers la bouche, et la laissent indéfiniment là ; interrogés,
ils disent n'avoir rien bu ; l'hallucination n'a pas réussi.
La volonté y était ; elle a fait le mouvement automatique,
mais l'image ne s'est pas réalisée ; l'hallucinabilité n'existait pas.

La suggestion ne réalise pas ce qu'elle veut; elle réalise
ce que l'organe psychique sur lequel elle travaille peut
réaliser. Chaque sujet imprime le cachet de son individualité aux conceptions de son imagination. Figurez-vous
un rôle de comédie que vous faites jouer à plusieurs personnes successivement, chacune le jouera à sa façon avec
plus ou moins d'éclat et de vérité.

Voici une femme de quarante ans, entrée hier seulement
à la clinique, pour une influenza sur son déclin. C'est une
artiste dramatique, impressionnable comme les artistes en
général. Elle accusait encore quelques douleurs vers la
tempe : je lui ai proposé hier de les enlever par suggestion
et de guérir en même temps l'insomnie dont elle se plaignait depuis douze jours. « Vous ne pourrez pas m'endormir, dit-elle. Je suis trop vieille. — Vous ! dis-je, vous
êtes très facile à endormir, comme toutes les personnes impressionnables. Tenez ! je mets la main sur votre front et
vous allez dormir. » Immédiatement ses yeux se ferment,
elle dort. — « Et maintenant je vous enlève le mal de tête ;
vous dormirez cette nuit. Tenez, vous ne sentez plus votre

main. » Je provoque la catalepsie, l'analgésie. « Maintenant, vous êtes au théâtre; vous chantez! » La malade chante; puis elle se met à causer avec ses voisins, avec le régisseur, et évoque spontanément un rêve très animé dont le point de départ est la suggestion donnée, et dont la suite est développée spontanément par son imagination. A son réveil, amnésie complète. La douleur de tête avait disparu.

Aujourd'hui, je l'hypnotise pour la seconde fois, je lui dis qu'elle va dormir, sans même la regarder ni la toucher. Instantanément elle s'endort. « Et maintenant elle va jouer sur la scène; elle est très bonne comédienne, avec beaucoup d'expression. » Elle se lève, sa face s'anime, exprime l'épouvante; elle débite une phrase d'un drame, avec sentiment, avec passion, d'une voix vibrante: la respiration est haletante, l'œil est hagard! Actrice, elle s'identifie avec son rôle.— Je lui dis : « Maintenant vous êtes un jeune homme, un gandin, mauvais sujet. » Immédiatement elle change de personnalité, revêt l'allure d'un jeune homme, fait geste d'allumer une cigarette, marche en se dandinant, rencontre une jeune fille fictive, lui conte fleurette avec un petit air badin de suffisance, de jactance, d'une vérité parfaite. — Maintenant, lui dis-je : » Vous êtes à l'église; tout est sombre; la sainte Vierge vous apparaît; elle vous parle. » Elle tombe à genoux, sa tête se renverse; sa face exprime l'extase. Puis elle pleure abondamment. « Vous êtes une sainte, » dis-je. Et sa figure apparaît transformée, superbe, sublime, illuminée par le sentiment divin qui l'anime.

Je la réveille. Tout souvenir est effacé. Elle croit avoir dormi tranquillement sur sa chaise. Telle est l'hallucination active avec changement de personnalité réalisée à la perfection par une personne qui conçoit son rôle et le vit réellement. C'est une femme intelligente qui a le sentiment artistique très développé. « Je sens vivement, dit-elle; et cependant je n'ai pas abordé franchement la carrière dramatique (elle est simplement figurante, parce qu'elle est mariée avec un artiste); mais je ne peux pas réaliser (à l'état de veille), ce que je sens, ce que je voudrais exprimer. » Ajoutons que les somnambules n'accomplissent bien que ce qu'ils conçoivent; un paysan ou un ouvrier illettré et sans sentiment artistique ne fera pas en état de somnambulisme ce qu'il ne peut faire à l'état de veille.

Les suggestions post-hypnotiques sont celles que certains sujets exécutent après le réveil. J'ai dit à notre artiste pendant son sommeil : « A votre réveil vous irez voler ma montre qui est sur la table. » Je le lui ai dit avant de l'avoir soumise aux hallucinations hypnotiques.

Elle est réveillée. Je m'occupe des autres sujets endormis devant vous. Pendant ce temps Madame X... se dirige doucement vers la table. Elle fait mine de regarder par la fenêtre, tournant le dos à la table; et glissant sa main sous les papiers placés sur la table de façon à recouvrir avec eux la montre, pour cacher son jeu, elle dérobe celle-ci avec précaution, la cache sous le fichu de sa robe et s'en va sans affectation dans un coin de la salle. Je retourne vers la table et je cherche la montre. Ne la trouvant pas, je dis : « On a pris ma montre. Qui est-ce qui l'a prise? » Je regarde autour de moi et arrête mes yeux sur Madame X... Elle rougit, pâlit, tombe à genoux, et tremblante de confusion et d'épouvante : « Ne me dénoncez pas! Je vous supplie. — C'est donc vous qui êtes la voleuse. — Ne me dénoncez pas. Je ne suis pas voleuse. Je n'ai pas voulu la voler. Mais j'éprouvais le désir irrésistible de l'avoir. C'était plus fort que moi. « La pauvre et honnête femme était désespérée; elle faisait pitié à voir, sanglotant, atterrée. Je dus effacer le souvenir de la scène; je dis: « Donnez-moi la montre. Et maintenant, vous ne vous souvenez de rien. Vous n'avez pas pris la montre. » Le souvenir était effacé et elle croyait que je voulais la plaisanter en lui racontant la scène qui s'était passée.

Voilà un *acte post-hypnotique*. On peut suggérer de même des *hallucinations post-hypnotiques*. Quelques sujets les accomplissent spontanément et fatalement. D'autres ne les accomplissent pas. Il en est qui paraissent avoir oublié, mais aussitôt que par un mot quelconque, on évoque le souvenir, l'acte suggéré peut se réaliser.

Les suggestions peuvent se réaliser chez quelques-uns *à longue échéance*. On dit à un sujet endormi : « Dans huit jours, dans quinze jours, dans un mois, dans un an, tel jour, à telle heure, vous ferez telle ou telle chose, ou bien vous verrez telle ou telle chose. » Pendant tout ce temps, le sujet paraît n'avoir aucun souvenir de la suggestion faite. Au moment ordonné, elle s'accomplit. Je vais vous présenter une jeune fille, bonne somnambule. Il y a huit jours, je l'ai endormie devant vous et je lui ai dit : « Mercredi prochain, quand vous entrerez à la salle de conférence, vous verrez votre amie Lisa assise sur un banc (une malade de la salle); vous causerez avec elle; vous vous disputerez; puis, elle vous donnera une orange que vous mangerez et la paix sera faite entre vous. »

Voici Henriette qui arrive. Elle s'approche du banc, cause avec Lisa (qui n'est pas là), attend sa réponse; puis la voilà qui se dispute avec elle; elle lui montre le poing. « Je n'en veux pas de ton orange; je ne veux rien de toi. » Et après quelques instants : « Donne-la tout de même. Je ne t'en veux pas. Merci. » Et elle pèle l'orange, jette l'écorce, suce les tranches et continue à converser jusqu'à ce que je la rendorme de nouveau.

Je vais faire venir maintenant un homme de trente-cinq ans, affecté d'ulcère de l'estomac. Je lui ai suggéré, il y a cinq jours, qu'il trouverait à la salle de conférence un sergent de son ancien régiment, que ce sergent l'accuserait de lui avoir volé une montre, qu'ils se battraient et que lui serait renversé.

L'homme arrive dans la salle; il est un peu interloqué

par la présence de tant de monde. Je le fais asseoir sur une chaise et je continue ma conférence. L'hallucination n'a pas lieu. Au bout de cinq minutes, j'essaie de l'évoquer. Je lui dis : « Qu'est-ce que vous regardez donc là ? » — « Ah ! dit-il ! c'est un sergent de mon régiment. Je l'ai bien connu. Il dit que je lui ai volé sa montre. Je ne lui ai rien volé. » Il se lève, donne des coups de poing dans le vide et tout d'un coup tombe à terre comme assommé. Il faut que je l'aide à se relever : il ne voit plus le sergent qui est parti.

Voilà deux exemples d'hallucinations actives suggérées à longue échéance, réalisées chez l'une spontanément ; chez l'autre il a fallu donner l'impulsion à l'imagination qui couvait pour ainsi dire l'acte hallucinatoire, mais qui ne l'aurait pas laissé éclore sans cette impulsion.

L'hallucination suggérée peut être négative. Tandis que l'hallucination positive crée une image sensorielle fictive, la négative supprime une image sensorielle réelle ; le sujet ne voit pas une personne, ne l'entend pas, ne la sent pas ; ce sont des hallucinations négatives, visuelles, auditives, tactiles. Voici Henriette endormie. Je lui dis : « A votre réveil vous ne me verrez pas, vous ne m'entendrez pas, car je serai parti. » Au bout de dix minutes, je la réveille et je l'interroge : elle ne me répond pas : je la pince, je la pique, je lui introduis une épingle dans le nez, j'applique la pointe d'un couteau devant la cornée ; je soulève ses jupes et sa chemise, elle ne sourcille pas, continuant sans affectation à converser avec les autres personnes. Je lui dis des injures. Elle continue à causer tranquillement ; je n'existe plus pour elle.

Cette *hallucination négative* n'existe que chez un assez petit nombre de bons somnabules.

Comme M. Forel l'a très bien observé, toute hallucination positive s'accompagne d'hallucination négative et réciproquement ; car le sujet auquel je fais voir par exemple dans une chambre une grande place pleine de soldats effacera les objets réels existant dans la chambre, c'est-à-dire les perceptions sensorielles réelles pour y substituer des images nouvelles fictives. De même le sujet devant lequel je me rends invisible, ne verra pas le vide à la place où je me trouve, mais il y verra une chose positive que son imagination lui suggérera, chaise table, mur; il créera une perception sensorielle positive remplaçant celle qui est neutralisée.

J'ai appelé *hallucinations rétroactives* des images souvenirs créés de toutes pièces dans le cerveau d'un sujet, ne correspondant à aucune réalité. M. Forel propose le mot de *souvenirs illusoires rétroactifs;* ce mot comprend les illusions en même temps que les hallucinations. Ces images souvenirs fictifs peuvent être suggérés à beaucoup de sujet, soit dans l'état de sommeil ou quasi sommeil hypnotique, soit dans l'état de veille. J'ai rapporté de nombreuses observations de ce phénomène dans mon livre sur la suggestion ; nous l'avons signalé les premiers, M. Liégeois et moi. J'ai montré qu'on peut faire croire à certains sujets très suggestibles qu'ils ont vu tels événements, qu'ils ont été acteurs ou spectateurs de tel drame; et la scène souvenir suggéré à l'état de veille ou de sommeil, se présente dans leur esprit, comme si elle avait réellement existé. J'ai montré comment un pareil souvenir peut donner lieu à un *faux témoignage de bonne foi*, et comment les juges d'instruction sont exposés à fabriquer à leur insu de faux témoins, faisant ainsi de la suggestion sans le savoir.

Voici l'expérience à laquelle vous avez assisté hier. Je trouve un malade endormi; c'est un suggestible, atteint de myélite chronique, qui a été souvent hypnotisé, hallucinable avec amnésie au réveil. Je le prends dans son sommeil naturel et je lui dis : « Je sais bien pourquoi vous dormez maintenant! Vous n'avez pas dormi cette nuit. Votre voisin du numéro 6 ne vous a pas laissé dormir; il toussait, il chantait, et puis il a ouvert la fenêtre; ensuite il s'est mis à arranger le feu, faisant un ramage tel que tous les malades se sont éveillés. »

Plusieurs minutes après, je le réveille. Il se frotte les yeux, croit s'être réveillé spontanément et n'a souvenir de rien. Alors je lui dis : « Vous dormez donc toute la journée ? — Non, me dit-il, mais je n'ai pas dormi cette nuit. — Pourquoi ? — Le 6 était malade; il étouffait, se plaignait; je ne sais pas ce qu'il faisait, il chantait aussi, comme en délire. Et puis il a ouvert la fenêtre; et il est allé arranger le feu. — C'est vrai, vous l'avez entendu? — Bien sûr! Toute la salle l'a entendu. »

Alors je fais travailler son imagination sur ce thème et je crée de nouveaux souvenirs non suggérés pendant le sommeil. « Et les autres malades n'ont rien dit? Qu'est-ce que le 4 a dit? — Le 4 lui a dit de fermer la fenêtre et de ne pas faire tant de vacarme. Alors ils se sont dit de gros mots : le 4 s'est levé, s'est avancé vers lui et ils se sont battus. — Et la sœur était là? — La sœur n'a pas pu les faire taire. — Alors le Directeur est venu? Vous l'avez vu en robe de chambre bleue! — Il avait sa robe de chambre, et leur a dit qu'il les mettrait tous deux à la porte aujourd'hui. — Ce n'est pas vrai, tout cela, vous l'avez rêvé! — Je n'ai pas rêvé, puisque j'étais bien éveillé! Tous les autres malades peuvent vous le dire. » J'interroge successivement les autres malades de la salle, tous éveillés. Sur quatorze, sept avaient entendu et vu; ils étaient convaincus que c'était arrivé; la scène était présente devant leurs yeux. Ces sept étaient des suggestibles qui avaient déjà été hypnotisés. Un paralytique général sans délire, dont l'intelligence assez bien conservée, mais dépourvue de malice, excluait toute idée de simulation, me raconta de sa voix lente et monotone ce qui s'était passé : « Vous l'avez entendu dire, dis-je, mais vous ne l'avez pas vu? — J'ai très bien vu, dit-il, je ne dormais pas. —

Qu'elle heure était-il? — « Il était entre minuit et une heure. — Qui est-ce qui a commencé? — C'est le 6 qui a fait du bruit et ouvert la fenêtre. — Vous avez vu le Directeur? — M. le Directeur est venu, en robe de chambre. Il est venu au lit du 6 et a dit qu'il les mettrait tous les deux à la porte. »

Un autre, me raconta tous les propos échangés entre les deux malades, avec un luxe de détails et une ingénuité qu'on aurait jurée la vérité vraie. Le malade du numéro 4, qui était censé avoir déterminé tout ce vacarme, moins suggestible que les autres, ne se souvenait de rien; l'hallucination rétroactive n'avait pas réussi chez lui.

Je vais répéter l'expérience sous une autre forme :

Voici trois sujets émanant d'une autre salle qui n'ont pas assisté à la scène que je vous ai racontée. Je les endors : l'un est affecté de dilatation d'estomac; l'autre d'emphysème pulmonaire; le troisième est convalescent de fièvre typhoïde; aucun n'a eu de manifestations nerveuses; ce sont des suggestibles, ce ne sont pas des hystériques. Je dis à l'un d'eux : « Hier vous avez vu un ivrogne entrer dans la salle, vers 4 heures; il chantait et criait; il a voulu vous battre; l'infirmier que vous avez appelé l'a mis à la porte. — Vous vous rappelez bien! » Il fait signe que oui. — Plus tard, au bout d'un quart d'heure, je le réveille et je lui demande ce qui s'est passé hier. Il me raconte la scène, absolument convaincu de sa réalité.

Les deux autres sujets dorment, inertes et l'air absolument étranger à ce qui se passe autour d'eux. Je réveille l'un et je lui demande : « Qu'y a-t-il eu dans la salle hier? » Il me raconte la scène. Je réveille l'autre. Lui aussi me la raconte! J'ai beau leur dire que c'est une suggestion. Ils sont convaincus que c'est la réalité.

J'ai répété maintes fois cette expérience sur des sujets éveillés, sur des sujets hypnotisés et même en présence de sujets dormant spontanément. Parmi ceux-ci il en est aussi qui entendent et prennent pour leur compte l'hallucination rétroactive. L'expérience ne réussit pas toujours de la même façon. Parmi les sujets interrogés comme témoins, les uns ont vu, nettement vu; d'autres n'ont rien vu; d'autres n'ont pas vu, mais ont entendu parler du fait par leurs voisins; ils racontent ce qu'ils ont entendu dire et rapportent leur témoignage non visuel direct, mais auditif indirect. Vous voyez comment, à la faveur du sommeil artificiel ou naturel, une idée fausse, un souvenir illusoire, un faux témoignage peut se glisser dans le cerveau.

Le dormeur entend, lorsqu'il a l'esprit fixé sur la personne qui parle, il entend et enregistre; il accepte sans contrôle. Au réveil, il ne se rappelle rien spontanément. Mais aussitôt que j'évoque le souvenir d'un des incidents de la scène, celle-ci se présente à l'imagination. Et comme le sujet n'en voit pas l'origine, ne sait pas que c'est un rêve suggéré, comme son sommeil n'a pas laissé de souvenirs spontanés dans son cerveau, il accepte ce souvenir illusoire comme une réalité. On peut dire du sommeil : « C'est un état dans lequel on croit que c'est arrivé. » Et j'ajoute : « Ne dites jamais un secret devant une personne endormie, si vous ne voulez pas qu'elle le connaisse. Elle peut l'entendre et l'enregistrer ! »

Après cette esquisse rapide de quelques-uns des principaux phénomènes de suggestibilité, j'aborde la question de l'*amnésie.*

Nous avons vu que parmi les sujets hypnotisés, il en est qui n'ont conservé aucun souvenir au réveil; d'autres au contraire se souviennent de tout. Entre l'amnésie complète et le souvenir complet tous les degrés existent. Quelques-uns ont entendu parler l'opérateur, mais ne se rappellent pas ce qu'il a dit; d'autres se rappellent certaines choses : par exemple avoir bu, mais ne se rappellent pas le reste. En général, les hallucinables ne se souviennent pas; cependant il en est qui se rappellent toutes les hallucinations dont ils ont été l'objet, tous les actes qu'ils ont commis. Quelquefois, au réveil, le souvenir est effacé. Mais peu à peu, dans la journée ou dans la soirée, le sujet retrouve ses souvenirs, et alors, s'il n'a pas été halluciné, s'il n'a pas conscience d'un rêve hallucinatoire provoqué qui implique dans son esprit l'idée du sommeil, si tout s'est borné à des paroles ou à des mouvements suggérés, le sujet se rappelant tout, croit de bonne foi qu'il n'a pas dormi, qu'il s'est laissé aller à simuler; il avoue aux personnes de son entourage qu'il ne dort pas, mais qu'il y met de la complaisance et n'ose pas le dire au médecin. Si cet entourage est doué d'un esprit plus malicieux qu'observateur, il se laisse aller aussi à l'idée que le sujet est simplement complaisant. Je me rappelle par exemple une jeune fille tuberculeuse qui, à la suite de la mort de sa sœur, avait perdu l'appétit, la gaîté, le sommeil, et de plus avait souvent des crises de syncope, disaient ses parents, mais qui étaient en réalité des crises de sommeil hystérique. On me l'amena; j'arrivai à la mettre rapidement en sommeil profond, sans hallucination, mais avec catalepsie, analgésie, automatisme rotatoire; et au réveil amnésie à peu près complète, pour le moment. En très peu de séances, l'appétit et le sommeil spontané étaient revenus; le résultat était incontestable, au grand étonnement du médecin ordinaire qui l'attribuait à sa médication. La jeune fille le laissait avec malice dans cette erreur et me le racontait avec une satisfaction très grande. Après huit jours de ce traitement, cependant, la jeune fille cessa de revenir à une consultation. Quelques mois plus tard, le père vint me voir et me dit : « Cela vous étonne que ma jeune fille ait cessé de venir chez vous. Elle m'a dit qu'elle ne dormait pas, qu'elle se rappelait tout (le souvenir éteint immédiatement après la séance se réveillait plus tard) et qu'elle rougissait de vous avoir induit en erreur. » C'était une douce et honnête personne. « Cependant, ajouta le père, je suis convaincu qu'elle était influencée ! Car vous lui aviez dit pendant l'hypnose qu'elle se rendormirait spontanément après les deux repas, pendant vingt minutes. Et en effet, après le repas, elle était prise de sommeil. »

Chez d'autres, l'amnésie paraît complète et durable.

Il en est de même pour les rêves du sommeil normal. Tantôt nous nous les rappelons dès notre réveil ; tantôt ils ne renaissent dans notre souvenir qu'au bout d'un certain temps, réveillés par une circonstance fortuite donnant lieu à une association d'idées ; tantôt au contraire ils restent lettre morte et nous croyons n'avoir pas rêvé.

Une mère me racontait récemment que son enfant entendait pendant le sommeil tout ce qui se disait autour de lui ; l'enfant paraît cependant inerte et indifférent. Le lendemain, il rapporte toute la conversation tenue autour de lui, alors que cependant il avait conscience de dormir profondément.

Comment expliquer l'amnésie au réveil du sommeil spontané ou provoqué ? J'ai signalé l'explication de M. Liébeault. Pendant le sommeil, toute l'activité nerveuse est concentrée vers les centres où siègent les facultés d'imagination ; l'étage supérieur du cerveau où siègent les facultés d'attention est engourdi ; les sens ne fournissent plus d'impression au sensorium ; la périphérie est inerte. Toute la lumière nerveuse (si l'on peut dire ainsi), accumulée vers le centre et disponible pour lui, est projetée sur les images et impressions suggérées à l'imagination. Aussi ces images, ces impressions sont plus nettes et plus vives qu'à l'état de veille ; le cerveau peut élaborer à la faveur de cet influx nerveux, concentré sur un objet, un travail qu'il ne pouvait réaliser à l'état de veille. On s'endort avec l'idée d'un problème à résoudre, d'une question à élucider et dont la solution échappait aux recherches ; on se réveille parfois avec la solution trouvée. La conscience du travail cérébral accompli est effacée, comme toutes les impressions, actes, idées, images du sommeil profond. Pourquoi? Parce qu'au réveil, toute l'activité nerveuse concentrée, toute la lumière nerveuse accumulée se diffuse de nouveau dans tout l'organisme; les facultés de raison, les organes sensoriels l'appellent à eux pour recevoir et contrôler les impressions du monde extérieur et celles fournies par l'organisme; les images du sommeil ne sont plus assez éclairées au réveil pour être conscientes; elles le redeviennent lorsque la même concentration se reproduisant crée de nouveau le même état de conscience.

Il est curieux de voir avec quelle facilité les souvenirs apparaissent et disparaissent chez certains sujets. Voyez ce sujet : Je lui dis : « Fermez les yeux. » Immédiatement ses yeux se ferment et il est dans l'état de conscience qui constitue la suggestibilité exaltée ou l'état hypnotique. Je lui dis : « Comment vous appelez-vous? Quel âge avez-vous? Est-il vrai que vous avez volé et fait un mois de prison? Vous êtes un gredin! etc. » — Le sujet me répond successivement à chacune de ces questions. Pendant qu'il me répond, je dis brusquement : « Ouvrez les yeux. » Il les ouvre. « Qu'est-ce que je vous ai dit? » — « Vous ne m'avez rien dit. » Il ne se souvient de rien. — « Fermez les yeux. » Il les ferme. « Qu'est-ce que je vous ai dit? » Il me répète tout ce que j'ai dit. — « Ouvrez les yeux. » Il ne sait plus rien.

Je prends successivement les deux autres somnambules et je démontre sur eux le même phénomène. J'ai beau leur dire en état hypnotique des choses qui sont de nature à produire une impression profonde. Les yeux ouverts, tout est évaporé! L'image cesse d'être éclairée : elle est invisible à la conscience, à l'œil mental.

J'ai cherché à interpréter par ce mécanisme le *phénomène des suggestions à longue échéance* ; je pense que le sujet auquel on suggère un acte qui doit se réaliser dans plusieurs semaines ne reste pas tout ce temps sans s'en souvenir; mais que le souvenir renaît chaque fois que le sujet se concentre, chaque fois que son attention n'est pas appelée au dehors par ses sens; car les somnambules susceptibles de recevoir des suggestions à longue échéance, sont somnambules, comme je dis, sans artifice de préparation; ils réalisent spontanément ce que nous démontrons chez eux; ils passent avec une extrême facilité d'un état de conscience à l'autre. Quand leur cerveau n'est pas sollicité par les impressions extérieures ou par l'initiative active des facultés d'attention, ils se concentrent et retombent dans l'état de conscience dans lequel les souvenirs de l'état hypnotique sont présents; ils y pensent sans cesse, ils attendent l'échéance suggérée, ils savent que le phénomène doit se produire. Quand je leur parle, la concentration n'existe plus; l'attention diffuse la lumière au dehors, le souvenir de la suggestion est éteint. Quand celle-ci est accomplie, le somnambule n'ayant plus le souvenir de ce qu'il avait pensé dans l'autre état de conscience, croit de bonne foi que le phénomène s'est réalisé, sans qu'il ait su qu'il devait se produire. C'est un fait de double conscience semblable à celui de la fameuse Félida du Dr Azam.

L'explication que je donne de l'amnésie au réveil ne me paraît cependant pas complètement satisfaisante. Voici une personne que je suggestionne les yeux ouverts; elle est en rapport avec tout le monde. Je la fais travailler, elle tricote fictivement. En même temps je lui parle, je lui fais raconter les détails de sa maladie; pendant ce temps je lui fais voir des choses imaginaires : un chien qui veut lécher sa main; je lui fais avaler une tranche d'orange. Je cherche ainsi à mettre en activité tous ses sens, à diffuser l'influx nerveux sur tous les organes sensoriels et sur ses facultés d'attention; je cherche à empêcher la concentration nerveuse sur un seul objet, en multipliant les points sur lesquels doit se disséminer l'action psychique. Je la réveille, elle ne se souvient de rien.

Il y a plus. L'amnésie des hypnotisés peut s'étendre à une période plus ou moins longue qui a précédé l'hypnose [1]; fait que j'ai signalé sous le nom d'*amnésie rétroactive*.

A leur réveil, certains sujets non seulement n'ont pas conservé le souvenir de ce qui s'est passé pendant leur sommeil, ils ne se rappellent pas que je leur ai parlé, ni même qu'ils m'ont vu dans la matinée. Voici un malade endormi. Je le réveille. Il se frotte les yeux et regarde d'un air étonné autour de lui. « Comment cela se fait-il? Je me croyais dans mon lit. » Il ne se souvient pas de s'être levé, de s'être habillé, d'être venu dans la salle de conférence, d'y avoir été hypnotisé. Il se rappelle m'avoir vu à la visite du matin dans la salle; puis ses souvenirs s'arrêtent là; il croit s'être endormi dans son lit.

Evidemment cette amnésie rétroactive, étendue à la veille préexistante, n'est susceptible d'aucune interprétation. Tout au plus, peut-on citer des faits analogues se produisant naturellement à la suite de perturbations psychiques intenses. Ainsi on voit des personnes qui à la suite d'une fièvre typhoïde ont oublié non seulement ce qui s'est passé pendant la période de stupeur ou de délire, mais encore ce qui s'est passé pendant les premiers jours, alors que l'intelligence et la conscience étaient conservées. Ainsi on voit des sujets qui, à la suite d'un accès de délire alcoolique, ne se rappellent pas qu'ils ont fait des excès de boisson, ni aucune des circonstances qui ont précédé l'ivresse. Ainsi encore certains criminels impulsifs disent de bonne foi ne pas se souvenir d'avoir perpétré le crime, ni de ce qu'ils ont fait antérieurement au crime!

Voilà les faits : il faut se contenter de les observer, sans

---

[1] Ce fait est signalé par Chambard (article *Somnambulisme*, in. *Dict. encyclop. des sciences médicales*).

chercher à les interpréter : le domaine de la psychologie est trop obscur pour que nous comprenions tous les mystères qu'il récèle. C'est déjà quelque chose de les constater L'amnésie du sommeil provoqué n'est d'ailleurs jamais absolue ; les souvenirs sont latents ; ils ne sont pas éteints. J'ai établi ce fait que lorsqu'on dit à un sujet en somnambulisme et habitué à avoir l'amnésie au réveil : « Quand vous vous réveillerez, vous vous souviendrez de tout ce qui s'est passé, » le sujet réveillé se souvient de tout. Il en est qui peuvent spontanément se faire cette suggestion. Une dame fort intelligente, que je mettais en sommeil profond, ne se rappelait habituellement rien au réveil ; j'avais avec elle, pendant qu'elle dormait, de longues conversations, absolument comme avec une personne éveillée. Rien ne restait dans sa mémoire. Un jour, étant réveillée, elle me dit : « Je me rappelle que je dois vous dire telle et telle chose. Au moment où nous en avons parlé pendant le sommeil, je me suis dit : il faut que je me rappelle ceci quand je serai éveillée. » Et ce souvenir seul, qu'elle s'était suggéré, était conservé.

J'ai établi cet autre fait, inconnu avant moi. Quand les souvenirs de l'état somnambulique paraissent complètement effacés et que le sujet ne peut les retrouver spontanément, il suffit de lui dire : « Vous allez vous rappeler tout ce qui s'est passé. » Si le sujet ne trouve pas tout de suite, je mets la main sur son front et je dis : « Vous allez vous souvenir. » Au bout d'un certain temps le sujet, s'étant concentré en lui-même, se rappelle tout et raconte avec une précision parfaite tout, absolument tout ce qui s'est passé. Preuve que la conscience n'était pas abolie, que le somnambule n'agit jamais comme un automate inconscient, qu'il voit, qu'il entend, qu'il sait ce qu'il fait ; il est dominé par des images, par des idées et impressions suggérées, par une crédulité exaltée, par une tendance à l'obéissance non réfrénée ou moins réfrénée par l'initiative engourdie.

Ce n'est pas une inconscience; c'est un autre état de conscience.

J'ai démontré aussi cette chose singulière : que les souvenirs des hallucinations négatives peuvent être réveillés comme les autres. Voilà Henriette que vous avez vue tout à l'heure en état d'hallucination négative. A son réveil, elle ne me voyait pas, elle ne me sentait pas, elle ne m'entendait pas. Pendant que je la piquais avec une épingle, pendant que je lui chatouillais l'intérieur des narines avec une plume, pendant que je lui cornais dans l'oreille : « Vous êtes une mauvaise fille; vous avez eu il y a quelque temps un enfant; vous l'avez tué, etc. », elle continuait tranquillement à converser avec vous, insensible à tout ce qui émanait de moi. Elle est convaincue que je n'étais pas là. Je lui dis : « Henriette, vous allez vous rappeler tout ce que je vous ai dit et fait pendant que je n'y étais pas. » Elle répond : « Mais vous n'étiez pas là. » J'insiste; je mets la main sur son front; je dis : « Vous allez vous souvenir tout de même. » Elle se concentre un instant; les souvenirs renaissent; elle dit : « Tiens, j'ai rêvé ! Ce n'est pas possible. Vous m'avez piquée, vous m'avez chatouillé le nez. — Et puis : — Ce n'est pas vrai ce que vous m'avez dit ! Je n'ai pas eu d'enfant. »

Donc, elle avait vu et entendu, alors qu'elle avait cru ne pas voir, ne pas entendre; c'était une illusion négative.

Je vous ai montré que l'amaurose suggérée est un phénomène de même nature; c'est une cécité psychique. Le sujet voit; mais l'esprit neutralise; l'œil physique voit, l'œil mental ne voit pas. Je le démontre ainsi : je suggère une cécité complète de l'œil gauche. Le sujet ne voit pas de cet œil; j'approche une épingle de la cornée, il ne sourcille pas. Si alors je place un prisme devant l'œil droit et devant ce prisme un objet quelconque, un crayon par exemple, le sujet voit deux crayons très nettement, les deux images également distinctes et correspondant très bien aux diverses positions que je donne au prisme. Le prisme déviant l'image de l'œil droit, fait voir ainsi deux images ; si je fermais l'œil gauche, ou si l'œil était affecté de cécité réelle, le sujet ne verrait qu'une seule image, celle de l'œil droit déviée par le prisme. Il en voit deux. Donc l'œil gauche voit. Le sujet se comporte comme s'il simulait (ce qu'on peut constater aussi avec l'appareil de Snellen) ; et cependant il ne simule pas ; il voit à son insu ; il voit quand l'imagination déroutée par le prisme ou l'appareil de Snellen n'efface pas l'image perçue.

Il en est de même pour la surdité suggérée. A la dernière conférence, vous avez vu ce fait intéressant. J'avais dit à Henriette endormie : « Quand vous serez réveillée, vous serez sourde et vous ne pourrez plus parler. » Une demi-heure plus tard, j'avais oublié ma suggestion, je réveille Henriette ; elle tire la langue et fait signe qu'elle ne peut parler. Je l'appelle : « Venez ici ; je veux vous guérir. » Elle ne bouge pas. —J'insiste. — Elle reste sur sa chaise ; elle, si docile, refuse de se lever. Alors M. Liébeault me rappelle que je lui ai suggéré la surdité. Il me suffit alors de dire : « Henriette, vous entendez de nouveau, » pour qu'immédiatement elle vînt à moi, et me demandât par geste de la guérir de son mutisme. Donc elle m'avait entendu dire : « Vous entendez de nouveau. » La surdité était psychique et imaginaire, comme l'est la cécité suggérée, comme le sont l'anesthésie et la paralysie suggérées. Ainsi dans l'hallucination ou illusion négative, le sujet voit, entend, et sent ; mais ne sait pas qu'il voit ou qu'il a vu, entendu et senti. On peut évoquer le souvenir de ce que le sujet a vu, alors qu'il n'a pas eu conscience de voir.

On peut supposer que les sensations aboutissent jusqu'au centre cortical sensoriel, qu'elles restent enregistrées dans les cellules sensorielles de l'écorce, mais qu'elles ne pénètrent pas dans le domaine de la conscience. Plus tard, quand je cherche à évoquer le souvenir, le sujet se concentre, et l'acte qui a marqué son empreinte dans les cellules sensorielles cérébrales réveille, alors seulement, l'activité des cellules psychiques; la perception devient consciente; la mémoire organique devient mémoire consciente.

Mais l'expérience du prisme dans la cécité unilatérale suggérée, l'expérience de la surdité qui disparaît par suggestion verbale, indiquent clairement que l'impression aboutit à la conscience; le sujet voit à travers le prisme et dit ce qu'il voit; ce sujet entend quand on lui dit qu'il peut entendre.

Il faut admettre que l'imagination actionnée par la suggestion intervient pour faire acte d'inhibition; elle efface à chaque instant la sensation perçue. Les deux faits, la perception et sa neutralisation, sont simultanés et se superposent pour ainsi dire si bien que le sujet est absolument comme s'il ne voyait pas. Je ne connais rien de plus impressionnant que cette expérience faite sur un bon somnambule. Rien ne trahit la moindre perception : je le torture, je le brusque, je dis les choses les plus saugrenues pour provoquer le rire, ou les plus injurieuses, pour provoquer de l'émotion : indifférent, il cause tranquillement avec les autres personnes et s'étonne qu'on le regarde avec curiosité ou qu'on paraisse rire en le regardant. Le meilleur comédien ne pourrait soutenir le rôle que jouent si ingénument des gens francs et honnêtes et qui ne savent guère dissimuler leurs impressions. On jurerait qu'ils n'ont conscience de rien. Et grande est la stupéfaction, quand je démontre que tout a été perçu, que tout a été conscient, sans l'être !

J'ai dit ailleurs; rien ne se passe dans l'état hypnotique qui ne puisse se produire à l'état de veille. Ne sommes-nous pas tous sujets dans une certaine mesure à des phénomènes analogues ? Nous sommes absorbés par un travail

intellectuel, pendant qu'on parle et discute à côté de nous.
Nous n'entendons rien, notre esprit étant ailleurs, concentré sur nos propres méditations? Quand c'est fini, nous
n'avons aucune idée de la conversation tenue à nos côtés.
Plus tard cependant, une circonstance fortuite venant à
évoquer une certaine association d'idées, voilà que bien des
choses que nous ne croyions pas avoir entendues reviennent
distinctement à notre esprit. Nous avions entendu; notre
oreille avait enregistré : mais l'impression psychique avait
été si peu intense ou si fugitive qu'elle restait effacée
jusqu'au moment où elle s'est réveillée au choc de la ré-
miniscence.

LEÇON VIII

Les expériences auxquelles vous avez assisté soulèvent les questions les plus graves que l'homme puisse se poser ! Libre arbitre, responsabilité, tels sont les problèmes qui se dressent devant nous ! Nous sommes tous suggestibles dans une certaine mesure, notre raison, dont nous sommes si fiers, nous abandonne parfois. Les mauvaises pensées s'insinuent alors comme par effraction dans notre imagination dépourvue de contrôle et la pensée tend à devenir acte. Jusqu'à quel point pouvons-nous résister à cette tendance ? Et ne peut-elle s'imposer fatalement à notre être, la loi de l'automatisme idéo-moteur ou idéo-dynamique qui transforme l'idée en acte et arme notre bras ? Des crimes peuvent-ils être commis par suggestion ?

A cette question, l'École de Nancy répond par l'affirmative. MM. Liébeault, Liégeois, Beaunis disent, comme moi, que certains somnambules peuvent, sous l'influence de la suggestion, soit pendant le sommeil, soit après le réveil, accomplir avec docilité l'ordre qui leur a été donné : on les transforme en voleurs, en faussaires, en assassins. Les nombreuses expériences de mon collègue et ami Liégeois semblent devoir entraîner la conviction.

L'École de Paris, à sa tête mon éminent maître Charcot,

MM. Brouardel, Gilles de la Tourette répondent par la négative. M. Delbœuf (de Liège), qui partage nos autres idées sur l'hypnotisme et la suggestion, est, pour cette question, de l'opinion professée à Paris. MM. Dumontpallier et Bérillon sont de notre avis. On voit combien les esprits sont divisés sur cette question fondamentale qui n'est pas encore résolue, il faut le dire, et on en conçoit la raison, par une expérience décisive.

On a dit : Les somnambules ne réalisent que les suggestions qui leur sont agréables. Une femme ne se laissera violer en état de somnambulisme que si elle veut bien ne pas résister. Si son sens moral est naturellement faible, elle se laissera faire une douce violence. Les crimes que nous faisons commettre aux sujets sont des crimes de laboratoires : Voilà une jeune fille à laquelle vous donnez un poison fictif qu'elle verse dans un verre et qu'elle fait boire à sa mère. Elle vous obéit parce qu'elle sait que c'est une expérience, que c'est vous qui agissez par elle et que votre intention n'est pas d'empoisonner sa mère. Voilà un homme auquel vous donnez un couteau de papier pour tuer son voisin. Il sait que ce couteau est une arme inoffensive et il l'aplatit sans crainte sur la poitrine de son adversaire. Il sait que le pistolet qu'il va décharger ne contient pas de balle. Sa confiance en vous le rend docile à la suggestion. Il se sait en représentation, il joue de bonne foi la comédie que vous lui imposez !

Cela est vrai pour certains somnambules. Ils jouent leur rôle sans conviction. Ainsi en est-il, parfois, dans le rêve naturel. Nous savons que nous rêvons. Ou bien, sans le savoir précisément, nous rêvons d'une façon passive : notre ancienne conscience subsiste à côté de la nouvelle. On subit les actes les plus terrifiants, on est en plein naufrage, on est condamné à mort, on monte à l'échafaud, on voit tuer ses parents et amis les plus chers, et cela sans en ressentir aucune émotion. Le cœur ne bat pas plus vite, la respiration n'est pas accélérée ; on reste indifférent au drame dont on est acteur, comme s'il s'agissait d'un autre soi-même. L'être conscient, je le répète, veille à côté de l'être nouveau que j'appelle subconscient. Le sentiment de notre identité est plus fort que celui de l'hallucination, qui frappe nos sens sans atteindre le fonds moral de notre être.

De même si chez certains sujets hypnotisés, je provoque une hallucination émouvante, j'obtiens l'hallucination, je n'obtiens pas l'émotion. Je dis par exemple à l'un d'eux : « Voici un chien, il est méchant, il va vous mordre. » Le sujet voit le chien, éloigne son bras, met la main sur son mollet où il a reçu une morsure fictive ; tout cela sans le moindre signe d'effroi, sans que sa physionomie trahisse la moindre anxiété. Il dit que le chien est là, qu'il sent sa morsure, que son sang coule : il en parle froidement et d'un air indifférent, comme si ce n'était pas de lui qu'il s'agissait. Il est halluciné, mais son être moral n'est pas identifié avec l'hallucination. Si je lui suggère d'aller frapper son voisin, il ira mollement, sans conviction et le frappera faiblement, un peu plus fort si j'insiste. On voit qu'aucune passion n'anime sa main.

D'autres sujets résistent aux suggestions qu'on leur impose : car les somnambules ne sont pas tous des êtres dépourvus de résistance, livrés corps et âme à l'hypnotiseur. Ils conservent une certaine initiative : il en est qui ne réalisent que les suggestions qui leur sont agréables ou indifférentes. Voici une excellente somnambule endormie. Je veux la découvrir. Son sentiment de pudeur se révolte : elle rougit et réagit comme si elle était réveillée. — Je lui ordonne de voler une montre ; elle refuse, elle n'est pas voleuse. — J'ai beau chercher à lui suggérer une autre personnalité, à lui dire qu'elle est pervertie, qu'elle n'a aucun scrupule ; elle pourra accepter passivement mon dire, mais je n'arriverai pas à lui faire commettre un vol ; je ne pourrai pas briser sa résistance. Tous les degrés existent d'ailleurs entre l'obéissance active, impulsive, immédiate, avec conviction, et la résistance inébranlable. Il en est qui résistent dans une certaine mesure et qui finissent, après bien des hésitations, par se laisser aller à l'acte criminel. On comprend d'ailleurs que le fonds moral héréditaire ou acquis par l'éducation constitue lui-même une suggestion primordiale antérieure qui neutralise les suggestions ultérieures. Si je dis à une somnambule : « Personne ne pourra vous endormir que moi, » elle pourra être désormais réfractaire aux tentatives d'hypnotisation émanant d'autres personnes. Je lui dis : « Si on vous suggère de voler, ou de commettre un autre acte mauvais, vous ne le ferez pas. » Elle pourra être désormais cuirassée contre des suggestions criminelles dont elle sera l'objet. Or une personne douée de sens moral, élevée dans des principes religieux ou humanitaires qui se sont incarnés dans son âme, sera comme celle à laquelle j'ai fait la suggestion morale hypnotique. Dans son enfance, on a inscrit dans son cerveau : Tu ne voleras pas, tu ne tueras pas ! Et cette suggestion par l'éducation pourra être assez fortement enracinée dans sa conscience pour la prémunir contre les idées criminelles qu'on voudra lui suggérer dans la suite.

Voilà les faits qui donnent raison aux observateurs de Paris et de Liège. Mais on a eu tort de généraliser. Si beaucoup de sujets savent résister aux suggestions désagréables, si d'autres n'accomplissent l'acte suggéré que comme des comédiens qui jouent leur rôle, il en est d'autres qui n'ont aucun pouvoir de résistance et qui sont identifiés avec leur rôle. L'être subconscient chez eux annihile l'être conscient : la vraie conscience n'existe plus. Ceux-ci vont au crime.

N'en est-il pas de même dans le sommeil naturel ? Si certains rêves sont vus, sans être vécus, s'ils n'atteignent pas, comme je l'ai dit, le fonds moral de notre être, si le sentiment de notre identité domine l'acte hallucinatoire, n'est-il pas d'autres rêves où nous ne sommes plus nous-mêmes, où nous sommes incarnés, corps et âme, dans le personnage que l'imagination nous suggère? Nous tombons dans un précipice. Un lion se jette sur nous : nous sommes terrifiés, le pouls s'accélère, la respiration est anxieuse, la face est pâle, la physionomie reflète les impressions de l'âme. Nous crions, nous gémissons, nous nous débattons. C'est un horrible cauchemar! Et au réveil, c'est un soupir de soulagement! Nous avons vécu notre rêve. Et dans le rêve actif ou somnambulisme, n'y a-t-il pas des exemples de crimes ou délits commis sans responsabilité? « Un somnambule d'une parfaite moralité, dit A. Maury, peut dans sa vie somnambulique devenir un criminel. » Le somnambule de l'hôpital Saint-Antoine, dont le Dr Mesnet à raconté l'histoire, se livrait à des vols incessants pendant ses crises. Ce sont ces vols qui décélèrent l'existence du phénomène auquel il était sujet. Il servait comme garçon chez un coiffeur de Paris où la disparition d'un certain nombre d'objets attira l'attention. On découvrait des objets dans la chambre du somnambule et il fut même condamné pour vol par le tribunal. En mars 1877, les journaux ont parlé d'une femme qui se volait elle-même : les soustractions ayant éveillé de sa part la pensée qu'un voleur s'introduisit la nuit chez elle, elle mit son fils en surveillance et celui-ci ne découvrait pas, sans étonnement, quel était le voleur. Un élève du séminaire de Saint-Pons, raconte le *Moniteur* du 2 juillet 1868, se lève pendant la nuit, se rend vers l'un de ses professeurs et le frappe de trois coups de couteau qui, mal dirigés, n'atteignent que le matelas. C'était la première fois que le somnambulisme se manifestait chez ce jeune homme. Le lendemain, quand on lui apprit son acte qu'il ignorait complètement, l'élève manifesta ses regrets et le désir de rentrer chez lui. Les journaux américains de 1876 rapportèrent le fait d'un enfant qui, pendant un accès de somnambulisme, alla tuer un de ses camarades et qui, mis en prison, tenta pendant l'accès suivant de tuer un de ses co-détenus.

Ce qui se fait dans le somnambulisme naturel ne peut-il se faire dans le somnambulisme provoqué ? Vous avez vu cette jeune artiste à laquelle j'avais suggéré pendant son sommeil de voler ma montre à son réveil. Elle le fit sans hésiter, et quand je découvris le vol, vous l'avez vue confuse, tremblante, nous suppliant de ne pas la faire arrêter ! Ce n'était pas une émotion simulée, une émotion de comédienne ! C'était réellement arrivé ! Et cette jeune femme était une bonne et honnête nature !

Parmi les somnambules qui, au réveil, accomplissent l'acte suggéré, il y en a qui agissent comme des impulsifs épileptiques. Aussitôt éveillés, ils se lèvent automatiquement et vont, comme mus par une force invincible ; ils ne semblent pas réfléchir ; ils vont droit au but. Que se passe-t-il dans leur cerveau ? Sont-ils sous l'empire d'hallucinations, d'idées délirantes ? Ont-ils conscience d'un mobile illusoire qui les fait agir ? Ou bien est-ce un acte automatique, est-ce une idée fixe, sans raison, qui les domine ? Je crois qu'il en est parfois ainsi. L'épileptique qui se précipite et tue, sait qu'il tue mais il ne sait pas toujours pourquoi il tue. Certains aliénés disent : « J'ai une idée folle de mettre le feu à la maison, ou de tuer mon enfant. » — « Pourquoi, dans quel but ? N'aimez-vous pas votre enfant ? » — « Si ! je l'aime ! Je sais que c'est mal. Je n'ai aucune raison pour le tuer. C'est plus fort que moi ! » Je crois que la suggestion peut réaliser sur certains sujets un état psychique semblable, une impulsion instinctive aveugle et sans raison, vers l'acte suggéré. C'est une folie impulsive, passagère, que la suggestion a faite. Un honnête homme a pu commettre un acte monstrueux sous l'influence d'une impulsion créée par l'épilepsie ou la folie. La suggestion ne peut elle pas réaliser le même phénomène ? Un jour, je rencontrai dans un magasin une jeune dame fort intelligente, d'une honnêteté et d'une moralité parfaites, d'un caractère très doux. Elle était nerveuse et son mari l'hypnotisait souvent dans un but thérapeutique. Elle me dit : « Je n'ose pas vous regarder, je suis sûre que je dormirais ! » Je réponds : « Il est inutile que je vous regarde, vous dormez ! » Immédiatement, ses yeux se ferment et elle est en somnambulisme. Je prie son mari présent de lui faire une suggestion pour le réveil. Il lui fait celle de me tirer les oreilles. Je la réveille, me tenant à distance. Aussitôt elle vient droit sur moi et me tire les oreilles. « Pourquoi faites-vous cela ? » lui dis-je. — « Je ne sais, répond-elle. C'est une idée. Je ne me rends pas compte pourquoi je le fais. Mais je ne peux faire autrement. »—« C'est une suggestion de votre mari. Et s'il vous avait suggéré de me tuer avec un poignard ? » — « Je l'aurais fait, » dit-elle, d'un ton bref et sûr qui semblait bien affirmer que l'acte serait aussi net que la parole.

D'autres somnambules n'agissent pas avec cette brusquerie. Ce n'est pas une impulsion instinctive, c'est une idée délirante ou une hallucination qui commande l'acte ordonné. Je dis, par exemple, à l'un d'eux pendant son sommeil : « A votre réveil, vous irez voler mon porte-monnaie sur la table. » Le sujet accepte l'idée tout de suite ou seulement après des suggestions répétées. Au réveil, il accomplit le vol. Je lui demande : « Pourquoi avez-vous volé ? » — « C'est pour reprendre ce que vous devez. Je vous ai prêté de l'argent et vous n'avez pas voulu me le rendre. C'est une restitution, ce n'est pas un vol. » Ainsi, dans ce cas, je n'ai pas produit une perversion du sens moral : l'imagination facile du sujet a tourné la difficulté. Arrêtée par la suggestion morale préexistante, elle a suggéré elle-même au sujet un souvenir illusoire rétroactif, à la faveur duquel le vol devenait licite et la suggestion réalisable. Je dis au sujet endormi : « Voici un pistolet chargé. A votre réveil, vous tuerez cet homme. » Au réveil, il tire

sur lui. Pourquoi? L'autre l'a provoqué, l'a insulté! Il avait
son pistolet braqué sur lui. Lui n'a fait que se défendre!
Ici encore ce n'est pas une perversion instinctive, c'est une
hallucination qui a fait le crime! Hallucination que l'imagination du sujet, docile à la suggestion, a créée spontanément pour fournir à celle-ci un prétexte rationnel. D'ailleurs, cette hallucination, cette idée délirante nécessaire à
certains sujets pour l'accomplissemeut du crime, je puis
la créer, si l'auto-suggestion ne vient pas spontanément
me prêter son concours. Je puis lui dire : « Voici un homme
qui a séduit votre femme. Quand vous vous réveillerez,
vous vengerez votre honneur et vous le tuerez. »

On comprend d'ailleurs que chez les sujets dont le sens
moral est faible et la suggestibilité grande, l'imagination
n'a pas besoin de ces subterfuges. Le terrain est naturellement accessible aux idées criminelles. A ceux-ci on peut
suggérer directement qu'ils voleront pour le plaisir de
voler, qu'ils tueront pour le plaisir de tuer. On peut pervertir leurs instincts ; la conscience morale n'existe pas
pour rejeter la suggestion.

Une question à laquelle je ne puis répondre est celle-ci :
La suggestion peut-elle directement affaiblir et pervertir le
sens moral chez les sujets qui ont ce sens développé, et
provoquer ainsi directement l'accomplissement d'un acte
criminel ?

Mais je suis convaincu qu'un honnête homme peut commettre un crime, entraîné par un vertige impulsif ou
conduit par une idée délirante ou hallucination. N'est-ce
pas le mécanisme générateur de beaucoup de crimes? Ce
mécanisme psychologique, la suggestion peut le réaliser.

Les nihilistes, les anarchistes, les socialistes, les révolu-
tionnaires, les fanatiques de toute espèce, politique et
religieuse, ne deviennent-ils pas, en réalité, des criminels
par suggestion ? Et dans les jours d'effervescence populaire, lorsqu'on voit la foule, qui contient beaucoup de

braves gens individuellement, se ruer féroce et sanguinaire sur un pauvre diable inoffensif qu'une dénonciation malveillante désigne à sa vindicte, n'est-ce pas une suggestion collective ? Une idée se répand dans les foules, un simple mot : espion, traître, exploiteur du peuple ! Les cerveaux se montent. On s'entraîne, on se fanatise ! Personne ne songe à contrôler ! C'est une passion aveugle qui emporte les masses ! La brute est déchaînée !

On dira : « Ce n'est pas la suggestion hypnotique, et vos expériences, d'autre part, ne contiennent pas de preuves décisives. Vous avez fait commettre des simulacres de crimes et non des crimes. » C'est vrai et je m'engage à ne jamais faire d'expériences décisives.

Mais on dit encore : « Il n'y a pas un seul exemple certain de crime commis sous l'influence de la suggestion hypnotique. Parcourez les annales des tribunaux. Vous n'en trouverez pas. » C'est possible. Les criminels ne sont pas, en général, des hypnotiseurs et tous les hypnotiseurs ne sont pas des criminels. D'ailleurs, si un homme versé dans la question de l'hypnotisme avait abusé de son pouvoir pour suggérer un crime, il ne le dirait pas, et le suggestionné ne le saurait pas. La vérité est que la suggestion joue un rôle dans beaucoup de crimes.

On n'a pas compris ce fait parce qu'on a cru que la suggestion ne s'accomplit qu'à la faveur de l'hypnose et que l'hypnose est un sommeil qui ne s'obtient qu'à l'aide de manœuvres prolongées, passes ou fixation d'un objet brillant. Nous avons vu que l'hypnose existe sans sommeil, que la suggestion peut se faire à l'état de veille, que certaines personnes sont normalement très suggestibles : la parole seule suffit à réaliser chez elles de l'analgésie, de la catalepsie, des hallucinations, des actes. Toute idée introduite avec assurance dans leur cerveau, alors qu'elles l'acceptent et n'ont su se prémunir contre elle, toute idée imposée par surprise à leur cerveau impressionnable devient acte. Avec ces suggestibles, aucun sommeil, aucune manœuvre préliminaire n'est nécessaire : la suggestion se fait à leur insu et à l'insu parfois de celui qui les fait.

Un procès criminel se poursuit actuellement qui passionne l'opinion publique. Les idées que je viens d'exposer y trouvent leur application.

Le crime rappelle celui de Gabrielle Fenayrou, auquel j'ai fait allusion dans mon livre sur la suggestion : Voici une jeune fille élevée dans de bons principes et que tous s'accordaient à considérer comme honnête et douce. Elle se marie : les premières années sont heureuses. Elle paraît épouse dévouée et bonne mère. Un jeune homme, élève pharmacien chez son mari, s'empare de son imagination. Son mari, aux prises avec les difficultés de l'existence, la néglige : elle se donne à ce jeune homme. Plus tard le mari rumine des idées de vengeance contre ce jeune homme qui, après avoir séduit sa femme, a fondé un établissement rival qui prospère, tandis que le sien périclite. Pour assouvir sa vengeance, il captive de nouveau l'esprit de sa femme, lui persuade que son rival est cause de leur malheur, et lui insinue qu'il faut le tuer. Elle se laisse aller à cette suggestion. Docile, cédant aux menaces, elle donne rendez-vous à son ancien amant, sous prétexte de renouer des relations anciennes interrompues. Elle y va : chemin faisant, elle entre prier à la Madeleine; puis, froidement, sans émotion, elle conduit l'homme qu'elle a aimé à son mari qui l'assassine. Aucun remords, aucun regret n'agite sa conscience : elle ne paraît pas se douter de l'énormité de son crime.

Rien dans ses antécédents ne faisait prévoir cette perversité monstrueuse du sens moral. Devant le jury, sa maîtresse de pension affirme que c'était l'élève la plus docile, la mieux disciplinée. Un témoin a dit d'elle : « C'était une pâte molle, elle allait au vice aussi bien qu'à la vertu. » Traduit en langue psychologique : c'était un cerveau suggestible, elle était docile à toutes les suggestions. J'ajoute que le sens moral ne faisait pas contrepoids à sa suggestibilité excessive. C'était moins une perversion peut-être qu'une absence entière de sens moral : « c'était une imbécillité instinctive. »

Le cas de Gabrielle Bompard est sans doute analogue. Elle aussi est esclave de ses instincts ; le sens moral fait défaut. Elle peut être intelligente, mettre de la finesse et de l'habileté à accomplir les projets qu'elle a conçus, être spirituelle dans la conversation. Mais dépourvue de frein moral, livrée aux suggestions de ses instincts, sans volonté, sans initiative, elle ne sait pas se conduire : elle est conduite par l'entraînement de ses sens et la volonté des autres.

Encore enfant presque, elle attire des jeunes gens chez elle. Aujourd'hui, elle ne s'inquiète pas au souvenir de son crime : elle le raconte en riant, elle revoit sans émotion le théâtre où il s'est accompli, elle s'amuse de l'attention dont elle est l'objet ; elle joue à main chaude avec ses gardiens ; elle mange de bon cœur ; elle s'étonne qu'on la détienne en prison. Sa conscience morale ne lui reproche rien : elle n'existe pas.

Gabrielle Bompard est, de plus, éminemment suggestible : elle est certainement hypnotisable. Mais le sommeil provoqué n'est pas nécessaire pour éveiller sa suggestibilité : celle-ci est naturellement développée. Elle s'est donnée corps et âme à Eyraud, homme d'affaires vermoulu, beaucoup plus âgé, vivant d'expédients : elle qui est jeune, agréable, ayant une certaine intelligence, du piquant, et faite pour réussir dans le demi-monde, elle reste sous la domination d'un être qui l'exploite, qui la bat peut-être. Docile à ses suggestions, elle se laisse aller à lui amener l'huissier qu'il veut assassiner : elle assiste au meurtre, elle y collabore, elle aide à le ficeler, à coudre le sac où on met le cadavre ; elle passe la nuit avec ce cadavre. Aucun remords ne la poursuit. Elle suit son amant à travers les deux mondes, se laisse jeter par lui dans les bras de plusieurs personnes de rencontre. Finalement elle tombe dans ceux d'un homme intelligent qui s'intéresse à elle, qui la captive à son tour, qui obtient d'elle l'aveu de son crime, qui la décide facilement à se livrer naïvement à la Préfecture de police. Une scélérate habile, sachant se conduire, experte en l'art de tirer son épingle du jeu, n'aurait pas accepté cette dernière suggestion ! Sans doute, elle commence par effacer son rôle ; elle ne se charge pas d'abord : elle invente, dit-on, un homme à barbe blonde et lui endosse sa propre responsabilité. Elle ment effrontément, dit-on encore ! Elle change de version tous les jours ! Elle déroute la justice avec un art infernal ! Arguera-t-on de ces faits pour conclure que c'est une rouée, que c'est une habile ?

Mais plus tard, docile aux suggestions de l'interrogatoire, elle avoue son rôle : « elle a cousu le sac, elle a aidé à ficeler le cadavre comme un poulet. » Elle ne cherche plus à atténuer sa collaboration. Est-ce le fait d'une habile ?

Les suggestibles mentent souvent parce qu'ils sont les premiers dupes de leur imagination. Ils ajoutent à la vérité, de leur propre cru, ou en retranchent. Ce que l'imagination mue par l'intérêt, l'impression du moment, les idées que l'interrogatoire éveille en eux, leur suggère, ils le prennent pour des réalités. Il est possible que Gabrielle Bompard, poussée par l'interrogatoire dans un sens ou dans un autre, animée aussi par instants du désir d'effacer son rôle, crée dans son imagination des souvenirs illusoires qui s'imposent à elle, comme si c'était arrivé : qu'elle ajoute ainsi inconsciemment du faux au vrai et ne sache plus démêler elle-même la vérité vécue d'avec la vérité créée ou falsifiée par son imagination.

Ce n'est pas une simple vue de l'esprit. Vous avez vu combien il est facile de créer chez les suggestibles éveillés des souvenirs fictifs qui constituent ce que j'ai appelé des *hallucinations rétroactives* ; vous avez vu combien il est facile de créer des faux témoins de bonne foi.

Vous avez assisté à de nombreuses expériences qui le démontrent.

En voici une que j'ai relatée au Congrès international d'hypnotisme. Un jour, le Dr Semal (de Mons), me faisait l'honneur d'assister à ma clinique. Je suggérai à un sujet endormi que mon confrère était photographe et qu'il était venu la veille à 4 heures du soir faire sa photographie et lui avait donné deux francs. Au réveil, le sujet était convaincu : le Dr Semal était venu avec son appareil à photographie, etc. — Chose curieuse, parmi les malades de la salle, trois parfaitement éveillés, parfaitement sains d'esprit, affirmaient avoir été présents et avoir vu M. Semal prendre la photographie du malade en question. J'eus beau leur dire que cela n'était pas, que toute cette histoire n'était qu'une suggestion donnée à l'autre : leur conviction était faite. — En interrogeant individuellement chacun de ces suggestibles, il m'eût été facile d'amplifier ma suggestion par leur auto-suggestion, de leur faire ajouter des détails de leur propre cru.

Une erreur judiciaire récente, heureusement reconnue grâce à la généreuse initiative d'un homme de bien, le sénateur Marcou, montre que ces expériences n'ont pas qu'un intérêt purement théorique.

Trois Espagnols volent et assassinent le nommé Pradiès fermier du Petit-Condom, près de Narbonne. La femme Pradiès, venue au secours de son mari, blessa d'une canne à lance un des assassins et fut tuée par lui. Deux des meurtriés furent arrêtés : l'assassin de la femme restait à capturer. Pradiès donna son signalement : il est blond et gravé de la petite vérole : il doit porter la marque du coup d'épée donné par la victime. Le signalement est net.

Dans le public on accuse Borras, *dit* Joseph, cousin et

compatriote de l'un des assassins arrêtés. Son signalement ne répondait en rien à celui donné par Pradiès.

« La rumeur public, dit dans le *Temps* le sénateur Marcou, d'après laquelle le troisième Espagnol devait être Borras, avait pris naissance dans le commérage des femmes du Petit-Condom, dont quelques-unes entouraient le lit du malade. Elles ne cessaient de lui répéter ; on lui persuada que c'était Joseph. Les échos du dehors finirent par faire entrer dans sa tête cette malheureuse conviction. De ce moment, il ne cessa de dire que Joseph avait tué sa femme. C'est sous l'empire de cette influence que la confrontation de Borras eut lieu. « Il maintint son dire et expira peu de jours après. Les médecins, ajoute l'honorable sénateur, ont affirmé que Pradiès avait conservé sa lucidité jusqu'à sa mort. »

Le malheureux Borras fut condamné à mort. Sa peine fut commuée en celle des travaux forcés à perpétuité. Le véritable assassin fut découvert en Espagne. Borras, victime d'une erreur judiciaire, vient d'être grâcié après trois ans de bagne.

Ainsi l'opinion publique, agissant sur un cerveau, devenu peut-être plus impressionnable par la souffrance morale et physique, mais resté lucide jusqu'à sa mort, au dire des médecins, avait suggéré à ce cerveau un faux témoignage, effaçant une image réelle à cheveux blonds, à figure marquée de la petite vérole, pour y substituer une image autre. C'est une illusion sensorielle rétroactive créée par suggestion et s'imposant avec une vérité telle que le malheureux ne cessait de dire que c'était Joseph.

Certains sujets ont l'imagination si facile, qu'il suffit de la mettre en branle, pour qu'elle crée de toutes pièces une auto-suggestion de souvenir fictif.

Voici Henriette que vous connaissez. C'est une ancienne hystérique guérie depuis trois ans, par suggestion ; elle n'a plus aucune manifestation nerveuse. C'est une bonne et honnête fille. Conversez avec elle, interrogez-la! Vous ne trouverez absolument rien de particulier dans ses allures. Une commission de médecins aliénistes ne trouverait chez elle aucun indice de maladie mentale : elle est saine d'esprit. — Je la sais très suggestible, hypnotisable, hallucinable à l'état de veille. Je vais, faire sur elle une expérience que je n'ai jamais fait avec elle, ni devant elle. (Tout cela est dit en l'absence d'Henriette.)

Je la fais venir et je lui dis : « Henriette! Je vous ai rencontrée hier, place Stanislas! Vous étiez dans une singulière situation! Henriette! Qu'est-ce qui vous est arrivé, quand je vous ai vue? » Je répète la question en la regardant. Sa physionomie change d'expression : un souvenir s'y reflète ; elle rougit et dit : « Je n'ose pas le dire. » — J'insiste : « Dites-le » — « J'ai été battue, » me dit-elle à voix basse — « Par qui ? » — « Par un ouvrier. » — « Pourquoi ? » — Silence : elle est honteuse et ne veut avouer. — « Allons, dites-le-moi ? » Elle me dit dans l'oreille : « Je n'ai pas voulu aller avec lui.. » Je la regarde sévèrement : « Henriette ! Vous mentez ! vous voulez nous induire en erreur. Pourquoi vous a-t-il battue ? » Elle pâlit, devient confuse, se met à pleurer en se couvrant la figure : « Dites-moi ce que vous avez fait hier ? » — « J'ai voulu lui voler sa montre. » — « Et puis ? » « On m'a emmenée à la police ! » La pauvre fille est suffoquée de honte. J'efface le souvenir en disant : « Vous ne vous rappelez plus rien. » L'hallucination rétroactive est éteinte.

Sans doute il s'agit d'une personne très suggestible et dont l'imagination, entraînée par de nombreuses hypnotisations, transforme avec éclat les idées qui y naissent en images. Mais les criminels par suggestion sont aussi très suggestibles. Ces expériences ne sont-elles pas grosses de réflexions et d'enseignements ?

Dans les deux exemples de procès criminels que j'ai relatés, il s'agit de sujets dépourvus de sens moral, offrant un terrain favorable aux suggestions criminelles. On trouverait aisément des exemples de personnes honnêtes que la suggestion a poussé à des actes contraires à leur vraie nature. L'affaire Chambige est encore présente à tous les esprits: elle a vivement ému l'opinion et les débats n'ont pas éclairci le mystère.

Une jeune femme du meilleur monde et d'une moralité parfaite, adorant son mari et ses enfants, recevait chez elle un jeune homme, ami de sa famille, Chambige. Un jour, on la trouve dans un pavillon isolé de son jardin, nue, tuée par une balle, le corps souillé par un attentat. Chambige était à ses côtés, évanoui, blessé par un coup de pistolet. Revenu à lui, il raconta que la jeune femme, éperdument amoureuse, s'était donnée à lui à condition qu'ils ne survivraient ni l'un ni l'autre à son déshonneur. Il avait juré de la tuer et de se tuer ensuite.

Ce récit était-il vrai? Chambige l'affirmait avec un grand accent de franchise, qui a impressionné même ceux qui ne voulaient voir en lui qu'un vulgaire assassin. Beaucoup de personnes n'ont vu dans ce drame qu'un acte de folie amoureuse. On sait combien la passion peut égarer les natures les plus honnêtes.

Mon impression n'a pas été la même. Immédiatement avant ce drame terrible, alors que, suivant Chambige, le projet était convenu entre eux, la pauvre femme écrivait à je ne sais quelle personne de sa famille une lettre calme et sereine, elle y parlait de son intérieur, de ses enfants, même, je crois, de Chambige, en termes si simples, si naturels, qu'ils indiquaient une tranquillité d'esprit parfaite. La femme qui écrivait ainsi ne pouvait avoir conscience des événements qui se préparaient. Elle ne songeait ni à manquer à ses devoirs, ni à se faire tuer.

De l'avis de tous ceux qui l'ont connue, Mme Grille était la candeur même. Elevée dans des principes sévères de moralité dont sa famille lui donnait l'exemple, c'était la femme du devoir dévouée à son mari et à ses enfants, douce, timide, bonne, affectueuse, nullement passionnée. Elle était suggestible : un jour, en fixant une cuillère, elle était tombée en extase hypnotique. Elle n'aimait pas Chambige : elle le craignait. Je tiens ce détail de quelqu'un qui était lié avec sa famille, qui la connaissait fort bien elle-même, ainsi que son mari.

Comment expliquer ce drame mystérieux ? Chambige est-il un vulgaire assassin doublé d'un imposteur qui, après avoir lâchement violé et assassiné cette femme qui lui refusait ses faveurs, aurait inventé cette histoire pour attacher son nom à un roman conçu par son imagination malsaine, et poser devant ses contemporains en héros de tragédie amoureuse ? Je ne le crois pas non plus.

Chambige était, il est vrai, une imagination pervertie à l'école de ces jeunes psychologues décadents qui substituent la sensation au sentiment. Doué d'une intelligence vive, en imposant à ses camarades comme un esprit supérieur, pénétré lui-même de sa supériorité, avec cela, peu ou point de sens moral, Chambige avait soif de sensations et buvait sans scrupules à toutes les sources qui pouvait assouvir cette soif. Mais Chambige paraissait avoir la franchise de ses convictions : il raconte la scène avec une apparence de vérité et de sincérité : il produisit devant le jury non l'impression d'un imposteur qui viole, tue et calomnie une femme innocente, mais l'impression d'un homme franc, sans cœur et sans préjugés, étranger à toute sensibilité morale, suivant avec audace les impulsions de ses suggestions instinctives.

Il vit Mme Grille : il désira la posséder. Habitué à dominer parce qu'il avait de l'intelligence, de la volonté et de la décision, il ne tarda pas à prendre sur cet esprit faible un ascendant étrange. Cette pauvre femme ne l'aimait pas ; mais elle était dominée et fascinée par lui. En sa présence, elle ressentait je ne sais quel malaise indéfinissable, une vague terreur. De même qu'un jour, regardant une cuillère, elle était tombée en extase hypnotique, de même en présence de Chambige, troublée profondément par son regard, ses allures, peut-être ses déclarations, elle tombait en extase somnambulique ; elle perdait sa personnalité ; elle était en condition seconde. Chambige agissait vivement sur cette imagination facile, lui imposait une autre conscience. Alors elle était suggestible : il lui suggérait une passion malsaine : il lui suggérait une excitation sensuelle ; les facultés de raison avaient abdiqué : elle ne pouvait résister. Chambige faisait de la suggestion sans le savoir : il pouvait croire qu'elle l'aimait de bonne foi ; il ne savait pas que cette folie amoureuse suggestive n'existait qu'à la faveur d'un état de conscience nouveau que son ascendant provoquait à son insu sur cette imagination délirante. L'être conscient normal ne l'aimait pas : l'être subsconscient faussé l'aimait.

Revenue à sa conscience normale, Mme Grille ne se souvenait de rien. Ainsi le matin du crime, quand la pauvre victime écrivait sa lettre, elle ne savait pas ce qui allait se passer : son esprit était calme. Un instant après, Chambige a pu la suggestionner, l'entraîner au pavillon, implanter dans son imagination une passion folle, dans ses sens une excitation irrésistible. Si la pauvre femme a fait promettre à son séducteur de la tuer pour ne pas survivre à son déshonneur, c'est le sens moral survivant dans son nouvel état de conscience comme une suggestion ancienne, héréditaire ou par éducation, qui ne pouvait être déracinée : c'est sa vraie conscience morale indestructible qui pouvait être dominée, mais non éteinte dans son état somnambulique. Mais la suggestion possède son être physique et moral : la passion suggérée l'emporte, irrésistible. Ce n'est plus elle-même !

Telle me paraît être, éclairée par la doctrine de la suggestion, comme je la conçois, la psychologie de ce drame

mystérieux ! Il la connaissait bien, l'honnête homme qui lui a donné son nom quand il disait : Vivante ou consciente, elle n'eût jamais été à lui !

On sait avec quelle facilité chez certains sujets se constitue spontanément ce second état, qui n'est autre chose qu'un état de somnambulisme ou de vie somnambulique. Ce qui caractérise le somnambulisme, je ne cesse de vous le dire, ce n'est pas le sommeil ; il y a une veille somnambulique : la conscience existe ; mais c'est un autre état de conscience dans lequel les facultés de raison sont amoindries ou absentes, et les facultés d'imagination, l'automatisme idéo-dynamique, dominent la scène. Le sujet n'est plus lui-même.

Voyez la somnambule Félida, si bien étudiée par le Dr Azam. Dans son état normal, le caractère est sérieux, triste. Félida se préoccupe de son état maladif : la parole est rare, les sentiments affectifs peu développés, au moins en apparence ; la volonté est très arrêtée ; le travail acharné ; il y a indifférence pour tout ce qui n'est pas en rapport avec le mal dont elle souffre. Dans le second état, le caractère est vif, gai, enjoué ; la physionomie est mobile et souriante. Toutes les facultés paraissent plus développées ; l'imagination et les sentiments affectifs sont surexcités ; la volonté est moins arrêtée. Dans cet état, Félida se laisse séduire par un homme qui l'a épousée depuis ; elle devient grosse et parle de sa situation sans inquiétude et sans tristesse, tandis que quelque temps après, se trouvant dans l'état de condition première, elle éprouve, quand on lui apprend sa grossesse qu'elle ignorait alors, une commotion nerveuse avec crises convulsives.

Rappelons encore le cas signalé par le Dr Bellanger [1] :

[1] Bellanger. *Le magnétisme et chimères de cette science occulte*, par le Dr Bellanger, Paris, 1854, chap. XI, p. 207 et 293. — Observ. relatée par Gilles de la Tourette dans son livre : *De l'Hypnotisme et des états analogues*.

Une jeune fille de bonne famille, fort intelligente, d'un caractère doux et affectueux, fut hypnotisée par un jeune médecin pour des crises d'hystérie. Chaque crise était ainsi transformée en accès de somnambulisme. Pendant un de ces accès, elle fit à son médecin l'aveu de l'amour qu'elle ressentait pour lui ; elle s'était mariée contre son gré. Le Dr X... devint l'amant de Mme de B... pendant, bien entendu, le seul état somnambulique.

Dans son état normal, elle n'avait souvenir de rien. Devenue enceinte, elle n'eut aucun soupçon de sa grossesse, n'ayant plus eu de rapports avec son mari depuis un an et sûre de n'avoir pas manqué à ses devoirs. Elle attribuait ses malaises à une maladie insolite. Dans le somnambulisme seul, elle savait ce qu'il en était et ne s'inquiétait pas trop de la situation. Quand finalement la malheureuse femme découvrit la nature de son mal, l'anxiété fut extrême ; sa tête s'égara ; elle crut aux esprits, aux maléfices. Au terme de sa grossesse, l'aliénation fut complète et nécessita son transport dans une maison de santé.

« Mme de B..., dit le Dr Bellanger, fut toujours innocente : la somnambule seule fut coupable. Elle guérit toutefois : ses attaques disparurent. Elle ne revit que quelques années plus tard le Dr X... et ne soupçonna jamais qu'il avait été le héros de l'aventure dont elle avait été la victime. »

Ces exemples montrent que la vie somnambulique naturelle ou provoquée modifie les penchants, les instincts, le caractère, diminue la résistance morale et engendre des actes que la vie normale ignore ou réprouve. Une femme de mœurs irréprochables et qui résiste aux tentations mauvaises dans les conditions ordinaires peut succomber en condition seconde.

Voici encore un exemple de double personnalité que M. Proust vient de communiquer à l'Académie des sciences morales et politiques. Il concerne un avocat de trente-trois ans, d'une intelligence très vive, mais hystérique ; il est très hypnotisable. Un bruit un peu fort, un coup de sifflet, le reflet d'une glace frappant ses yeux, et il tombe dans un sommeil hypnotique. Un jour, il plaide : le président le fixe : il s'arrête court et s'endort. Souvent dans ces conditions, il présente le phénomène de la double personnalité : il oublie son existence passée et entre dans une condition seconde ; il va, vient, monte en chemin de fer, fait des visites, achète, joue. Puis quand subitement, par une sorte de changement d'état, il revient à sa condition première, il ignore absolument ce qu'il a fait pendant les jours qui viennent de s'écouler. Un jour, après une altercation avec son beau-père, il a une crise qui fait apparaître la seconde personnalité. Trois semaines après, on le retrouve dans la Haute-Marne ; on a su qu'il était allé chez un curé qui l'avait trouvé bizarre, qu'il était allé rendre visite à un de ses oncles, évêque *in partibus*, et que là, il aurait brisé plusieurs objets, déchiré des livres et même des manuscrits de son oncle. On a appris qu'il avait contracté 500 francs de dettes, qu'il avait été traduit devant le tribunal de Vassy pour escroquerie et condamné par défaut. Une autre fois, il fut de nouveau inculpé d'escroquerie. Il avait emprunté quelques francs à un employé du palais de justice en se targuant d'une qualité imaginaire. Tous ces souvenirs, effacés dans l'état normal, redevenaient conscients dans l'état de somnambulisme provoqué.

Ces états variables de conscience sont peut-être plus fréquents qu'on ne se l'imagine ; ils peuvent être méconnus. Ils ne sont reconnus comme anomalie pathologique que lorsqu'il y a amnésie complète de l'un à l'autre, lorsque *le* sujet ignore ce qu'il a fait pendant une certaine période de son existence. Mais l'amnésie est-elle constante? Nous avons vu que les faits de la vie somnambulique provoquée ne sont pas toujours effacés du souvenir ; l'amnésie peut être incomplète ou passagère, elle peut faire défaut. N'en peut-il être de même pour les faits de la vie somnambulique spontanée ou condition seconde? Et si le souvenir est conservé, le diagnostic est difficile : l'idée de somnambulisme ne vient pas à l'esprit. Nous connaissons tous des personnes dont la vie est pleine d'inconséquences et de contradictions. Tel est, par exemple, d'une conduite irréprochable : caractère timide, réservé dans ses allures, sensé et ordonné dans ses actes ; tout paraît dénoter chez lui un équilibre moral et intellectuel parfait. Puis, de temps en temps, l'humeur se modifie, il devient capricieux, extravagant, se laisse aller au gré de ses instincts, commet des actes répréhensibles. Cela dure un certain temps : puis l'état normal reparaît. C'est un vicieux par intermittences. Tous les degrés peuvent exister d'ailleurs de conscience modifiée, depuis un simple changement d'humeur perceptible seulement pour l'entourage intime, jusqu'à la transformation complète de l'être moral. Cette transformation peut constituer une véritable maladie mentale : la mélancolie périodique, la dipsomanie intermittente, la folie passagère, toutes les maladies mentales à répétition ne sont en réalité que des états de conscience modifiée. Les degrés extrêmes seulement frappent notre attention : les degrés légers nous échappent et nous attribuons à l'humeur capricieuse des sujets ce qui peut être dû à un état maladif de la conscience.

Vous avez vu avec quelle facilité chez certains hypnotisables la suggestion réalise ces modifications psychiques. On produit alternativement la gaîté et la tristesse, l'humeur calme ou irascible, l'esprit d'obéissance ou d'insubordination, l'affection ou la haine. Les actes et les allures du sujet peuvent se conformer aux penchants psychiques suggérés.

Un publiciste distingué, M. Henri de Parville, auquel nulle question scientifique n'est étrangère, a compris ce sujet avec sa sagacité habituelle : « L'état spontané d'automatisme et de dédoublement de la conscience, dit-il, n'est sans doute pas aussi rare que l'on serait tenté de le penser tout d'abord. En cherchant bien, on en trouverait des traces dans beaucoup de circonstances. Quelquefois, il finit par se produire par entraînement hypnotique. En tous cas, il est assez facile à déterminer artificiellement chez les personnes prédisposées. Ainsi nous suivons de près depuis trois ans deux sujets, un jeune homme et une femme, chez lesquels l'état de conscience varie avec une rapidité vraiment incroyable.

« Le jeune homme a vingt-cinq ans : il suffit d'un coup d'œil pour le transformer complètement. D'habitude il est triste, doux, calme, timide, impressionnable, au point de ne pouvoir prendre dans ses mains un poisson vivant ou ramasser un ver de terre. Subitement il devient gai, hardi, entreprenant. On lui présente un ver, il le saisit, le regarde avec complaisance, etc. On le ramène dans son premier état, en lui touchant le front. Il voit le ver et s'en écarte : « Mais vous l'avez eu dans votre main, il y a un instant, » lui dit-on. Il réplique : « Quelle plaisanterie. Je les ai en horreur et je n'y toucherais pas pour tout l'or du monde. » Il a tout oublié. Un regard et il ramasse le ver librement, sans aucune suggestion.

« La femme est voisine de la quarantaine, intelligente et forte, mais très hypnotisable. Elevée dans un milieu honnête et très respectable, elle est ordinairement très réservée et presque prude. On appuie sur les globes oculaires ; immédiatement se révèle une toute autre personnalité. On peut parler librement devant elle, sans qu'elle se formalise, elle rit, répond aux plaisanteries et ne s'en émeut point. Une seconde après, dans sa condition normale, elle se fâcherait très sérieusement. Le curieux, c'est qu'avec un peu d'entraînement, je suis parvenu à la faire passer d'un état dans l'autre, successivement, un nombre indéterminé de fois en moins d'un quart d'heure, de sorte que l'on peut poursuivre une conversation entière comme avec deux personnes distinctes. En quelques secondes, les personnalités se succèdent sans qu'elles en aient la moindre conscience. Mme X... se double d'une Mme Y... et Mmes X... et Y... soutiennent la conversation chacune pour leur compte, comme si elles existaient séparément, l'une ignorant complètement l'existence de l'autre. Il en résulte une discussion à bâtons rompus souvent fort amusante. Chaque personnalité conserve nettement son indépendance et malgré le changement d'état ne perd pas le fil de la conversation : tout se suit et s'enchaîne sans lacune, sans la plus petite absence de mémoire et sans que le sujet manifeste le moindre étonnement. Ces transformations rapides et successives sont extrêmement saisissantes. »

Ces expériences sont faciles à répéter chez beaucoup de somnambules ; elles réalisent artificiellement ce qui se fait spontanément dans les faits relatés de double conscience ou double personnalité. L'hypnose ne crée rien de nouveau ; elle démontre les phénomènes psychologiques tels qu'ils peuvent spontanément se produire.

Des suggestions criminelles peuvent-elles naître ou être provoquées à la faveur de l'état de conscience modifiée ? Cela ne me paraît pas douteux.

Les faits que je viens d'exposer suffisent-ils à établir que la doctrine de la suggestion bien conçue peut apporter des lumières à la justice ? Et cette étude ne s'impose-t-elle pas aux magistrats, aux moralistes, aux criminalistes, aux philosophes, à tous ceux dont l'esprit libre sait se dégager des idées préconçues et qu'anime la seule passion de la vraie vérité, de la vraie justice ?

La suggestion est dans tout ; elle conduit beaucoup de nos actes ; et si l'on veut donner à ce mot sa signification la plus large et la plus vraie, on peut dire que dans toutes les actions, bonnes ou mauvaises, la suggestion joue un rôle. Les plus grands criminels ne sont pas toujours les plus coupables. Troppmann n'était peut-être que la victime irresponsable d'une auto-suggestion. Je fais bondir parfois les magistrats, quand je leur dis cela. Et cependant voilà un garçon qui, sans avoir commis auparavant d'actes bien répréhensibles, sans antécédents bien mauvais, pour son premier crime, pour son crime d'essai, accomplit cette chose inouïe, horriblement monstrueuse, de préméditer et de préparer avec une habileté extraordinaire, de longue main, et de perpétrer l'assassinat d'une famille entière de sept ou huit personnes. Il attire le père dans une forêt de l'Alsace, l'empoisonne avec l'acide prussique et l'enterre : il creuse une fosse dans un champ de Pantin, y attire le fils aîné, l'assomme et l'enterre ; il creuse une fosse pour la mère et quatre ou cinq enfants, les y attire aussi, les tue à coups de pioche et les jette pêle-mêle dans la fosse. Il veut gagner l'Amérique, se faire passer pour le père qu'il a assassiné et par je ne sais quelle combinaison réaliser la modeste fortune de cette famille exterminée. Quelle ingéniosité extrême, quelle série de crimes épouvantables pour un bénéfice aléatoire, alors qu'avec cette intelligence, cette audace, il eût pu réaliser un crime simple, plus facile, plus lucratif ! Ce n'était pas, quand on le vit, l'homme aux proportions gigantesques qu'on aurait supposé ! C'était un pauvre sire : ni son physique ni sa trempe morale ne semblaient l'avoir prédestiné à l'acte infernal dont il était l'auteur. L'idée d'un pareil crime peut-elle germer dans un cerveau sain ? Seul un monstre moral peut la concevoir et la réaliser ! Un monstre est un être pathologique. On disait que l'idée d'un crime analogue était exposée dans un roman de Ponson du Terrail, que l'assassin avait lu ! Est-ce de ce livre, est-ce d'ailleurs que cette idée a pris naissance dans ce pauvre cerveau ? Ne s'est-elle pas imposée comme une obsession, comme une auto-suggestion irrésistible, contre laquelle la raison a peut-être lutté, sans pouvoir l'expulser? Comme une tumeur maligne qui évolue dans un organe, cette conception monstrueuse morbide s'est implantée dans son cerveau, a pris possession de lui, de même que chez d'autres s'implante sans raison l'idée fixe du suicide; et par une évolution fatale, elle a armé son bras et l'a conduit à réaliser brutalement cette chose infernale! Je n'affirme pas que telle soit la vérité, je l'ignore! Mais je dis que cela est possible.

Eût-il révélé déjà par sa conduite antérieure la perversité de ses instincts, je ne formulerais pas encore un jugement certain. Quand je vois deux enfants élevés ensemble, soumis à la même éducation, vivant dans le même milieu, l'un manifester de bonne heure des instincts d'honnêteté et de moralité qui guideront tous les actes de son existence, l'autre s'affirmer d'emblée comme un vaurien sourd à toutes les exhortations, qui n'obéit qu'à ses impulsions mauvaises et sera toute sa vie un malfaiteur, quand je suis ces deux natures depuis leur naissance, je me demande si leur évolution morale n'était pas dans l'œuf, comme leur évolution physique! Et je me dis : Où est la responsabilité? Quand je suis en présence d'un criminel, je me demande quelle était à l'origine la conformation native de son être moral? Quelle part revient au terrain, à l'organisation, à la suggestibilité héréditaire? Quelle part revient aux suggestions de l'éducation, du milieu, des lectures, des rêves, des personnes en contact avec lui, des événements de la vie? Quelle était sa capacité de résistance? Quelle part reste-t-il au libre arbitre? Quel est le degré de responsabilité?

Je ne prétends pas désarmer la société. Elle a le droit de se défendre! Elle a le droit, dans l'intérêt de sa conservation, d'anéantir ou de rendre inoffensifs les éléments dangereux! Elle peut et doit recourir à des mesures de préservation sociale! Elle peut se garantir et par des exemples salutaires, par la crainte du châtiment, faire aussi de la suggestion utile! Mais peut-elle toujours juger en connaissance de cause? Appelé à me prononcer sur la culpabilité réelle d'un criminel, j'avoue que souvent, en mon âme et conscience, je ne pourrais formuler un verdict; les éléments d'appréciation me feraient défaut pour résoudre cette grave question. Je ferais de la justice humaine et ce n'est pas toujours la justice!

LEÇON IX

Après avoir, dans les leçons qui précèdent, essayé de
donner une conception aussi nette que possible de l'hypnotisme et de la suggestion, après avoir décrit succinctement
les principaux phénomènes qu'on peut réaliser dans cet
état, je veux aborder une dernière question : celle des relations de l'hypnotisme avec l'hystérie.

L'école de la Salpêtrière a cru pouvoir assimiler l'hystérie à l'hypnotisme. Les hystériques seules ou au moins
les candidats à l'hystérie seuls seraient hypnotisables ;
l'hypnose ne serait qu'une des formes de l'hystérie ; elle
sert même à déceler l'hystérie latente ; elle peut la réveiller.
Il existe un grand hypnotisme et de petits états frustes.
Avant les travaux de la Salpêtrière, l'hystérie comme
l'hypnotisme n'étaient qu'un chaos, amalgame de phénomènes mal étudiés, mal coordonnés. L'école de la Salpêtrière a introduit de l'ordre dans ce chaos, créé par une
observation rigoureuse la succession et la subordination
des divers phénomènes ; elle a établi des phases ou périodes
diverses qui se déroulent dans un ordre régulier et dont
l'évolution cyclique constitue le tableau de la grande hystérie classique, du grand hypnotisme classique.

Cette conception des phénomènes ne me paraît pas conforme aux faits. Rien n'est moins vrai que cette assertion : les hystériques seuls sont hypnotisables. J'ai montré que dans un service d'hôpital où le médecin a une autorité sur les malades, où ceux-ci peuvent subir plus aisément l'influence de l'atmosphère suggestive, c'est-à-dire être entraînés par l'exemple, presque tous les sujets sont hypnotisables en sommeil profond, beaucoup avec hallucinabilité et amnésie au réveil, les hystériques pas plus que les autres. Sans doute, les hystéries franches, avec strangulation, grandes crises, anesthésie, etc., sont le plus souvent très suggestibles ; mais les neurasthéniques sans crises le sont souvent fort peu. C'est chez eux qu'on trouve le plus d'échecs ; plus la neurasthénie se rapproche de l'hypocondrie, plus l'imagination est obsédée par des sensations et des idées qui s'y sont incarnées de longue date, en d'autres termes, plus l'auto-suggestion domine le cerveau, moins, en général, la suggestion d'autrui a prise sur lui. Si les hystériques franches sont plus impressionnables, c'est peut-être parce que leurs sensations et leurs idées sont moins fixes que chez les neurasthéniques ; elles sont mobiles, variables, fugitives ; les hystériques acceptent les impressions suggérées par les autres aussi bien que celles suggérées par leur organisme ; elles ne sont pas obsédées par des impressions personnelles aussi persistantes. L'auto-suggestion, chez elles, n'est pas enracinée au point de fermer le sensorium à toute suggestion étrangère.

On peut dire avec le professeur Forel : « C'est avec le cerveau qu'on opère pour réaliser des phénomènes hypnotiques, et les cerveaux sont d'autant plus faciles à impressionner qu'ils sont plus sains. » Les soldats, les ouvriers, les paysans, les gens sérieux qui savent se laisser aller sans résistance, sans esprit d'analyse, sans arrière-pensée de contre-suggestion, sont en général faciles à hypnotiser ; tandis que les raffinés, les nerveux, les femmes qui ne savent pas se concentrer et dont l'esprit est agité, le sont parfois plus difficilement, à moins qu'ils ne soient particulièrement impressionnables, c'est-à-dire susceptibles de recevoir de l'opérateur une impression profonde qui domine et neutralise leur esprit de critique ou de contradiction. Mais cette impressionnabilité psychique n'est pas de l'hystérie. Ou bien il faudrait conclure que tous les malades qui entrent dans mon service sont des hystériques latents.

Nous avons vu que les diverses phases du grand hypnotisme, telles que la Salpêtrière les a décrites, n'existent pas. Ce sont des phases obtenues par suggestion ; c'est une névrose hypnotique suggérée. Ni M. Liébeault, ni M. Delbœuf, ni M. Forel, ni M. Moll, ni M. von Renterghem et von Eden, ni M. Wetterstrand ne les ont constatées.

L'attaque de grande hystérie comprendrait quatre périodes. La première, quelquefois précédée de prodromes, est la période épileptoïde qui dure deux à cinq minutes : perte de connaissance, phase tonique avec mouvements pendant quinze secondes, phase tonique avec immobilité tétanique pendant quinze secondes, phase clonique avec oscillations rapides et brèves des membres tétanisés pendant trente secondes, puis résolution, stertor pendant [un temps variable ; toute cette période simule une attaque d'épilepsie.

La seconde période est celle des contorsions et des grands mouvements, elle dure de une à trois minutes : ce sont des convulsions cloniques avec mouvements très étendus et très désordonnés : flexion, extension, arc de cercle, attitudes illogiques.

La troisième période est celle des attitudes passionnelles ou poses plastiques, elle dure de cinq à quinze minutes. C'est un délire ; la malade vit son délire : le regard fixe exprime tantôt la joie, tantôt la crainte, tantôt le cynisme ; elle décrit des scènes d'amour, voit des fleurs, raconte une scène d'assassinat ; il y a anesthésie, hallucination ; le souvenir des hallucinations est conservé.

La quatrième période, période de prolongation ou d'hallucinations, peut se prolonger de quelques minutes à quelques heures ou même quelques jours. La malade voit, par exemple, des animaux, rats, serpents, vipères ; elle est gaie, triste, furieuse, religieuse ou obscène ; elle voit et entend ; mais les perceptions du monde extérieur sont mal interprétées, engendrent des illusions qui entretiennent le délire avec les hallucinations.

Tous ces phénomènes, bien observés et bien décrits dans le livre de M. Richer, existent dans l'hystérie et peuvent se succéder dans l'ordre indiqué. Mais cette succession de phénomènes dans un ordre régulier est-elle assez fréquente, assez constante pour constituer le type classique et complet de la grande hystérie ? Je n'oserais l'affirmer. J'ai observé comme tous les médecins toutes ces manifestations diverses, attaques épileptoïdes, grands mouvements, délire, hallucinations, etc., mais je n'ai pas observé cette régularité de phases successives ; et je ne crois pas que, en dehors de la Salpêtrière, on l'ait observée. Quand on a vu combien les hystériques sont suggestibles, même pendant leurs accès, combien elles réalisent facilement les phénomènes qu'on attend ou qu'elles ont vu se produire sur d'autres, on ne peut s'empêcher de penser que l'imitation, agissant par auto-suggestion, joue un grand rôle dans la genèse des manifestations. Une hystérique qui a assisté à de grandes crises développées sur d'autres, répétera avec précision la succession des phénomènes qu'elle a vus, surtout si elle sent l'attention dirigée sur elle, et si elle sait que l'observateur attend ces phénomènes dans un certain ordre. Une fois qu'elle a réalisé sa crise complète, que son système nerveux cérébro-spinal s'est assimilé, si je puis ainsi dire, le mécanisme de cet appareil symptomatique complexe, elle le reproduira volontiers sous l'influence de la moindre excitation physique ou psychique. Je crois donc que l'attaque de grande hystérie que la Salpêtrière donne comme classique, se déroulant en phases nettes et précises, comme un chapelet hystérique, est une hystérie de culture.

Ce que je dis, je le démontre chez beaucoup de nos hystériques. En voici un exemple : Le 10 juin 1890, pendant la visite, je trouve une jeune fille qui venait d'entrer, hystérique depuis deux ans ; je la trouve en pleine crise, la tête renversée en arrière, le corps incurvé en pleurosthotonos, la contracture alternant avec des contorsions et des grands mouvements, la respiration haletante. Après avoir assisté pendant trois minutes à cette scène, je dis que la malade va entrer dans une nouvelle phase, qu'elle va voir des hommes qui se battent, des brigands qui vont mettre le feu à la maison, etc. C'est une phase d'hallucinations tristes. Bientôt, en effet, sa face exprime la terreur, la malade se cache dans les draps, jette des cris. Alors je dis qu'elle va assister à une scène amusante ; des hommes ivres qui dansent, des diablotins qui vont la chatouiller au cou et la faire rire. En effet, sa figure change d'expression, regarde avec étonnement, est agitée par les grimaces d'un rire provoqué. Cela fait, je provoque par suggestion une nouvelle phase avec contorsions et grands mouvements, au milieu de laquelle j'arrête brusquement la crise en touchant le front et disant : « Il suffit de toucher ce point pour que la malade se réveille. » Elle n'avait souvenir de rien.

Je voyais cette hystérique pour la première fois ; elle ne me connaissait pas ; elle n'avait jamais assisté à aucune expérience de suggestion. Tout cela s'est réalisé de la façon la plus simple, la plus ingénue du monde. J'ai fait évoluer la crise dans le sens que j'ai voulu ; j'ai exécuté sur cet appareil nerveux impressionnable une série de variations psycho et névropathiques, telles que mon esprit les improvisait.

L'hystérique franche est en effet un être éminemment

suggestible. On n'a pas tenu compte de ce fait en l'étudiant; on a créé ainsi de toutes pièces des symptômes qui n'ont que par suggestion le caractère de précision qu'on leur attribue.

Telles me paraissent être, par exemple, les zones hystérogènes. La région ovarienne est considérée comme la zone de prédilection ; elle serait souvent le point de départ de l'aura. En pressant cette région en un point déterminé par l'intersection de la ligne horizontale des épines iliaques antérieures et supérieures et de la ligne perpendiculaire qui limite latéralement l'épigastre, on déterminerait une vive douleur avec irradiations vers le creux épigastrique, quelquefois sensation de globe hystérique, et strangulation, qui peut dégénérer en vraie attaque convulsive.

Certainement le fait est exact; mais la localisation précise à la région ovarique de l'aura douloureuse me paraît exagérée. M. Féré aurait même constaté deux fois pendant la grossesse un déplacement des points douloureux dits ovariens qui subissaient un mouvement d'ascension proportionnel au développement de l'utérus gravide et, après l'accouchement, il aurait constaté la descente des mêmes points douloureux encore proportionnelle à l'involution utérine.

Voici ce que j'ai toujours observé chez les hystériques. Elles présentent en général une douleur abdominale très vive spontanée ou à la pression, soit d'un côté, soit des deux, ordinairement prédominante d'un côté. Cette douleur est en effet souvent plus vive à la partie inférieure de l'abdomen. D'autres fois, moins souvent peut-être, c'est à la partie supérieure et même au niveau des dernières côtes qu'elle a son maximum d'intensité. Elle est d'ordinaire assez diffuse dans l'abdomen et rarement localisée dans un point. Si on comprime cette région douloureuse, la douleur s'exagère et peut engendrer les phénomènes de l'aura plus ou moins développés jusqu'à l'attaque complète. Quelle que soit la partie de la région douloureuse qu'on comprime, les mêmes phénomènes se manifestent ; je n'ai pas constaté que le point ovarique fût plus hystérogène que les régions avoisinantes. Pour peu que l'abdomen soit un peu sensible chez les hystériques, et alors même qu'il ne l'est pas spontanément, on peut chez la plupart créer des points hystérogènes *ad libitum*. Je fais souvent l'expérience suivante sur les hystériques qui entrent dans mon service ; elles se plaignent d'une douleur abdominale. Je leur dis : « Je vais toucher l'endroit qui vous fait mal, » et je comprime la région sus-ombilicale en disant : « Là est la douleur. » Le sujet en effet pousse des cris, accuse une sensation très vive avec irradiations épigastriques, oppression, injection de la face. Si j'insiste, une ébauche de crise ou une crise complète peut éclater. Je touche alors le point ovarique en disant aux assistants : « Ici je peux presser aussi fort que je veux ; voyez : il n'y a pas de douleur. » Et en effet, je comprime profondément ; le sujet ne manifeste rien. D'autres fois, c'est au niveau des derniers espaces intercostaux que je crée la zone hystérogène. Enfin chez les hommes hystériques ou névropathes, j'ai l'habitude de créer aussi par suggestion une pseudo-ovarialgie qui éveille par compression une série de symptômes hystériformes. Je ne voudrais pas conclure que l'ovaire ne puisse être le point de départ de l'hystérie, ni que la région ovarique ne puisse être particulièrement douloureuse et hystérogène, j'affirme seulement que son rôle a été exagéré et que l'ovarialgie nettement localisée peut être dans certains cas un phénomène de suggestion médicale.

Outre l'ovaire, on a décrit d'autres zones hystérogènes, sur le tronc, au niveau du sternum, vers l'un des espaces intercostaux, au voisinage du sternum, au-dessous de l'extrémité externe de la clavicule, au-dessous des seins, dans les glandes mammaires, sur certaines apophyses épineuses cervicales et dorsales, ou leurs gouttières, à la partie centrale des flancs, au pli de l'aine sur la tête, aux membres, au pli du coude, au creux poplité, aux malléoles, etc. Ces zones, variables chez les divers individus, sont, comme on voit, excessivement nombreuses. La vérité est qu'elles n'ont rien de précis. Les hystériques ont des points douloureux ou des hyperesthésies diffuses ; et la pression de toute région douloureuse chez les hystériques peut réveiller des manifestations hystériques. De plus, on peut chez la plupart créer des points douloureux à volonté. Je presse un point quelconque du corps en disant : « Ici vous n'avez pas mal. » Le sujet n'exprime rien. Je presse un autre point en disant : « Ici vous avez très mal. » Le sujet pousse un cri, se renverse en arrière et peut réaliser l'aura, la constriction épigastrique, la boule et quelquefois la crise complète. On peut créer chez beaucoup d'hystériques des zones hystérogènes suggestives, comme on peut créer chez les hypnotisables des zones hypnogènes suggestives.

On ne saurait croire combien chez les névropathes et les hystériques on est exposé à faire de la suggestion inconsciente ; on crée des névralgies, on crée des zones hystérogènes, des zones hypnogènes, on crée de l'anesthésie, on crée même des antécédents morbides illusoires, on extériore sur le malade ses propres conceptions, on fabrique une observation avec les idées préconçues qu'on a dans l'esprit ; car le cerveau des névropathes souvent suggestible et malléable à l'excès, traduit en sensations réelles ou en souvenirs toutes les impressions qu'on y dépose. Vous avez vu dans mon service ce jeune homme atteint de névrasthénie consécutive à l'influenza ; il est très suggestible et hypnotisable. La première fois que je l'ai vu, je lui ai dit : « Vous allez dormir. » Immédiatement ses paupières se sont closes, agitées d'un mouvement vibratoire ; il était en sommeil profond avec anesthésie, hallucinabilité, amnésie au réveil. Vous avez vu qu'à l'état de veille je puis créer chez lui des points douloureux à volonté, je puis en l'interrogeant créer facilement des antécédents nerveux ; je lui fais dire qu'il y a dix ans, il est tombé d'une échelle, s'est foulé le pied, est resté quatre semaines couché dans son lit, qu'à la suite il a eu une hyperesthésie dans les deux membres inférieurs, des douleurs articulaires dans les bras. Tout cela, il le confirme et le lendemain, il me le raconte spontanément, sûr que c'est arrivé. J'ai fait de la suggestion volontaire ; j'aurais pu, si je ne connaissais le terrain, faire de la suggestion inconsciente et créer sans m'en douter un type morbide préétabli dans mon esprit.

La zone hystérogène ovarique peut réveiller par sa compression des crises hystériques ; elle peut aussi, d'après les auteurs, lorsqu'on la comprime pendant la crise, enrayer celle-ci. La compression de l'ovaire arrête parfois l'hystérie. Cependant cela ne réussit pas toujours. J'ai eu souvent recours à ce procédé sans succès ; je suis tenté de croire que la suggestion joue un rôle dans les résultats heureux de cette compression ; elle réussit lorsque le sujet sait pour l'avoir entendu dire ou lorsqu'il devine qu'elle doit avoir pour but d'enrayer la convulsion. Ce que je puis affirmer c'est que les crises d'hystérie les plus violentes peuvent toujours ou presque toujours être arrêtées par la simple suggestion verbale ; car les hystériques ne perdent jamais ou presque jamais conscience ; ils sont, comme les hypnotisés, toujours en rapport avec le monde extérieur ; ils restent suggestibles pendant leurs crises. Même pendant l'attaque épileptoïde, alors qu'ils ressemblent à de vrais épileptiques, je ne sais si leur conscience est abolie. Ils ne se mordent pas la langue ; ils ne se blessent pas en tombant, ils ne se laissent pas brûler par le feu, en convulsionnant devant une cheminée, comme les vrais épileptiques. Alors même que, l'accès terminé, ils disent n'avoir aucun souvenir de ce qui s'est passé, j'arrive en général, sans les endormir, par simple suggestion, à l'état de veille, en concentrant leur attention pendant quelques minutes, à ré-

veiller en eux le souvenir de tous les incidents de l'accès.
Voici un exemple : En novembre dernier, vous avez vu
dans mon service une femme qui avait des crises mal
définies. Un jour, elle en eut une dans la salle que la sœur
et les personnes présentes crurent être épileptiforme :
aura prémonitoire caractérisée par une douleur s'irradiant de la main à l'épaule, puis convulsions cloniques :
après quelques minutes, perte de connaissance, continuation des convulsions pendant plusieurs minutes, écume
à la bouche. La malade dit n'avoir gardé aucun souvenir
de ce qui s'était passé à partir de l'aura et des convulsions
initiales. Elle avait, dit-elle, perdu complètement connaissance. Quelques-uns d'entre vous pensaient que l'attaque,
bien que ne constituant pas l'accès d'épilepsie classique,
avait cependant un caractère épileptiforme : la perte complète du sensorium, l'écume à la bouche pouvaient le faire
penser.

Alors, j'eus l'idée de chercher à évoquer le souvenir de
ce qu'elle avait fait pendant la période de soi-disant inconscience, comme je le fais pour évoquer le souvenir des faits
accomplis en état somnambulique. Je mis la main sur le
front de notre malade et j'affirmai qu'elle allait se rappeler
tout ce qui s'était passé pendant l'attaque. Elle se concentra
pendant quelques minutes et peu à peu la mémoire se
réveilla de tous les détails de sa crise : de grands mouvement cloniques des bras et des jambes, une douleur
intense au creux épigastre ; elle s'est tournée sur son côté
gauche. Caroline, l'infirmière, lui a serré la main : elle a
crié tout le temps : « Que je souffre, que j'ai mal. » Tout
cela est confirmé exact. Donc il n'y avait pas eu inconscience
pendant la crise, pas plus qu'il n'y en a chez les hypnotisés ; il y avait seulement amnésie au réveil et cette amnésie n'était pas absolue, les souvenirs pouvant être
ranimés par suggestion. C'était de l'hystérie. Dans l'épilepsie au contraire, il y a inconscience ; les phénomènes

de la période inconsciente ne peuvent jamais être rappelés à la conscience.

Ce fait étant bien établi pour moi, par de nombreuses observations, que les hystériques ont leur conscience pendant leur crise et restent en relation avec le monde extérieur, étant donné d'autre part que les hystériques sont excessivement suggestibles, j'ai eu l'idée d'arrêter net par simple suggestion, l'évolution des crises d'hystérie et j'ai réussi dans l'immense majorité des cas.

La première fois, c'était en août 1887, on m'appela pour un jeune homme tombé tout d'un coup dans la rue et qu'on avait transporté au poste de police. Il y était depuis une demi-heure; et quand j'arrivai, je le trouvai couché à terre, les quatre membres contracturés, les mains fermées, les mâchoires serrées, les yeux clos, anelgésique, insensible en apparence à tout ce qui se passait. On l'avait frictionné et aspergé d'eau froide inutilement; on croyait à une attaque d'épilepsie. La contracture persistante depuis une demi-heure me fit penser que c'était une crise de contracture hystérique. J'essayai de le réveiller par suggestion malgré son inconscience apparente. Je lui dis : « Vous pouvez ouvrir les mains; tenez! je les ouvre, et elles restent ouvertes. Maintenant, j'ouvre la bouche, et les mâchoires ne sont plus serrées. » Tout en disant cela, je desserre sans difficulté les mains et les mâchoires; j'imprime de même des mouvements aux jambes; et je termine en disant : « Maintenant, vous allez ouvrir les yeux et vous réveiller. A votre réveil, vous serez tout à fait bien, comme si vous n'aviez rien eu. » En moins de trois minutes le sujet ouvre les yeux et regarde l'air étonné autour de lui. Je le fais se lever; il est tout à fait réveillé et ne se rappelle rien de ce qui s'est passé; il ne me connaissait pas et ne m'avait jamais vu; il ne m'avait pas entendu parler pendant son sommeil hystérique — Il m'avait certainement entendu, puisque j'avais pu le réveiller par suggestion verbale.

Comme les hypnotisés en sommeil profond, il était seulement dans un autre état de conscience avec amnésie apparente au réveil.

Le lendemain, ce jeune homme vint à ma consultation et en présence de mon ami, le D\' Auguste Ollivier, médecin des hôpitaux de Paris, je le mis d'emblée en somnambulisme avec amnésie au réveil.

Je l'avais perdu de vue lorsque, dix-huit mois plus tard, on me manda dans une pharmacie où on venait de transporter un soldat qui venait de tomber dans la rue, en proie, disait-on, à une attaque d'épilepsie. Je le trouvai à terre, insensible, raide des quatre membres; on le frictionnait, on lui faisait respirer des odeurs fortes, sans résultat. Je dis au pharmacien : « Ce n'est pas de l'épilepsie, c'est une contracture hystérique ressemblant à celle que j'ai vue il y a dix-huit mois. » Je lui raconte le fait et j'ajoute : « Je vais essayer de le réveiller par suggestion comme l'autre. » Je procède de la même manière, beaucoup plus vite que la première fois. Je dis simplement : « Dans trois minutes, vous allez vous réveiller et vous lever, bien à votre aise. » Je lui enlève la contracture par suggestion. Après trois minutes il ouvrait les yeux et comme ses camarades voulaient le soutenir, j'ajoute : « C'est inutile il se tient très bien seul, comme si rien n'était arrivé! » En effet, il se tenait debout, très étonné de se trouver là et ne sachant pas ce qui s'était passé. Je lui demande si c'est la première fois qu'il était tombé. Il me rappelle alors que, il y a plus d'un an, il était tombé à la Pépinière et que le D\' Bernheim (il ne me reconnaissait pas plus que je ne le reconnaissais sous son uniforme) l'avait réveillé. Une autre fois, on m'appelle chez une de mes clientes, une demoiselle que j'avais traitée déjà par des accidents hystériques; elle était en pleine crise, la face vultueuse, le corps agité par de grands mouvements cloniques, la respiration haletante, avec violente constriction laryngée, les yeux clos, en appa-

rence inconsciente. Je l'avais déjà hypnotisée antérieurement à plusieurs reprises. Je lui dis : « Je vais vous endormir pour arrêter cette crise ; vous n'avez plus de douleur,
vous n'étouffez plus, vous respirez bien. Vous dormez profondément. » En deux minutes, les convulsions cessent et
la malade dort d'un sommeil calme. Alors je dis : « Dans
cinq minutes, vous vous réveillerez, comme du sommeil
naturel, vous ne serez nullement fatiguée et vous ne vous
souviendrez même pas que vous avez eu une crise. » Au
bout de quelques minutes, en effet, ses yeux s'ouvrent; et
elle est toute surprise de me voir, sans aucun souvenir de
sa crise.

Il m'arrive souvent d'enrayer ainsi instantanément ou
en peu de minutes, les crises d'hystérie qui se développent
en ma présence dans mon service d'hôpital; il me suffit en
général de dire : « C'est fini. La crise s'arrête. Réveillez-
vous. » Ou bien je dis aux personnes présentes : « Vous
allez voir comme elle va se réveiller. » S'il y a douleur
épigastrique ou constriction laryngée, j'applique la main
sur la région douloureuse et je dis : « J'enlève la douleur;
vous respirez bien. C'est tout à fait fini. » Il est rare que la
suggestion n'arrive pas à mettre fin très rapidement à la
crise. Quand on a réussi une première fois à l'enrayer,
avec plus ou moins de facilité, on réussit en général beaucoup plus vite et plus aisément à chaque accès ultérieur.

Dernièrement, je faisais avec quelques confrères de
l'Hôtel-Dieu, à Paris, quelques expériences qui ont eu dans
la presse politique un trop grand retentissement. Une hystérique du service de M. Mesnet, à la suite d'une discussion
avec une autre hystérique, fut prise d'un accès intense,
se roulant à terre, se débattant dans les grandes convulsions. Les élèves présents n'arrivaient pas à la maintenir.
J'eus peine à l'approcher, tant elle s'agitait avec violence,
Je dis à haute voix : « Dans une minute elle se réveillera et
tout sera fini. Elle sera très bien ». Au bout d'une minute,

en effet, elle était debout. L'accès était coupé. L'autre malade ayant eu par imitation une crise de sommeil hystérique fut réveillée de même par simple affirmation par le Dr Dumontpallier. Cette pratique est devenue usuelle dans mon service. Mes internes et même les sœurs arrêtent par suggestion les crises hystériques qui se développent dans mes salles.

Un de mes confrères de l'armée, qui avait assisté à une leçon où j'exposais ces faits, vint me raconter que le lendemain même il avait réussi par le même procédé dans un cas absolument semblable au premier que j'ai mentionné. Voici le fait, tel qu'il m'a été communiqué par mon confrère. X..., âgé de vingt-deux ans, est entré au service militaire le 13 novembre 1889. De bonne constitution, d'un tempérament nerveux, X... raconte qu'il a joui d'une bonne santé jusqu'à l'âge de dix ans, époque à laquelle il eut la danse de Saint-Guy, limitée au membre supérieur gauche, et caractérisée par des sautillements et des mouvements bizarres qui durèrent trois mois environ. Peintre en bâtiments, il eut à trois reprises, en trois ans, des coliques de plomb, chaque atteinte exigeant un traitement de près de quatre semaines sans accidents consécutifs. Sa mère, morte en 1885, était d'un tempérament nerveux et aurait même eu quelques accès francs d'hystérie.

Le jour du tirage au sort, 13 janvier 1889, à dix heures du soir, alors qu'il était à table et dînait paisiblement en famille, il se sentit indisposé subitement. [Il ressentit une constriction vive dans tout l'abdomen, fut pris de convulsions, perdit connaissance, son corps devenant alors et restant raide. L'accès dura une heure. Au conseil de revision, il ne présenta aucune réclamation, d'abord parce qu'il ne se croyait pas malade, n'ayant eu qu'un accès qu'il taxa de crise nerveuse ; de plus, il pensait être exempté du service militaire et classé dans la disponibilité, comme ayant un frère présent sous les drapeaux. Il n'en fut rien : enfant naturel, son frère ne pouvait lui procurer l'exemption.

Il fut vivement contrarié; il se marie le 1er juin; les crises réapparaissent; il eut cinq crises jusqu'à son entrée au corps, tantôt le jour, tantôt la nuit. Les dernières seraient passées inaperçues si sa femme ne le lui avait dit à son réveil.

Il est très intelligent; il a fréquenté l'école primaire jusqu'à dix ans, et à sa sortie obtenu le certificat d'études primaire. Son capitaine donne d'excellents renseignements sur son compte et n'hésite pas à dire qu'il est le meilleur troupier de sa compagnie : c'est un garçon sur qui on fonde des espérances et qui est destiné à devenir un sous-officier aussitôt que possible.

Le premier accès constaté au corps se produit le 6 février 1890 ; après trois mois de service, il venait de se lever et avait été chargé de balayer la chambre. Tout d'un coup le balai lui échappe des mains ; ses doigts sont pris de mouvements de flexion et d'extension involontaires sur lesquels il appelle l'attention de ses camarades auxquels il dit : « Voyez donc ce qui m'arrive, » puis au même moment on s'aperçoit qu'il se raidit et chancelle. On le soutient et on le porte sur son lit. Vers neuf heures et demie, appelé par un de ses camarades, j'arrive près de lui. Il est couché dans la position horizontale, les membres immobiles, dans un état de raideur absolue, la face pâle, les paupières fermées, l'œil insensible à la lumière, la physionomie d'un dormeur calme, étranger à tout ce qui se passe autour de lui : la sensibilité a disparu. Voyant X... pour la première fois, ses camarades me donnent quelques renseignements sur la modalité de l'accès, qui me permirent de porter le diagnostic de contracture hystérique. Je résolus de réveiller le malade par simple suggestion, d'après la pratique que j'avais entendu exposer la veille à M. le professeur Bernheim. « Je suis, lui-dis-je, le médecin de votre régiment qui vous porte intérêt et qui vient vous donner des soins, car vous avez eu une défaillance ; vos mains sont fermées ; vos bras sont raidis ; je les frictionne pour leur rendre leur jeu normal. Vous allez déjà mieux ; j'ouvre vos doigts ; je puis fléchir les poignets, ployer le coude, la jambe, la cuisse ; vous allez bien. Toute trace de raideur a disparu. » Puis je terminai en m'adressant à ses camarades de chambre : « Vous allez voir, il se réveille. » Ce qui fut dit, fut fait, au grand étonnement des personnes qui m'entouraient ; les paupières commencent à être agitées de mouvements fibrillaires, elles clignotent, s'entr'ouvrent et le malade est réveillé. Il est très étonné de voir tant de monde près de lui, se demande pourquoi il est couché : il y a amnésie complète. Je lui adresse quelques questions auxquelles il ne répond pas, tant son effarement est grand et ce n'est que quand je lui dis qu'il avait été indisposé, que maintenant il allait bien et pouvait me répondre, que j'obtins de lui quelques renseignements.

Le lendemain, je le vis après l'exercice et il me raconta ce que j'ai rapporté plus haut.

Le 15 février, nouvel accès auquel je n'assistai pas. Le 19, nouvel accès caractérisé par une simple défaillance sans convulsion. Le malade fut envoyé à l'hôpital sur l'avis du médecin en chef, en vue d'une réforme.

Telle est l'observation qu'a bien voulu me communiquer mon confrère. Je l'ai relatée avec des détails précis. Vous voyez que le réveil par suggestion des hystériques peut être obtenu aisément par tous ceux qui savent manier la suggestion. Ce que je fais, tout le monde peut le faire.

On ne fit pas chez ce soldat de tentative de suggestion, pour prévenir le retour des crises, ce qui eût été sans doute facile. Mais une circulaire ministérielle interdit aux médecins de l'armée les pratiques hypnotiques, eussent-elles un but thérapeutique.

Il y a cependant des sujets qui par esprit de contradiction, ou dominés par des impressions d'auto-suggestion trop intenses, n'obéissent pas à la suggestion du réveil. Il y a deux ans, me trouvant à Reims, on me prie de voir une jeune femme affectée depuis plusieurs années de troubles hystériques divers greffés sur des accès d'asthme. Elle avait l'habitude de se faire trois injections de morphine par jour. Chaque matin, elle avait une crise hystérique avec contracture et pseudo-asthme, qui durait jusqu'à ce que son mari lui eut fait une injection ; jamais elle ne se réveillait avant. Je trouvai la malade qui ne me connaissait pas en pleine crise, le matin de bonne heure ; je lui suggère de se réveiller sans morphine, j'insiste, j'ordonne. Elle reste rebelle et en apparence sourde à mes insinuations et à mes ordres. Au bout d'un quart d'heure d'essais infructueux, je dis : « Maintenant, vous savez que vous n'aurez pas votre injection de morphine ; vous vous réveillerez tout de même. » Et je ne m'occupe plus d'elle. Je croyais avoir échoué et je continuais à causer à son mari, quand au bout de cinq minutes brusquement la malade ouvrit les yeux, étonnée de voir quelqu'un qu'elle ne connaissait pas. Son mari me présente à elle ; elle ne m'avait jamais vu. Quelque temps après, elle vint en traitement à Nancy et en quelques séances fut guérie de son hystérie et de son goût pour la morphine, datant de huit ans ; l'asthme seul resta rebelle à la suggestion.

Voici les deux seuls cas où je ne pus enrayer la crise par suggestion, dans le premier essai. La première fois, c'était chez une jeune fille de Bruxelles, dont je relaterai l'observation et qui avait des crises hystériques singulières, au nombre de trois par jour, survenant régulièrement, durant de une à deux heures chacune. J'essayai en vain par suggestion de couper court à la crise ; plus je lui suggérai d'ouvrir ses yeux, plus elle s'obstinait à les serrer opiniâtrément. Cette jeune fille avait un esprit de contradiction instinctif et involontaire ; elle n'était cependant pas rebelle à la suggestion ; elle était docile ; mais son premier mouvement de contre-suggestion dominait sa propre volonté. J'arrivai facilement par un mode spécial de suggestion à la guérir de ses crises d'hystérie, bien que je n'eusse pu les enrayer directement.

La seconde fois, ce fut chez la jeune femme d'un médecin qui avait depuis trois à quatre ans une douleur excessive à la région précordiale, sur laquelle venaient se greffer des crises hystériformes durant trois à quatre heures, avec exacerbation douloureuse atroce, dyspnée épouvantable, accélération du cœur, idées délirantes. J'essayai en vain de faire avorter la crise par suggestion. Les sensations douloureuses et l'angoisse respiratoire l'obsédaient au point de la rendre rebelle à ma suggestion. Mais j'arrivai après quelques essais et tâtonnements infructueux à l'hypnotiser en sommeil profond dans l'intervalle de ces crises, à prévenir le retour, à annihiler la douleur fixe précordiale et à la guérir radicalement en quelques semaines.

On voit combien la suggestion joue un grand rôle dans les manifestations de l'hystérie et combien beaucoup d'elles sont éclairées à la lumière de la doctrine suggestive. L'ovarialgie, les zones hystérogènes, les phases classiques de la grande hystérie, l'enraiement des accès par la compression des ovaires, leur arrêt par la simple affirmation, tout s'explique, quand on connaît la suggestibilité des hystériques. L'hypnose n'est pas l'hystérie, mais l'hystérie crée un état de conscience nouveau qui rend suggestible, et parmi les phénomènes de l'hystérie il en est qui se comportent comme si c'étaient des phénomènes d'auto-suggestion.

Telle est, par exemple, l'anesthésie hystérique. Elle n'a pas d'existence réelle ; elle est purement imaginaire, elle est psychique. Une hystérique, avec une anesthésie totale d'un membre supérieur, pourra se servir de cette main, coudre, tricoter, écrire ; elle ne laisse pas tomber la plume de ses mains ; une mère tenant son enfant dans ses mains privées de sensibilité, sans le regarder, ne le laissera jamais tomber comme une anesthésique ordinaire. Une hystérique, avec la plante des pieds complètement anesthésiée, marchera sans regarder le sol, comme si elle le sentait; elle le sent sans savoir qu'elle le sent. J'ai démontré que l'amblyopie hystérique, que l'achromatopsie hystérique se comportent absolument comme l'amblyopie, comme l'achromatopsie suggérées ; la rétine est impressionnée, la sensation est perçue par le centre cortical, mais l'esprit ne la perçoit pas; c'est une illusion négative. Le sujet sent et voit, mais il croit ne pas voir, ne pas sentir. J'ai montré comment avec le prisme, avec l'appareil de Snellen, on démontre que l'œil soi-disant amaurotique voit comme l'autre. Le sujet se comporte comme s'il simulait, et cependant il ne simule pas. L'anesthésie hystérique et l'amaurose hystérique sont absolument identiques à l'anesthésie et à l'amaurose suggestives. Elles sont psychiques, elles cèdent rapidement à la suggestion. Sans doute, nous ne connaissons pas la cause du phénomène. L'hystérique est hémianesthésique ou hémiamblyopique sans le savoir; elle n'a pu se le suggérer consciemment. C'est par hasard, quand on explore la sensibilité, qu'on découvre et qu'elle découvre elle-même, à sa grande surprise, son hémianesthésie sensitivo-sensorielle. Par quel mécanisme est-elle produite? Pourquoi l'être conscient du sujet refuse-t-il de percevoir les impressions sensitives et sensorielles venant d'une moitié du corps, alors cependant que ces impressions sont perçues par les centres corticaux? Faut-il admettre que les perceptions ne deviennent conscientes que lorsqu'elles sont transmises du centre cortical de perception à des cellules nerveuses spéciales, appelons-les cellules psychiques, constituant l'étage supérieur qui crée le phénomène de conscience? Tant que l'impression visuelle par exemple n'arrive qu'au centre cortical visuel (lobule du pli courbe ou lobe occipital), le sujet voit, mais ne sait pas qu'il voit.

Quand l'impression arrive encore plus loin, supposons dans les cellules psychiques du lobe frontal, préposées aux phénomènes de l'entendement, alors seulement la vision devient consciente. Ainsi un trouble des cellules psychiques peut empêcher la vision d'être consciente et créer une vraie cécité psychique. Cette hypothèse est loin d'être satisfaisante. Ce qui est certain, c'est que ce trouble n'est pas dû, le plus souvent, à une lésion bien profonde, car une simple suggestion suffit d'ordinaire à faire disparaître ce symptôme, c'est-à-dire à enlever la cause psychique qui effaçait la perception sensitive ou sensorielle.

Beaucoup de manifestations de l'hystérie sont éclairées par la doctrine de la suggestion. Parmi elles, il en est une que j'ai eu l'occasion d'étudier chez une malade du service et dont je veux vous entretenir encore. Il s'agit d'une forme de [tympanite abdominale ou plutôt de pseudo-tympanite. Je vais vous relater cette observation curieuse ; nous entrons avec elle dans le domaine de la thérapeutique suggestive qui doit faire l'objet maintenant de nos dernières conférences.

Marie X..., cuisinière, âgée de vingt-cinq ans, est entrée au service le 20 octobre 1887. Elle avait de grandes crises d'hystérie, depuis le mois de février 1884. La première se serait déclarée à la suite d'une émotion morale ; depuis, la moindre contrariété les provoquait, surtout avant les époques menstruelles. Il y a quatre ans, elle devint enceinte, eut des crises tous les jours pendant sa grossesse, fut accouchée au forceps. Le lendemain de l'accouchement, elle se leva ; mais après deux ou trois jours, elle eut des douleurs abdominales, des crevasses au sein, et des crises hystériques plus nombreuses, deux ou trois par jour. Une de ces crises dura trois heures. Depuis, elle continua à en avoir au moins trois ou quatre par semaines. Très impressionnable, tremblant et s'emportant au moindre motif, X... représente le type de l'hystérique.

Actuellement, 27 décembre, depuis plus d'un mois, Marie X..., n'a plus de crises d'hystérie, tandis que depuis près de quatre ans, elle n'était pas restée une semaine, sans en avoir.

Ce résultat est dû à la suggestion hypnotique répétée depuis le
1er novembre. Marie X... est très hypnotisable en sommeil profond.
Dans les premières séances, la malade, vivement impressionnée
par les tentatives d'hypnotisme, tremblait, s'agitait, avait de la tendance à convulsionner dès qu'on la touchait pour l'endormir et aussitôt après son réveil, la palpation de l'abdomen déterminait des
douleurs et agissait comme hystérogène. Par suggestion douce et
répétée, toutes ces manifestations disparurent en quelques séances
et aujourd'hui Marie X... s'endort et se réveille, sans troubles émo-
tionnels ; la palpation de l'abdomen ne détermine aucune douleur.

La malade est devenue docile, douce, laborieuse, elle travaille
dans la salle, elle a encore quelques velléités d'emportement que
la suggestion réprime immédiatement. Elle n'a plus de crises ; la
dernière a eu lieu il y a environ cinq semaines, avec délire violent
et hallucinations, pendant lesquelles la malade a voulu se jeter
par la fenêtre. Depuis, plus rien.

Après cette dernière forte crise, elle eut une ménorrhagie assez
abondante qui dura quinze jours, qui fut modérée, mais non arrêtée par la suggestion. Depuis une dizaine de jours, elle ne perd
plus. Le toucher vaginal ne démontre rien d'anormal.

Mais depuis ce temps elle sentit son ventre grossir et se tympaniser ; de plus, douleur à la pression vers les régions sus-inguinales,
hypogastrique et au creux épigastrique. Le tympanisme ne s'accompagne pas de constipation, ni de vomissements, il persiste
même pendant le sommeil. La malade ne se plaint que d'une certaine oppression, de malaise abdominal avec douleurs ; l'appétit
est faible, mais les digestions sont bonnes.

La suggestion fait disparaître ce tympanisme rapidement sans
émission de gaz. J'hypnotise la malade et je lui dis : « Votre ventre
s'affaisse. » En quelques secondes, le ventre s'affaisse et redevient
souple. Je puis de même par suggestion le tympaniser de nouveau
en quelques secondes.

Le 12 décembre, par exemple, la malade étant hypnotisée, je lui
dis : « En touchant le rebord costal gauche (je lui indique la région),
le ventre désenfle. En touchant le même point du côté opposé au
rebord costal droit, le ventre se gonfle. » J'opère ainsi en quelques
secondes la tympanisation et la détympanisation du ventre. La malade étant réveillée ne se souvient plus de ce que je lui ai dit, ni
de ce que j'ai fait sur elle. Et cependant la mémoire organique est
conservée, car aussitôt que je touche le rebord costal droit, sans
rien dire, le ventre se tympanise. Si je touche le rebord costal

gauche, il se dégonfle. J'ai créé ainsi une zone tympanogène et une zone détympanogène.

Le tympanisme n'est pas dû à une cambrure lombaire ; car le sujet couché sur un plan horizontal ou debout appuyé contre un mur de façon à maintenir le rachis immobile, la réalise aussi bien.

D'ailleurs la mensuration montre l'augmentation de la circonférence abdominale. Ainsi le 15 décembre, le ventre étant tympanisé, la circonférence mesurée en passant par la crête iliaque et l'ombilic marque 95 centimètres ; au niveau du rebord costal, elle est de 79 centimètres. Je dégonfle le ventre par suggestion : la circonférence au niveau de l'ombilic est de 81 centimètres, au niveau du rebord costal de 76 centimètres. Je le gonfle de nouveau : la première circonférence est de 93, la seconde de 77. Donc il y a 12 et 14 centimètres de circonférence de plus autour de l'ombilic pendant le tympanisme. Le ventre est sonore à la percusion; on le dirait distendu par des gaz.

Le pouls et la respiration sont accélérés pendant le tympanisme. Ainsi le 15 décembre, pouls 140, respiration 48 ; après le dégonflement, pouls 112, respiration 36.

Le 16 décembre, pendant le gonflement, pouls 96, respiration 36. Après le dégonflement, pouls 80, respiration 28.

Le 22. — Ventre gonflé, pouls 112, respiration 40. Ventre dégonflé, pouls 95, respiration 36.

Le 28. — Ventre gonflé : immédiatement après le tympanisme produit, pouls 94, respiration 36; après quelques minutes, pouls 84, respiration 32; immédiatement après le dégonflement, pouls 72, respiration 32; quelques minutes après, pouls 68, respiration 32.

Le 30 décembre, le ventre, spontanément gonflé, mesure 88 centimètres de circonférence. Par suggestion, il augmente encore et mesure 91 centimètres. Après dégonflement, il mesure 78 centimètres.

Le 31 décembre, il mesure 98 centimètres de circonférence ; il est sonore et très dur, globuleux, énorme ; la face est congestionnée et la malade se plaint de douleurs ; le pouls est à 108, la respiration est à 52 ; elle est costale ; le son thoracique est ample et tympanique.

Dégonflé par suggestion, le ventre ne mesure plus que 89 centimètres de circonférence, le pouls est à 84, la respiration à 28 ; elle redevient costo-abdominale ; le son thoracique est aussi moins tympanique. La percussion thoracique pratiquée pendant le gonflement et après le dégonflement du ventre, montre que le diaphragme et le bord inférieur du poumon sont beaucoup plus bas sur la ligne axillaire pendant la tympanite. La matité commence à la huitième côte à droite, à la neuvième côte à gauche. Le dégonflement opéré, la matité est remontée de 5 centimètres. Donc le diaphragme s'abaisse quand le ventre augmente, et remonte quand le ventre s'affaisse. — Le pseudo-tympanisme se reproduit encore spontanément malgré la suggestion pendant une quinzaine de jours, puis il finit par disparaître, et la malade quitte l'hôpital complètement guérie le 10 février.

Il s'agit donc là d'une fausse tympanite sans gaz ; le gonflement de l'abdomen est dû à l'abaissement du diaphragme. La suggestion peut par un simple jeu musculaire augmenter et diminuer successivement le volume de l'abdomen. Sans doute le mécanisme de ce gonflement n'est pas bien élucidé ; car l'abaissement pathologique du diaphragme par un épanchement pleural, par une tuméfaction du parenchyme pulmonaire, ou la présence d'une tumeur hépatique ou splénique volumineuse qui refoule les intestins plus que ne le fait l'abaissement aussi prononcé que possible du diaphragme, ne produisent pas d'ordinaire une augmentation aussi notable de la circonférence de l'abdomen. Peut-être faut-il encore un état particulier de la musculature abdominale qui perd sa tonicité et se laisse distendre par élasticité comme une balle de caoutchouc ? La seule chose qu'on peut affirmer, c'est que cette pseudo-tympanite ne s'accompagne d'aucune production gazeuse de l'abdomen ; le gonflement et l'affaissement s'opèrent instantanément sans la moindre émission de gaz.

C'est là probablement le mécanisme des grossesses dites nerveuses. Une femme qui se croit enceinte, qui sent dans son ventre la matrice se développer, se suggère inconsciemment un développement progressif de l'abdomen ; elle réalise le mécanisme musculaire qui détermine ce gonflement. A mesure que la grossesse avance, le ventre grossit par abaissement du diaphragme et distension des parois abdominales. A mi terme, la femme sent par auto-suggestion les nouvements du fœtus, et les exemples ne sont pas rares de médecins qui ont partagé cette erreur.

Ces fausses tympanites nerveuses sont mal connues; leur mécanisme, leur nature réelle a échappé aux auteurs, et c'est pour cela que j'insiste. On trouve dans les faits et observations publiés des indications qui montrent clairement qu'on s'est trouvé en présence de faits semblables mal interpétés. Dans une thèse intéressante de Paris, Cadet étudie ce qu'il appelle la *pneumatose gastro-intestinale* des hystériques. Les tympanites passagères, dit-il, qui peuvent survenir après les repas, à la suite d'émotion, pendant la période cataméniale, pendant les attaques, disparaissent avec ou *sans émission de gaz*.

Dans la tympanite chronique, souvent consécutive à la dysménorrhée ou à l'aménorrhée, il constate, avec Demarquay, que les alternatives d'expansion et d'affaissement subits dans la masse intestinale constituent un des caractéres les plus curieux de la maladie.

Les deux observations suivantes que j'emprunte à cette thèse, en les résumant succinctement, montrent combien cette pseudo-tympanite peut être tenace et aussi combien le médecin est exposé à la traiter d'une façon irrationnelle, alors qu'il n'en soupçonne pas la vraie nature :

La première observation concerne une jeune fille de dix-sept ans, hystérique. Le 22 avril 1870, après une crise nerveuse précédée d'un arrêt subit d'écoulement menstruel, le ventre augmente de volume sans douleur. Quelques jours après, elle a quelques vomissements et entre au service de M. Potain. Tous les traitements employés, sangsues, fer, bromure, valériane, vésicatoires, échouent. La digestion est normale ; il n'y a pas de constipation ; toux et coxalgie hystérique passagères. En janvier 1871, elle entre au service de M. Desnos et fut observée longtemps. Je lis dans l'observation : « Souvent l'abdomen diminuait de volume, sans cause appréciable et sans qu'il se fît aucune émission de gaz par l'anus. Alors les parois abdominales plus souples, plus dépressibles, permettaient de constater par la pression profonde l'absence de toute tumeur. Quelque temps après, l'abdomen ne tardait pas à reprendre son volume. » — Ce fait est consigné à plusieurs reprises. Le 18 juillet 1871, je lis : le *ventre s'affaisse par moments pour se gonfler de nouveau bientôt après*. La malade accuse une sensation de pesanteur, une douleur constrictive qui s'étend jusqu'aux reins et au creux épigastrique ; elle ne peut se tenir debout. Tous les traitements, absorbants, narcotiques, noix vomique, hydrothérapie, électricité, purgatifs, restèrent inefficaces. La malade quitte l'hôpital le 8 août dans le même état.

La seconde observation concerne une jeune fille de dix-neuf ans, lingère, entrée au service de M. Hérard. Quelques crises de nerfs en juillet 1870. Suppression brusque des règles en novembre. Douleurs abdominales intenses vers le mois d'avril 1871 ; puis tympanite subite dans les premiers jours de mai. Entrée à l'hôpital le 11 juin, on constate de l'anesthésie, surtout du côté gauche, quelques mouvements convulsifs. Pendant l'accès, le ventre diminue souvent rapidement de volume au point de se rapprocher de la surface plane pour reprendre avec rapidité son volume primitif, lorsque les contractions musculaires commençaient à perdre de leur intensité. Le ventre tympanisé mesurait 90 centimètres de circonférence. Vomissements persistants pendant la pneumatose. Le 30 juin, M. Desnos pratique la ponction de l'intestin au moyen d'un petit trocart capillaire avec la seringue de Dieulafoy ; aucun gaz ne sort. L'abdomen avait, les jours suivants, un peu diminné de volume sous l'influence probable d'une excitation produite par le trocart ; il mesurait 82 centimètres. Les jours suivants, il revient à sa première dimension, de 88 à 90 centimètres.

Le 20 juillet, même état. On pratique une ponction dans la région de l'estomac qui offrait une distension considérable : aspiration avec la seringue de Dieulafoy ; le corps de pompe fut rempli cinq fois de gaz. La tumeur épigastrique avait beaucoup diminué de volume ; mais l'abdomen n'avait pas changé, et quelques jours après, l'épigastre était de nouveau gonflé et douloureux.

Cadet pense que dans ces cas il s'agit moins d'une production plus considérable de gaz que d'une accumulation et diffusion de ces fluides sous l'influence de la paralysie intestinale. « Si le ventre s'affaisse subitement, dit-il, ce sont les contractious des muscles de l'abdomen et de l'intestin qui triomphent un moment de la force expansive des gaz, les condensent et réduisent le volume qu'ils occupaient primitivement. Un moment après, les mêmes muscles se relà-chent et laissent de nouveau les intestins se distendre.

Cette explication n'est pas plausible. Il était facile de voir chez notre hystérique que le ventre affaissé par sug-gestion contenait peu de gaz ; et quand il se gonflait de nouveau, on ne voyait, on ne sentait aucune anse intesti-nale se distendre ; la paroi abdominale se soulevait d'une pièce comme un ballon qui se gonfle. D'ailleurs le chloro-forme qui opère un relàchement musculaire, qui met fin à la contracture, produit l'affaissement du ventre dans ces cas de tympanite nerveuse. Donc le gonflement n'est pas dù à une paralysie musculaire.

« L'influence du chloroforme sur ce phénomène a été dé-montrée par Luton, Spencer Wells et Talma. Le chloro-forme, dit Luton (*Dictionnaire* de Jaccoud, article *Tympa-nite*) fait disparaître immédiatement le plus volumineux ballonnement qu'on puisse voir chez les hystériques. Nous avons été témoin, pour notre part, d'un pareil fait ; nous avons été bien surpris de voir le ventre s'affaisser à l'ins-tant sans émission d'aucun gaz ni par en haut, ni par en bas. La difficulté d'expliquer ce phénomène n'empêche pas sa réalité. D'ailleurs aussitôt le malade réveillé, le météorisme reparaissait. »

Spencer Wells signale différentes variétés d'abdomen volumineux chez les hystériques. Tantôt il est uniformé-ment distendu, globuleux et dur, ressemblant à une gros-sesse avancée. Par l'anesthésie chloroformique, le ventre s'affaisse et peut être palpé jusqu'à la colonne vertébrale. D'autres fois c'est un gonflement circonscrit qui peut simu-ler une tumeur, surtout si l'intestin sous-jacent contient des masses fécales dures. L'examen répété, l'administra-tion de purgatifs, le chloroforme aident à résoudre le dia-gnostic. C'est parfois une tumeur ovarique latente qui détermine la pseudo-tympanite localisée, en même temps que l'hystérie. D'autres fois c'est un fibrome, un déplacement de l'utérus. Le chirurgien anglais reproduit l'image d'un ventre qui rappelle une tumeur ovarique ou utérine ; l'abdomen était dur, résistant, sonore ; les muscles se contractaient spasmodiquement et irrégulièrement au point de donner l'illusion d'une tumeur avec mouvements fœtaux. Le chloroforme produisant l'affaissement du ventre qui se gonfla de nouveau après le réveil montra que c'était simplement une fausse tympanite.

Chez une autre femme, la voussure simula un kyste ovarique double, les muscles droits de l'abdomen établissant une ligne de démarcation nette entre les deux moitiés de l'abdomen. Le chloroforme rétablit la forme naturelle.

Une troisième femme arriva à l'hôpital avec le diagnostic de tumeur ovarique ; le son était tympanique ; au-dessus du pubis on percevait une induration ; au toucher une grossesse peu avancée. Par le chloroforme le ventre redevint souple et on put sentir l'utérus.

Le professeur S. Talma (d'Utrecht), qui relate ces faits, rapporte quatre observations personnelles de ce genre. Nous lui empruntons la suivante :

Il s'agit d'une jeune fille de vingt-trois ans, qui, pendant des mois, présentait un gonflement du ventre. Un chirurgien avait cru à une tumeur et chloroforma la malade pour l'opérer. Or, pendant l'anesthésie, le gros ventre disparut et reparut au réveil. Talma trouva le ventre considérablement et uniformément tuméfié, clair, tympanique. La malade avait souvent, pendant des heures, des hoquets violents et très douloureux. A chaque secousse, l'abdomen était plus fortement distendu et on percevait un bruit laryngé intense ; il n'y avait pas d'ingurgitation d'air ; la respiration était presque exclusivement costale. L'état général était satisfaisant. Pendant le sommeil, le ventre était encore tendu, mais moins. Durant la journée aussi, le volume du ventre était variable. Le cathétérisme stomacal n'évacue que peu de gaz. La respiration presque costale pure pendant le tympanisme devient costo-abdominale pendant l'anesthésie. Lorsqu'après l'anesthésie, le ventre se tympanise de nouveau, on constate trois, quatre ou cinq inspirations exclusivement abdominales, sans expirations. Cette inspiration abdominale sans relâchement expiratoire persista jusqu'à ce que le ventre eût de nouveau acquis son volume primitif. Alors les mouvements abdominaux pendant l'inspiration et l'expiration devinrent à peu près nuls, c'est-à-dire que le diaphragme ne se relâchait plus ; la respiration était purement costale.

De plus, pendant la tympanite, le diaphragme et le bord inférieur du poumon étaient très bas, sur la ligne axillaire, au niveau de la dixième côte. Aussitôt le ventre affaissé par le chloroforme, cette ligne de niveau remontait jusqu'au bord inférieur de la septième côte.

Ce résultat concorde avec ce que nous avons observé chez notre malade. Talma conclut que la tympanite était due à la contraction du diaphragme. Cette contraction n'est pas permanente; aussi le ventre est-il moins gros pendant le sommeil et présente-t-il pendant la journée des alternatives d'affaissement et de gonflement.

Je n'ai voulu parler, bien entendu, que de la pseudo-tympanite nerveuse des hystériques et non des vraies tympanites gazeuses qu'elles peuvent présenter. Le diagnostic est important, car le traitement en découle. La thérapeutique suggestive trouve son application dans la première. Traiter par les purgatifs ou les ponctions intestinales une fausse tympanite nerveuse, c'est s'exposer à aggraver le mal qu'on combat. Cette conclusion pratique justifie les développements que j'ai donnés à ce phénomène trop peu connu de l'hystérie.

En étudiant dans ce chapitre quelques-unes des manifestations de l'hystérie, les crises convulsives, l'ovarialgie, les zones hystérogènes, l'anesthésie sensitive et sensorielle, l'amblyopie, la tympanite, j'ai voulu établir que ces manifestations se comportent comme des phénomènes d'auto-suggestion; il en est de même des paralysies et des contractures. Sans doute, nous ne savons pas quelle cause détermine le mécanisme dynamique psychique ou nerveux de ces phénomènes, nous ne savons pas quelle est l'impression périphérique, viscérale ou centrale qui suggère ces symptômes; mais nous savons que la suggestion thérapeutique bien conduite a souvent prise sur eux.

Ce n'est pas seulement dans le domaine de l'hystérie et des névroses que la méconnaissance de la suggestion peut conduire à des erreurs. Pour appuyer cette assertion, qu'il me soit permis de faire une digression sur un autre chapitre de la pathologie. Ecoutez cette observation clinique :

Le malade dont je veux vous entretenir est entré au service le 27 février 1890. C'est un jeune homme bien constitué, un peu lymphatique, sans antécédents morbides; il n'a pas de fièvre; son pouls est régulier à 76; ses muqueuses sont un peu décolorées.

Il y a quinze jours, il a été pris subitement de coliques avec diarrhée, cinq selles par jour. Cette diarrhée qu'il ne traita ni par les médicaments, ni par un régime spécial, dura d'abord trois jours, puis s'arrêta deux jours, pour reparaître de nouveau avec quatre selles par jour. Il y a trois jours, il a eu trois selles sanguinolentes, toutes de sang pur qu'il estime à environ 1 litre (?). A la suite, il se sentit très faible, dut cesser son travail et s'aliter. Les selles sanguinolentes ne se sont pas renouvelées, mais la diarrhée continua, avec coliques. Cette nuit, il a dormi seulement jusqu'à une heure du matin; il n'a pu se rendormir à cause de la douleur de ventre.

L'appétit est bon; mais quand il a mangé, il sent que la nourriture ne passe pas bien, bien qu'il n'ait ni renvois, ni aigreurs; il accuse toujours une certaine douleur épigastrique et les coliques le prennent cinq à dix minutes après les repas.

Tels sont les renseignements fournis par le malade. Avant de procéder à l'examen objectif, l'idée première qui se présentait à votre esprit était celle d'un ulcère de l'estomac ou du duodénum qui a pu verser son sang dans l'intestin. Notre chef de clinique et notre interne inclinaient vers ce diagnostic. Pour le confirmer, nous interrogeons la région épigastrique où le malade accuse de la douleur et nous cherchons la douleur xiphoïdienne caractéristique de l'ulcère rond.

Je vous ai dit, en effet, que l'ulcère rond donne lieu dans cette région à une douleur intense, nettement circonscrite, réveillée par la pression, à laquelle peut correspondre une douleur rachialgique dans le point correspondant. Le ventre est plat. En l'explorant, on détermine à 3 centimètres au-dessous de l'appendice xiphoïde une douleur vive que nous délimitons exactement avec le crayon dermographique et qui couvre un espace circulaire du diamètre d'une pièce de 2 francs, douleur aiguë lancinante. Explorant ensuite la rachis, de haut en bas, aussitôt que je presse l'apophyse épineuse vis-à-vis la douleur épigastrique, le malade accuse une sensibilité très vive. Tous les autres points de l'abdomen et du dos sont indolores à la pression.

L'examen direct confirmait donc le diagnostic : digestion difficile, coliques cinq à dix minutes après le repas, mélæna, point douloureux xiphoïdien et rachidien. Il semblait rationnel d'admettre que le sang était fourni par un ulcère rond gastrique ou duodénal.

Vous étiez tous convaincus. Alors, je priai le malade de se coucher sur le côté pour examiner l'anus. Et vous avez vu à l'entrée du rectum un bourrelet hémorrhoïdal, comme une noisette, avec un orifice recouvert d'un caillot. C'est l'hémorrhoïde, ce n'était pas l'estomac, ni le duodénum qui avait fourni le sang.

Achevons l'observation. Le malade accusait outre la douleur xiphoïdienne et rachidienne un autre point douloureux, une sensation de piqûre à l'extrémité de la onzième côte gauche, à la pression et quand il respire. Une potion thébaïque avec un régime convenable (lait, riz, œufs), arrête la diarrhée dès le premier jour. Le 1er mai, la douleur épigastrique et celle de l'extrémité de la onzième côte gauche persistent ; la point rachialgique a disparu. J'endors facilement le malade en sommeil profond avec amnésie au réveil. Le 2 mai, la douleur xiphoïdienne a disparu par suggestion de la veille ; le point thoracique seul persiste. Une nouvelle suggestion l'enlève. Le lendemain, 3 mai, le malade, complètement guéri de ses points, de sa diarrhée, et digérant bien, demande sa sortie.

Il s'agissait donc de simples coliques intestinales avec diarrhée liées à une hémorrhoïde ; il n'y avait pas d'ulcère. Pourquoi donc la douleur trompeuse si caractéristique de l'ulcère rond ? Pourquoi ? Laissez-moi vous le dire. Je l'avais produite, je l'avais suggérée consciemment. Pardonnez-moi de vous avoir induit en erreur. C'est pour votre instruction ; c'est pour vous éviter de faire cette même suggestion inconsciemment. Je voyais que j'avais affaire à un sujet impressionnable; tous les malades qui ont perdu du sang, qui sont anémiques, sont impressionnables ; le point douloureux thoracique (l'examen de la poitrine démontrait une respiration parfaite) accusait cette impressionnabilité nerveuse; et l'on sait que les névralgies se greffent souvent sur l'anémie.

Avant d'explorer la région sous-xiphoïdienne avec méthode, j'avais rapidement palpé l'abdomen et constaté qu.. n'était pas sensible. J'eus l'idée alors de créer de toutes pièces cette douleur; je montrai devant vous la région précise où l'ulcère de l'estomac localise sa douleur, et je dis : nous allons voir si elle existe. Le malade en effet la sentit très nettement comme je l'avais décrite; son cerveau, influencé par l'idée émise, projeta sur la région indiquée la douleur que je suggérai. Je créai de même la douleur rachidienne. Ce que j'ai suggéré consciemment, j'aurais pu le suggérer inconsciemment. Certainement je ne savais pas alors qu'il y avait une hémorrhoïde donnant la clef du diagnostic. Mais je ne croyais pas à un ulcère rond, en raison de la qualité de *sang pur*, qui n'existe pas d'ordinaire quand le sang a traversé tout le tube intestinal ; le sang est alors en partie digéré et ressemble à du goudron. Avant de vous désillusionner, j'ai voulu un instant confirmer votre diagnostic en créant un signe pathognomonique. Je ne savais pas qu'une hémorrhoïde saignante rendrait aussi nette la démonstration de votre erreur et confirmerait les doutes que je veux vous exposer sur la valeur de la douleur épigastrique et rachidienne au point de vue du diagnostic de l'ulcère rond.

La douleur de l'ulcère rond a été décrite surtout par Cruveilhier et après lui par Brinton.

Voici ce que dit Cruveilhier: « C'est d'abord un malaise, une douleur sourde à l'épigastre ; puis arrive [un moment où au malaise épigastrique commun à toutes les dyspepsies se joignent des crises de douleurs qui présentent un carac·

tère particulier. Ce caractère, c'est la circonscription de la douleur à une petite région, celle de l'appendice xiphoïde ; c'est le genre de douleur qui est tantôt une sensation de brûlure, tantôt celle d'une plaie vive ou bien d'un pincement, d'un animal qui ronge ou qui mord, celle de coups de canif qui se succèdent. (Quelques malades m'ont parlé d'une sensation de vésicatoire intérieur.)

Cette douleur survient quelquefois immédiatement après l'ingestion des aliments, d'autres fois un quart d'heure, une demi-heure, une à quatre heures après, et dure jusqu'à ce que la digestion stomacale soit achevée.

Lorsque cette douleur qu'on peut appeler point épigastrique ou xiphoïdien acquiert un haut degré, elle s'accompagne d'un *point rachidien* aussi nettement circonscrit. Ces deux points douloureux qui augmentent considérablement par la pression prédominent, alternativement l'un sur l'autre ; il semble quelquefois au malade que la douleur traverse comme un poignard la région épigastrique d'avant en arrière. »

Voici maintenant la description de Brinton que je résume. La douleur préserve un caractère particulier. Il est rare, si cela a jamais lieu, que la douleur soit lancinante ou piquante ; c'est d'abord une sensation sourde continue de pesanteur ou de constriction épigastrique qui se transforme peu à peu en douleur brûlante, rongeante. Elle commence deux à dix minutes après la déglutition, dure une heure ou deux ; parfois elle se manifeste une demi-heure à une heure après le repas. Enfin elle devient continue et dure des jours et des semaines. Elle siège d'abord au centre de l'épigastre ou au-dessous de l'appendice xiphoïde, occupant un espace circulaire de un à deux pouces de diamètre. Brinton parle ensuite des déviations de cette douleur qui occupe la région ombilicale, quand l'ulcère siège sur la grande courbure, l'hypocondre gauche quand il siège vers le cardia, l'hypocondre droit quand il siège vers le pylore ;

bien que ce ne soit pas absolu. Il décrit aussi le *point spinal*
entre la huitième dorsale et la deuxième lombaire ; la pression épigastrique réveille parfois le point spinal.

La description de Brinton a servi à tous les auteurs classiques qui ont traité de l'ulcère rond ; tous ont rendu hom-
mage, en se l'appropriant, à cette description précise qui
met si bien en relief ce symptôme capital ! Personne cependant n'a relevé le désaccord, quant à la nature de cette
douleur, qui existe entre Cruveilhieret Brinton ; l'un disant
que cette douleur peut être « celle de coups de canifs qui
se succèdent », l'autre disant « qu'il est rare, si cela a
jamais lieu, que la douleur soit lancinante ou piquante ».
Les deux, il est vrai, parlent de sensation de brûlure, de
douleur qui ronge. Il s'agit en effet d'un ulcère qui ronge.
ce qui peut donner l'idée d'une douleur rongeante, au
moins, au médecin et par suite, comme nous le verrons, au
malade.

Sans doute, il peut y avoir dans l'ulcère rond, comme
dans toutes les affections de l'estomac, des sensations douloureuses épigastriques. Mais cette sensation est-elle aussi
nette, aussi précise et localisée que l'affirment les auteurs ?
Avant de connaître la suggestion, j'avais bien constaté
cette douleur, je la trouve notée dans mes observations,
mais elle ne m'avait jamais paru assez caractéristique
pour servir à elle seule au diagnostic différenciel. L'ulcère
rond est une lésion passive, une nécrobiose agrandie par
l'action non corrosive, mais digestive du suc gastrique ; ce
n'est pas une lésion inflammatoire, aucune congestion
n'existe autour de l'ulcère ; la séreuse de l'estomac est
intacte, tant que l'ulcère n'arrive pas jusqu'à elle. Théori-
quement l'ulcère ne doit pas être douloureux. Pourquoi
d'ailleurs cet ulcère projetterait-il une douleur sur la paroi
abdominale, et une autre, sur la colonne vertébrale, alors
que l'estomac n'a avec ces deux régions aucune connexion
vasculaire ni nerveuse ? Soit encore pour l'épigastre dont

la pression peut retentir sur l'ulcère! mais à travers le rachis, la transmission n'est pas possible. La théorie com-
mode des réflexes explique tout, il est vrai! Et puis, si le
fait existe cliniquement, peu importe la théorie; il faut
bien l'admettre.

Mais le fait lui-même me paraît douteux. Voici en effet
ce que nous observons toujours. La région xiphoïdienne
est la plus sensible de tout l'abdomen. Chez tous les sujets
impressionnables la pression même légère de cette région
détermine une sensibilité plus ou moins vive. Les malades
affectés de gastrite, de gastralgie, d'ulcère rond, sont
tous impressionnables; la sensibilité de cette région se
transforme très facilement chez eux en douleur; et le
fait d'explorer pour la rechercher constitue souvent une
suggestion suffisante pour l'exagérer; l'attention du malade appelée sur cette région l'exalte ou la crée de toutes
pièces. Vous avez vu avec quelle facilité chez tous les sujets
je ne dis pas hystériques, je ne dis même pas neurasthé-
siques, mais simplement impressionnables, nous créons
cette douleur xiphoïdienne, avec tous les caractères que
nous voulons, réalisant ainsi sur nos malades l'idée préconçue que nous avons. Il suffit ensuite que je parle devant
le malade du point rachidien vis-à-vis du point xiphoïdien
et que j'explore la région rachidienne, sans affectation,
pour que, arrivé sur la vertèbre correspondante, le malade
réagisse douloureusement. Vous savez avec quelle précision
mathématique, pour ainsi dire, nous obtenons ce fait curieux chez tous nos neurasthéniques. C'est même un des
procédés dont je me sers d'habitude à la clinique pour
reconnaître l'impressionnabilité nerveuse et dépister l'origine auto-suggestive ou neurasthénique des douleurs. Je
rappellerai seulement le cas suivant que vous avez encore
sous les yeux :

Une femme, âgée de soixante-douze ans, bien conservée, entre
au service le 22 avril dernier, pour une hyperesthésie douloureuse

avec crampes dans le membre inférieur gauche ; depuis quinze mois elle ne pouvait marcher qu'en s'aidant d'une crosse et d'un bâton. Nous l'avons guérie en quelques jours par suggestion hypnotique ou du moins nous avons rendu la marche possible momentanément et calmé ses douleurs. A son entrée, la cuisse et la jambe droites étaient partout douloureuses à la pression. Ces douleurs n'avaient pas de localisation précise ; nous pouvions les localiser à volonté sur n'importe quel point. Alors j'eus l'idée de provoquer chez elle, rien qu'en la cherchant, la douleur de l'ulcère rond. En touchant la région xiphoïdienne et lui demandant si elle avait mal, elle y accuse une douleur intense, lancinante, qu'elle compare à des coups de canifs. En vous disant que cette douleur occupe ordinairement une zone de l'étendue d'une pièce de 2 francs, je délimite au crayon dermographique cette zone très nette qui manifeste une douleur aiguë. Dans le point vis-à-vis de la région vertébrale, je crée, rien qu'en la cherchant, une aire douloureuse analogue. En disant ensuite devant vous que cette douleur est habituellement réveillée par la digestion, elle affirme, en effet, que, un quart d'heure après le repas, elle sent dans ces deux endroits des élancements douloureux.

Le lendemain, la malade accusait spontanément ces douleurs qu'elle disait avoir eu le soir, de cinq heures à neuf heures et demie, à l'épigastre et dans le dos, au niveau des zones suggestionnées. Si on presse au niveau du point xiphoïdien, elle contracte douloureusement ses traits. Cette douleur continue les jours suivants, bien localisée ; elle survient spontanément un quart d'heure après chaque repas ; — et ce n'est qu'à grand'peine que j'ai pu déraciner cette auto-suggestion douloureuse.

Je pourrais relater nombre de faits analogues. Ils m'ont imposé un doute quant à la valeur réelle de la douleur dite si caractéristique de l'ulcère rond. Ne suis-je pas autorisé à me demander jusqu'à quel point l'imagination du médecin ou du malade n'est pas pour quelque chose dans la spécification et la *localisation si précise* de cette douleur rongeante ou brûlante projetée par l'ulcère sur la peau de l'abdomen et du dos en face de lui ?

Cet exemple ne serait pas le seul des erreurs médicales entretenues à la faveur d'une suggestion inconsciente.

Voici par exemple un sujet chez lequel on a diagnostiqué

une névralgie sus-orbitaire. Il accuse des douleurs lancinantes au-dessus de l'orbite gauche et la pression de l'échancrure sus-orbitaire, lieu d'émergence du nerf, réveille la
douleur. Cela paraît pathognomonique. Mais je soupçonne
un sujet nerveux et suggestible. Pour confirmer mes soup-
çons je presse au-dessus de l'orbite vers le milieu de la
région sus-orbitaire en disant : « Voici un point très douloureux. » Le malade pousse un cri de douleur. Je presse
alors à l'échancrure sus-orbitaire au point de l'émergence
du nerf, en disant : « Ce point n'est nullement douloureux. » Le malade ne manifeste aucune douleur. Chez le
même sujet, je crée facilement le point épigastrique et le
point rachidien. Je découvre facilement chez lui d'autres
signes de neurasthénie ; je conclus qu'il ne s'agit pas d'une
névralgie réelle, mais d'une névrose douloureuse.

Beaucoup de malades nous arrivent sous la rubrique de
sciatique chez lesquels je suis obligé d'infirmer ce diagnostic. Sans doute, si l'on n'y prend garde, il est facile chez
eux de localiser par suggestion inconsciente la douleur sur
le trajet du nerf incriminé. Mais si j'examine tout le membre, sans rien dire, sans trahir une idée préconçue, sans
appuyer sur la chanterelle, je constate que la douleur est
diffuse, et mal précise, qu'elle existe aussi bien sur la
région antérieure, par exemple, sur le fascia lata, sur l'os
et que je peux ensuite localiser *ad libitum* des points douloureux. Une affection rhumatismale, une douleur neurasthénique, une coxalgie, peuvent à ceux qui méconnaissent
la suggestion en imposer pour une vraie sciatique.

Je dis plus. L'idée préconçue me paraît avoir joué un
rôle suggestif dans la description si précise des points
douloureux signalés par Valleix pour la sciatique. Voici
un malade qui a bien une sciatique non douteuse. La
douleur s'irradie de la région fessière à la plante du pied le
long de la face postérieure du membre ; elle est lancinante,
s'accompagne d'engourdissement vers le mollet, de four-

millements dans les orteils. Cependant si je cherche les divers points douloureux, en procédant sans appeler l'attention du malade, je ne les constate pas ; je presse le point fessier, le point trochantérien, les points poplité, rotulien, péronéo-tibial, sans déterminer de douleur particulièrement intense. Seul, derrière la malléole externe, je la réveille ; mais je la réveille aussi bien derrière la malléole interne. Si maintenant je procède en appelant l'attention du malade, je crée un point douloureux très intense et qui fait pousser des cris, sur le trochanter, sur la face externe de la cuisse, sur l'os tibia, etc., dans des régions qui ne correspondent pas au trajet du nerf ; ces points, je les crée *ad libitum ;* ils ne correspondent pas non plus au trajet des branches émanant du sciatique. Sans doute, d'autres fois, quelques-uns de ces points existent ; mais je n'ai jamais constaté la précision classique, telle qu'elle figure dans les livres. Il m'a semblé que la sciatique, plus peut-être que les autres névralgies, crée autour d'elle par une sorte d'auto-suggestion douloureuse, un champ diffus et mal délimité de douleurs purement dynamiques au milieu duquel la douleur organique correspondant au nerf sciatique lui-même n'est pas toujours facile à démêler.

Voici, d'autre part, une jeune fille qui avait depuis huit mois une contracture douloureuse du bras droit consécutive à un abcès douloureux de la bouche. Son médecin ayant essayé en vain tous les traitements possibles, ayant constaté que le nerf brachial était particulièrement sensible à la pression, l'avait adressée à mon collègue Gross pour demander son avis sur l'opportunité d'une élongation du nerf, dans l'hypothèse d'une névrite. Mon collègue jugea après examen qu'il s'agissait d'une simple névrose, et me l'adressa. Je constatai en effet chez elle que la localisation de la douleur sur les nerfs du plexus brachial était un pur effet de suggestion médicale. Je pus presser vivement les nerfs en affirmant, au préalable, à la malade que la région que je touchais n'était pas douloureuse. Je pus, d'autre part, en touchant le pectoral ou les muscles de la nuque, localiser la douleur à volonté, par affirmation. Je touchais tel point arbitraire en dehors de la sphère du plexus brachial ou cervical et faisais pousser des cris à la malade, en disant : « Voici le nerf douloureux. » Si je pressais au contraire les nerfs brachiaux et disais : « Ici, il n'y a pas de douleur, » la malade ne réagissait pas. C'était une névrose douloureuse que la suggestion hypnotique guérit en trois jours.

Je pourrais multiplier les exemples. Au point de vue étiologique, diagnostique et thérapeutique, la suggestion joue un rôle considérable. C'est aux lits des malades, c'est avec nos observations cliniques que nous aurons à démontrer ce rôle.

LEÇON X

De la thérapeutique suggestive. — Son mécanisme dans les maladies fonctionnelles et organiques. — Rôle du dynamisme dans celles-ci. — Guérison des lésions par restauration fonctionnelle. — De la suggestion dans l'hystérie, dans les neurasthénies héréditaires et acquises, dans l'hypocondrie, dans les maladies mentales, dans l'épilepsie, la chorée, la tétanie, le tétanos, les névralgies, les névroses diverses, dans la paralysie agitante, dans la morphiomanie, l'alcoolisme, le rhumatisme. — De la psychothérapie appliquée aux maladies organiques du cerveau, de la moelle, des voies digestives et respiratoires, des pyrexies, etc. — Conditions adjuvantes de la suggestion.

Nous voici arrivés dans le domaine de la thérapeutique. Déjà, dans les leçons précédentes, nous avons vu que le médecin peut utiliser la suggestion dans un but curatif : il peut, en s'adressant à l'organe psychique, centre moteur de tous les organes, de toutes les fonctions, modifier ces organes et ces fonctions dans un sens utile au malade. De même que sur l'organisme sain, on peut produire par suggestion de la douleur, de l'anesthésie, de la contracture, de la paralysie, de la toux, de l'éternuement, des nausées, du sommeil, on peut augmenter, diminuer, pervertir les diverses fonctions, de même on peut, sur l'organisme malade, supprimer la douleur, augmenter la force musculaire, résoudre la contracture, dissiper les nausées et les vomissements, calmer la toux, remplacer l'insomnie par le sommeil.

C'est, dira-t-on, une médication purement fonctionnelle. Supprimer une douleur, calmer une toux, ce n'est pas supprimer la maladie qui engendre ces symptômes. Vous donnez au malade l'illusion d'une guérison, comme vous lui donnez des illusions sensorielles ; vous le trompez ; mais la réalité, plus forte que l'apparence, se chargera de le désillusionner ; vous n'avez aucune action directe sur la maladie.

Il est vrai que la suggestion est une thérapeutique presque exclusivement fonctionnelle. Mais le champ est vaste des maladies purement fonctionnelles, dans lesquelles l'altération organique n'existe pas ou du moins est dominée par le désordre purement fonctionnel. Les névroses de toute espèce, l'hystérie, la chorée, les crampes, la tétanie, la toux nerveuse, les vomissements nerveux, la gastralgie, beaucoup de douleurs, l'insomnie, etc., ne reconnaissent pas de lésion appréciable ; si une lésion existe, comme cela est probable, cette lésion est souvent compatible avec un fonctionnement normal de l'organe. Une frayeur qui donne lieu à un tremblement ou à une chorée, une émotion morale qui produit de l'insomnie et des vomissements, un traumatisme léger qui détermine une contracture, ont agi sur la fonction avant d'agir sur l'organe. Une thérapeutique assez puissante pour restaurer la fonction, en neutralisant le choc psychique ou la sensation douloureuse périphérique locale qui entretient le désordre, sera par cela même une thérapeutique efficace ; la plupart des névroses sont justiciables de la psycho-thérapeutique. Un malade, à la suite d'une chute, a une douleur dans la jambe ; cette douleur, perçue par le sensorium, réagit par un acte réflexe cérébral ou cérébro-spinal sur les nerfs moteurs de la jambe et détermine une contracture. La suggestion annihile la douleur ou l'empêche d'être perçue : on conçoit qu'elle puisse ainsi empêcher la contracture réflexe de se produire. Sans doute la contracture peut persister alors même que la douleur a disparu ; elle peut être entretenue par un réflexe purement spinal. L'élément excito-moteur de la moelle, impressionné par le traumatisme, conserve sa modalité fonctionnelle pervertie. Ou bien c'est le nerf moteur périphérique dont la fonction surexcitée ne retrouve plus sa façon d'être normale. D'autres fois, le traumatisme produit une paralysie motrice ou sensitive, d'origine cérébrale, spinale ou périphérique. C'est le centre moteur ou sensoriel cortical du cerveau qui, actionné par l'impression centripète du traumatisme, reste frappé d'inertie ; ce sont les cellules des cornes grises de la moelle, ou c'est le nerf périphérique engourdi qui ne livrent plus passage à l'incitation motrice ou aux impressions sensitives. Dans ce cas, la suggestion peut intervenir. L'organe psychique, actionné par elle, fait œuvre d'inhibition ou de dynamogénie ; il inhibe l'activité exagérée des cellules excito-motrices de la moelle qui fait la contracture et rétablit à son état normal le tonus musculaire ; il stimule l'activité défaillante du centre moteur cérébral spinal ou du nerf périphérique ; il envoie aux muscles l'influx moteur nécessaire pour retrouver les mouvements perdus ; il accroît ou rétablit l'impressionnabilité de la substance grise esthésiogène cérébrale ou spinale et régénère ainsi la sensibilité. Tout le dynamisme fonctionnel de l'organisme commandé par les cellules nerveuses, transmis par les fibres conductrices aux organes, est subordonné, dans une certaine mesure, à l'action consciente ou inconsciente des cellules psychiques : l'esprit gouverne, le corps obéit.

On comprend donc que dans les névroses, lorsque l'organe est susceptible de remplir sa fonction physiologique, et que celle-ci est troublée dans son jeu par un mécanisme purement dynamique, l'influence de l'esprit puisse lever l'obstacle. La psycho-thérapeutique peut intervenir utilement dans les maladies purement fonctionnelles. Son rôle est-il circonscrit à ce champ déjà si vaste ? Est-il nul dans les maladies organiques ?

Sans doute, la suggestion ne peut réduire un membre luxé, dégonfler une articulation gonflée par le rhumatisme, restaurer la substance cérébrale détruite. Un foyer hémorrhagique a détruit la capsule blanche interne du cerveau, une sclérose a atrophié les cellules motrices de la moelle, la suggestion est impuissante à restaurer la fonction dont l'organe indispensable n'existe plus ; la suggestion, pas plus que les autres agents de la matière médicale. Il semble donc, au premier abord, que la suggestion n'ait aucune utilité contre les maladies des organes. Mais la clinique nous apprend ce fait d'une importance trop méconnue : c'est que la lésion fonctionnelle peut survivre à la lésion organique, c'est que le champ des troubles fonctionnels peut dépasser le champ de la lésion organique.

Voici un exemple du premier cas : une contusion ou un rhumatisme affecte les muscles ou les nerfs de la cuisse ; la douleur immobilise le membre. Le fait organique, dû à la contusion ou au rhumatisme, infiltration sanguine, myosite ou névrite, a disparu, grâce aux lois de l'évolution biologique qui, aidée, par un traitement rationnel, a restauré la structure anatomique normale. La douleur peut survivre, entretenue chez certains sujets par une impressionnabilité nerveuse spéciale ; le système nerveux tend chez eux à conserver la modalité acquise ; il continue, par une sorte d'auto-suggestion inconsciente, à faire de la douleur, du tremblement, de la contracture. Le membre immobilisé crée un raccourcissement musculaire, une ankylose par rétraction fibreuse ; une coxalgie nerveuse se constitue qui peut devenir incurable ; c'est alors une lésion organique secondaire greffée sur un trouble fonctionnel. La suggestion, annihilant la douleur, modifiant le dynamisme nerveux, rendant au membre sa motité, pouvait prévenir ce résultat. Nous relaterons des observations qui démontrent cette influence bienfaisante.

Voici un exemple du second cas. Un foyer d'hémorrhagie cérébrale a détruit une partie du corps opto-strié ; il en résulte une hémiplégie avec hémianesthésie sensitivo-sensorielle ; l'hémianesthésie persiste encore au bout d'un an ; la suggestion guérit en quelques jours cette hémianesthésie. La lésion n'avait pas détruit le tiers postérieur de la capsule blanche interne, le carrefour sensitif qui livre passage aux conducteurs de la sensibilité; mais cet organe était dynamiquement frappé par lésion de voisinage; le choc traumatique avait déterminé un ébranlement nerveux autour de la lésion, dépassant le champ de l'altération organique, comme une pierre jetée dans l'eau ébranle les molécules voisines dans une série de cercles concentriques. La stupeur fonctionnelle contiguë au traumatisme avait persisté, entretenant l'hémianesthésie : la suggestion, appelant l'influx nerveux à travers les fibres nerveuses inertes, a permis aux impressions centripètes de se frayer de nouveau leur voie jusqu'aux centres de la perception. J'ai relaté des observations de ce genre dans mon livre sur la suggestion.

Une sclérose en plaques produit un tremblement caractéristique dans les membres; une ataxie locomotrice crée une incoordination motrice. Ici encore le trouble fonctionnel peut dépasser le champ de la lésion organique. Les fibres spinales non détruites subissent le contre-coup des lésions avoisinantes; elles sont frappées dynamiquement avant de l'être organiquement. La suggestion peut encore réveiller leur activité et restaurer la fonction. Le tremblement peut disparaître, l'incoordination motrice des jambes peut faire place à une démarche parfaite ou convenable, la maladie est susceptible d'une rémission fonctionnelle, tant que l'évolution organique inexorable n'a pas achevé son œuvre. C'est ainsi que les maladies organiques du système nerveux peuvent être guéries, si la lésion le permet, ou momentanément amendées, si elles sont de leur nature incurables.

Que de troubles nerveux viennent se greffer sur les maladies organiques les plus diverses, troubles réflexes, sympathiques, liés à l'impressionnabilité nerveuse générale d'un organisme dont toutes les fonctions sont solidaires, si bien que l'irritation d'un filet nerveux retentit douloureu-

sement sur les fibres nerveuses lointaines ! Les vomissements incoercibles de la grossesse, la névropathie consécutive aux déplacements utérins, l'hystérie traumatique, le
nervosisme arthritique, l'hystérie saturnine, le vertige stomacal, les convulsions dues aux vers intestinaux, la chorée
vermineuse, l'épilepsie par frayeur, les paralysies sympathiques, les palpitations nerveuses du cœur engendrées
par la dyspepsie, la migraine liée à la menstruation, les
mille et une douleurs, sensations, manifestations diverses
qui gravitent autour des lésions, déroutent le diagnostic,
déconcertent la thérapeutique, tout cela ne montre-t-il pas
que le dynamisme nerveux, venant s'ajouter à la lésion
primordiale, joue dans la séméiologie un rôle immense et
ouvre à la suggestion un champ d'intervention plus vaste
que ne semble le comporter l'organe lésé ? Voici, par
exemple, une légère rétroversion utérine qui ne gêne en
rien les fonctions vésicale et rectale, mais qui suscite par
le mécanisme des actions réflexes toute une pathologie,
névralgies, suffocation, battements de cœur, vomissements,
dypepsie, vertiges, hypocondrie, convulsions. La lésion
n'est rien ; la réaction fonctionnelle est tout. Qu'importe que
je ne puisse remédier à la lésion, si la suggestion peut faire
appel à l'organe psychique pour faire acte d'inhibition sur
toutes ces manifestations symptomatiques secondaires, si
elle peut mettre un frein à toutes ces transmissions nerveuses !

Contre la maladie organique elle-même la suggestion ne
peut-elle rien ? On sait que le système nerveux agit sur la
nutrition des organes par l'intermédiaire des nerfs trophiques et vasomoteurs. On sait, d'autre part, que la suggestion peut réaliser des modifications organiques ; nous
avons vu de la rougeur, des vésications, de la diarrhée,
des hémorragies se produire par la suggestion ; la stigmatisation est un phénomène d'auto-suggestion. J'ai vu un
eczéma chronique rebelle, entretenu peut-être par un état

nerveux, guérir par suggestion hypnotique. Sans doute, il
ne faut pas exagérer ; le rôle direct de la psychothérapie
contre les lésions organiques est restreint. On ne peut ni
résoudre une inflammation, ni arrêter l'évolution d'une
tumeur ou d'un processus de sclérose. La suggestion ne
tue pas les microbes, elle ne crétifie pas les tubercules, elle
ne cicatrise pas l'ulcère rond de l'estomac. « Vous endormez
les tuberculeux, me disait au congrès de l'hypnotisme
M. Gilles de la Tourette. Je prends acte de ce nouveau traitement de la tuberculose. » « J'endors quelquefois les tuberculeux, ai-je répondu, non pas pour suggérer au tubercule
de disparaître ; mais pour suggérer au malade de dormir
la nuit, quand il a de l'insomnie ; je restaure son appétit,
je calme sa toux, je dissipe son angoisse, je supprime ses
points de côté ; et, cela faisant, je crois lui faire du bien ; je
le soulage, si je ne le guéris pas ; quelquefois même, modifiant le terrain, j'accrois sa force de résistance contre le
microbe envahisseur et ainsi je ralentis, si je n'arrête pas,
l'évolution morbide. » Et les médicaments font-ils plus ?
En connaissons-nous beaucoup de médicaments qui tuent
le bacille et arrêtent le mal ? Combien existe-t-il de médications spécifiques ? Que faisons-nous dans la plupart des
maladies ? Est-ce à l'entité morbide que nous nous adres-
sons ? Nous faisons modestement la médecine des éléments,
comme disait mon maître Forget, c'est-à-dire de la médecine symptomatique ; nous donnons de l'opium pour
calmer la toux, la douleur et l'insomnie, des antithermiques contre la fièvre, des astringents contre la diarrhée,
des toniques contre l'hyposthénie. La maladie elle-même
nous échappe ; nous l'attaquons dans ses éléments fonctionnels, quand nous le pouvons. Sans doute, la suggestion
ne saurait à elle seule remplir toutes les indications ; elle ne
saurait remplacer à elle seule l'arsenal thérapeutique ; elle
réussit quelquefois, quand les médicaments ne réussissent
pas ; souvent mieux qu'eux, elle relève l'appétit, enlève les

douleurs, restaure l'appétit et le sommeil, tonifie le système nerveux déprimé. Mais les médicaments font aussi ce
que ne fait pas la suggestion ; celle-ci ne peut abattre la
fièvre, elle ne calme pas toujours la sueur, elle ne favorise
pas toujours l'expectoration ; elle ne remplace pas l'antifébrine, l'atropine, le kermès ; pas plus que ces agents ne
peuvent la remplacer. Chaque arme fait ce qu'elle peut ;
c'est au médecin à savoir l'utiliser, là où elle a chance
d'être efficace.

Si la suggestion n'a pas une action directe sur la lésion
organique, elle peut cependant la modifier souvent indirectement en modifiant la fonction ; car la fonction fait
l'organe, et l'altération de la fonction fait l'altération de
l'organe. Des palpitations nerveuses du cœur peuvent amener son hypertrophie ; des vomissements nerveux fatiguent
l'estomac et altèrent la nutrition des tissus ; une contrac-
ure prolongée produit une rétraction et des déformations ;
l'immobilisation prolongée d'une articulation produit de
l'arthrite et de l'ankylose. Voici une femme forte et vigoureuse qui travaille à la cuisine de l'hôpital ; il y a vingt
mois, vous l'auriez vue dans nos salles, marchant aux
crosses depuis trois ans, le genou droit gonflé, douloureux,
et immobilisé par une arthrite rhumatismale chronique
traitée en vain par des révulsifs divers. On l'avait crue
incurable. La suggestion hypnotique en sommeil profond
l'a guérie en quelques semaines : son genou n'est plus ni
gonflé ni sensible ; il n'y a plus la moindre claudication.
Sans doute nous n'avons pas suggéré au gonflement périar-
ticulaire de se résoudre, aux capsules cartilagineuses de se
reconstituer à l'état normal, au tissu fibreux de reprendre
sa souplesse, aux capillaires sanguins de se dégorger. Nous
avons suggéré à la malade de ne plus ressentir de douleur
et de mouvoir l'articulation dans tous les sens. La douleur
étant supprimée, les mouvements articulaires paralysés
par elle se sont restaurés progressivement ; les ligaments

fibreux par suite de ces mouvements ont repris leur souplesse, la synoviale, retrouvant ses alternatives de tension et de relâchement, a retrouvé son élasticité et sécrété une synovie normale; les surfaces cartilagineuses, retrouvant leur frottement doux, ont repris leur aspect lisse et poli; les stases capillaires et l'engorgement des tissus dus à l'immobilisation ont été balayés par le travail mécanique activant la circulation; les muscles amaigris se sont reconstitués par le retour de la contraction; et ainsi en quelques semaines la restauration fonctionnelle a eu pour conséquence la restauration de l'organe.

Voici une autre jeune fille qui marche bien et se porte bien, comme vous voyez. Il y a trois mois, elle était couchée, percluse, dans son lit qu'elle n'avait pas quitté depuis trois ans. A la suite d'un rhumatisme articulaire aigu, étaient survenues de la contracture des membres douloureuse, de l'anesthésie, de la trépidation réflexe, si bien que nous pensions à une méningo-myélite rhumatismale. Le séjour au lit dans une salle d'hôpital, les douleurs persistantes, l'insomnie avaient ouvert la porte au bacille de la tuberculose; cette jeune fille était devenue tuberculeuse; elle avait de la fièvre, des sueurs nocturnes, de l'anorexie, des digestions mauvaises, de la toux, de l'expiration soufflée dans les sommets. La suggestion à l'état de veille et l'entraînement suggestif fait par la sœur ont guéri en quelques semaines cette contracture; la malade a pu graduellement soulever ses bras jusqu'à la verticale, se tenir sur ses jambes; son corps, courbé sur le bassin pendant la station debout, s'est redressé progressivement sous l'influence d'une suggestion patiente prolongée. En quelques semaines, notre jeune fille a recouvré la souplesse parfaite de tous ses membres; les douleurs ont disparu; il faut croire que la myélite était guérie en tant que lésion organique, mais qu'elle avait laissé à sa suite des perturbations dynamiques, contracture douloureuse, anesthésie, etc., justiciables de la suggestion. La malade, pouvant marcher, cessant d'être internée et immobilisée, tonifiée physiquement et moralement, a retrouvé sa santé générale : la fièvre est tombée ; l'appétit est revenu, superbe, le sommeil est parfait la nuit ; c'est une résurrection, presque un miracle pour ceux qui l'ont vue ! L'évolution tuberculeuse est arrêtée.

La suggestion n'a pas guéri directement le tubercule ; elle a guéri la malade, en supprimant les conditions de misère physiologique et psychologique qui lui avaient donné naissance. Les médicaments antithermiques, toniques, antispasmodiques, étaient restés impuissants. Le traitement psychique seul a pu la guérir.

Voici un journalier âgé de trente-sept ans, qui, bien portant jusque-là, a été, il y a deux ans, saisi à la ceinture par une courroie qui l'entraîna à six mètres de haut. On le dégagea ; il avait perdu connaissance. Revenu à lui, il n'avait aucune lésion ; mais depuis ce moment il accuse une sensation douloureuse à l'épigastre, qui persiste, qui l'empêche de travailler ; il digère mal ; il a des régurgitations aqueuses ; son estomac est dilaté ; il n'a pu reprendre son travail ; sa femme a dû l'entretenir, lui et ses trois enfants. La nutrition s'est altérée, le moral s'est déprimé ; et sur ce terrain débilité est éclos aussi le germe de la tuberculose, s'annonçant par une toux quinteuse, des sueurs nocturnes, un mouvement fébrile, une expiration soufflée au sommet. Le traumatisme seul agissant sur une nature impressionnable a amené cette évolution. La douleur épigastrique, sans lésion, a été retenue par le système nerveux ; l'estomac, gêné par la douleur, et par l'attention du malade concentrée sur la région épigastrique, a rempli avec lenteur ses fonctions ; l'atonie de l'organe a créé ou augmenté la dilatation ; la sensation de clapotement dans l'estomac, obsédant le sensorium du malade, est devenue douleur par suite de l'impressionnabilité nerveuse. L'inaction, la concentration triste ont appelé la tuberculose.

Un traitement suggestif psychique dès le début eût sans doute prévenu ce résultat. Après deux ans de durée, vous avez vu la suggestion en quelques jours enlever à peu près les sensations douloureuses épigastriques et rendre la digestion facile. L'évolution tuberculeuse est enrayée, et le malade a essayé de reprendre son travail, notablement amélioré sinon guéri.

Dans les observations que nous relatons, on verra combien l'élément nerveux, l'élément psychique, joue un rôle important dans la genèse et l'évolution des maladies diverses et combien la méconnaissance de ce fait expose le médecin à des erreurs thérapeutiques.

Après avoir, par les considérations qui précèdent, montré comment la suggestion peut être utile non seulement dans les maladies *sine materiâ*, mais encore dans les maladies organiques diverses, nous allons jeter un coup d'œil rapide sur le cadre nosologique et, faisant appel à notre expérience, dire quelles sont, parmi les affections, celles qui sont plus particulièrement justiciables de la psychothérapeutique.

Et d'abord les névroses. L'hystérie convulsive est le plus souvent suggestible dans la plupart de ses manifestations. La grande crise, la boule, la strangulation, les douleurs, l'anesthésie, les paralysies, les contractures, l'aphonie, l'amblyopie, les vomissements, toutes ces manifestations diverses cèdent souvent à la suggestion hypnotique. En général, si l'hystérie est récente, si elle est acquise à la suite d'une émotion morale, une seule ou un petit nombre de séances suffisent pour obtenir une guérison définitive. D'autres fois, si l'hystérie est ancienne, profondément enracinée dans les habitudes nerveuses, surtout si elle est héréditaire, la guérison est plus longue à obtenir. Il faut plusieurs semaines, plusieurs mois de traitement; l'auto-suggestion éveillée par des impressions diverses, par des associations fortuites d'idées ou de sensations, tend à régénérer sans cesse les désordres fonctionnels; les rechutes sont fréquentes. En poursuivant avec opiniâtreté, avec patience, sans brusquerie, la lutte, on arrive en général à modifier cette modalité pathologique, à dissiper toutes ou presque toutes les manifestations.

La suggestion doit être adaptée à chaque individualité. L'injonction vigoureuse, faite d'un ton de commandement, même avec menace, convient à quelques natures rebelles et rudes. On sait l'histoire des attaques d'hystérie réprimées par la peur du fer rouge déjà du temps de Boerhaave, ou des épidémies de convulsionnaires arrêtées par la peur salutaire des gendarmes. J'ai mis fin à des vomissements hystériques par la menace du cathétérisme stomacal ; j'ai réussi parfois, avec ou sans hypnose, par une admonestation énergique, avec intimidation, alors que l'affirmation calme ne suffisait pas. Ce n'est pas la parole de l'opérateur qui fait la guérison ; c'est l'influence produite sur le cerveau de l'opéré. Si la parole ne suffit pas à impressionner, c'est-à-dire à modifier l'état psychique inconscient qui entretient le phénomène, contracture, convulsion ou autre, quelquefois l'émotion réussit à réaliser cette impression : elle engourdit l'être psychique qui résiste et laisse l'automatisme cérébral résoudre la contracture.

La brusquerie ne convient pas à la plupart des hystériques ; l'insinuation douce réussit d'ordinaire mieux. La peur, l'intimidation, les émotions fortes peuvent agir comme contre-suggestions, et susciter des crises ou autres manifestations nerveuses. Les sujets très impressionnables, quand on les hypnotise pour la première fois, peuvent avoir un accès ; cet accès peut se répéter à chaque tentative d'hypnotisation. On a conclu de quelques faits de ce genre que l'hypnotisme développe l'hystérie ; c'est une erreur. L'inexpérience seule de l'opérateur doit être accusée. Ce n'est pas l'hypnotisme, en tant qu'hypnotisme, qui a fait l'attaque ; c'est l'émotion du sujet. Il m'est arrivé chez certaines hystériques de ne pouvoir réprimer cette émotion

dans le premier ou le second essai et de ne pouvoir conjurer cette crise, d'ailleurs facile à arrêter par la suggestion
même ; mais il ne m'est jamais arrivé de ne pouvoir la
prévenir à la troisième ou à la quatrième séance, en calmant le sujet, en éloignant de son esprit toute anxiété, en
l'invitant à dormir tranquillement, sans émotion, comme
du sommeil naturel. Je ne fais pas fixer de point brillant,
je ne fais pas de fascination, je ne terrorise pas de la voix
et du geste, je ne représente pas le sommeil provoqué,
comme un état magnétique extraordinaire, effrayant ; j'endors en quelques secondes par simple occlusion des yeux,
par insinuation douce, suggérant en même temps au sujet
qu'il est bien à son aise, qu'il respire bien, qu'il est calme,
qu'il est content de dormir doucement comme un enfant qui
a sommeil : et, ce faisant, j'arrive d'emblée ou en quelques
séances chez les plus impressionnables à dégager l'hypnose
de l'élément émotif ; je ne vois plus la respiration devenir
haletante, la face se congestionner, le pouls se précipiter,
la gorge se serrer ; je vois au contraire une face calme,
exprimant le repos du corps et de l'esprit. Il faut témoigner
de l'intérêt au malade, le capter pour ainsi dire, sans le
violenter, agir avec douceur, tact et patience ; il faut
accepter leurs doléances, ne pas leur dire que leurs sensations sont imaginaires, car ils les sentent ; et si on les taxe
de malades imaginaires, ils peuvent perdre confiance et se
suggérer à eux-mêmes que le médecin ne les comprend
pas et qu'il ne peut les guérir, puisque sa suggestion ne
s'adresse qu'à un mal imaginaire, et non à un mal réel.
Car la parole seule ne suffit pas à guérir ; il faut que cette
parole soit suggestive, c'est-à-dire qu'elle fasse impression,
qu'elle soit acceptée sans méfiance, sans contre-suggestion.
C'est pour cela qu'il est bon parfois, comme nous l'avons
vu, de renforcer la parole par quelque pratique matérielle,
friction, massage, application prolongée de la main, etc.
Il ne faut pas non plus par quelque manœuvre intempes-

tive ou prématurée réveiller une douleur, qui, obsédant le sujet, le rend sourd à la suggestion. Si on ne parvient pas à neutraliser une douleur dès la première séance, il faut patienter, recommencer, suggérer son atténuation progressive et ne pas vouloir imposer de force ce que la suggestibilité ne peut produire. Alors même qu'une vive douleur hystérogène est neutralisée, ou à peu près, il faut s'attacher à ne pas la réveiller, ne palper qu'à coup sûr et avec précaution, car la peur du mal engendre le mal, et la peur est le plus grand ennemi de la suggestion. Voici, comme exemple, cette jeune fille que je vous présentais tout à l'heure, et qui, immobilisée pendant trois ans par une contracture d'origine nervo-arthritique, a été guérie en quelques semaines par une suggestion patiente et douce due à la sœur du service.

Je l'avais dès le début hypnotisée nombre de fois pour résoudre cette contracture douloureuse; je constatais à chaque séance que la raideur diminuait, que les mouvements du coude et de l'épaule se faisaient beaucoup mieux; que la malade, qui pouvait à peine détacher le bras du corps, le soulevait à angle droit et même au delà. Convaincu que la suggestion pouvait et devait réussir, je voulus aller trop vite; je brusquai le sujet; je l'obligeai à lever le bras jusqu'à la verticale, j'insistai trop pour restaurer immédiatement la motilité; la douleur n'était pas suffisamment neutralisée; la malade eut peur. A chaque séance, la peur que je ne lui fisse mal paralysait ma suggestion; je n'obtins plus rien; je crus à une myélite incurable. La sœur agissant doucement, laissant la malade déraidir elle-même ses muscles et l'encourageant sans la violenter, fit ce que je n'avais pu faire.

Il est rare, je l'affirme, que la suggestion hypnotique n'arrive pas à débarrasser les malades des principales manifestations de l'hystérie. Les grandes crises cèdent quelquefois, comme par enchantement, à un petit nombre de séances ; si elles résistent quelque temps, avec de la persévérance, on en vient toujours à bout, surtout si on peut suivre les sujets, diminuer leur impressionnabilité nerveuse, réprimer les crises imminentes, au moment où elles veulent se produire. J'ai entendu dire à un de nos jeunes psychologues les plus distingués de l'école de Paris. « Vous ne guérissez pas l'hystérie ; vous substituez à la crise de convulsion hystérique la crise de névrose hypnotique. Mais aussitôt que vous cessez de provoquer celle-ci, la première reparaît. » Ceci est une vue de l'esprit, créée par l'idée préconçue que l'hypnose est une manifestation de l'hystérie. Je suis depuis plusieurs années un certain nombre de grandes hystériques qui sont restées guéries, bien que je cesse de les soumettre à l'hypnotisme.

Sans doute, il y a des rechutes ; l'hystérique, surtout celle par hérédité, est toujours impressionnable ; le tempérament nerveux, bien qu'atténué, persiste toujours dans une certaine mesure ; les mêmes causes peuvent reproduire les mêmes effets. Mais la suggestion fait des guérisons complètes ; l'impressionnabilité nerveuse ne parvient plus à réaliser la crise.

Sans doute, quelques symptômes peuvent rester rebelles ; une contracture, une douleur, l'hémianesthésie, une crampe, telle que l'œsophagisme, par exemple. Quand je n'obtiens plus rien, après quelques semaines, par les différents procédés suggestifs, hypnotisme, électrisation, massage, etc., je ne fais plus rien ; quelquefois, il faut le dire, le sujet se laisse hypnotiser, mais ne se laisse plus influencer ; il accepte passivement mon dire et mon faire ; mais il se suggère à lui-même que cela ne sert à rien ; il se cuirasse contre la suggestion ; plus on s'acharne après lui, plus il s'affirme inconsciemment ou sciemment qu'on a beau faire ; l'impression auto-suggestive est plus forte que celle qu'on cherche à produire.

Dans ces cas, je cesse de harceler le malade ; j'ai l'air de ne plus m'occuper de lui ; je dis que cela se passera tout seul ; je le traite avec une indifférence affectée, lui témoignant ainsi que je n'attache aucune importance à ses troubles. C'est encore, après tout, une manière de faire de la suggestion qui réussit parfois ; car l'esprit humain est chose éminemment complexe ; il se connaît si peu luimême et qui pourrait se flatter d'en déchiffrer tous les détours !

Ceci nous amène à la neurasthénie. On peut dire que l'hystérie est d'autant plus docile à la suggestion, d'autant plus facile à guérir qu'elle est plus franche, plus classique.

Il en est autrement des symptômes neurasthéniques greffés sur l'hystérie ou des neurasthénies sans hystérie. Ici, il importe d'établir des distinctions. La neurasthénie est acquise ou héréditaire, locale ou diffuse. Acquise et locale, c'est par exemple une douleur, une oppression, une céphalée, un trouble fonctionnel quelconque greffé sur une lésion organique guérie ou légère, ou sur une cause fortuite dont le retentissement nerveux psychique seul persiste. Un choc sur l'épigastre peut, sans lésion, laisser à sa suite une douleur, une constriction, de la dyspepsie. Une angine et laryngite granuleuse légères engendrent une sensation de gêne, de picotement, de strangulation, d'étouffement permanente et obsédante. Une blessure au bras, guérie sans traces, entraîne de la parésie, de la douleur persistantes. Une douleur thoracique provoque des battements de cœur, de l'anxiété. Sur cette neurasthénie locale viennent se greffer souvent des symptômes nouveaux, des réactions lointaines ; la névrose se diffuse. C'est de la neurasthénie locale acquise, généralisée : vertiges, obnubilations, points et irradiations douloureuses, troubles gastro-intestinaux, concentration triste, etc.

D'autres fois, cette neurasthénie acquise est d'emblée diffuse et générale. Les émotions morales, la fatigue intellectuelle, l'anémie, la dyspepsie, les maladies de l'utérus, de la vessie, de l'estomac, l'anémie, le saturnisme, l'alcoolisme, l'arthritisme, la fièvre typhoïde, l'influenza, etc., peuvent être le point de départ de ces troubles nerveux généraux. Sans doute, alors même que ces neurasthénies sont acquises et non héréditaires, elles se développent sur un terrain d'une impressionnabilité native spéciale. Si la suggestion ne peut modifier complètement cette impressionnabilité, elle peut cependant, le plus souvent, en réprimer les écarts morbides; nous verrons, dans nos observations, de nombreux cas de guérison de neurasthénies locales ou diffuses acquises, guérisons ou améliorations, rapides ou progressives, à condition que la maladie ne soit pas trop invétérée, qu'elle ne soit pas devenue par l'habitude une modalité incarnée dans les centres nerveux. Il est nécessaire que le clinicien sache discerner de bonne heure dans le cortège des maladies diverses ce qui est perturbation nerveuse dynamique et ne la laisse pas s'enraciner dans l'organisme. Ceci ressortira avec évidence de la lecture de nos observations.

La neurasthénie peut être fatale, si je puis dire, héréditaire et diffuse. Ils sont innombrables ces malheureux martyrs de leur système nerveux, dont la vie est un long supplice. On a décrit une névropathie cérébro-cardiaque, une faiblesse irritable, une irritation spinale, etc. En réalité, chaque malade constitue un type morbide, ou plutôt plusieurs types morbides, car sa physionomie varie chaque jour. Troubles cérébraux : vertiges, migraine, photophobie, obnubilation visuelle, bruits subjectifs dans les oreilles, apathie, excitation, céphalée; troubles spinaux : rachialgie, douleurs fulgurantes, fourmillements, engourdissement, sensations de froid, de chaud, de picotement, indéfinissables, parésie, tremblements, secousses, soubresauts ; troubles nerveux périphériques : névralgies, points douloureux, crampes musculaires, sueurs locales, congestions et éruptions cutanées; troubles viscéraux : dyspepsie, pneu-

matose, dilatation d'estomac, gastéro-entéroptose de Glé-
nard, troubles cardiaques respiratoires, battements de
cœur, syncope, oppression, respiration haletante, pseudo-
asthme, pseudo-angine de poitrine; troubles menstruels :
dysménorrhée, aménorrhée, métrorrhagies; troubles psychiques : peurs, obsessions, difficulté de penser, agaropho-
bie, cauchemars nocturnes, etc. La liste est inépuisable des
manifestations multiples, complexes, variables qui s'a-
charnent avec plus ou moins d'intensité sur ces malheu-
reuses victimes, au désespoir de leur famille et de leurs
médecins. Chez quelques-uns, le tableau est moins chargé;
tous les degrés existent. Les manifestations sont limitées à
quelques régions du domaine nerveux; elles sont supportables, elles laissent des moments de répit.

Quand cette neurasthénie est héréditaire, quand elle est
due à une conformation vicieuse native du système nerveux, alors, il faut avoir le courage de le dire, elle est le
plus souvent incurable. Les malades sont quelquefois difficiles à hypnotiser; leur cerveau est obsédé par des impressions si nombreuses ou si tenaces, psychiques, sensitives,
sensorielles et viscérales, qu'il est souvent rebelle à toute
suggestion, malgré leur docilité, leur bonne volonté, leur
désir de se laisser endormir et de guérir; leur système nerveux peut offrir une résistance invincible à toutes les tentatives pour l'influencer. Il en est qui sont impressionnables
à l'hypnose, et cependant, bien que tombés en hypnose profonde, ils ne sont pas toujours dociles à la suggestion thérapeutique. Quelquefois, on arrive à calmer momentanément
leurs manifestations; on supprime les douleurs et divers
troubles nerveux : il y a une amélioration notable; on a l'espoir d'une guérison plus ou moins complète. Cette amélioration peut être durable, entretenue par une suggestion
prolongée ou répétée. C'est beaucoup! Chez d'autres, le soulagement n'est que momentané Bientôt l'auto-suggestion
reprend tout son empire, le mal reparaît dans toute son

intensité, les malades et le médecin perdent confiance dans le traitement suggestif, les malheureux courent d'un spécialiste à l'autre, promènent leurs misères dans toutes les eaux minérales, vont de l'hydrothérapie au massage, de l'homéopathie à la dosimétrie ou aux granules Mattei. Une amélioration passagère se produit parfois sous l'influence d'un de ces traitements; une rémission plus ou moins longue se manifeste, *post hoc* ou *propter hoc*, suivie d'une rechute ! Voilà la triste odyssée de nombreux névropathes, de par la loi fatale de l'hérédité ! La seule chose que je constate, hélas ! c'est que, quand la suggestion est impuissante, tout est impuissant.

De la neurasthénie à l'hypochondrie, il n'y a qu'un pas; l'une peut engendrer l'autre. Le neurasthénique conserve son intelligence intacte, en dépit des sensations qui l'obsèdent et la voilent; il sait que ses troubles sont purement nerveux, il ne peut les secouer. L'hypochondriaque a l'intelligence atteinte; il a des conceptions erronées, il rattache ses sensations à des lésions organiques et il ne peut être détrompé.

Il est difficile parfois de différencier la neurasthénie d'avec l'hypochondrie. Il est des cas intermédiaires; il n'y a pas de démarcation absolue. Vous voyez actuellement au service un homme de quarante ans, impressionnable, qui s'est bien porté jusqu'il y a quatre mois. Alors, peut-être sous l'influence du tabac qu'il est habitué à chiquer, il ressentit une sensation de gêne laryngée.

Cette gêne augmenta progressivement et dégénéra en sensation d'étouffement. Lorsqu'il nous arriva, cet homme ne pouvait plus faire quelques pas sans être obligé de s'arrêter et de se recoucher. Il croyait avoir un corps étranger dans le larynx; il tousse et avale sa salive pour le faire descendre; il a en même temps des sensations douloureuses vers les muscles sterno-mastoïdiens avec coups de marteau vers la nuque et de l'anxiété précordiale. C'est une véritable obsession qui empoisonne son existence, il ne pense qu'à sa gorge ; sa main et sa pensée s'y dirigent sans cesse. Il ne peut plus manger ; tout reste accroché, dit-il. C'est une neurasthénie laryngée, ou une hypocondrie liée à une sensation laryngée, peut-être à quelques granulations de la muqueuse. Tous les autres organes fonctionnent bien. Cet homme arrive facilement en hypnose profonde avec amnésie au réveil. En continuant avec patience la suggestion hypnotique depuis quatre semaines, nous sommes déjà arrivés à modifier très favorablement son état : il reste levé plusieurs heures, cinq à six heures par jour ; il peut manger, il n'accuse plus qu'une certaine gêne vers le sterno-mastoïdien gauche ; il n'a plus d'anxiété précordiale, mais il ne pourrait pas encore travailler ; la strangulation le guette toujours ; il est obligé, après avoir marché quelque temps, de s'asseoir. Mais il reconnaît lui-même qu'il n'y a plus aucune comparaison entre l'état actuel et celui qu'il présentait à son entrée à l'hôpital. Il est en voie de guérison. Mais vous voyez avec quelle ténacité ces impressions nerveuses, purement nerveuses, s'imposent au sensorium. Plusieurs semaines sans doute ou plusieurs mois seront nécessaires pour les déraciner complètement et j'espère y arriver. Les faits de ce genre sont excessivement nombreux dans la clientèle. Quand ce sont des ouvriers ou des soldats qui les accusent, on est enclin volontiers à les traiter de paresseux, de carottiers ; on les malmène ou on les abandonne. Avec beaucoup de patience et de suggestion, on les guérit souvent.

Autre chose est l'hypochondrie invétérée, incontestable, qui rentre dans le domaine de l'aliénation mentale, domaine le plus rebelle à la suggestion. J'ai vu récemment un jeune homme âgé de quinze ans, fort intelligent, qui sentait depuis plus d'un an des douleurs stomacales et des battements de cœur ; ces sensations étaient purement subjectives : il portait constamment la main sur son épigastre et sur son cœur, c'était une gêne continuelle qui ne le quittait pas. Je l'hypnotisai facilement; je le mis en somnambulisme, je l'enlevai à lui-même, le changeai de personnalité; je pus ainsi momentanément le soustraire à la conscience de ses sensations imaginaires, le rendre gai et heureux pendant tout le temps que durait cette diversion psychique suggestive. Mais même en cet état, on voyait que *cela le recherchait;* sa vraie conscience tendait à le ramener vers son cœur et son estomac. Après quelques minutes d'oubli, il y revenait sans cesse. Au réveil, il était parfois bien pendant un certain temps, heureux et confiant, se disant à lui-même et cherchant à se le suggérer : « Je suis guéri, je n'ai plus mal. » Mais au bout d'un quart d'heure environ, le mal reparaissait : l'obsession était plus forte que l'impression provoquée.

Il semble, de prime d'abord, que la suggestion qui s'adresse à l'esprit doive guérir facilement les maladies de l'esprit. C'est une erreur ! Une idée fixe est souvent plus difficile à déraciner qu'une sensation douloureuse. J'ai essayé bien des fois de guérir la mélancolie, l'hypochondrie, la maladie des obsessions, la manie, le délire de persécution, j'ai toujours échoué. Pendant leurs crises les aliénés sont en général difficiles, sinon impossibles à hypnotiser. Certains maniaques ont pu, il est vrai, être calmés par suggestion vigoureuse pendant leurs accès. Mais la maladie elle-même et son évolution ne sont pas influencées. Alors même qu'on arrive à hypnotiser les aliénés dans l'intervalle des crises, je ne crois pas qu'on puisse en prévenir le retour. J'ai traité par exemple, il y a deux ans, une jeune fille américaine, atteinte de stupeur lypémaniaque intermittente procédant alors par accès de dix à quinze jours, avec intervalles de trois semaines pendant lesquelles la gaîté était revenue, et l'intelligence remarquable. La maladie était héréditaire. Je pus hypnotiser la malade ; elle était très docile à la suggestion ; pleine d'espoir et de confiance, elle se croyait guérie. La crise réapparut, comme d'habitude, sans que l'esprit, sollicité par la suggestion, eût pu la conjurer.

Les aliénés vrais ne sont pas curables par la suggestion ; car ce qui domine chez eux, c'est l'auto-suggestion. S'ils étaient suggestibles, ils ne seraient pas aliénés. L'organe de la pensée doit être sain pour que la psychothérapie agisse efficacement sur lui. Il y a dans le système nerveux cérébro-spinal des neurasthéniques héréditaires, il y a dans le cerveau des aliénés quelque chose que nous ne connaissons pas, qui en trouble fatalement la modalité, chose contre laquelle tous nos moyens d'action restent impuissants.

L'épilepsie essentielle résiste à l'hypnose dans le plus grand nombre des cas; j'ai réussi à guérir un cas d'épilepsie par traumatisme du crâne, dans lequel les attaques étaient précédées de prodromes. Quand ces prodromes existent, on peut encore faire de l'inhibition et arrêter l'accès. Une jeune fille actuellement dans mon service a des crises d'épilepsie souvent précédées d'un malaise précurseur : quand ce malaise dure assez longtemps et que je suis là, pendant la visite, au moment où elle le sent, je l'hypnotise facilement, et dissipant les symptômes prodromaux, j'empêche souvent l'accès d'éclater. Mais d'autres fois les prodromes sont très courts ou n'existent pas; l'attaque vient brusquement; le malade, frappé comme d'un coup de masse, ne peut réagir. J'ai essayé l'hypnose chez un assez grand nombre d'épilepsies ou de simples vertiges épileptiques et je n'ai pas obtenu de résultats notables ou durables.

La chorée est justiciable de la suggestion, si elle n'est pas trop ancienne, ni liée à une lésion organique grave, comme la chorée héréditaire. Quand elle est trop violente, quand la face et les globes oculaires sont agités de mouvements désordonnés incessants, et que l'esprit aussi agité que le

corps ne peut s'attacher à une idée fixe, les enfants sont
peu suggestibles, parce qu'ils ne peuvent concentrer leur
attention. Mais quand l'agitation est moindre, lorsque la
chorée est d'intensité moyenne, la suggestion est facile; il
faut tenir les yeux clos, et sans attendre que l'enfant présente les signes somatiques de l'hypnose, résolution, catalepsie, occlusion spontanée des paupières, il faut faire la
suggestion: annoncer « que les mouvements diminuent,
que le corps reste au repos, que le sommeil sera calme,
sans agitation toute la nuit, etc. ». Souvent, quoique l'enfant
ne puisse tenir les yeux clos, ni les membres tranquilles
quoique la face reste grimaçante, il est cependant influencé:
parfois même au point de ne rien se rappeler après la suggestion, alors que rien n'annonçait dans l'habitus extérieur
l'influence hypnotique. D'autres fois on n'obtient que des
moments passagers d'hypnose entrecoupés par de fréquents réveils. L'influence peut être nulle à la première
séance. Mais il est rare qu'après deux ou trois séances, on
n'obtienne pas une action plus ou moins profonde. En
général le sommeil de la nuit devient plus calme, dès les
premières séances ; bientôt les mouvements diminuent
d'intensité ; et en quelques jours déjà, en quinze jours ou
trois semaines, la maladie est notablent atténuée ; sa durée
est abrégée. En quinze jours à un mois souvent, l'affection
est complètement ou à peu près terminée. Les chorées par
imitation et les rechutes de chorée cèdent souvent en quelques jours. J'ai fait cesser quelquefois dès la première
séance un simple tremblement choréique des mains survenu
par imitation ou par émotion morale et empêchant les
malades d'écrire ou de coudre; si ce tremblement revient
après quelques heures ou le lendemain, une nouvelle suggestion l'arrête et en continuant ainsi pendant quelques
jours, il est souvent définitivement arrêté. Le caractère
aussi se modifie, soit rapidement, soit graduellement en
peu de temps ; les enfants redeviennent dociles, obéissent

à leurs parents, perdent leurs mauvais instincts et leurs impulsions méchantes; ils redeviennent eux-mêmes.

Enfin les petites secousses nerveuses, les tics partiels, qui survivent souvent à la chorée, guérissent fréquemment et souvent complètement quand ils ne sont pas invétérés depuis des années. J'ai guéri des tics convulsifs datant de plusieurs mois et même d'une année. Quand l'affection est très ancienne et que le système nerveux en a contracté l'habitude invincible, alors la suggestion peut échouer.

La tésanie cède souvent en quelques séances, même si elle date de plusieurs mois.

Le tétanos au contraire résiste, commandé qu'il est, sans doute, par une lésion inconnue, mais profonde et invincible des centres nerveux.

Les névralgies diverses obéissent souvent à la suggestion. Chez quelques sujets impressionnables, alors qu'elles sont liées plutôt à une diathèse nerveuse qu'à une névrite rhumatismale, l'hypnose les enlève comme par enchantement. Il m'arrive souvent, devant les élèves, d'enlever en quelques minutes, voir en quelques secondes, des points douloureux, ou même des névralgies bien caractérisées. La douleur peut revenir après un temps variable, de quelques minutes à quelques heures, pour céder de nouveau à la suggestion ; et en continuant quelques jours, elle disparaît sans retour. D'autres névralgies sont plus tenaces. Pendant l'accès, le sujet qui n'a jamais été endormi est souvent rebelle à l'hypnose, son sensorium étant absorbé tout entier par l'impression douloureuse. En l'hypnotisant d'abord pendant la rémission, on arrive en général à l'endormir même pendant l'accès, s'il est très suggestible. Suivant la cause de la névralgie, névrite, rhumatisme, diathèse, lésion organique, suivant l'impressionnabilité spéciale des individus, il faut un temps variable de quelques jours à quelques semaines pour obtenir une guérison complète.

J'ai réussi dans deux cas de crampe des écrivains, datant

de plusieurs années chez l'un, de plusieurs mois chez l'autre, et qui avaient résisté à de nombreuses médications à obtenir en quelques semaines un succès complet et définitif.

Les troubles sympathiques douloureux, malaises, viscéralgies, vomissements, etc., liés aux affections utérines ou stomacales sont souvent promptement soulagés, quelquefois guéris, par la suggestion; toutefois il y a des rechutes; mais la suggestion répétée, prolongée avec patience et persévérance pendant des semaines et des mois, peut réussir à déraciner ces troubles. J'ai obtenu des guérisons ou des soulagements notables dans des cas où il était question de pratiquer l'ovariotomie pour remédier à des souffrances réellement insupportables.

Les tremblements nerveux, saturnins, mercuriels, alcooliques peuvent s'amender ou guérir par un nombre variable de suggestions. Il n'en est pas de même de la paralysie agitante. Bien que l'anatomie pathologique soit encore muette sur le siège et la nature de cette maladie, il s'agit là certainement d'une affection organique à évolution fatale, incurable. Elle n'offre aucune prise à la suggestion, alors même qu'elle est à son début, qu'elle est fruste et n'a pas encore créé la trémulence caractéristique. J'ai soigné il y a quelques années une dame que je croyais d'abord affectée d'une simple neurasthénie due à des chagrins prolongés; son facies était déprimé, atone, ses mouvements lents; son corps un peu courbé, sa démarche comme ankylosée; elle n'écrivait que par tous petits caractères; les nuits étaient agitées par un besoin incessant de remuer, de changer de place, de se lever, avec sensation de chaleur, et trémulence passagère par accès. La suggestion resta impuissante, comme tous les autres traitements antérieurs et postérieurs; il s'agissait d'une forme fruste de maladie de Parkinson, diagnostic qui fut d'ailleurs confirmé pas nos collègues de Paris.

Outre les névroses nettement spécifiées dans le cadre nosologique, il existe une foule de manifestations nerveuses, névroses mal définies, contre lesquelles la suggestion est souvent efficace : hypéresthésie cutanée, anesthésies partielles, viscéralgies, migraines, etc. L'alcoolisme, l'arthritisme, la diathèse urique, le saturnisme, à côté des lésions organiques qu'ils déterminent, créent aussi de simples névroses qui peuvent céder à la suggestion. J'ai guéri des douleurs musculaires et nerveuses dues à l'alcoolisme ou au saturnisme ; j'ai vu une paralysie des extenseurs de la main d'origine saturnine avec anesthésie disparaître en quelques séances par suggestion ; certainement il n'y avait pas dans ce cas de névrite confirmée, pas de dégénérescence nerveuse. Car dans ces cas, qui sont les plus fréquents, la suggestion reste lettre morte.

La morphinomanie qu'on peut ranger dans les névroses artificielles est quelquefois facile, quelquefois difficile à influencer par suggestion. J'ai réussi rapidement dans 4 ou 5 cas, où les sujets ne dépassaient pas la dose de 3 à 4 seringues par jour ; dans ce cas, les malades, étant hypnotisables, purent être sevrés très rapidement, en quelques jours. A deux d'entre eux, je pus suggérer un véritable dégoût de la morphine, si bien qu'ils supportèrent l'un des accès violents d'asthme, l'autre des douleurs névralgiques, sans aucune tentation de recourir à l'injection. A d'autres on n'arrive pas à suggérer le dégoût, mais on les déshabitue de la morphine ; il faut avoir la précaution de ne pas leur laisser la seringue et de les faire surveiller rigoureusement pour leur enlever la tentation de recommencer, souvent plus forte que la suggestion. D'autres morphinomanes qui se font 5, 6, 12 injections ou plus par jour, sont très difficilement suggestibles ; le malaise par suppression de morphine est intolérable ; ils deviennent fous de douleur, d'angoisse, de sensations diverses. Ce sont de vrais aliénés que l'on ne peut influencer facilement. S'ils ont l'énergie nécessaire pour se laisser traiter jusqu'au bout, ou si leur entourage seconde bien le médecin, on arrive à les guérir, sinon par l'hypnose seule qui peut ne pas réussir, du moins par une suggestion morale prolongée associée à un internement avec surveillance sévère. Je ne les sèvre pas brusquement, mais rapidement en 8 à 15 jours, je diminue graduellement le nombre et la quantité de liquide injecté ; à leur insu, si c'est possible, en ajoutant de l'eau à la solution ; je les encourage, je suggère soit à l'état d'hypnose, plus ou moins profonde, si elle peut être obtenue, soit à l'état de veille, la disparition du malaise. Quand on sait influencer et capter son malade, on réussit souvent par la simple parole, au besoin aidée de quelques pratiques, telles que pulvérisation d'éther, quelquefois hydrothérapie, à stimuler le système nerveux et à calmer l'angoisse. J'ai vu de ces malades agités, poussant des cris féroces, se jetant de côté et d'autres, disant souffrir martyr, croyant mourir, ou voulant se suicider si on ne leur rendait pas la seringue. Souvent les médecins prennent peur eux-mêmes et leur confient de nouveau la morphine. J'ai pu, dans des cas de ce genre, par ma présence, par mon autorité, par la suggestion douce et calmante faite avec occlusion des yeux, restaurer un calme parfait, sans injection ; et en persévérant avec patience, en ne ménageant ni mon temps, ni ma peine, venir à bout de cette terrible morphinomanie. C'est dans un établissement spécial où les malades peuvent être incessamment surveillés, isolés de parents ou de serviteurs complaisants qui n'ont pas d'autorité sur eux, sous l'influence suggestive permanente du médecin et d'un personnel intelligent et expérimenté, que les guérisons peuvent toujours se faire en quelques semaines. Abandonnés à eux-mêmes, dans leur famille, les vrais morphinomanes invétérés ne guérissent pas. La tentation est plus forte que leur volonté, la simple suggestion faite par le médecin une ou deux fois par jour ne suffit pas. Il faut, je le répète, une autorité ferme qui domine les malades et un entraînement suggestif incessant.

Les habitudes alcooliques sont, en général, plus faciles à réprimer, car les alcoolisés sont plus aisément hypnotisables et suggestibles. A quelques-uns, on suggère rapidement le dégoût pour le vin et l'eau-de-vie ; d'autres n'acceptent pas ce dégoût, mais obéissent à la suggestion de ne plus en boire. Il faut cependant une surveillance prolongée et des suggestions répétées pour prévenir les rechutes chez ceux qui n'ont pas une volonté assez forte pour lutter contre leur penchant. Mon ami, le professeur Forel de Zurich, a fondé une société de tempérance dont les adeptes s'engagent à ne plus boire que de l'eau ; il est arrivé par la suggestion hypnotique à guérir des buveurs émérites et invétérés qui depuis des années sont restés fidèles à leur engagement.

Un mot sur la psychothérapie appliquée aux maladies organiques. On ne peut guérir que ce qui est curable ; on peut soulager et souvent améliorer ce qui n'est pas curable. Les hémiplégies rigides avec sclérose secondaire liées à une destruction de la capsule blanche interne ou des circonvolutions fronto-pariétales échappent à la suggestion qui ne peut restaurer ce qui est détruit. Mais quand la lésion n'affecte pas directement les régions susdites, quand le prolongement intra-cérébral du faisceau pyramidal n'est affecté que dynamiquement par une lésion du voisinage, et que l'inertie motrice survit au choc, la suggestion peut intervenir efficacement et restaurer la motilité. Des hémianesthésies datant de plusieurs années ont pu ainsi être enlevées par la suggestion simple ou liée à l'application d'un aimant, ainsi qu'on le verra dans nos observations ; il est probable que dans ces cas le faisceau sensitif de la capsule n'était pas entièrement détruit. Nous avons enlevé ainsi de l'hémichorée, de l'hémiathétose et même de la contracture datant de plusieurs mois, quand ces symptômes n'étaient pas directement sous la dépendance de la lésion. Dans ce dernier cas, au contraire, s'il y a par exemple sclérose pyramidale descendante, la suggestion ne peut rien ; elle peut tout au plus diminuer la contracture, momentanément ou dans une certaine mesure, mais son action est très limitée. J'ai actuellement en traitement une jeune fille de vingt-deux ans qui depuis l'âge de seize ans a une hémiplégie incomplète gauche avec quelques symptômes hystériques ; elle a eu quelques crises, de l'anesthésie, une douleur abdominale ; quelquefois sa main est complètement fermée en contracture et ne peut s'ouvrir ; ceci arrive surtout à la suite des émotions. Après quelques jours, elle se rouvre spontanément, mais reste toujours incomplètement ouverte ; l'extension complète des doigts est impossible. Les nombreux médecins qui ont vu la malade se sont laissés tromper par les manifestations hystériques au point de tout attribuer à l'hystérie. Or, j'ai constaté que son hémiplégie est en réalité organique : il y a exagération des réflexes tendineux du genou et du pied ; il y a cette raideur caractéristique du membre supérieur toujours en demi-flexion et offrant une résistance tant à la flexion qu'à l'extension ; il y a la contracture hémiplégique du côté gauche de la face primitivement paralysée, qu'on n'observe jamais dans la paralysie hystérique. La suggestion hypnotique a restauré la sensibilité, a enlevé la douleur abdominale, a supprimé les crises d'hystérie, elle résout la contracture intercurrente qui ferme la main complètement comme cela arrive parfois à la suite d'une contrariété ; elle supprime tout ce qui est dynamique, mais elle laisse subsister l'attitude hémiplégique du membre, son augmentation de tonicité musculaire et l'exagération des réflexes tendineux ; elle rétablit la maladie dans les limites que lui assigne la lésion cérébrale. La suggestion devient ainsi une méthode de diagnostic.

Les vertiges, la titubation, la céphalalgie liés aux affections intra-craniennes, la maladie de Ménière peuvent, suivant le siège de l'affection, être supprimés radicalement ou bien seulement atténués. J'ai eu longtemps dans mon service un homme affecté d'otite moyenne et interne avec vertige auditif, titubation, céphalalgie occipitale et symptômes hypocondriaques, réalisant le type classique de la maladie de Ménière. Il était hypnotisable en sommeil profond : la suggestion en une à trois séances enlevait tous ces symptômes, ne laissant subsister, en les atténuant, que les bruits subjectifs dans les oreilles, et alors cet homme restait soulagé et pouvait travailler à l'hôpital ; cela durait une quinzaine de jours ; les symptômes reparaissaient alors et étaient de nouveau supprimés par la suggestion. La maladie n'était pas guérie ; mais pendant un an que cet homme est resté à l'hôpital, nous lui avons fait une existence convenable, en l'affranchissant de ses tortures. N'est-ce rien ?

Des résultats analogues s'obtiennent dans les affections de la moelle. Il y a des myélites curables qui peuvent être amendées par la suggestion rapidement ; vous avez vu à la clinique un enfant qui, à la suite d'une pneumonie datant de quinze jours, était devenu paraplégique avec exagération des réflexes tendineux. Il pouvait remuer les jambes dans son lit, mais ne pouvait se tenir debout seul, ni avancer les membres quand on le soutenait. Après une seule séance de suggestion, il pouvait un peu se tenir debout et faire quelques pas, étant légèrement soutenu. En quatre jours, il était presque guéri. Sans doute le malade eut guéri spontanément ; je ne sais s'il eut guéri aussi promptement.

La plupart des myélites malheureusement sont incurables ; quand la lésion est trop avancée ou a envahi une trop grande étendue, la suggestion n'y peut rien. Quand elle est moins avancée, la suggestion produit parfois des résultats remarquables ; nous avons fait marcher à peu près convenablement des ataxiques qui ne pouvaient plus se tenir debout. Nous avons enlevé des douleurs fulgurantes, du tenesme vésical et rectal tabétique. Ainsi fait aussi la suspension des ataxiques. Nous avons supprimé le tremblement et la titubation de la sclérose en plaques. MM. Fontan et Ségard ont publié aussi un cas remarquable de ce genre. Mais il faut bien le dire, les résultats obtenus sont passagers ; la suggestion peut restaurer la fonction, tant que la lésion ne l'a pas encore définitivement abolie, tant que le trouble de cette fonction n'est qu'un trouble dynamique dépassant le champ de la lésion ; la suggestion n'enraie pas l'évolution organique de la maladie : trop souvent elle ne produit qu'une amélioration transitoire ; les maladies de leur nature progressive et envahissante, telles que l'ataxie locomotrice, la sclérose en plaque, etc., continuent leur marche inexorable, et il arrive un moment où la suggestion ne peut plus rien.

Dans les maladies des voies digestives, elle trouve de fréquentes applications. On sait combien l'élément nerveux joue un rôle important comme cause ou résultat des troubles digestifs. Il existe une neurasthénie gastrique et gastro-intestinale. Les émotions morales, la concentration de l'esprit retentissent sur la digestion et vice versà. L'atonie du tube digestif, les crampes, les douleurs, les vomissements, la pneumatose, le hoquet sont des symptômes nerveux qui sont parfois justiciables de la suggestion. Souvent elle restaure l'appétit, régularise les selles, enlève ou modère les douleurs, le ténesme, les coliques, etc., atténue les symptômes névropathiques et intervient comme adjuvant utile dans la thérapeutique.

Dans les affections des voies respiratoires et du cœur, la suggestion peut avoir des effets salutaires, diminuant les quintes de toux, calmant l'oppression, supprimant parfois les accès d'asthme liés à l'emphysème pulmonaire, rendant le sommeil et l'appétit aux tuberculeux, atténuant l'anxiété précordiale. La suggestion ne m'a pas réussi à supprimer les accès d'asthme nerveux ; elle ne guérit pas l'asystolie

des maladies cardiaques, elle ne calme pas la fièvre, elle ne
ralentit pas notablement le pouls, elle ne tarit pas en général les sueurs des phtisiques ; elle ne saurait, je le répète,
à elle seule, remplir toutes les indications thérapeutiques ;
mais elle a son utilité réelle, incontestable. Une simple
médication inerte, simplement suggestive m'a souvent
réussi contre l'insomnie rebelle combattue vainement par
une médication plus active, mais non accompagnée de
suggestion.

Les fonctions menstruelles aussi lui obéissent souvent.
J'ai relaté et d'autres observateurs aussi ont relaté des faits
de menstruation diminuée comme abondance, comme durée, et rendue régulière, quelquefois même suggérée à jour
fixe. Les douleurs de la dysménorrhée sont parfois heureusement combattues, ainsi que les troubles nerveux consécutifs.

Dans les pyrexies à évolution cyclique, sans doute la
suggestion ne peut intervenir, ni comme abortive, ni
comme abrégeant la durée. Mais elle intervient en enle-
vant la céphalalgie, diminuant l'angoisse et l'impressionnabilité nerveuse souvent liée à la fièvre, restaurant le
sommeil, modérant les douleurs, et tonifiant l'organisme
pour lui permettre de résister à l'influence morbifique.

Chez les sujets très suggestibles, elle peut calmer momentanément les douleurs du rhumatisme articulaire aigu ;
elle enlève parfois, en une ou plusieurs séances, les douleurs survivant à la fluxion inflammatoire, et met fin à une
maladie qui se prolongeait par de simples troubles fonctionnels, troubles qui peuvent, par eux seuls, condamner
l'articulation à l'immobilité, entretenir la raideur articulaire et musculaire.

Je ne poursuivrai pas plus loin cet aperçu très sommaire
sur les indications et l'utilité de la psycho-thérapeutique.
Les observations déjà publiées et celles que j'ajouterai à la
suite de ce chapitre, montreront mieux que de simples

assertions le parti que le médecin peut tirer de cette médication.

On guérit souvent, on ne guérit pas tout; on soulage
souvent, on ne soulage pas toujours. Les cas les plus
simples, ceux qui paraissent le mieux devoir obéir à la
thérapeutique suggestive, résistent parfois. Cela tient à la
maladie dont quelques éléments nous échappent; cela tient
à l'individualité psychique qui, elle aussi, a des secrets
qu'elle nous dérobe.

A côté de la suggestion du médecin, il y a la suggestion
du malade qui raisonne, qui n'accepte pas, qui est dominé
par ses impressions auto-suggestives conscientes ou inconscientes; le médecin est là une demi-heure au plus par
jour pour suggérer; l'imagination du sujet reste toute la
journée seule pour suggérer à son tour et défaire parfois
ce que le médecin a fait. Il faut, chez quelques-uns, un
entraînement suggestif, un milieu suggestif qu'on ne
trouve pas toujours.

L'œuvre du médecin peut être contrariée par un entourage peu intelligent, par des contre-suggestions venant
d'autres personnes. Avec du temps, de la patience, de la
sagacité et la connaissance du terrain, qui ne s'acquiert
que par l'expérience, on réussit souvent, à travers des tâtonnements, dans les cas les plus difficiles, malgré les
éléments contraires. La suggestion est une science et un
art qui exige une grande expérience, un long appren-
tissage; et c'est faute d'avoir voulu persévérer pour ac-
quérir cette expérience que beaucoup de médecins échouent.

La suggestion trouve encore dans beaucoup de milieux
médicaux et autres une hostilité considérable. On a commencé par nier les faits; on ne les nie plus, mais on dit
qu'ils n'ont pas d'utilité pratique; on ajoute même que
c'est dangereux. On prononce les mots d'hystérie, de suppression du libre arbitre, de dérangement des facultés in-

tellectuelles; on terrorise les familles, on désuggestionne les malades.

Quand je ne suis pas sûr de mon terrain, quand je crains les influences contre-suggestives, et que je crois cependant que la suggestion peut être utile, je la fais sans hypnotisme, je la cache dans une pratique inoffensive, dans l'électricité, dans le massage, dans une friction, dans un médicament.

L'électricité surtout, quand elle n'a pas été employée déjà dans la maladie en cause, convient merveilleusement ; j'ai enlevé des douleurs, des névralgies, des spasmes, de l'aphonie nerveuse, de l'impotence fonctionnelle par l'électrisation suggestive en affirmant au malade que cela va le guérir, et en concentrant, pendant l'application de l'appareil, son attention sur les effets curateurs qu'il éprouve, en lui expliquant le mécanisme de la guérison, de façon à fixer l'idée de sa guérison dans son esprit et à faire ainsi, par voie détournée, de la psychothérapie suggestive.

OBSERVATIONS CLINIQUES

I

OBSERVATIONS DE NÉVROSES TRAUMATIQUES

C'est dans le champ des névroses que la psychothérapie trouve surtout son application. Nous allons relater d'abord quelques faits de névroses d'origine traumatique. L'attention a été appelée depuis quelques années sur ce chapitre par les travaux de notre éminent maître Charcot. Si j'en crois mon expérience personnelle, les névroses consécutives aux traumatismes divers ne constituent pas une espèce distincte, une hystérie spéciale. Parmi elles, il n'en est aucune qui, comme évolution, comme modalité, comme appareil symptomatique, ne puisse être engendrée par une autre cause. La diathèse nerveuse héréditaire ou acquise, les émotions morales, l'arthritisme, le saturnisme, l'alcoolisme, les maladies organiques, la fièvre typhoïde, l'influenza, le rhumatisme articulaire les lésions organiques des centres nerveux, les névralgies, les maladies du tube digestif, de l'utérus, la chlorose, etc., peuvent déterminer des troubles nerveux dynamiques au même titre que le traumatisme. On trouvera dans nos observations des cas de névroses consécutives à ces causes diverses, qui ne diffèrent en rien, ou plutôt, qui sont aussi variables comme allures que les névroses d'origine traumatique.

Au traumatisme, d'ailleurs, peuvent s'associer divers facteurs pour engendrer la névrose, les facteurs sont :

1° La lésion elle-même qui peut retentir par voie nerveuse, directe ou réflexe, sur divers organes et fonctions ;

2° La douleur, qui, très aiguë ou très tenace, peut, soit en parésiant directement la fonction locale, soit en agissant sur le sensorium, créer des perturbations dynamiques plus intenses que la lésion elle-même ne le comporte ;

3° Le choc psychique émotif, frayeur, colère, etc., qui, par lui seul, agissant sur un organisme prédisposé, fait naître des manifestations diverses ;

4° La diathèse nerveuse ou l'impressionnabilité préexistante. Le plus souvent, le traumatisme, associé aux éléments que nous venons d'indiquer, met en éveil cette diathèse, latente ou déjà révélée car des troubles antérieurs.

Le traumatisme agit comme toutes les causes occasionnelles qui font éclore sur un terrain favorable des manifestations diverses, locales ou générales, en rapport avec la modalité particulière à chaque système nerveux. C'est ce qui ressortira, je pense, de la lecture des observations.

La névrose peut-être caractérisée par une simple douleur. Une lésion peu importante détermine une douleur excessive qu'elle ne justifie pas ; ou bien une douleur qui sans être excessive, survit à la lésion, retenue pour ainsi dire par le système nerveux qui ne peut plus s'en débarrasser. A cette douleur peuvent s'associer des troubles fonctionnels locaux de l'organe auquel est rapporté la douleur (Obs. 5 et 7) ; ou bien des symptômes de neurasthénie générale qui viennent tôt ou tard se greffer sur elle, ainsi qu'on le verra dans les observations suivantes.

Dans les quatre premières, la névrose douloureuse, de date relativement récente, a pu être enlevée rapidement par suggestion.

Dans la cinquième, datant de deux ans, elle n'a pu en dix jours de traitement, qu'être améliorée très notablement.

Dans les trois autres, datant de 20 à 25 ans, la suggestion n'a eu qu'une efficacité incomplète ou passagère. Prolongée pendant un temps plus long, aurait-elle réussi à déraciner des sensations aussi invétérées ?

OSERVATION I. — *Contusion épigastrique : accès de douleurs lancinantes dans la région ombilicale ; vertiges. — Points douloureux xiphoïdien et rachidien et hémianesthésie sensitivo-sensorielle par suggestion. — Guérison des accès douloureux en trois jours, des vertiges en six jours par suggestion hypnotique.*

B..., âgée de vingt et un ans, journalière, entre à l'hôpital le 22 avril 1890. Le 19 avril, au soir, à la tuilerie de Villers, elle fut atteinte, à la région ombilicale, par un wagonnet circulant sur des rails. Elle ressentit une violente douleur et vomit ; une demi-heure après, elle aurait eu des selles de sang pur, la valeur d'un demi-verre environ. Depuis ce moment, elle accuse des douleurs lancinantes dans l'abdomen, douleurs durant une heure, séparées par des intervalles d'une demi-heure, qu'elle localise surtout vers la région ombilicale. Le 21, elle aurait vomi de la bile, deux fois dans la journée, et aurait eu une dizaine de selles diarrhéiques, ne contenant plus de sang ; elle n'a plus vomi depuis ; cette nuit, elle a eu encore trois selles diarrhéiques.

La malade a accouché il y a 8 mois d'un enfant qu'elle a nourri jusqu'à ce jour. Pendant sa grossesse, elle a vomi tous les jours trois fois jusqu'au moment de l'accouchement. Comme maladie antérieure, elle accuse une fièvre typhoïde il y a deux ans qui a duré deux mois et a été traitée à l'hôpital ; elle a prolongé son séjour à l'hôpital de deux mois encore, comme infirmière auxiliaire. Pendant ces deux mois elle eut, dit-elle, des étourdissements ou vertiges qui se seraient répétés deux fois par jour, chaque fois pendant une heure. Depuis elle a été bien portante ; elle est mariée et n'a pas eu de contrariétés conjugales. Elle n'a pas connu sa mère ; elle a une sœur hystérique qui a une crise à peu près tous les huit jours. Elle-même n'a jamais eu d'antécédents nerveux.

Etat actuel (13 avril). — Constitution moyenne, tempérament lymphatique. Température 38°. Pouls 74, régulier, égal. Langue très peu chargée. L'examen du thorax ne démontre rien d'anormal. A l'examen du ventre, on ne constate rien d'anormal ; ventre souple, dépressible, sans ecchymose, sans douleur à la palpation. Mais si j'insiste en disant : vous avez mal en ce point ou en tel autre, j'arrive à localiser à volonté des points douloureux. Je crée ainsi très facilement une zone douloureuse au-dessous de l'appendice xiphoïde et une autre à la région rachidienne correspondante. Je reconnais ainsi que la malade est très suggestible et je lui fais dire qu'après avoir mangé, elle ressent au-dessous de l'appendice xiphoïde une sensation de brûlure et la même douleur à la région correspondante du dos. Aussitôt qu'explorant le rachis j'arrive en face de l'appendice xiphoïde, la malade pousse un cri et accuse des élancements douloureux. Enfin elle a, depuis son choc, des étourdissements ou vertiges continus. Après avoir rapidement constaté, sans appeler l'attention sur ce fait, que la sensibilité existe partout, je dis devant les élèves : « Il arrive souvent, à la suite de ces accidents, que la sensibilité est abolie dans toute la moitié gauche du corps, à un tel point qu'on peut piquer les malades sans qu'ils le sentent. Alors aussi les malades n'entendent pas de l'oreille gauche, ne sentent pas de la narine gauche, ne voient pas de cet œil, etc. » Cela dit j'explore la sensibilité et à la grande surprise des élèves, je constate une hémianesthésie avec hémianalgésie gauche très bien caractérisée. Aussitôt que l'épingle arrive vers la ligne médiane, à un centimètre environ à gauche de cette ligne, elle sent vivement. Le sens musculaire aussi est aboli à gauche. L'hémianesthésie est aussi sensorielle. La narine gauche ne sent rien : un flacon d'acide acétique placée devant elle ne produit pas de réaction et elle dit ne rien sentir. Si je le mets devant l'orifice nasal droit, elle recule vivement et dit : c'est du vinaigre. Elle affirme ne pas entendre le tic tac de la montre devant l'oreille gauche. — Je mets du sel sur le bord gauche de la langue, en lui disant : c'est du sucre, elle ne perçoit rien. Je le place sur le bord droit, elle perçoit et reconnait que c'est du sel. L'hémianesthésie visuelle est moins nette ; si je ferme l'œil droit, elle dit d'abord ne rien voir de l'œil gauche ; si j'approche une épingle de la cornée, elle ne la perçoit pas d'abord ; puis, si je la tiens quelque temps devant elle, elle la voit. — Il n'y a pas d'ovarialgie. — L'appétit est assez bon ; la digestion est normale. (Potion avec extrait thébaïque, 5 centigrammes.)

La malade semble avoir une intelligence assez moyenne, bien que son esprit soit peu cultivé ; elle n'a pas appris à écrire, mais elle lit très bien et fait bien ses comptes.

27. — Elle a eu une seule selle assez épaisse la nuit. Dans la journée elle n'aurait eu qu'une seule douleur lancinante de deux à trois heures de l'après-midi. Ce matin elle aurait déjà eu six accès de cinq à dix heures, chacun d'une demi-heure à une heure de durée ; ces douleurs sont très violentes, et ressemblent, dit-elle, à des piqûres d'aiguille ; elles existent dans la région sous-ombili-

cale. La nuit, elle a passablement dormi. Par la pression je détermine une douleur aiguë suggestive au-dessous de l'appendice xiphoïde occupant l'aire d'une pièce de deux francs et une douleur correspondante dans le dos. Fermant les yeux à la malade pour explorer la sensibilité, je constate que l'hémianesthésie sensitivo-sensorielle est très nette comme hier; elle ne trouve pas son bras gauche, ne sait pas s'il est couché ou en l'air et cherche longtemps avant de la trouver sa main gauche avec la main droite (sans que je fasse la suggestion précise pour cela). — En ce moment la malade accuse sa douleur lancinante. La sensation de vertige existe toujours. J'endors la malade par simple affirmation; en trois secondes elle est en hypnose profonde avec amnésie au réveil (je n'avais endormi aucune malade devant elle). — Je suggère le retour de la sensibilité et la disparition de la douleur. *Au réveil, après trois minutes, celle-ci a disparu; la sensibilité est restaurée mais ne se maintient pas;* après une minute, elle est de nouveau perdue.

Je l'endors une seconde fois et je suggère de nouveau, en insistant, le retour définitif de la sensibilité. *Au réveil, celle-ci est définitivement restaurée pour le tact, la douleur et les organes sensoriels.*

25. — La malade a encore eu deux selles diarrhéiques, malgré la suggestion. Elle a encore eu ses douleurs abdominales toute la journée, revenant régulièrement toutes les demi-heures et durant une heure chaque fois. En même temps étourdissements, tout tourne autour d'elle. Elle s'est endormie à sept heures du soir, s'est réveillée à une heure, s'est rendormie et réveillée encore deux fois jusqu'à cinq heures. Ce matin elle se sent un peu mieux, elle a un peu mangé hier. On constate : de l'anesthésie avec analgésie dans la cuisse gauche; la jambe est sensible; de l'anesthésie avec analgésie dans le membre supérieur gauche; le côte gauche de l'abdomen est sensible; celui de la face et du thorax ne le sont pas. Les organes sensoriels sont sensibles.

Suggestion. — Au réveil, la sensibilité est revenue partout.

26. — La malade n'a plus eu de douleurs du tout. A dormi, comme cela avait été suggéré, de sept heures du soir à cinq heures du matin. N'a eu de vertiges hier que dans l'après-midi. Les points épigastrique et xiphoïdien ont disparu par suggestion. La sensibilité restaurée s'est maintenue. A de l'appétit et a mangé assez bien hier. Suggestion.

27. — Continue à bien aller. Mange bien, digère bien; n'accuse plus que des étourdissements moins fréquents. Suggestion.

29. — Va bien. N'a eu que deux fois des étourdissements chaque fois une demi-heure. — Suggestion pour la cessation complète des étourdissements. — Les seins sont gonflés et sensibles.

30. — La malade a pris 30 grammes de sulfate de soude ce matin. On lui a tiré son lait. Elle n'a pas eu d'étourdissements du tout depuis la suggestion d'hier.

1er mai. — A eu une dizaine de selles à la suite de sa purgation. Les seins sont dégorgés et ne sont plus sensibles. N'a plus ni vertiges ni douleurs aucunes. La sensibilité est partout normale. L'appétit est excellent; la digestion parfaite. La malade se sent tout à fait bien et demande sa sortie.

Il s'agit d'une femme, qui sans maladie nerveuse jusque-là, mais d'une impressionnabilité spéciale, a reçu une contusion à l'épigastre. Les douleurs lancinantes consécutives, les vomissements bileux, les selles diarrhéiques et sanguinolentes pouvaient faire craindre quelque lésion interne. D'autre part la nature de ces douleurs survenant par accès réguliers durant une heure, séparés par des intervalles d'une demi-heure, n'affectant pas la forme de coliques, non exaspérées par l'ingestion des aliments, la digestion restant normale, l'existence des vertiges, me donnèrent l'impression d'une simple névrose. Une congestion vaso-motrice gastro-intestinale due au choc, directement ou par action réflexe pouvait expliquer la diarrhée et les selles sanguinolentes, sans rendre compte de la douleur. La palpation de l'abdomen souple et indolore, l'absence d'ecchymose confirmèrent cette opinion. Je créai instantanément et consciemment un point douloureux xiphoïdien et rachidien que j'aurais pu créer par suggestion inconsciente et interpréter comme dénotant un ulcère de l'estomac. Je produisis de même une hémianesthésie sensitivo-sensorielle des plus nettes que j'aurais pu créer aussi inconsciemment de la façon la plus simple, la plus ingénue du monde. Je ne veux pas dire, entendez-le bien, que toute hémianesthésie accompagnant une névrose traumatique soit suggérée ! Non ! cette hémianesthésie peut être spontanée : mais je tiens à mettre les cliniciens en garde contre la facilité avec laquelle on s'expose à suggérer certains symptômes qu'on s'attend à trouver.

La simple connaissance de ce fait servira à guider les recherches diagnostiques et à éviter l'erreur. La disparition instantanée des douleurs et de l'hémianestésie, la guérison complète en quelques séances, confirmèrent le diagnostic. Que serait-il advenu, [ou qu'aurait-il pu advenir si, méconnaissant la nature réelle du mal ou la puissance de la suggestion, on avait institué un traitement actif, régime lacté, révulsifs, antipasmodiques, ou autres, propres à suggérer à l'impressionnabilité de la malade qu'il s'agissait d'une affection grave et de longue durée? Rien n'eût été plus facile que de maintenir la douleur, les vertiges, le point xiphoïdien, l'hémianesthésie et de créer ainsi artificiellement, inconsciemment une névrose opiniâtre et de longue portée, qui, incarnée dans le système nerveux, aurait pu devenir plus rebelle à la suggestion. On verra dans d'autres observations que ce fait peut se réaliser.

OBSERVATION II. — *Névrose traumatique douloureuse thoracique et hypocondriaque. Guérison par suggestion.*

L... (Pierre), cinquante-six ans, journalier, entré le 12 juin 1890 à l'hôpital pour une douleur abdominale d'origine traumatique.

Il y a quinze jours, il fit un effort en portant une charge et ressentit immédiatement une vive douleur au rebord costal axillaire droit, qui l'obligea à arrêter son travail péndant une heure. Il put cependant le reprendre jusqu'il y a huit jours, époque à laquelle il dut s'arrêter définitivement. Le lendemain de l'effort, il vint à la consultation ; on lui fit mettre un vésicatoire. La douleur parut se propager vers l'ombilic. Elle revient régulièrement tous les jours vers dix heures du matin et dure toute la journée, s'irradiant du rebord costal droit à l'appendice xyphoïde, avec des alternatives de rémission et d'exacerbation ; le malade accuse en outre une sensation de brûlure qui coupe la respiration et remonte même jusqu'à la gorge ; cette sensation accompagnerait les exacerbations de la douleur costo-xiphoïdienne.

L... est marié, père de deux enfants; il ne fait pas d'excès alcooliques. Comme antécédents. il signale une fièvre typhoïde avec dysenterie qui a duré dix mois, en Afrique, en 1858. Depuis santé très bonne.

Etat actuel. — Constitution assez bonne. Tempérament mixte. Artères athéromateuses.

Actuellement le malade accuse la sensation d'un corps dans la région laryngée, du manubrium au cartilage thyroïde; une douleur, à droite de la ligne blanche sur l'épigastre, qui le prend chaque fois qu'il veut prendre son travail. Cette douleur le prend aussi spontanément à dix heures du matin et dure jusqu'à cinq heures du soir; elle est la même, qu'il ait ou qu'il n'ait pas mangé; après les repas, il a depuis son accident, des éructations pendant cinq à six minutes seulement, à la suite desquelles les douleurs se calment pendant quelques minutes, puis reparaissent. D'ailleurs l'appétit est bon; pas de pituite ni de nausées; selles régulières. L'examen de la poitrine démontre un état normal du cœur et des poumons. La pression à droite détermine une sensibilité assez vive au niveau du cinquième espace intercostal, du sixième, du septième, jusqu'au rebord costal; cette sensibilité vive à la pression se continue sur la région épigastrique et hypocondriaque à droite seulement de la ligne blanche jusqu'à hauteur de l'ombilic. Le ventre est d'ailleurs mou, excavé : le foie ne dépasse pas; l'estomac n'est pas dilaté; rien d'anormal.

Le malade présente un tremblement marqué dans la main, qui s'exagère par les mouvements voulus. Il dit avoir toujours été nerveux, impressionnable, se mettre en colère pour rien ; on crée facilement un point douloureux rachidien par affirmation.

14 juin. — Même état, douleur thoracique inférieure et hypocondriaque droite. Persistance de la douleur rachidienne d'origine suggestive.

Le malade est mis facilement en sommeil profond avec amnésie au réveil. *Les douleurs sont complètement enlevées par suggestion.*

16. — Depuis la suggestion d'avant-hier, répétée hier, le malade n'a rien ressenti jusqu'à hier soir à trois heures ; alors il a eu de nouveau une légère sensation douloureuse à l'hypocondre droit. N'a plus eu de renvois, ni de sensation de corps étranger vers la région laryngée. Suggestion.

17. — N'a plus ressenti aucune douleur. On peut toucher toute la région thoracique et hypocondriaque sans réveiller de sensibilité. Digestion bonne.

18. — Va tout à fait bien. Sent que les forces reviennent. Peut faire des efforts sans réveiller de douleur. Sort guéri.

En résumé une douleur vive thoracique et abdominale consécutive à un effort, sans lésion, existe depuis quinze jours entretenue par un système nerveux impressionnable. Elle est enlevée en trois jours par suggestion hypnotique sans autre traitement, Nous verrons dans plusieurs observation au contraire des douleurs de ce genre, traitées vigoureusement par des vésicatoires, des pointes de feu, et autres moyens puissants, sans suggestion, s'enraciner pendant des mois, et même des années, parce que le médecin n'a pas su reconnaître et neutraliser la cause psychique qui entretenait le mal.

OBSERVATION III. — *Douleurs dorso-lombaires consécutives à des efforts muscularies, guérison presque totale par suggestion.*

S... (Célina), domestique, entre à l'hôpital le 16 mai 1889 pour des douleurs dorso-lombaires. En novembre dernier après avoir soulevé des gerbes et fait de grands efforts, elle ressentit des douleurs assez aiguës dans tout le dos. Après plusieurs jours le bras droit devint douloureux; puis les reins. La douleur se localisa définitivement et se fixa dans les reins, lancinante, continue, s'exaspérant par les mouvements, et s'irradiant dans la cuisse droite jusqu'au genou, ne suivant pas un trajet déterminé, sans d'ailleurs empêcher la marche.

La malade est impressionnable, et n'a cependant eu aucune maladie nerveuse. Elle accuse depuis plusieurs années une douleur au creux épigastrique; elle digère bien. Sa menstruation est régulière, abondante, durant quatre à cinq jours; elle a souvent de la leucorrhée. Elle a eu, comme maladie antérieure, une fièvre typhoïde, il y a quatre ans. On constate le 19 mai : constitution bonne; tempérament mixte. Apyrexie. Pas de douleur à la pression de la région lombaire, ni de la cuisse. La malade marche bien. La respiration est normale, ainsi que les autres fonctions. La malade n'a ni anesthésie, ni ovarialgie, ni engourdissements, ni fourmillements. Elle n'accuse que le seul phénomène subjectif, élancements douloureux dans les reins se propageant pendant la marche à la cuisse droite. Elle dort mal la nuit.

La malade est facilement hypnotisable au sommeil profond. *Dès la première séance, la douleur a diminué et le sommeil a été meilleur la nuit.* En continuant la suggestion tous les jours pendant une quinzaine, puis de temps en temps, l'amélioration augmente tous les jours; la malade reste encore à l'hôpital, où elle aide les infirmiers à faire le service jusqu'au 10 juillet. Il ne lui restait plus qu'une sensation obtuse mal définie aux reins, mais elle n'accusait plus de douleur.

Est-ce bien une névrose traumatique? Si nous admettons qu'un effort musculaire est un traumatisme, nous pouvons ranger notre cas dans cette catégorie. En tous cas, il s'agit je pense d'une névrose. La douleur n'existe pas à la pression, mais seulement par les mouvements ; elle est d'abord dans tout le dos, puis dans le bras droit, puis elle se fixe dans les reins. Cette propagation de la douleur après l'effort musculaire, en dehors de tout rhumatisme, de toute lésion, n'est pas en rapport avec une lésion purement locale. Sa persistance pendant plus de six mois sans aucun autre symptôme et sa guérison par suggestion justifient bien l'idée de névrose.

OBSERVATION IV. — *Hyperesthésie péri-ombilicale consécutive à une excoriation, datant de un an.* — *Guérison par une seule suggestion.*

Emile L..., âgé de neuf ans, entré le 31 octobre 1889, dans mon service pour une fièvre typhoïde qui a débuté il y a huit jours. En l'examinant je constate au niveau de l'ombilic une sensibilité douloureuse excessive. Dès que je touche cette région, l'enfant pleure et crie. Cette douleur est continue, dans une zone d'environ 5 centimètres autour de l'ombilic; elle existe depuis un an. A son entrée, au moment où mon chef de clinique l'examinait, la mère l'a prévenu pour qu'il ne touche pas cette région où l'enfant ne supporte pas le moindre attouchement. L'apparition de cette douleur il y a un an a eu pour cause une légère excoriation de l'ombilic qui existe encore recouverte d'une toute petite croûte. L'enfant est d'ailleurs bien constitué et n'a jamais été malade.

J'hypnotise aussitôt l'enfant; je le mets instantanément en sommeil profond et je lui suggère la disparition de sa douleur; je lui montre en touchant la région qu'elle n'existe plus; et peu à peu, je presse plus profondément, quand je vois bien que l'enfant ne réagit pas, que la suggestion prend bien ; et je lui démontre ainsi par pression profonde que la douleur est déracinée, ce que j'affirme pendant que j'exerce la pression. *Au réveil, l'enfant ne sent plus rien,* n'a plus peur quand j'approche la main avec précaution pour ne pas réveiller cette peur ; et j'arrive à comprimer l'ombilic sans douleur.

Une seconde suggestion hypnotique fait de même disparaître une légère céphalalgie frontale et une sensibilité exagérée des muscles du cou, existant depuis huit jours, due à la fièvre continue.

La guérison se maintient. Les jours suivants l'enfant montre lui-même en triomphant et en riant qu'il n'a plus mal.

La fièvre typhoïde continue son cours, bénigne, abortive (ce qui n'est pas dû à la suggestion) ; elle se termine le 6 novembre.

Ainsi une petite excoriation de l'ombilic produit une douleur ; l'impressionnabilité nerveuse de l'enfant grossit cette douleur : la peur d'un attouchement l'entretient ; il en résulte une zone d'hyperesthésie de nature purement psychique. La suggestion la guérit. Elle durait depuis un an. Combien de temps eût-elle duré sans traitement suggestif ?

OBSERV. V. — *Traumatisme sur la région épigastrique, il y a deux ans. Dilatation d'estomac consécutive : sensations douloureuses ; état hypocondriaque. Tuberculose pulmonaire secondaire. Amélioration par la suggestion.*

Pierre S..., âgé de trente-sept ans, journalier, entre à l'hôpital le 19 mai 1890. Il y a deux ans, il a été saisi à la ceinture par une courroie qui l'entraîna à 6 mètres de haut. On coupa la courroie pour le dégager et on le transporta sans connaissance à l'hôpital Saint-Nicolas. Au bout de trois quarts d'heure, il revint à lui, mais avait une sensation douloureuse à l'épigastre qui a persisté depuis. C'est une gêne continue dans cette région qui lui coupe la respiration surtout quand il s'abaisse et veut lever une charge. Depuis ce moment il sentirait aussi comme un clapotement stomacal. Quand il mange, sensation de gêne épigastrique, par moment des régurgitations aqueuses, sans pyrosis. D'ailleurs pas de crampes d'estomac, pas de nausée après le repas. Quelquefois seulement, deux ou trois fois par semaine, environ, il a après les repas une sensation de constriction qui dure une heure. Le malade n'a pu travailler depuis deux ans; marié, père de trois enfants, sa femme est obligée de l'entretenir, car au moindre effort pour soulever une charge, la douleur vive existe à l'estomac. Il est tombé dans un état de dépression morale très grande.

Depuis quinze jours il tousse; la toux est quinteuse; il a de l'expectoration séro-spumeuse visqueuse; il a maigri notablement; il sue abondamment la nuit, cinq ou six chemises chaque nuit.

Marié depuis onze ans, il a une femme bien portante; il a lui-même été toujours bien portant avant son accident; il a fait deux ans de service militaire.

État actuel (20 mai). — Constitution moyenne débilitée. Amaigrissement notable depuis l'accident. Tempéramment lymphatico-nerveux. La température était de 37° 4 le 19 au soir, de 37° 6 le 20 au matin, le pouls à 88 ample, régulier; le thorax est bien conformé, la respiration costo-abdominale Sonorité thoracique normale; à l'auscultation, respiration vésiculaire, sauf dans la fosse sus-épineuse gauche où la respiration est très rude avec retentissement de la voix; elle est un peu soufflée à droite. A l'examen de l'abdomen on constate une sensibilité à la pression depuis l'appendice xiphoïde jusqu'à deux travers de doigts au-dessus de l'ombilic dans un espace transversal de quatre travers de doigts. Sonorité stomacale et clapotement jusqu'à l'ombilic (dilatation d'estomac). Le foie ne déborde pas. Les autres fonctions sont normales. Le malade n'accuse que ces sensations épigastriques; le clapotement l'obsède; quand il marche, dit-il, cela va mieux; il lui semble que l'eau descend et que le poids disparaît. Cette sensation permanente semble dégénérer en vraie hypocondrie; son facies est triste, préoccupé, concentré.

Avant son accident, il n'avait jamais souffert. Diagnostic : *Névrose traumatique épigastrique. Dilatation de l'estomac. Tuberculose pulmonaire récente.* Prescription. Phénacétine, 1 gramme. Potion avec 5 centigrammes d'extrait thébaïque pour arrêter la fièvre et combattre la toux. J'essaie la suggestion hpynotique qui est difficile; car aussitôt les yeux fermés, survient une petite toux quinteuse incessante qui continue tant qu'on observe le malade. J'affirme nonobstant que cette toux ne signifie rien, que la douleur épigastrique disparaît, etc.

La phénancétine est supprimée le 23, l'extrait thébaïque le 21, la température est redevenue normale depuis ce jour; la suggestion est continuée tous les jours; la petite toux nerveuse se reproduit encore pendant la seconde et la troisième séance ; puis elle disparaît à peu près, et le sommeil provoqué devient plus profond. — Le 22 mai

le malade dit manger mieux, sans douleur ; la nourriture passe
bien ; le pain sec, dit-il, s'arrête encore un peu. La sueur diminue
aussi. Dans la nuit du 22, il ne sue qu'une chemise. Les régurgitations aqueuses disparaissent à partir du 20.

Bien que le malade mange bien et dorme bien, cependant la
sensation de clapotement d'eau dans l'estomac l'obsède toujours ;
sa pensée ne peut pas s'en détacher. Je lui fais un lavage d'estomac ;
il contient le café au lait pris le matin. Malgré ce lavage il se plaint
toujours.

Dans la nuit du 26 au 27, il dit avoir grelotté toute la nuit ; ce
matin il va mieux ; la température est normale ; mais le 27 au soir
elle est à 38, 5 et le 28 au matin à 38, 2. Il se plaint toujours de sa
douleur à l'épigastre. Il ne tousse plus d'ailleurs ou presque
plus et dort bien. Je continue la suggestion.

Le 29, la température est redevenue normale ; le malade se
trouve mieux, l'estomac est moins sensible ; il a eu quelques filets
de sang dans son expectoration ; le soir la température est à 37, 6.
— Suggestion (3e degré). Le 30, la température 37 ; le malade se
trouve bien, et fait moins attention à son estomac. — Soir température 37, 5.

Le 31, température 37 ; le malade ne tousse plus, n'a plus de
sueurs nocturnes ; reste encore de la respiration rude et légèrement
soufflée dans les sommets. L'estomac va mieux ; les digestions
sont bonnes. Il dit que cela « hoche » encore un peu dans son estomac, mais moins et cela ne le préoccupe plus autant. Il a essayé
hier de soulever une charge en se penchant le corps en avant et se
redressant, il a encore eu une légère sensation épigastrique ; mais
ce n'est plus la douleur vive qu'il avait ; et il croit pouvoir reprendre son travail, pour nourrir ses enfants, ce à quoi il n'avait pas
songé depuis deux ans. Il demande sa sortie.

En résumé, un homme bien portant, jusque-là, est pris,
à la suite d'un traumatisme à l'épigastre qui n'a pas laissé
de trace, d'une sensation douloureuse, permanente, obsédante. La digestion n'est que peu troublée. Cet homme ne
peut pas travailler à cause de cette douleur. La nutrition
s'altère profondément ; le moral se déprime et, finalement,
cette misère physiologique et psychologique crée un terrain favorable sur lequel éclôt une tuberculose.

Les sensations épigastriques ne sont pas purement subjectives ; on constate une dilatation d'estomac avec clapotement. Cette dilatation a-t-elle un rapport avec le traumatisme ? Il n'y a pas de déplacement de viscère. Il n'y a pas d'ulcère rond de l'estomac. Il est possible que l'attention concentrée sur la région épigastrique, devenue sensible, ait troublé la digestion stomacale, et produit une dilatation par atonie et séjour prolongé des aliments. Ou bien cette dilatation qui n'est peut-être qu'un gros estomac a-t-elle existé antérieurement et le traumatisme n'a-t-il fait qu'appeler l'attention du malade sur les symptômes gastriques, notamment sur le clapotement qu'il n'écoutait pas avant ? Le malade dit avoir perçu ce clapotement aussitôt après l'accident, et jamais avant. Il ne me paraît guère admissible que celui-ci ait pu créer d'emblée cette dilatation ; bien que cependant j'ai vu celle-ci se produire rapidement, dans la grossesse, dans un cas de hernie épiploïque engouée, par exemple. Quoi qu'il en soit, c'est cette sensation de clapotement qui, obsédant le sensorium du malade, devenant douloureuse par suite de son impressionnabilité nerveuse, le condamnant à l'inaction, a créé indirectement la tuberculose.

Un traitement suggestif institué dès le début eût sans doute prévenu ce résultat. Actuellement, en une dizaine de jours, l'état du malade s'est amélioré notablement au point qu'il a conçu spontanément l'idée de reprendre son travail. Un traitement psychique plus long serait nécessaire pour obtenir une guérison complète, le faire vivre en paix avec son clapotement, déraciner totalement la douleur qui l'empêchait de travailler, restaurer le physique et le moral et enrayer l'évolution tuberculeuse.

OBSERVATION VI — *Douleur dorsale rachidienne sans lésion d'origine traumatique datant de vingt ans. — Pseudo-ovarialgie suggestive.*

Mme L. P..., âgée de quarante-huit ans, célibataire, entre le 15 mai 1890 à l'hôpital, venant de la Haute-Saône, pour une dou-

leur rachidienne consécutive à une chute datant de vingt ans.
Elle est malade depuis vingt-cinq ans. A cette époque, elle fut
prise de vomissements abondants, survenant immédiatement
après les repas; aliments solides et liquides étaient rejetés. Cela
dura cinq années; tous les remèdes restaient impuissants. Au
bout de ce temps, elle fut guérie graduellement par le café noir.
Elle avait beaucoup maigri.

Elle avait repris ses travaux, dans les champs, lorsqu'un jour,
en descendant de son lit, le plancher s'effondra, et elle tomba sur
le dos dans la chambre au-dessous. Elle ne perdit pas connaissance et n'eut aucune douleur sur le moment même. Pendant les
trois semaines qui suivirent, elle eut la sensation d'un boule-
versement général, sans douleur; peu d'appétit, digestion difficile; pas de sommeil. Survint alors une douleur à la partie
inférieure de la région dorsale, douleur contusive intense. Cette
douleur a persisté depuis : elle est plus intense au moment des
époques; elle existe surtout quand la malade veut faire un effort,
se coucher sur un côté: elle est continue, n'empêche pas la
marche. La malade dort peu, quelquefois seulement deux heures,
en moyenne cinq heures par nuit. Elle a été traitée par les pointes
de feu, l'application de deux cautères, les emplâtres; il y a deux
ans on a fait pendant huit jours des injections de morphine ; elle
a eu des ventouses, des douches; elle a fait une saison à Luxeuil.
La douleur est restée localisée à la partie inférieure de la région
dorsale; elle est plus vive depuis deux ans.

Depuis l'année dernière, elle accuse de plus une douleur au-
dessus de l'aine gauche; elle dit que l'ovaire est gonflé. En l'interrogeant nous apprenons que cette douleur existe surtout depuis
que son médecin l'a recherchée par la pression et a constaté le
gonflement de l'ovaire. Toutefois elle prétend qu'elle souffrait déjà
un peu antérieurement de ce côté en marchant.

Depuis cinq ans aussi elle ressentait vers le rebord costal gauche
une constriction douloureuse; cette douleur est intermittente, survient environ tous les trois à cinq jours, quand elle fait un effort,
et dure une heure. La malade ne peut se coucher sur le côté
gauche.

En 1864, la malade a eu, dit-elle, un spasme occasionné par un
incendie, dans la même soirée : ce spasme consistait en un hoquet
qui dura douze heures, avec renvois, sans vomissements, avec
anurie. Le lendemain, nouveau hoquet avec anurie pendant huit
heures. Le surlendemain, nouvel accès pendant six heures. Les
accès se répétèrent ainsi pendant huit jours, en diminuant chaque

fois de longueur, le dernier dura une heure. Puis pendant deux ans les accès de hoquet revinrent tous les trois, puis tous les six mois. Depuis elle n'en a plus eu ; elle n'a jamais eu d'autres crises nerveuses.

La malade est habituellement constipée et ne va à la selle que tous les trois ou quatre jours. Ses époques sont irrégulières ; depuis novembre dernier, elle ne les a que tous les deux mois ; elles sont très peu abondantes.

Etat actuel. Constitution moyenne, tempérament mixte ; la malade est impressionnable. Son intelligence est nette ; elle sait lire et écrire. Sa mère est morte à quatre-vingt-sept ans ; elle a un frère et des sœurs bien portants.

Apyrexie. Les fonctions respiratoire et cardiaque sont normales. L'appétit est assez bon ; la digestion est un peu laborieuse ; les liquides passent bien, mais les potages, les aliments solides passent moins bien et déterminent des renvois et des aigreurs ; il n'y a pas de dilatation d'estomac ; le foie a son volume normal.

On constate une sensibilité dans toute la région abdominale gauche, sans rénitence ni gonflement. J'explique à haute voix devant les élèves que la douleur existe dans tout le côté, mais qu'elle n'est aiguë que dans la région de l'ovaire ; je montre la région que je localise faussement à deux travers de doigts au-dessous et à gauche de l'ombilic. Cela fait, je palpe successivement tous les points de l'abdomen. Partout elle accuse une douleur sourde ; mais aussitôt que j'arrive sur le point que j'ai qualifié arbitrairement de point ovarique (j'aurais pu le localiser n'importe où) la malade pousse un cri et contracte douloureusement ses traits ; la douleur est aiguë. Mon collègue Gross, à qui la malade avait été adressée, l'avait touchée et n'avait rien constaté d'anormal. La douleur dorsale datant de quinze ans est localisée au niveau de la onzième et de la douzième vertèbre dans l'étendue d'une pièce de deux francs. La pression détermine là de la sensibilité ; mais ce n'est pas une douleur aiguë. Celle-ci ne se manifeste qu'à l'occasion des mouvements du tronc. Je suggère facilement une douleur xiphoïdienne, très nette, analogue à celle de l'ulcère rond.

Il n'y a pas de troubles de sensibilité, ni sensoriels.

Le 15 mai, après l'avoir examinée, j'essaie un traitement suggestif. La malade n'ayant jamais été électrisée, j'affirme que l'électrisation seule peut la guérir. Avec un appareil à induction. j'électrise le point douloureux, en concentrant son attention sur l'effet produit, expliquant que la douleur nerveuse disparaît par l'action de l'électricité.

Le 16, même état. La douleur ovarique persiste à la pression au point où je l'ai localisée la veille. Partout ailleurs, c'est une douleur obtuse. Continuation de l'électrisation suggestive tous les jours.

Le 17, même état. Le 18, la malade annonce qu'elle va mieux ; elle a bien dormi la nuit.

Le 19, elle se trouve beaucoup mieux. Je fais la suggestion hypnotique (2e degré) à la suite de l'électrisation.

Le 20 ; hier la malade a eu quelques douleurs légères : l'électrisation de ce matin les a enlevées complètement.

Le 21, la malade se plaint de douleurs plus vives intercostales ; elle a eu hier la digestion plus laborieuse et passablement de renvois. Les douleurs intercostales sont enlevées par suggestion. — Electrisation.

Le 23. La digestion se fait mieux ; les douleurs intercostales ont disparu.

Le 24. La malade se plaint toujours ; cependant elle affirme qu'il y a du mieux. Je constate que le point douloureux pseudo-ovarique existe toujours.

La malade désire retourner chez elle ; je l'engage à continuer l'électrisation pendant quelque temps jusqu'à guérison complète.

Voici donc une personne qui fait une chute inoffensive sans lésion. Cette chute occasionne une douleur dorsale qui devient persistante, depuis vingt ans résiste à toutes les médications, empêche la malade de se livrer au moindre effort, et reste pour elle un tourment, une obsession continue jusqu'à la fin de ses jours. C'est là une névrose douloureuse d'origine traumatique. Aucune lésion ne la justifie. Seule l'impressionnabilité nerveuse du sujet explique pourquoi le système nerveux a retenu cette douleur. Elle avait eu antérieurement, pendant cinq ans, des vomissements nerveux rebelles à toutes les médications sérieuses et que seul le café noir, recommandé sans doute avec force suggestion à l'appui, est arrivé à guérir. Plus tard, elle a eu, à la suite [d'une frayeur causée par un incendie, des crises de hoquet spasmodique qui se sont répétées pendant deux ans. Ces phénomènes prouvent que le système nerveux de notre malade a de la tendance à conserver les modalités imprimées. Est-ce le traumatisme en tant que traumatisme qui a provoqué la douleur dorsale ? N'est-ce pas plutôt l'émotion consécutive à la chute ? Pendant trois semaines, en effet, la malade n'a ressenti qu'un malaise nerveux général ; et c'est au bout de ce temps seulement que la douleur dorsale s'est manifestée et qu'elle s'est fixée, entretenue par une auto-suggestion inconsciente.

Voilà, de plus, depuis un an, une douleur abdominale du côté gauche qui peut avoir été créée, ou du moins fixée, à son insu, par le médecin cherchant l'ovarialgie. Nous avons créé de toutes pièces un point douloureux pseudo-ovarique que nous avons localisé à volonté ; si bien que plusieurs jours après, la compression de ce point réveillait toujours une douleur aiguë. Cette douleur, née par la suggestion dans le sensorium, était projetée par lui sur la région prétendue ovarique. N'est-ce pas la démonstration palpable de la nature auto-suggestive de la douleur rachidienne ? Et ce fait n'est-il pas, au point de vue thérapeutique, gros d'enseignement ? La maladie a été rigoureusement combattue dès le début : pointes de feu, cautère, emplâtres, douches, morphine, tout a été mis en œuvre ; tout, sauf le traitement psychique. On ne connaissait pas à cette époque le rôle de l'auto-suggestion dans les maladies, le rôle de la suggestion en thérapeutique. Plus on s'acharnait par des médicaments énergiques contre le mal, plus on enracinait dans l'esprit de la malade l'idée que ce mal était opiniâtre. La psycho-thérapeutique eût sans doute déraciné la douleur à l'origine. Peut-elle réussir encore aujourd'hui que que cette douleur a vingt ans d'âge et est devenue une habitude organique ? Peut-être, avec du temps et de la persévérance.

OBSERVATION VII. — *Hyperesthésie dans la jambe gauche datant de vingt-six ans, consécutive à une chute. Nouveau traumatisme en août 1889 : hygroma gauche consécutif. Impotence fonctionnelle, depuis. —Restauration de la marche par suggestion, en janvier 1890. Persistance de la douleur.*

S... (Eugénie), âgée de cinquante ans, cuisinière, entre à l'hôpital le 20 janvier 1890, pour une névrose traumatique des membres inferieurs. A l'âge de vingt-quatre ans, elle tomba d'une échelle, perdit connaissance, resta trois quarts d'heure sur place, elle conserva la jambe gauche ecchymosée pendant plusieurs jours. A la suite de cette chute elle ressentit pendant deux ans des douleurs spontanées dans le membre inférieur gauche, plus particulièrement dans le talon, de sorte que pendant la nuit, elle était obligée pour dormir de placer sa jambe en dehors du lit sur une chaise, afin que le talon n'appuyât pas sur le lit. Elle continua néanmoins à faire son service, mais elle ne marchait que sur la pointe du pied, et souvent elle descendait les escaliers en s'asseyant sur les marches. La douleur du talon disparut, mais depuis ce moment la marche est restée difficile; elle boîte légèrement, et a conservé à la jambe une hyperestésie surtout vers la moitié inférieure du tibia, qu'on ne peut toucher sans déterminer une vive douleur. La jambe est restée faible et se fatigue rapidement. Depuis ce temps aussi le bras gauche est resté beaucoup plus faible que l'autre.

En outre, à la suite de cette chute, elle eut une suppression presque complète des règles qui persista pendant deux ans; tous les mois cependant elle perdait un peu; mais le linge était à peine marqué. Au bout de deux ans environ, une religieuse lui fit prendre du vin de gentiane et après trois mois de ce traitement, les règles reparurent assez abondantes. A cette époque, les douleurs dans la jambe étaient moins intenses et moins continues; mais elle avait toujours l'hyperesthésie à la pression; et de plus, quand elle avait trop marché le jour, les pieds étaient enflés. Au mois d'août dernier, la malade étant domestique chez le Dr Andreux, à Pont-Saint-Vincent, appelée par un coup de sonnette, se pressant pour aller ouvrir la porte, trébucha sur son genou gauche et tomba, la tête portant sur une caisse à charbon. Elle se fit deux blessures au côté gauche de la tête et perdit beaucoup de sang. Deux jours après, dit-elle, elle s'aperçut d'un gonflement sous la clavicule gauche qui n'eut pas de suite. Dix jours après, ce gonflement se porta au genou gauche; il se produisit là probablement un hygroma de la grosseur d'une orange, qui fut ponctionné par le Dr Andreux avec un appareil aspirateur. Elle resta cinq jours au lit; à la suite de cette chute et de la frayeur qu'elle éprouva ; ses règles se supprimèrent de nouveau.

Dans le courant de novembre les douleurs qui depuis l'âge de vingt-quatre ans, n'avaient jamais abandonné la jambe, devinrent plus intenses; une douleur vive spontanée se manifesta d'abord en un point situé au tiers inférieur et interne de la jambe, puis envahit le cou-de-pied, puis sous l'influence de la fatigue, se généralisa à la jambe tout entière. Depuis deux ans déjà l'autre jambe, la droite, était aussi devenue douloureuse, ce qu'elle attribue à la fatigue éprouvée par cette jambe qui supportait presque seule le poids du corps. Les temps pluvieux exaspéraient cette douleur. Elle ne put depuis le dernier accident que faire de la couture, c'est à peine si elle pouvait se tenir debout.

Elle se présenta à la consultation de l'hôpital, mais ne put être admise, faute de place; elle se logea dans une chambre en ville. Elle revint le 20 janvier, se fit aider pour monter en tramway; puis vint à pied depuis la place du Marché, en se tenant contre les murs et s'appuyant sur une canne; elle mit trois quarts d'heure pour faire ce trajet d'environ cinq cents mètres. Cette femme n'a jamais eu de maladies antérieures

État actuel.—Constitution moyenne. Tempérament un peu lymphatique. Apyrexie. La malade se tient debout, le corps incliné du côté droit, le bassin abaissé du même côté. Elle ne peut marcher qu'en se cramponnant aux montants des lits qu'elle ne quitte pas; et en marchant, elle s'incline très fortement en avant et sur le côté gauche; elle marche, les jambes raides, presque sans mouvements dans les jointures.

Depuis deux mois l'état est resté stationnaire; l'insomnie est devenue une règle générale : à peine a-t-elle eu depuis cette époque quatre ou cinq nuits passables.

On détermine par la pression des douleurs très vives qu'on peut localiser sur des points spéciaux à volonté, surtout sur le trajet des veines, car la malade prétend que ce sont ces veines, qui sont chez elle assez apparentes, qui sont la cause de ses souffrances. Cependant la douleur paraît être particulièrement intense le long du bord antérieur et de la face interne des tibias. Les jambes sont légèrement œdématiées.— Les autres organes fonctionnent normalement. Pas de douleur abdominale; pas d'anesthésie; aucun autre symptôme hystérique.

La malade est mise facilement en sommeil profond. Je la fais marcher pendant son sommeil et lui suggère la disparition des douleurs. Au réveil la malade marche mieux ; elle se tient plus droite ; elle n'a plus besoin de se cramponner aux montants des lits. Elle reconnaît que depuis quatre mois elle n'a pas marché aussi bien.

21.— La malade continue à marcher assez bien ; ce qu'elle ne pouvait faire auparavant. Mais elle a mal dormi la nuit.— 2ᵉ suggestion.

22.— N'a presque pas ressenti de douleurs pendant la nuit et se sent bien mieux en marchant ; l'allure est assez rapide. — Continuation de la suggestion.

25.—La malade dort bien, ne souffre plus et continue à marcher d'une façon satisfaisante.

31.— Les suggestions ont été supprimées depuis le 26 janvier. La malade se plaint aujourd'hui d'une sensation de fièvre avec douleurs dans les jambes, comme si on les brûlait avec des charbons.— Suggestion.

1ᵉʳ février. — S'est bien trouvée hier dans l'après-midi et la nuit.

3. — La malade a de nouveau ressenti ses douleurs et a mal dormi. Cependant elle marche bien.

4. — Se plaint encore. On prescrit une couche de collodion sur les jambes ; en suggérant que cela achèvera de dissiper la douleur.

6. — N'a plus eu de douleurs depuis l'application de collodion. A eu son époque hier entre 6 et 7 heures du soir ; elle était supprimée depuis sa chute.

7. — On entretient le collodion. Va bien ; n'a plus de douleurs ; dort presque toute la nuit.

1ᵉʳ mai. — La malade reste au service. On ne s'occupe plus d'elle. Elle continue à marcher très bien ; mais se fatigue rapidement quand elle a marché pendant un quart d'heure. L'état actuel est redevenu ce qu'il était avant le mois d'août, avant sa dernière chute ; il reste la fatigue rapide, l'hyperesthésie de la jambe gauche à la pression du tibia ; et de plus, l'hyperesthésie de la jambe droite symétrique développée par fatigue, dit-elle, depuis deux ans. Je fais appliquer de nouveau, le 15 mai, de collodion, promettant à la malade que cette application enlèvera complètement la douleur au moins du côté droit où elle est plus récente. En effet, les jours suivants, la douleur à la pression a diminué, mais elle ne disparaît pas complètement, malgré la suggestion. Elle existe, cette douleur, depuis vingt-six ans ; la malade est absolument convaincue qu'on ne peut pas la lui enlever ; elle fait partie d'elle-même. Peut-être pourra-t-on l'enlever à droite ? De même la sensation de faiblesse du bras gauche persiste ; la malade serre le dynamomètre jusqu'à 11 à gauche, jusqu'à 41 à droite.

Elle n'a plus d'ailleurs aucune douleur spontanée aux membres ; elle marche très bien, mais ne supporte pas la fatigue.

En résumé, hyperesthésie dans la jambe gauche, consétive à une chute, sans lésion, datant de vingt-six ans, avec faiblesse musculaire du bras. A la suite d'une nouvelle chute et d'un hygroma consécutif du même côté, exacerbation de la douleur de la jambe gauche ; depuis deux ans, hyperesthésie symétrique de la jambe droite. La malade marche très difficilement pendant trois mois, depuis l'accident, et ne peut le faire sans s'appuyer contre un objet. La fonction de locomotion est rapidement restaurée par la suggestion ; l'hyperesthésie à la pression des jambes persiste.

Voici donc une simple contusion qui guérit et laisse après elle une hyperesthésie du tibia gauche, une sensation de fatigue dans le membre et un affaiblissement musculaire du bras gauche. Aucune lésion ne justifie cette hyperesthésie persistante, ni cette sensation de faiblesse musculaire qui subsiste depuis vingt-six ans. Le sensorium a retenu ces impressions, les a incarnées en lui, les extériorise sur le tibia, et ces impressions purement subjectives, purement psychiques, sont si enracinées que la suggestion n'y peut plus rien. La malade ne se laisse pas désuggestionner cette hyperesthésie ; elle a son siège fait ; on a beau lui dire : elle sait bien que cette douleur ne peut pas disparaître, elle se la suggère inconsciemment depuis vingt-cinq ans.

Ce qui montre bien la tendance de son système nerveux à fixer certaines impressions qu'il perçoit, c'est la nouvelle névrose traumatique datant d'août 1890. A la suite d'un simple hygroma traumatique, la douleur de la jambe s'exacerbe, la malade ne peut plus marcher qu'en se cramponnant et en se traînant douloureusement et très lentement ; une hyperesthésie s'est développée dans l'autre jambe. La suggestion restaure vite la marche. Les douleurs restent rebelles.

Il est possible que la psychothérapie instituée il y a vingt-six ans eût prévenu ce résultat, enlevé l'hyperesthésie, restauré la force musculaire, déraciné du sensorium les impressions qui s'y sont localisées depuis, et une lésion insignifiante qui a guéri n'eût pas engendré une infirmité incurable.

Observation VIII. — *Névrose traumatique du membre supérieur gauche avec symptômes de neurasthénie diffuse datant de vingt ans. — Action momentanée de la suggestion.*

Charles Ch..., âgé de quarante-deux ans, journalier, entre à l'hôpital le 18 juin 1890, pour une *névrose traumatique du membre supérieur gauche.*

Pendant la guerre de 1870, il reçut une balle en seton à travers les parties molles du bras gauche ; on voit les cicatrices à la face interne du bras vers son tiers inférieur. Il ne peut donner aucun renseignement sur ce qui s'est passé ; il aurait perdu beaucoup de sang et a conservé le bras en écharpe pendant deux ans, bien que la cicatrisation fût rapide. Traité en Prusse, il revint au régiment où il resta jusqu'en 1874, comme tailleur, mais faisant peu de chose, car il a toujours conservé depuis une douleur dans le bras et l'épaule. Sorti du régiment, il cassa des pierres sur les routes, métier qu'il a conservé jusqu'à présent ; mais ne pouvait faire de grands travaux à cause d'une sensation de fatigue très douloureuse qu'il rapporte vers la face antéro-interne de l'avant-bras. De plus, douleur vive dans la fosse sus et sous-épineuse. Il était souvent obligé d'arrêter son travail, quelquefois même de suspendre pendant un mois. L'année dernière, par exemple, il essaya de travailler à Jarville, du 1er octobre au 1er mars. Vers le mois de janvier, il dut s'arrêter pendant six semaines. Quand il travaillait, il était forcé de mettre une mouffle dans la main droite ; cette main est souvent glacée, dit-il, et il ne parvient pas à la réchauffer malgré les mouffles et les mouvements. Depuis le mois de mars, il est arrêté définitivement.

État actuel. — Constitution primitivement bonne, tempérament nerveux. N'a pas eu de maladies antérieures, si ce n'est une bronchite, en 1879, pendant un mois. Au repos complet, il ne sent pas de douleur. S'il respire fort, il sent « quelque chose », sur le dos de la main au petit doigt, au niveau du radius, sensation douloureuse comme rhumatismale, dit-il. A la pression on détermine une sensibilité au-dessus du poignet; vers la partie supérieure du radius cette sensibilité est plus vive; le malade pousse des cris, si on insiste. Sensibilité le long du bord externe du biceps, vers la tête de l'humérus, très vive dans la fosse sus-épineuse surtout vers sa partie interne jusqu'à la colonne vertébrale. Il peut d'ailleurs exécuter tous les mouvements.

Il accuse en outre la sensation d'un morceau qui monte de l'épigastre au larynx; cette sensation se répète souvent. Depuis plus de sept ans, la digestion se fait mal; aigreurs, souvent bouche mauvaise. Diarrhée habituelle, dit-il, quatre à six selles par jour, avec coliques; depuis son entrée à l'hôpital, il n'a pas eu de selles.

Il a souvent des douleurs dans la tête, le front et les tempes avec irradiation à l'occiput, douleur pulsatile l'empêchant de marcher. Il avait cette sensation hier, il ne l'a pas aujourd'hui. Il l'a quelquefois pendant huit jours de suite; d'autres fois, il reste quinze jours sans la sentir. C'est surtout quand il se baisse qu'elle se manifeste.

Souvent aussi, il a une sensation de fatigue à la face interne des jambes; il respire bien, n'a pas de battements de cœur.

Dit avoir des fourmillements, surtout quand il fait froid, dans les deux tiers inférieurs de l'avant-bras droit.

On détermine très facilement par affirmation chez lui un point xiphoïdien et un point rachidien. On détermine aussi une pseudo-ovarialgie par pression sur l'abdomen; le malade pousse un cri et se tord.

Il n'y a pas d'anesthésie. Au dynamomètre la main gauche presse 37, la main droite 7.

La nuit pendant son sommeil, il dit avoir des cauchemars, des visions de bêtes dans des pays inconnus.

Marié en 1874, il a cinq enfants, il ne fait pas d'excès alcooliques. L'examen des organes ne dénote rien d'anormal.

J'endors le malade facilement en sommeil profond et je lui fais la suggestion pendant cinq minutes. Au réveil, amnésie; il est tout étonné au premier moment de n'avoir plus de douleur et cherche dans la fosse sous-épineuse, comme si quelque chose lui manquait. Il pense tout même que cela ne peut pas partir comme cela, que cela reviendra. Au dynamomètre la main gauche donne 37, la droite 23.

20 juin. — Le mal est en effet revenu, surtout vers l'échine du dos, dit-il, en dedans de la fosse sus-épineuse. Cependant la douleur est moins forte. Le dynamomètre donne encore 30 à gauche, 27 à droite.

Il dit avoir mal en faisant l'effort pour pousser l'aiguille. — Suggestion hypnotique : Au réveil, il n'a plus de douleur. Je prescris l'électrisation du bras et de l'épaule, affirmant que cela le guérira.

21. — N'a plus eu mal dans la journée ; le soir, la douleur est revenue moins intense. Se dit beaucoup mieux ce matin. Au dynamomètre 32 à droite. Le malade demande sa sortie.

Voici donc une simple plaie du bras, n'ayant traversé que les parties molles, parfaitement cicatrisée, qui laisse à sa suite, depuis vingt ans, une douleur avec faiblesse dans le bras, dans l'épaule, dans l'avant-bras, puis des douleurs dans la tête, une sensation de fatigue dans les jambes, des troubles digestifs, c'est-à-dire une névrose traumatique locale sur laquelle se greffent des symptômes de neurasthénie diffuse. La facilité avec laquelle on détermine chez lui artificiellement une douleur xiphoïdienne, une rachialgie, une pseudo-ovarialgie, montre l'impressionnabilité nerveuse du sujet, la nature auto-suggestive de la douleur et de l'impotence fonctionnelle du bras. La suggestion a momentanément enlevé les douleurs et accru considérablement la force musculaire. Mais l'imagination régénère ces sensations, et, pour amener une guérison persistante, il faudrait sans doute, si elle est possible, un traitement suggestif très prolongé.

Aurait-on pu, dès le début, prévenir ce résultat ? Je le crois. Le fait d'avoir laissé le bras ¦en écharpe pendant deux ans constituait déjà pour le malade une auto-suggestion. A cette époque, il fallait faire de la psychothérapeutique, déraciner de l'esprit du malade l'idée de douleur et la sensation engendrée par l'idée.

La douleur de la névrose traumatique peut s'accompagner de parésie ou d'impotence fonctionnelle du membre, sans contracture, comme dans les faits suivants :

Observation IX — *Douleurs et impotence fonctionnelle du membre inférieur droit, suite de chute. — Guérison par suggestion en quelques jours.*

Ch... (Augustine), trente-trois ans, lingère, célibataire, entre à l'hôpital, le 9 mars 1889, pour une douleur avec paralysie du membre supérieur droit. A l'âge de seize ans, elle a eu un rhumatisme articulaire aigu qui l'a tenue alitée pendant quatre mois, avec battements de cœur. Depuis ce moment elle serait sujette à de l'essoufflement et à des palpitations. En 1884, elle a eu une jaunisse avec fièvre typhoïde qui aurait duré quatre mois. En décembre, à la suite d'une frayeur, elle eut une crise de nerfs qui dura un quart d'heure avec strangulation, sans perte de connaissance.

Il y a onze jours, elle tomba de l'escalier, d'une hauteur de dix-sept marches, sans se faire de mal, car elle put seule remonter et redescendre l'escalier. La chute eut lieu vers six heures du soir. A onze heures, les douleurs commencèrent dans le genou et le mollet; puis se propagèrent à la cuisse et aux reins, sans gagner le pied. Le lendemain, elle ne pouvait remuer cette jambe droite sur laquelle elle était tombée; elle ne put se lever; les voisins durent s'occuper d'elle et lui donner à manger. Cet état persistant, on se décida à la transporter à l'hôpital.

Etat actuel (12 mars). — Constitution assez bonne; tempérament nervo-arthritique. Pouls 80 régulier, égal. Langue un peu chargée. Peu d'appétit. Elle est habituellement constipée et a après ses repas, quelques renvois et aigreurs sans régurgitations. La pointe du cœur bat au cinquième espace sur le bord axillaire antérieur (hypertrophie); on perçoit un souffle présystolique et systolique mitral. A l'examen de la poitrine on constate une sonorité normale, à l'auscultation, de l'inspiration rude avec expiration soufflée dans la fosse sus-épineuse droite. — La malade est d'ordinaire bien réglée, pas très abondamment; elle a eu cependant parfois de l'aménorrhée pendant deux ou trois mois.

Les douleurs dans la jambe et la cuisse n'effectent pas un trajet, ni une localisation précise, mais sont généralisées ; elles ne s'accompagnent pas d'engourdissement et de fourmillements ; elles n'existent pas au repos, mais se produisent au moindre mouvement et à la pression dans tout le membre.

Le 10 et le 11 mars, avant que la malade n'eut été complètement examinée, j'essaie de l'hypnotiser. Elle est très impressionnable, mais très méfiante ; le sommeil est douteux dans les deux premières séances. Cependant les douleurs diminuèrent beaucoup à la suite de la suggestion.

Le 12. — La malade soulève spontanément le pied à environ 5 centimètres du lit, ce qu'elle ne pouvait faire à son entrée. Elle plie bien les orteils, fléchit et étend bien le pied ; mais ne peut plier que très peu le genou, et en se tenant le jarret. En le faisant elle ressent une douleur très vive et la respiration devient haletante. Elle ne peut fléchir la cuisse. Depuis la suggestion d'avant-hier, la jambe n'est plus douloureuse. Mais quand on touche n'importe quel point du jarret, la malade ressent une douleur qui remonte le long de la cuisse, sans propagation vers la jambe ou le pied. De plus, hyperesthésie à la pression sur toute la face postérieure de la cuisse, dans la région lombaire, dans l'aine droite, sur la partie gauche du thorax, dans tout le ventre. On remarque deux petites ecchymoses sur le tiers inférieur de la jambe droite. Pendant l'examen, la respiration de la malade est haletante : sa face est anxieuse ; sa jambe tremble. Je l'hypnotise en sommeil profond avec amnésie au réveil.

13. — Même état. N'a pas dormi la nuit. Continuation de la suggestion tous les jours.

14. — A passé une bonne nuit. L'hyperesthésie existe encore.

16. — L'hyperesthésie a disparu hier, après la suggestion. La malade a pu un peu marcher. Le sommeil de la nuit est toujours entrecoupé. L'amélioration continue les jours suivants à la suite de chaque suggestion.

21. — La malade va bien, marche bien, dort bien. N'a plus aucune douleur. Ne se plaint plus que des sueurs nocturnes qu'elle avait déjà avant sa chnte.

3 mai. — La guérison se maintient.

La malade dont il s'agit était une nervo-arthritique ayant une lésion mitrale d'origine rhumatismale, ayant eu, d'autre part, à la suite de frayeur, une crise d'hystérie. Cinq heures seulement après la chute, les douleurs se manifestèrent dans les membres, avec la parésie. En quelques séances, la suggestion rétablit le mouvement, en supprimant la douleur.

La névrose traumatique peut réaliser une contracture persistante : comme dans les faits suivants :

OBSERVATION X. — *Contracture douloureuse du membre inférieur droit suite d'entorse. — Insuccès de la suggestion. — Trois mois plus tard rétention d'urine qui persiste plus de deux ans. — Contracture du membre inférieur gauche la quatrième année. — Guérison à la suite d'émotions morales après quatre ans et sept mois de durée.*

Jeune fille de vingt six ans, entre, vers le mois de novembre 1884, à la clinique chirurgicale pour une entorse tibio-tarsienne droite, M. le professeur Weis lui appliqua un appareil inamovible. Au bout de quelques semaines, ayant enlevé l'appareil, il constata que le pied était désenflé, mais tout le membre était rigide et douloureux. Il me pria de la voir; il y avait contracture et hyperesthésie excessive au moindre toucher. Nous diagnostiquâmes : contracture hystérique développée par le traumatisme. Elle ne présentait d'ailleurs et n'avait jamais présenté aucune autre manifestation hystérique, ni anesthésie, ni ovarialgie, ni crises. J'essayai de l'hypnotiser; elle s'y prêta de mauvaise grâce, disant que cela ne servirait à rien; j'arrivai cependant à l'endormir deux ou trois fois en sommeil assez profond. Mais la contracture douloureuse persistait; la malade semblait mettre une certaine malice à démontrer devant les malades du service que cela ne servirait à rien, qu'elle avait toujours mal. Puis après quelques séances je ne pus plus l'hypnotiser. On lui remit un appareil. Trois mois plus tard, sans aucune cause, comme pour affirmer le diagnostic, elle eut une rétention d'urine, et, depuis ce moment la rétention persiste avec la contracture : il faut la sonder régulièrement trois fois par jour. J'essayai de l'hypnotiser de nouveau; pour échapper à mes obsessions, elle simula le sommeil.

Cependant la contracture persistant amena une rétraction du tendon d'Achille et un pied bot équin; à plusieurs reprises il fallut la chloroformer pour redresser le pied et finalement sectionner le tendon d'Achille. La contracture du genou finit par céder spontanément : celle de la jambe et du pied persiste et un appareil inamovible maintient constamment son pied fléchi.

Contre la rétention d'urine j'essayai en vain l'intimidation, l'électrisation, les moyens les plus variés. Rien n'y fit. Dans ces derniers temps, j'ai procédé par voie de douceur; je l'ai hypnotisée de nouveau, elle s'y prêtait bien et entrait en sommeil profond sans simulation. Elle est désolée de sa situation, elle voudrait certainement guérir et s'irrite quand on l'accuse d'y mettre de la mauvaise volonté. Au mois de mars de cette année (1886), après que je l'eus plusieurs fois hypnotisée, en cherchant à lui inculquer l'idée qu'elle guérirait bientôt, elle a paru accepter cette idée; elle a même fixé dans son sommeil le jour précis ou elle urinerait spontanément, dans quinze jours, un mercredi. La prédiction ne s'est pas réalisée : la rétention d'urine a persisté.

Il s'agit là certainemeat d'une contracture et d'une paralysie psychiques. L'idée enracinée, l'auto-suggestion inconsciente est telle que rien encore n'a pu la déraciner. Au début du traitement, la malade paraît s'être affirmé que l'hypnotisme ne la guérirait pas. Est-ce cette idée fortement ancrée dans son cerveau qui paralyse nos efforts et son propre désir de guérir ?

Les symptômes persistèrent à peu près les mêmes : rétention d'urine et contracture du membre inférieur droit. On dut sonder la malade deux ou trois fois par jour; en vain on voulut l'obliger à se sonder elle-même avec une sonde en verre, elle déclara ne pas pouvoir le faire.

En mai 1887, je laisse à la malade une sonde et je lui dis d'essayer de s'en servir. Je défends qu'on appelle l'interne de garde. Puis je ne lui dis plus rien; mais j'apprends qu'elle arrive à se sonder elle-même, et cinq ou six mois après j'apprends qu'elle ne se sonde plus, qu'elle urine seule. Quant à la contracture du membre inférieur droit, elle persiste en dépit de tout; le membre continue à s'atrophier et garde l'attitude du pied bot équin. L'appareil est renouvelé de temps en temps.

Un beau jour, vers janvier 1888, je trouve l'autre jambe (gauche) contracturée en extension; et cette contracture, sans grande douleur, devient aussi permanente.

Devant l'insuccès de tous les traitements, pensant que l'affection céderait peut-être au temps ou à l'indifférence, je cessai de m'occuper de la malade, la traitant pour ainsi dire, par le mépris. Je passais devant son lit, sans m'y arrréter, sans vouloir l'examiner, haussant les épaules quand elle faisait mine de me demander quelque chose.

La malade devint acariâtre, indocile, se croyant tout permis. La contracture double persistait plus marquée à droite qu'à gauche.

Vers juin 1888, la malade de plus en plus indocile eut une discussion violente avec la sœur : j'ordonnai qu'on l'envoyât dans la salle des incurables. Elle entra dans une violente colère, alla spontanément au service de chirurgie prier l'interne de lui enlever son appareil, et, à mon insu, quitta l'hôpital, se traîna avec ses membres contracturés chez sa sœur qui refusa de l'accepter. Elle voulut rentrer à l'hôpital; je ne la reçus pas. Elle continua dès lors à rouler en ville; mes élèves la rencontrèrent quelques jours après, marchant bien et sans contracture. Quelques mois plus tard, elle revint au service pour une grossesse; nous l'avons conservée deux mois jusqu'à la veille de son accouchement. La contracture avait complètement disparu. Il ne restait qu'une atrophie musculaire notable du membre inférieur droit et de l'équinisme, sans raideur, ni douleur. Depuis la malade a accouché et je l'ai rencontrée encore en ville en juillet 1890 marchant très bien sans la moindre claudication.

La première partie de cette observation est relatée dans mon livre de la suggestion. Une contracture douloureuse de la jambe consécutive à une entorse et à l'application d'un appareil inamovible persiste, s'accompagne au bout de trois mois de rétention d'urine. La suggestion resta impuissante, soit que le malade ne l'accepta pas par esprit de contradiction, soit que l'auto-suggestion douloureuse et spasmodique fut plus forte que la suggestion. Les opérations, la chloroformisation, les menaces, l'électrisation, rien ne sert. Cependant après plus de vingt-huit mois, la rétention d'urine finit par céder, quand on abandonne la malade à elle-même, avec une sonde.

Après plus de trois ans, l'autre jambe se contracture spontanément. Je ne m'occupe plus de la malade pendant plusieurs mois, dans l'espoir que cette sorte de suggestion par l'indifférence réussirait pour la contracture comme elle avait réussi pour la rétention d'urine. Rien n'y fit. L'auto-suggestion persistait. Il fallut plus que l'indifférence et le mépris pour la neutraliser. Il a fallu la mettre à la porte de l'hôpital. Comment cette expulsion a-t-elle agi sur le centre psychique qui réalisait la contracture ? Est-ce la colère violente qui a modifié cette modalité nerveuse si opiniâtre? Est-ce la nécessité de marcher et de vagabonder à travers la ville qui a créé la diversion psychique curatrice contre laquelle la malade se raidissait inconsciemment depuis des années?

OBSERVATION XI. — *Contracture douloureuse du bras droit datant de huit mois (suite de fluxion buccale). — Guérison en trois jours par suggestion.*

Julie G., âgée de seize ans, a toujours été un peu souffreteuse depuis son enfance, au dire de sa mère. Celle-ci ainsi qu'une autre de ses filles, sont névropathes, sans être hystériques. La malade a eu à l'âge de deux ans une scarlatine suivie d'otite suppurée; les oreilles coulent encore par moments, et l'ouïe serait parfois dure. — A l'âge de huit ans, elle eut une fièvre typhoïde, pour laquelle elle serait restée malade pendant cinq mois. Depuis, elle aurait une céphalalgie persistante; l'humeur assez sombre, l'appétit un peu capricieux, en général bon. Assez intelligente, laborieuse, d'un caractère doux, elle est impressionnable et peureuse; elle dort bien en général la nuit. — Elle est bien constituée, lymphatique; — elle n'est pas anémique.

Le 3 janvier 1889, elle eut un gonflement de la bouche qui parut être un abcès et finit par guérir sans s'ouvrir, laissant une dépression cicatricielle linéaire visible derrière l'angle de la mâchoire droite, mesurant 3 centimètres de longueur. Le gonflement a duré cinq ou six semaines, — ou du moins la malade serait restée alitée cinq ou six semaines avec des douleurs atroces, malgré le traitement : cataplasmes en permanence, sulfate de quinine, antipyrine, etc... La mère dut la veiller pendant douze nuits consécutives, tant la malade gémissait.

Enfin, vers la fin de février, elle put reprendre son état de couturière; elle travailla pendant treize jours, se plaignant toujours de douleurs dans la tête et à la face, au siège de l'abcès.

Le 20 mars pendant qu'elle cousait, elle ressentit des douleurs dans la main droite; c'étaient des fourmillements, souvent avec élancements douloureux dans le membre. Au bout de huit jours la malade ne pouvait plus fermer la main; — presque en même temps le bras se contractura et elle ne pouvait plus plier le coude; la douleur était vive dans tout le membre. Cette douleur et cette contracture persistèrent jusqu'à ce que la malade me fût amenée

à la consultation par le Dr X... On appliqua huit vésicatoires ;
on électrisa pendant quatre mois, tous les deux jours, le membre
contracturé et douloureux ; — on lui fit prendre des bains de Ba-
règes, deux par semaines ; on administra le fer, le bromure, le quinquina, sans résultat. En août, à la suite de l'électrisation, on arrivait à fléchir et étendre la main ; mais spontanément la malade ne
pouvait le faire.

Le mal de tête disparut presque aussitôt que la contracture des
membres se produisit, et ne revint plus. Dans les deux derniers
mois, les douleurs augmentèrent d'intensité et s'accompagnèrent
d'insomnie.

Le Dr X... pensant à une névrite montra la malade à mon collègue M. Gross., qui diagnostiqua une névrose et me l'adressa.

Je constatai une contracture douloureuse dans tout le membre
en extension, la flexion spontanée des articulations était impossible ;
on arrivait lentement à fermer la main, mais elle se rouvrait spontanément, comme un ressort. L'élévation du bras déterminait des
douleurs intenses.

Je constatai qu'il ne s'agissait pas d'une névrite, la douleur n'é-
tant pas particulièrement localisée sur les nerfs du plexus brachial.
Je pus même presser vivement ces nerfs en affirmant, au préalable, à la malade que la région que je touchais n'était pas douloureuse. Je pus d'autre part, en touchant le pectoral ou les muscles
de la nuque, localiser la douleur à volonté, par affirmation. Je touchais tel point arbitraire, en dehors de la sphère du plexus brachial ou cervical et faisais pousser des cris à la malade en disant :
« Voici le nerf douloureux. » Si je pressais au contraire les nerfs
brachiaux et disais : « Ici, il n'y a pas de douleur », la malade ne
réagissait pas.

Je vis la malade le 11 novembre ; je l'hypnotisai facilement ; elle
arriva en sommeil profond, bien que se souvenant de tout au réveil. Je lui suggérai la disparition de la contracture et des douleurs ;
je lui fis pendant l'hypnose ouvrir et fermer la main ; je lui fis élever le bras presque verticalement, en neutralisant, par suggestion
vigoureuse, la raideur que la malade tendait à opposer aux mouvements passifs provoqués ou actifs suggérés. Réveillée au bout de
dix minutes environ, elle put d'abord sur mon injonction ouvrir
et fermer la main, et lever le bras sans manifester de douleur.
Mais bientôt, après peu de minutes, son auto-suggestion reprenant
le dessus, elle raidit son membre, reconstitua la douleur et trouva
que c'était toujours la même chose.

Elle revint le lendemain, obligée pour ainsi dire par le Dr X..., car la malade ne voulait pas revenir, disant que je n'avais pu rien faire, que j'avais dit qu'elle n'avait plus mal et que cependant elle avait toujours mal. Je l'hypnotisai une seconde fois ; et cette fois le sommeil fut plus profond, la malade n'eut au réveil qu'un souvenir incomplet de ce qui s'était passé. Je neutralisai de nouveau la raideur et la douleur par suggetion. L'effet fut plus persistant au réveil et la malade eut quelque confiance. Cependant la raideur ne disparut pas complètement; la malade pouvait et put encore le lendemain spontanément fléchir et étendre ses doigts, fléchir et étendre lentement le coude.

Le surlendemain troisième séance. Je conduisis cette fois-ci la malade dans les salles de l'hôpital et la fis assister à l'hypnotisation de plusieurs autres personnes : je lui montrai en particulier une femme qui avait aussi une paralysie douloureuse d'un bras, guérie par suggestion. — Quand son esprit fut bien impressionné par ce qu'elle avait vu, je l'hypnotisai et pour cette fois elle tomba en sommeil profond avec annésie complète au réveil. La résolution fut complète : il n'y eut plus de tendance au retour de la contracture : la malade hésitant encore à fléchir et à étendre le poignet et faisant tous les mouvements de la main avec les doigts seuls, je lui affirmai à l'état de veille qu'elle pouvait remuer le poignet comme avant : ce qu'elle fit en effet sans difficulté. Le lendemain elle revint, radieuse, montrer que la guérison était totale et s'était maintenue. Il ne restait plus qu'un certain degré d'atrophie musculaire consécutive à l'inertie prolongée.

La guérison ne s'est pas démentie.

Voilà donc une contracture douloureuse d'un membre datant de plus de huit mois, ayant résisté à toutes les médications, guérie en trois jours par simple suggestion. Déjà l'intensité insolite de la douleur accompagnant une fluxion buccale, la durée de cette douleur pendant cinq ou six semaines, l'insomnie complète indiquaient un état névropathique, greffé sur une affection légère. L'action de coudre appela la diathèse nerveuse éclose par l'affection faciale, sur le bras droit sous forme de contracture douloureuse.

Bien qu'il s'agisse d'une affection chirurgicale qui a donné lieu à la contracture, nous avons cru cependant pouvoir ranger ce cas dans le cadre des névroses traumatiques.

OBSERVATION XII. — *Hyperesthésie du membre inférieur droit avec contracture musculaire, suite de chute.* — *Guérison de l'hypéresthésie par suggestion, de la déviation due à la contracture musculaire par chloroformisation et appareil plâtré.* (Observation recueillie par par M. le professeur agrégé Vautrin.)

E... François, dix-huit ans. — Père très nerveux, non alcoolique ; ses grands parents paternels également nerveux. — Mère bien portante. Antécédents personnels : pas de maladies antérieures. Le malade est d'un tempérament lymphatique, a toujours été très impressionnable, et pouvait à peine modérer son émotion. Cependant il n'aurait jamais eu d'accidents nerveux. Il se souvient qu'un jour, dans son enfance, s'étant frappé le dos de la main droite contre les barreaux d'un escalier, sa main resta raide pendant un mois.

Quinze jours avant son entrée à l'hôpital, étant dans la cour du petit séminaire de Pont-à-Mousson, où il était élève, en train de jouer avec ses camarades, il trébucha contre une pierre et tomba sur le genou droit. Il ressentit une vive douleur sur-le-champ. Mais ce ne fut que deux jours après que, pendant la promenade, il remarqua qu'il traînait la jambe, que cette jambe était plus faible, et qu'en même temps il avait des douleurs dans le genou et la hanche ; il se mit alors à s'appuyer sur l'épaule d'un de ses camarades. La faiblesse du membre augmenta et cinq jours après l'accident, E... entra à l'hôpital de l'établissement, où on lui mit un vésicatoire sur le genou. Le mal ne fait qu'empirer, et la cuisse et la jambe se contracturèrent. C'est en cet état que, ne pouvant marcher, on l'apporta dans le service de chirurgie de M. le professeur Gross.

Etat au 28 mai 1888. — Ce jeune homme accuse surtout de vives douleurs dans le genou droit avec lancées dans la cuisse et la jambe.

Au lit, le membre repose sur sa face externe, dans la flexion de la cuisse sur le bassin et de la jambe sur la cuisse. Le plus léger attouchement détermine de la douleur et des soubresauts impossibles à localiser. E... crie dès qu'on l'approche. L'hyperesthésie est très prononcée, au point que la couverture du lit même cause des douleurs. On ne constate cependant aucun gonflement de l'articulation, ni des os, pas de fièvre, l'appétit est conservé. Il n'y a donc pas d'ostéomyélite. D'ailleurs, la jambe et la cuisse participent à l'affection.

Si on fait lever le malade, on constate qu'il quitte le lit avec les plus grandes précautions et qu'une fois à terre, il porte le poids du corps sur le membre inférieur gauche. Faisons-le marcher : il pose le pied en valgus, tandis que le genou est en valgus aussi, c'est-à-dire forme un angle ouvert en dehors et en avant. Douleurs vives pendant la marche.

Pour s'assurer qu'il n'y avait pas d'affection de la hanche, dont la douleur du genou serait symptomatique, M. le professeur Gross fit endormir le malade au chloroforme. La résolution fut complète et l'on ne constata rien d'anormal dans le fonctionnement de la cuisse.

On essaya pendant quelques jours des applications de pointes de feu sur les trajets nerveux et aussi sur le genou, — sans résultat.

C'est alors que M. le professeur Bernheim endort le malade assez facilement; et dès la première séance enlève l'hyperesthésie.

La contracture et les déviations résistèrent aux suggestions. On endormit alors E... au chloroforme et on lui mit un appareil plâtré pour redresser son membre et le maintenir dans une bonne position. Le malade supporta l'appareil sans douleurs, et il sortit ainsi quelques jours après (le 11 juillet 1888) pouvant marcher et regrettant même une guérison trop complète qui l'exposait à devenir soldat plus tard. Au bout d'un mois et demi, il enlève l'appareil qui lui emboîtait le pied, la jambe et la cuisse, et comme son membre avait encore une tendance à la raideur, il va, sur le conseil de M. le professeur agrégé Vautrin , trouver M. le professeur Bernheim. En deux séances de suggestion cette opportunité de contracture disparaît et depuis le malade n'a pas eu de rechute. Nous l'avons vu ces jours derniers ; il ne se plaint plus que de quelques douleurs vagues, en rapport, dit-il, avec la température.

La névrose traumatique peut être convulsive et affecter une allure plus nettement hystérique. Dans les deux observations suivantes, il s'agit de secousses hystériques partielles et intermittentes ; ce n'est pas encore la grande hystérie convulsive.

OBSERVATION XIII. — *Secousses hystériques consécutives à un choc sur la téte. — Guérison par la suggestion.*

Mlle X... [1] (de Châlons), âgée de vingt ans, m'est adressée par son médecin et vient me voir le 12 septembre 1889, pour des symptômes hystériques d'origine traumatique.

Sa mère, morte depuis plusieurs années, était névropathe, sans particularité spéciale. A part une implantation vicieuse et des malformations de certaines dents, Mlle X.., est bien constituée et assez intelligente. Vers l'âge de dix ans elle fut atteinte d'un rhumatisme articulaire grave. Mais depuis elle s'est bien portée jusqu'au mois de novembre 1888 (vers le 10), où en ouvrant une huche à pain, elle laissa retomber le couvercle sur sa tête. Depuis ce temps elle se plaint d'une douleur de tête continue, contusive, sur le crâne, avec exacerbations. Le 4 décembre, dit-elle, elle commença à avoir des secousses convulsives des plus variées. Presque tous ses muscles entrent alternativement en jeu, agités comme par un tic convulsif. « C'était d'abord la bouche qui était tirée d'un côté : après, les yeux ont commencé à clignoter. Au bout de quelques jours le front se plissait, puis le nez : les oreilles étaient tiraillées en divers sens ; des grincements de dents ; le cou était convulsivement porté en arrière, ou des deux côtés ; les mains, les jambes, la langue, l'estomac, le ventre aussi prenaient part à ces mouvements convulsifs. » Ces contractures duraient deux minutes ; elles n'étaient jamais généralisées. Tantôt c'étaient les muscles de la bouche, tantôt ceux des yeux, jamais les deux groupes ensemble. De même les membres supérieurs et inférieurs ne se contractaient jamais simultanément ; tantôt les uns, tantôt les deux autres, soit les deux mains, ou l'une seulement, soit les deux pieds ou l'un isolément.

Les contractures duraient environ deux minutes et se répétaient dix à quinze fois par jour. Jamais de perte de connaissance, pas de sensation de boule, ni de strangulation.

Au moment où ces contractures commençaient, ou un peu auparavant, la malade devenait triste, anxieuse : « J'avais peur, dit-elle, d'avoir fait du mal à tout le monde, je me trouvais tout à fait drôle, jusqu'à ce que c'était en train. »

Tous les traitements antispasmodiques, bromure, etc., échouèrent successivement. L'hypnotisation fut essayée à Châlons, et malgré plusieurs séances, l'hypnose étant profonde, il n'y eut pas de modification persistante. Nous ne savons si la suggestion a été faite convenablement.

Le 12 septembre, j'endors Mlle X... Elle s'endort instantanément au simple mot : Dormez. Elle est en sommeil profond, cataleptisable, hallucinable, amnésique au réveil. Je suggère la disparition des contractures, le retour du sommeil, etc...

Le 13, elle me dit avoir bien dormi la nuit ; elle n'a plus eu de douleurs de tête. Le matin seulement, elle a eu quelques mouvements des yeux et de la bouche ; toute la journée d'hier elle n'a rien ressenti.

Ajoutons que depuis le début de l'affection, la malade avait de l'insomnie fréquente ; elle ne dormait que deux nuits par semaine, en moyenne.

Après trois séances, les mouvements anormaux ont totalement disparu, si bien que je n'ai pas eu occasion de les constater moi-même. Le sommeil est parfait toutes les nuits. La douleur de tête a aussi disparu. Mlle X... se sent mieux moralement, plus forte de caractère. Elle a hâte de rentrer chez elle. J'ai grand'peine à la retenir jusqu'au 19, jour où je l'hypnotise pour la huitième et dernière fois.

A la date du 25 octobre, une lettre de son médecin m'apprend que la guérison ne s'est pas démentie.

A la suite d'un coup sur la tête, douleur contusive sur le crâne. Quatre semaines plus tard survinrent les mouvements convulsifs localisés, soit sous forme de secousses choréiques, soit sous forme de contracture spasmodique passagère.

Au bout de dix mois, la suggestion hypnotique réussit en trois séances à supprimer la douleur de tête et les secousses hystériques.

Observation XIV. — *Secousses de tremblement convulsif du membre supérieur droit par accès, consécutives à une écorchure de l'index. — Amélioration par suggestion.*

E. T..., clerc de notaire, âgé de trente-deux ans, entre dans mon service le 26 avril 1890, pour une névrose du membre supérieur droit.

Il y a quatorze mois, il se fit une écorchure à la face palmaire de la dernière phalange de l'index droit, en lavant son vélocipède. Cette écorchure insignifiante guérit en trois jours. Le même jour, en se lavant les mains au savon, il ressentit un léger picotement et immédiatement des secousses dans tout le côté droit, secousses convulsives continues de flexion et d'extension du bras et de la jambe droits. Ces mouvements plus marqués dans le membre supérieur ne purent être arrêtés, en contenant le membre et durèrent une demi-heure. Il ne se rappelle que le début de l'accès et resta inconscient pendant assez longtemps. Revenu à lui, une idée impulsive le prit d'aller à l'école où il fit des problèmes avec les élèves. Pendant plusieurs jours après cette crise, il allait bien, mais avait peur d'en avoir de nouvelles et n'osait pas marcher seul. Un mois s'écoula sans nouvelle crise; le sommeil était bon. Au bout de ce temps, seconde crise moins forte, localisée dans le bras qu'il se faisait tenir. La crise finie, il sentit comme un choc et resta comme paralysé pendant deux minutes. Il ne perdit pas connaissance cette fois.

Des crises pareilles se succédèrent à des intervalles irréguliers, sans qu'il puisse rien préciser. Il restait quelquefois un mois sans en avoir, tandis que dans d'autres moments, il en avait deux ou trois par jour.

Ainsi, il y a trois mois, les crises revenaient pendant huit jours de suite, une ou deux par jour. En outre, il avait toujours eu, dans l'intervalle de ces grandes crises, de petites caractérisées par un simple tremblement assez marqué qu'il arrêtait en tenant le bras avec la main.

Il aurait eu aussi, il y a trois mois environ, un rhumatisme caractérisé par une douleur à la région scapulaire droite et précordiale, avec fièvre et battements de cœur; on songea à une endocardite. Pendant ces quinze jours, il eut sept ou huit crises fortes; rarement le membre inférieur y participait. La dernière forte crise date de trois semaines; elle dura dix minutes, s'accompagna de perte de connaissance pendant une minute et se termina comme les autres par une sensation de choc dans les deux bras. Depuis ces trois semaines, le malade ne peut plus écrire convenablement. Il entre au service de mon collègue Gross le 6 avril. Il a eu depuis ce moment trois crises, peu intenses. Quand la crise doit venir, il a une sensation vertigineuse qu'il définit mal et une sorte d'engourdissement du bras.

Comme antécédents, il relate une fièvre muqueuse à l'âge de huit ans, une bronchite et une variole pendant son service militaire de dix-huit à vingt et un ans, une gastrite avec dyspepsie qui dura sept ans, après sa sortie du service militaire. Il a toujours été nerveux et impressionnable depuis son enfance. Sa dyspepsie l'a rendu plus nerveux et anxieux. — Il n'aurait pas eu de syphilis, mais deux uréthrites. Sa mère est un peu nerveuse, dit-il. Il n'aurait pas fait d'onanisme; il nie tout excès vénérien et alcoolique. Mais nous apprenons qu'il fait des excès alcooliques habituels et que sa conduite morale laisse à désirer.

Etat actuel. — Constitution assez débilitée; il a toujours été faible. Tempérament nervo-arthritique. Appétit faible; les digestions sont bonnes. L'examen des organes ne dénote rien d'anormal ; les bruits du cœur sont nets, sans souffle. La sensibilité est partout normale. Tous les mouvements s'exécutent bien. Il lève bien ses deux bras verticalement ; mais le bras droit, commence au bout de trois secondes par tomber graduellement. Il n'accuse ni fourmillement ni engourdissement, mais une sensation de froid dans tout le membre supérieur droit. Au dynamomètre, la force musculaire est conservée ; la main gauche donne 28 ; la main droite 40. Il écrit difficilement son nom ; les lettres sont mal assurées et offrent parfois des jambages involontaires.

Première suggestion le 17 avril. — Le malade arrive au second degré (catalepsie suggestive ; souvenir conservé au réveil).

18. — La sensation de froid a diminué dans l'épaule et le bras, elle existe encore dans la main. Le malade écrit plus vite ; les lettres sont plus assurées. Il tient le bras en l'air pendant vingt secondes sans trop de fatigue. — Continuation de la suggestion tous les jours.

19. — Se trouve mieux ; a bien dormi la nuit, n'a pas eu de secousses ; la main seule est toujours fraîche. Tient le bras assez longtemps en l'air, encore avec une certaine tendance à tomber, même pendant l'hypnose. La contracture suggestive s'obtient dans le bras gauche, non dans le bras droit. Le malade peut soulever avec la main droite un pot de tisane, ce qu'il ne pouvait faire avant ; mais il ne le tient que pendant trois secondes.

21. — Continue à se trouver mieux ; la main est plus chaude. Avant-hier, il craignit une crise parce qu'il avait de petits tremblements ; mais la crise n'est pas venue. Le sommeil est bon. Il a moins d'anxiété. Le bras se tient bien en l'air.

22. — Va bien ; n'accuse que de la pesanteur dans le bras droit. A de nouveau quelques aigreurs après les repas. Ecrit bien ; mais quand il veut écrire vite, il tend à perdre la ligne droite et les lettres sont mal assurées. Il peut tenir un pot de tisane pendant quelques secondes sans trembler. Le bras peut rester en l'air indéfiniment. Au dynamomètre, la main droite donne 48, la main gauche 43.

24. — Le malade a eu hier une petite crise caractérisée par des mouvements dans le bras. Il a mis la main dans sa poche et a serré le coude pour l'arrêter. Il a bien dormi. La digestion est meilleure. Au dynamomètre, la main droite donne 39, la main gauche 36.

25. — Le malade a eu de nouveau une crise à six heures du matin, durant une demi-heure, caractérisée par une sensation de

fourmillements dans le côté droit de la face et des soubresauts dans la partie droite du thorax ; en même temps sensation d'étouffement, mais pas de mouvements dans le bras. Actuellement il va bien. J'apprend que le malade continue à faire des excès de boisson. Je lui fais une admonestation vigoureuse pendant l'hypnose.

26. — Le malade n'a plus eu de secousses ; il sent la chaleur revenue dans le bras. Au dynamomètre 51 à droite, 56 à gauche ; il tient le bras en l'air sans fatigue et écrit bien.

29. — Le malade s'est absenté pendant deux jours; il n'a plus eu de crise depuis le 25 et va bien. Au dynamomètre 42 à droite et à gauche. Il a pu écrire hier une lettre, mettant encore, il est vrai, une demi-heure à la faire, plus que d'habitude, mais ne pouvait faire cela depuis deux mois.

30. — Va bien. Plus de crises.

3 mai. — Idem. Au dynamomètre 48 à droite, 50 à gauche.

7. — Idem. Au dynamomètre 47 à droite, 41 à gauche. Depuis huit jours, il peut écrire ses lettres seul, y mettant encore plus de temps qu'auparavant. Il n'a plus de secousses et demande à rentrer chez lui.

Dans une lettre qu'il m'écrit huit jours après sa sortie, il me dit que l'amélioration continue à se maintenir.

Une légère écorchure de l'index a été le point de départ d'une névrose caractérisée par des crises de secousses convulsives dans le bras du même côté, quelquefois avec sensation de picotement, d'engourdissement, crises précédées de sensations vertigineuses mal définies, quelquefois accompagnées de perte de connaissance.

La suggestion au bout de trois semaines a produit une amélioration notable. La névrose est greffée sur un terrain impressionnable et vicié. Une suggestion prolongée avec surveillance serait nécessaire pour déraciner les habitudes alcooliques, qui sont peut-être pour quelque chose dans cette névrose.

Je n'ai pas eu l'occasion d'observer souvent la grande hystérie convulsive d'origine traumatique. Dans les deux cas suivants, cette étiologie est douteuse, d'autres circonstances, insolation, émotion morale pouvant être invoquées comme causes productrices des accès.

OBSERVATION XV. — *Crises convulsives consécutives à une pression dans la foule. — Guérison par suggestion.*

L... (Gustave), vingt et un ans, cordonnier. Entre à l'hôpital le 17 juillet, sort le 20 juillet 1886. Habituellement bien portant ; pas de maladie antérieure. — Le 14 juillet, après avoir été exposé au soleil, il fut serré dans la foule, à la revue, et ressentit des frissons avec tremblement et claquements de dents. Rentré chez lui, il eut des étourdissements avec sensation de malaise jusqu'au soir ; mais pourtant il déjeuna comme d'habitude. Le soir, il alla voir le feu d'artifice ; en revenant il fut pris de vertiges et de battements de cœur qui durèrent deux heures. Puis il tomba à la renverse avec convulsions dans les mains et les jambes, trismus et écume à la bouche. Les battements de cœur furent suivis de sensation de strangulation. Il se débattait, était contracturé et ne pouvait crier. On le coucha à une heure du matin. — La chute avait été précédée de douleurs lancinantes s'irradiant jusque vers le rebord costal axillaire : ces douleurs durèrent jusqu'à trois heures du matin, puis le malade s'endormit. Le lendemain il ressentait encore des élancements douloureux, avec battements de cœur, céphalalgie frontale et occipitale gravative très forte. Bourdonnements d'oreilles à gauche. N'a rien mangé ; n'a pas dormi; pas de selles. Il avait encore des vertiges, et dut plusieurs fois s'approcher du mur pour ne pas tomber. — La nuit du 16 au 17 fut bonne. Depuis les symptômes vont s'améliorant.

Auparavant L... était sujet aux crispations de nerfs, irritable ; quand il ne pouvait passer sa colère, il avait une sensation de strangulation. Il y a deux ans, à la suite d'une colère, il tomba. — Sujet aux migraines (une fois par semaine, céphalalgie frontale). Pas d'excès habituels. Parmi ses antécédents de famille nous relevons que sa mère aurait des crises de nerfs. — Il a eu un frère qui est mort, à quatre ans, d'une méningite.

Etat au 19 juillet; constitution délicate. Tempérament lymphatico-nerveux. Apyrexie. — Pouls : 80, régulier, égal. Rien d'anormal au cœur. Langue un peu blanche. Pas d'appétit, pas de selles depuis trois jours. Habituellement digestion bonne. — Respiration nette.

On constate une hyperesthésie douloureuse à la pression dans les cinquième, sixième, septième espaces intercostaux gauches, et à la région hypocondriaque gauche. — La sensibilité à la piqûre est *moins marquée à gauche* qu'à droite. — Pied bot varus congénital à droite.

Le malade a encore par moments des vertiges.

Hypnotisé, pour la première fois, par simple occlusion des yeux, il entre en somnambulisme (catalepsie, contracture, transfert suggestif). *Au réveil, après suggestion, il n'a plus de douleurs a la pression, et la sensibilité est égale des deux côtés.*

Le 20, le malade a bien dormi, n'accuse plus de vertiges, ni de douleurs. L'appétit est revenu. Il demande sa sortie.

Dans cette observation, le diagnostic hystéro-traumatisme est douteux ; il y a eu pression dans la foule, sans contusion, et émotion produite par cette pression ; il y a eu de plus exposition au soleil. Ces divers facteurs ont pu agir sur une personne impressionnable, sujette à la strangulation et aux crispations nerveuses sous l'influence des émotions morales.

OBSERVATION XVI. — *Crises convulsives hystériques avec anesthésie sensitivo-sensorielle, suite de coups. — Guérison rapide par suggestion.*

M... (Victorine), dix-huit ans, repasseuse, est entrée à l'hôpital dans la nuit du 6 au juillet 1889. Vers huit heures du soir, elle avait été battue sur l'escalier de sa maison par une femme habitant la même maison, sans cause connue, cette femme étant, suppose-t-elle, ivre. Elle fut prise immédiatement de convulsions hystériques qui se répétèrent coup sur coup, avec strangulation, cris, grands mouvements. On ne put les arrêter et on l'amena à l'hôpital vers minuit. Elle n'a jamais eu de maladie antérieure. Elle est habituellement bien réglée. C'est une fille forte, grosse, bien constituée, d'une intelligence faible, d'un tempérament nerveux, très irritable. Je constate le 20 juin : de l'anesthésie, avec analgésie générale ; absence de sens musculaire. La pression de la région abdominale seule détermine de la douleur partout. L'odorat est aboli ; la vision est conservée, mais il y a dyschromatopsie ; le rouge est vu jaune ; le violet, foncé gris ; le bleu, jaune ; le blanc, bleu. De temps en temps la malade a un certain degré de contracture dans les membres. Depuis une heure du matin, elle n'a pas eu de crise ; elle n'accuse ni strangulation, ni douleur, toutes les fonctions respiratoire, cardiaque, digestive, sont normales. On ne constate aucune trace de contusion sur le corps.

J'applique, sans rien dire, une pièce d'or sur le pied gauche; au bout de dix minutes, la sensibilité n'est pas revenue. Je remets la même pièce au même endroit, en prévenant la malade que la sensibilité va revenir sur toute la moitié gauche du corps. Au bout de dix minutes, je constate en effet *que toute la moitié gauche du corps exactement a recouvré la sensibilité tactile et à la douleur et le sens musculaire;* la moitié droite reste insensible. La dyschromatopsie persiste.

27. — Dans la journée d'hier, la malade accusait une douleur vers la région axillaire droite, douleur qui l'a empêchée de dormir. La sensibilité tactile et à la douleur existe sur le membre inférieur gauche. Une piqûre d'épingle ou une pression légère sont bien ressenties au membre inférieur droit, moins distinctement au membre supérieur; le côté droit de la face reste analgésique. La dyschromatopsie persiste; les odeurs ne sont pas perçues; le sel mis sur la langue n'est pas perçu. L'oreille gauche n'entend pas le tic tac de la montre; l'oreille droite le perçoit à 30 centimètres.

J'hypnotise la malade qui entre facilement en somnambulisme et je suggère le retour de la sensibilité. Immédiatement après le réveil, elle existe partout, mais quelques instants après, explorant de nouveau, je constate une hémianesthésie droite complète. La douleur de côté a disparu.

Je continue les jours suivants à faire la suggestion hypnotique. *La sensibilité reparaît nette et définitive dès la seconde séance; la dyschromatopsie a disparu définitivement; l'olfaction est restaurée. L'ouïe est rétablie après la troisième séance.*

Le 6 juillet la malade complètement guérie, quitte l'hôpital,

S'agit-il d'un hystéro-traumatisme? Les coups reçus n'ont pas laissé de traces sur le corps. N'est-ce pas plutôt l'émotion vive, la colère qui agissant sur une nature impressionnable et irritable a créé cette hystérie passagère qui a cédé rapidement à la suggestion ?

OBSERVATION XVII. — *Névrose spasmodique locale consécutive à une typhlite. Inhibition des accès par suggestion.*

M. Edmond X..., âgé de quarante-deux ans, commerçant habitant Lunéville, est habituellement bien portant. Le seul inconvénient qu'il accuse, depuis son enfance, ce sont de petites selles diarrhéiques venant régulièrement après chaque repas et de plus dans la journée de fréquentes petites selles sans coliques ; il ne se rappelle pas avoir eu de selles moulées. Il n'a jamais eu d'accidents nerveux, mais j'ai traité une de ses sœurs et une nièce pour des troubles hystériques. M. V... paraissait énergique, dur pour lui-même, et n'accusait aucun trouble, bien qu'ayant les attributs du tempérament lymphatico-nerveux.

Etant à Lille pour affaires, le 12 juillet 1888, il contracte une typhlite avec douleur vive iléo-cœcale, fièvre intense, constipation ; cette typhlite fut combattue par les purgatifs et l'application de deux vésicatoires. Il resta alité pendant dix-sept jours, puis resta encore douze jours à achever sa convalescence à Lille, n'ayant de selles qu'avec des purgatifs. Rentré à Lunéville, il vit se confirmer sa guérison, il n'accusait plus aucune douleur, mais toujours de la constipation, et de plus rendait les aliments aussitôt après les repas. — Tout d'un coup, quinze jours après, survint vers la région abdominale inférieure droite une douleur atroce, comme une crampe, comparable en intensité à une colique hépatique ou néphrétique des plus violentes ; cette douleur dura de une heure à une heure et demie et se dissipa à la suite de cataplasmes et de lavements laudanisés. Après cet accès, V... resta alité, avec de l'anorexie, — sans aucune douleur, ni spontanée, ni à la pression. Trois jours plus tard survint un accès pareil au premier.

Puis les accès se répétèrent presque tous les jours, à heures variables, durant une demi-heure à une heure, — rarement la nuit ; il aurait été réveillé trois ou quatre fois seulement dans son sommeil par la douleur. — En même temps, outre ces accès de coliques, constipation opiniâtre : il n'allait à la selle que par lavement et ne rendait que de petites chiques ou des rubans tout minces et plats, dit-il, ayant cependant la longueur d'un doigt.

Les médecins de Lunéville, qui le virent, pensèrent naturellement qu'il s'agissait d'un obstacle intestinal consécutif au processus de la typhlite, par bride cicatricielle, péritonite chronique, épaississement inflammatoire du cœcum, etc. — Appelé à voir le malade en octobre 1888, je ne pus que me ranger à l'avis de mes confrères. En dehors des crises, on ne constatait rien de bien net à la palpation profonde de la région iléo-cœcale, qui n'était pas douloureuse ; parfois on croyait sentir une rénitence, mais peu distincte. Pendant les crises douloureuses, on constatait une contracture avec gonflement de la paroi abdominale du côté droit et des anses intestinales sous-jacentes. On continua à essayer les révulsifs, vésicatoires, et les purgatifs divers, huile de ricins, séné, eau hongroise, pilules, etc., contre la constipation opiniâtre. Rien n'y fit.

En novembre, les douleurs devenaient intolérables au malade : il dut avoir recours aux injections de morphine, et commença par la dose de un centigramme qu'il dut augmenter progressivement pour arriver en mars 1889 à la dose de dix centigrammes par jour. Depuis cette époque, il dut régulièrement chaque jour, aussitôt l'accès développé, injecter cette dose en une fois ; une dose inférieure ne suffit pas à enlever la douleur. Il lui est même arrivé une fois de s'injecter 16 centigrammes d'un coup.

Je le vis une seconde fois à la fin de janvier 1889. A cette époque déjà, frappé de l'intensité des douleurs, qui étaient hors de proportion avec une simple constipation due à un rétrécissement, apprenant que le malade avait eu, il y avait quelques jours, une petite selle moulée du calibre du petit doigt, connaissant d'ailleurs les antécédents nerveux de la famille, ne trouvant à la palpation profonde, en dehors des accès, aucune douleur, aucune rénitence bien nette, j'exprimai à mes confrères l'idée que l'élément nerveux pourrait être pour quelque chose dans ces accès si douloureux ; qu'une névrose spasmodique douloureuse greffée sur une lésion légère pourrait expliquer cet appareil symptomatique, et je prononçai le mot de suggestion ; — je dis que si rien ne réussissait, le malade pourrait venir essayer ce traitement à Nancy, et qu'en cas d'échec, cela n'aggraverait en rien son état. Je rappelai à mes confrères un cas de névrose douloureuse précordiale, datant de quatre ans, ayant défié toutes les médications, chez la femme d'un confrère, que j'avais récemment guérie par suggestion. — Nous instituâmes un traitement par la belladone conjointement avec des purgatifs et des injections de morphine dont le malade ne peut plus se passer.

Les choses restèrent dans le même état. Vers la fin de février, cependant, le malade resta huit à dix jours sans douleur, et l'espoir renaissait dans la famille. Mais les accès reparurent plus douloureux et la dose de dix centigrammes de morphine par jour devint nécessaire. La santé générale périclitait. Le malade maigrit et s'anémia. Rien n'arrêtait les accès ; l'idée d'une lésion organique grave s'imposait. Il était question de consulter un de nos collègues en chirurgie sur l'opportunité d'une laparotomie. Avant de se décider pour cette extrémité, le malade alla consulter le professeur Naunyn (de Strasbourg), qui, après l'avoir chloroformé et examiné, pensa comme tous les médecins à un rétrécissement, et institua un traitement par les lavements forcés. Le malade passa quinze jours à la maison de la Toussaint, à Strasbourg, et reçut pendant ce temps dix injections d'eau froide de un litre et demi par le rectum. Le traitement resta sans résultat ; les lavements déterminaient souvent des crises ; et à leur suite, celles-ci devinrent plus nombreuses et plus fréquentes : une à deux tous les jours, durant trois quarts d'heure à une heure et demie.

Mme V... consulta alors le professeur Kœberlé, qui avait déja vu le malade en novembre 1888. Notre collègue et ancien maître ne constata aucune lésion à l'examen du ventre et pensa qu'il s'agissait d'une simple contracture musculaire, d'une névrose spasmodique greffée sur une typhlite. Il conseilla de continuer la belladone et les injections de morphine.

D'après ce diagnostic, confirmant l'idée que j'avais exprimée antérieurement, la famille du malade pensant que la suggestion hypnotique pourrait être tentée, le malade vint me revoir le 20 juillet dernier.

Après l'avoir examiné de nouveau et après avoir constaté que le ventre était souple et nullement douloureux à la pression profonde, en dehors des accès, j'essayai l'hypnotisation, et en moins d'une minute M. V... était en sommeil presque complet (catalepsie, mouvements automatiques, analgésie) avec souvenir conservé au réveil. Je suggérai la disparition des accès de douleur et de contracture. Au réveil, j'engageai le malade à venir passer plusieurs jours à Nancy, pour se soumettre au traitement suggestif.

Malgré la suggestion, M. V... eut un accès le lendemain 21, et revint le 22 juillet s'installer à Nancy. Ce jour, je fis deux séances; le malade arriva depuis la troisième en sommeil profond avec amnésie au réveil. Les crises depuis quelques jours venaient surtout vers huit heures du matin. Le 23 juillet à huit heures, je me rendis chez le malade, je le trouvai la main appuyée sur la région iliaque droite, la face commençant à se gripper ; l'accès commençait ; je constatai que toute la paroi abdominale surtout à droite était contracturée. Je provoque immédiatement l'hypnose et je dis au malade : « Dans une minute vous ne sentirez plus rien et le ventre sera relâché complètement. » J'affirme la chose avec assurance parfaite. Et *une minute après, la douleur avait disparu, la contracture avait cédé* et j'enfonçais mon poing dans la profondeur, sans aucune douleur.

Je fis une nouvelle suggestion à deux heures. — Le 24, à huit heures du matin, je me trouvais chez le malade. Il attendait sa crise ; elle n'était pas encore déclarée, mais les phénomènes précurseurs étaient là. La main se portait vers la région malade. Je l'hypnotise immédiatement et je lui dis : « La crise, elle ne viendra pas ; vous n'aurez rien. — J'enfonce mon poing dans le ventre qui est mou et insensible. Et demain matin, vous aurez beau attendre la crise, elle ne viendra pas. » En effet, rien ne se manifesta. La crise ne vint pas, et le lendemain, le malade n'en eut pas le moindre symptôme précurseur. M. V... resta encore à Nancy jusqu'au 31, jour où je dus le renvoyer, car je partis en vacances. Il n'eut plus de crise. — Le sevrage de la morphine, qu'il avait dû continuer jusqu'au 22 juillet, donna lieu à quelques symptômes : lassitude, vertige, malaise, selles diarrhéiques, insomnie ; ces symptômes disparurent progressivement par la suggestion en quatre en cinq jours.

Avant son départ, j'appris à Mme V... à hypnotiser elle-même son mari, je l'engageai à continuer à le faire deux fois par jour.

Mais trois ou quatre jours après le retour à Lunéville, les accès revinrent irrégulièrement. D'abord Mme V... ou le docteur X... arrivaient à les arrêter net par suggestion. Mais souvent M. V... se trouvait à son bureau à un kilomètre de distance de son logement, quand l'accès commençait : on allait chercher Mme V..., elle arrivait trop tard ; l'accès était dans tout son plein ; le malade souffrait comme un damné, se crispait et restait rebelle à la suggestion. La morphine redevint nécessaire à la dose de huit à dix centigrammes par jour. — Cela continua ainsi, malgré les suggestions faites en dehors des accès, deux fois par jour.

M. V... revint à Nancy, à mon retour de vacances, le 18 septembre. Il essaya d'abord de se traiter en restant à Lunéville, et venant deux fois par semaine à Nancy, mais les séances des 18, 22, 25 et 30 septembre restèrent infructueuses. Bien que le malade fut en hypnose profonde, chaque fois, la suggestion était impuissante à prévenir le retour des crises qui se répétaient chaque jour. Je décidai le malade à faire un nouveau séjour à Nancy, plus prolongé. Il revint le 20 octobre. Je lui fis deux suggestions vigoureuses par jour : l'une à huit heures du matin, l'autre à deux heures. Les crises venaient à peu près à heure fixe, à quatre de l'après-midi, depuis quelque temps ; elles semblaient s'être régularisées depuis la suggestion.

Les deux premiers jours, l'accès revint le soir, malgré la suggestion, mais moins douloureux et moins long. — Le troisième jour au dire du malade la douleur n'était presque plus rien. — Les jours suivants, le malade dit que la crise n'était pas venue et parut enchanté. Je le crus débarrassé par la suggestion ; mais j'appris le 9 octobre par sa femme qu'il se faisait une injection de morphine tous les soirs vers trois heures au moment où la crise commençait. Il m'avait trompé.

Je l'admonestai vivement; je supprimai la morphine et je le priai de m'attendre chez lui tous les soirs; à quatre heures, je devais venir arrêter la crise au moment où elle tendait à se montrer. — A quatre heures moins dix minutes, je fus chez lui. Il ne ressentait absolument rien. « Vous voyez, lui dis-je, la crise ne peut pas venir quand je suis là. » Mais aussitôt que quatre heures allaient sonner, la figure du malade commençait à se contracter. Alors je lui dis : « Croyez-vous que je vais vous endormir pour empêcher la crise ? Ce n'est pas nécessaire. Tenez je mets la main sur votre ventre. Dans deux minutes je l'enfoncerai jusqu'à la colonne verté-brale et vous ne sentirez rien. » Le malade parut douter; la crise était imminente. Je laissai la main sur la région douloureuse, en riant, et au bout de une à deux minutes : « Tiens, c'est vrai, dit-il, il n'y a plus rien. » Et l'accès ne vint pas. *Ma main seule avait conjuré en une minute une crise que 10 centigrammes de morphine seulement arrivaient à calmer.*

Je savais, en effet, que M. V... était suggestible à l'état de veille : catalepsie, contracture, paralysie, analgésie complète, tout pouvait être réalisé chez lui, comme chez la plupart des bons somnambules, sans sommeil provoqué préalable. Le lendemain l'accès ne chercha pas à venir. Je fis rester le malade ici jusqu'au 28 octobre, et à partir du 9 aucune crise ne s'est plus manifestée ; M. V... n'a plus eu recours à la morphine.

Chose singulière, avant et depuis la maladie, M. V... avait tou-jours des selles diarrhéiques après chaque repas et dans le cou-rant de la journée : il ne se rappelle presque pas avoir eu de selles moulées. Le 18 octobre je lui suggère d'avoir une selle moulée régulière tous les jours vers dix heures du matin, et je répète la suggestion tous les jours. La suggestion réussit, les selles de-viennent moulées et ont lieu régulièrement entre neuf et dix heures du matin ; dans les premiers jours, il y en a deux dans la matinée. Puis après quatre ou cinq jours de cette suggestion, il n'y a plus qu'une seule selle moulée du calibre d'un doigt, entre neuf et dix heures du matin.

M. V... va d'ailleurs très bien, l'appétit est bon, la digestion par-faite, le sommeil de la nuit excellent.

Il retourne chez lui le 28. Il est possible qu'une impression quel-conque, effort, indigestion, etc... ramène de nouveau une crise et que la suggestion de la douleur soit plus forte que le souvenir de la contre-suggestion thérapeutique. Mais il est certain que la maladie guérira et restera guérie, à condition que, en cas de rechute, la suggestion puisse être faite au moment même où la douleur voudra éclater.

Cette observation a été publiée dans la lettre de M. Cosserat (sur *l'hystéro-traumatisme*, Nancy, 1890).

Voici la suite : quelques jours après son retour à Lunéville, le malade fut atteint d'une nouvelle crise qui ne put être conjurée tout de suite et qui nécessita une nouvelle injection de morphine. Il eut ainsi, en trois semaines, trois ou quatre crises. Il se disposait à revenir à Nancy pour recommencer le traitement suggestif, lorsqu'il contracta une pneumonie qui l'enleva en huit jours.

Cette observation, des plus intéressantes, se place à côté de celles de névrose traumatique. C'est un traumatisme pathologique, une typhlite qui a laissé à sa suite des accès de contracture excessivement douloureuse des muscles abdominaux et du cœcum, accès simulant un étranglement intestinal. Toutes les médications échouèrent contre ces crises singulières. La question de laparotomie avait été posée. 8 à 10 centigrammes de morphine en injection sous-cutanée étaient nécessaires pour combattre chaque crise.

C'était une simple névrose ; le malade était d'un tempérament nerveux ; je connais deux de ses sœurs : l'une est morte d'accidents d'origine hystérique et a une fille hystérique, affectée souvent d'œsophagisme ; l'autre sœur est très impressionnable et névropathe.

La typhlite avait appelé la diathèse nerveuse préexistante sur le cœcum et la paroi abdominale sus-jacente. C'étaient des crises viscérales nerveuses.

La suggestion hypnotique, et plus tard la suggestion à l'état de veille arrêtaient instantanément la crise que 8 à 10 centigrammes de morphine conjuraient à peine. Mais la suggestion n'agissait pas, ou pas suffisamment, sur l'échéance éloignée de ces crises. J'eus beau suggérer que les crises ne reviendraient pas. Aussitôt qu'une impression quelconque réveillait la douleur et le spasme de la région iléo-cœcale, l'auto-suggestion déterminée par ces sensations était trop intense pour que le malade, obéissant à la suggestion faite antérieurement pût faire inhibition. Il fallait être là pour arrêter la crise déjà déclarée ou s'annonçant imminente. Alors, invariablement, l'application seule de ma main l'empêchait de venir ou la coupait instantanément. Il est absolument certain que si j'avais pu dresser une personne, ne le quittant jamais, à faire la suggestion comme je la faisais, le malade eût fini par guérir. Toutes les crises eussent été arrêtées, et, peu à peu, le système nerveux discipliné eût désappris cette modalité fonctionnelle. C'est là une des difficultés de la thérapeutique suggestive. Tous les malades n'obéissent pas à la suggestion à échéance ; la maladie, elle-même, constitue une suggestion qui peut dominer celle faite antérieurement. Dans ce cas, il faut une action psychique suggestive au moment même des accidents qu'on veut enrayer ; quelquefois on peut la confier à une pratique médicamenteuse, en laquelle le malade a confiance. Cela ne réussit pas toujours. Il faut, dans ces cas, que le malade soit dans une clinique spéciale, entouré de personnes exercées qui sachent manier la suggestion, et la faire chaque fois qu'elle est nécessaire. Malheureusement, les malades ne se soumettent pas volontiers à cette surveillance continue, quand les manifestations douloureuses ou autres sont intermittentes. Aussitôt l'accès passé ils réclament leur liberté et oublient leur maladie, plus soucieux de leurs intérêts que de leur santé. Ils se soumettent bien à une opération ou à un appareil qui les laisse couchés plusieurs semaines dans l'immobilité ; mais ils ne comprennent pas aussi bien qu'un traitement suggestif continu de plusieurs semaines ou de plusieurs mois puisse être nécessaire pour déraciner une affection invétérée.

L'observation suivante peut aussi se ranger à côté des

faits de névrose traumatique. Le mécanisme psychique n'est pas douteux.

OBSERVATION XVIII. — *Vomissement de lombric dans le cours d'une fièvre typhoïde. Douleur abdominale consécutive enlevée par suggestion. Sensation de ver qui remonte, enlevée par action suggestive de la santonine.*

R.... (Félicie), âgée de dix-sept ans, est entrée à l'hôpital le 2 novembre 1889, pour une fièvre typhoïde bénigne qui suit son cours normal etdont je n'ai pas à retracer l'évolution. L'affection était arrivée vers sa fin, en voie de défervescence, le 24 novembre au soir, vingt-neuvième jour, lorsque la malade vomit un lombric. A la suite de ce vomissement, elle ressentit un point qu'elle accusa le lendemain matin à la visite, au-dessus et en dedans de l'épine iliaque antérieure et supérieure droite. Ce point douloureux fixe n'existe que pendant les mouvements de la malade. Dans la soirée, elle ressentit de plus un chatouillement le long de l'œsophage : elle prétend que c'est un autre ver qui remonte de l'abdomen à la gorge. Elle a des envies de vomir quand elle boit. L'abdomen était le soir très douloureux au niveau du point indiqué, et à la pression on déterminait une douleur très vive à la région hépatique. Le matin, 25, on produit par suggestion à l'état de veille une douleur intense dans toute la région droite de l'abdomen.

Je mets la malade facilement en sommeil profond, avec amnésie au réveil et je suggère la disparition de la douleur. Au réveil, elle ne ressent plus en effet aucune douleur ni spontanée, ni à la pression. Mais elle a toujours la sensation d'un ver qui remonte vers la gorge. Pour tuer le lombric ou déraciner l'idée du lombric et la sensation qui y est attachée, je prescris comme contre-vers six pilules de sentonine de 5 centigrammes dont elle prendra trois dans l'après-midi, trois le lendemain matin. A la suite de cette ingestion, la sensation se dissipe, sans qu'aucun ver soit rendu par les selles. La défervescence continue, sans douleur et sans aucun trouble.

J'arrive maintenant aux observations de grande hystérie non traumatique traitée par la suggestion.

II

OBSERVATIONS D'HYSTÉRIE CONVULSIVE

OBSERVATION XIX. — *Hystérie depuis deux ans.* — *Crises convulsives. Douleur abdominale. Boule.* — *Strangulation. Diminution de la vision et de l'ouïe à droite. Suppression rapide des troubles sensoriels par suggestion. Amélioration sans guérison en dix-sept jours.*

J. S..., âgée de dix sept ans, entre à l'hôpital le 20 juillet 1886 pour des symptômes hystériques. Il y a deux ans, à la suite de contrariétés, elle eut pour la première fois des crises hystériques pendant huit jours ; depuis ce temps elle avait de temps en temps des douleurs abdominales qui duraient peu de temps, mais se répétaient plusieurs fois dans la journée. Depuis Pâques cette douleur est continue, s'irradie dans les membres inférieurs, vers l'épigastre, vers la région précordiale. Depuis quinze jours, elle a en outre des crises d'hystérie qui surviennent tous les soirs entre huit et neuf heures. La crise commence par des douleurs nerveuses géné. ralisées et une sensation de pression au niveau des seins qui existent aussi dans l'intervalle des crises et s'exaspèrent à ce moment-La malade perd connaissance, devient raide, a du trismus, des convulsions cloniques ; elle ne s'est jamais mordu la langue.

J. S... est bien réglée, sans leucorrhée, sans douleurs ; les crises ne sont pas provoquées par les époques menstruelles. Sa mère est très nerveuse.

C'est une jeune fille, bien constituée, intelligente. Depuis Pâques, sans cause connue, elle est triste, impressionnable, pleure facilement, a peu de goût pour le travail. Elle a perdu l'appétit ; vomit facilement, digère lentement, sans renvois, va normalement à la selle, accuse un goût de sang dans la bouche. Elle a souvent des battements de cœur, surtout la nuit, pendant cinq minutes. Elle accuse une sensation continue de crampe épigastrique et de corps lourd remontant de l'épigastre à la gorge avec strangulation. Pendant que nous l'interrogeons elle est prise d'une crampe en flexion avec occlusion des deux mains ; cette crampe dure une minute, puis se résout spontanément ; elle l'a souvent, dit-elle. La dernière série de crises hystériques a eu lieu, il y a quatre jours, le jour de son arrivée à Nancy : elle n'en a pas eu depuis. Pas de céphalalgie spontanée, mais douleur à la pression un peu forte, à la tête et sur tout le corps. Pas d'ovarialgie spéciale·

L'œil droit voit les objets brouillés ; il reconnaît les lettres de 2 centimètres et demi de hauteur jusqu'à 43 centimètres de distance, l'œil gauche les voit jusqu'à 1 mètre de distance. L'oreille droite n'entend la montre que jusqu'à 5 centimètres de distance. L'oreille gauche à 15 centimètres. Sensibilité conservée. Sommeil mauvais la nuit.

La malade est hypnotisée : sommeil profond et suggestion. *Au réveil, toutes les douleurs ont disparu ; elle voit de l'œil droit à 1ᵐ,50 ; de l'œil gauche à 1ᵐ,70. L'oreille droite entend à 12 centimètres ; l'oreille gauche à 15 centimètres.*

21. — N'a plus eu de douleurs dans la journée et a un peu mangé. A six heures du soir, les douleurs ont reparu. A dormi de minuit à 5 heures. Ce matin, elle est de nouveau mal. L'hyperestésie est générale : la vue est restée bonne. — Hypnotisation par simple occlusion des yeux : l'hyperesthésie disparaît par suggestion. Au réveil, elle se plaint d'avoir la tête lourde. Je la rendors. Pendant le sommeil, elle se plaint tout d'un coup d'une douleur au cœur que j'enlève instantanément par suggestion. Au réveil elle est parfaitement bien et n'a plus de douleur de tête, elle écrit son nom sans trembler.

22. — A été très bien. S'est promenée en ville. N'a que de légères douleurs fugitives. A 6 heures étant rentrée et ayant appris la mort d'une malade, elle ressentit une crampe d'estomac qui disparut rapidement. A mangé de la viande, conformément à la suggestion. Il n'y a plus d'hyperesthésie. Dans la matinée un régiment ayant passé dans la rue, elle fut saisie par le son du tambour et ressentit un tremblement général qui fut dissipé par la suggestion.

23. — Elle s'est promenée l'après midi. A 6 heures du soir, en descendant l'escalier, elle ressentit une douleur entre les épaules. A 9 heures du soir, elle aurait eu une crise à laquelle personne n'a assisté, à la suite de laquelle elle se serait trouvée la tête au pied du lit. Actuellement elle se plaint de douleurs générales surtout à la tête. — Suggestion.

24. — A été très bien à la suite de la suggestion. A mangé de la viande. A pu travailler sans douleur. A dormi de 10 heures du soir jusqu'à 5 heures. Ne sent presque plus rien aujourd'hui.

25. — Douleurs localisées dans le côté gauche ; le 26, douleurs depuis 9 heures du soir jusqu'au matin, généralisées.

Le 27 au matin, après suggestion énergique, ces douleurs ont disparu. La malade dort toute la nuit. Le 28 elle ne souffre plus du tout. Pas de suggestion ce jour.

29. — A partir de midi hier, s'est plainte de douleur abdominale. A eu une crise de 7 heures à 8 heures et demie. N'a pas dormi la nuit. Ce matin douleur à la pression dans le ventre, dans les membres, hyperesthésie générale. — Suggestion.

30. — A la suite de la suggestion elle a été bien toute la journée. A bien dormi. Ce matin, elle a mal par moments.

31. — A été bien hier. Dans la soirée, étant à la musique, elle s'est trouvée énervée et a dû rentrer. Elle s'est réveillée souvent la nuit. Ce matin la malade ne peut rester en place : sensibilité générale à la pression. — Va bien à la suite d'une nouvelle suggestion.

2 août. — A été bien jusqu'à hier. Ayant été entendre l'orgue à l'église, elle se plaint depuis lors ; mais elle a bien mangé dans la journée et n'a plus eu de crises. — Suggestion.

3. — Va bien, a dormi la nuit, s'est éveillée une seule fois, n'accuse que par moments une douleur dans le genou droit.

5. — A été bien depuis. Hier étant de nouveau à la musique, elle a dû se sauver, un peu énervée, mais pas autant que la première fois.

7. — Allait bien jusqu'à hier. Le soir elle a eu une crampe dans le pied droit en extension et de la main gauche en flexion, pendant cinq minutes. S'est réveillée à 4 heures du matin avec une sensation douloureuse allant du creux épigastrique jusqu'au milieu du sternum.

Le traitement est interrompu, à cause des vacances, et la malade quitte l'hôpital.

En résumé, la suggestion a supprimé instantanément l'obnubilation visuelle droite et augmenté l'acuité auditive de ce côté. La douleur, enlevée chaque fois, n'a pas été supprimée définitivement en dix-sept jours de traitement. Une suggestion prolongée eût-elle déraciné toutes les manifestations ?

OBSERVATION XX. — *Hystérie convulsive depuis deux ans. — Influence de la suggestion sur l'évolution des crises, leur production et leur inhibition.*

Marie-Emilie F..., âgée de dix-huit ans, entre à l'hôpital le 10 juin 1890 pour une hystérie datant de deux ans. Rentrant chez elle un dimanche, elle rencontra devant la maison cinq hommes qui se battaient. Elle fut effrayée et sentit une douleur dans les deux bras et au creux épigastrique. Cette douleur persista sans crises ; elle dut rester alitée pendant deux mois, avec un malaise nerveux dont elle ne peut donner aucun détail, si ce n'est qu'elle dormait beaucoup et ne mangeait pas. Au bout de ce temps, elle commença à se lever, mais ne put reprendre son travail, elle était ouvrière en chaussures, se sentant trop faible. Trois mois après ce début, environ, elle aurait eu, si ses souvenirs sont précis, la première crise d'hystérie, à la suite d'une dispute avec sa sœur. Cette crise débuta par des sensations d'angoisse et de constriction qu'elle ne put dominer, puis elle tomba à la renverse et resta deux heures sans connaissance. Au bout de deux à trois mois, seconde crise moins longue, mais plus intense que la première. Dans l'intervalle douleur épigastrique continue.

Huit mois après le début, elle put reprendre son travail, mais dut bientôt le quitter, car elle eut trois crises dans l'atelier. Puis celles-ci devinrent fréquentes, surtout au moment des époques, irrégulières, sans qu'elle puisse préciser leur fréquence. Obligée de quitter l'atelier, elle vendit des laines sur la place du marché, mais depuis six mois elle ne travaille plus et garde la maison. La semaine dernière elle se rappelle deux grandes crises. Elle s'est présentée à la consultation le 9 juin et y eut deux crises. Depuis son entrée à l'hôpital le 9 jusqu'à ce matin (10 juin), elle en a eu deux d'un quart d'heure chaque, avec grands mouvements et perte de connaissance.

Le 10 juin au matin je la trouvai en pleine crise, la tête renversée en arrière, en pleurosthotonos avec grands mouvements et contorsions ; cela durait depuis un quart d'heure quand *je l'arrêtai en quelques secondes par suggestion.* Elle ne se souvenait de rien. Alors je pus l'interroger et obtenir d'elle les renseignements qui précèdent, renseignements incomplets, car la malade n'a pas souvenir de la plupart de ses crises. C'est une jeune fille bien constituée, sans maladies antérieures, d'intelligence moyenne, assez docile de caractère. L'examen des organes ne démontre rien d'anormal. Elle n'a pas d'anesthésie, ni d'ovarialgie, mais une douleur vive, spontanée et à la pression à la région épigastrique, et une autre dans le tiers supérieur du sternum ; l'attouchement de ces régions détermine une contraction douloureuse des traits de la face. Celle-ci est toujours anxieuse, mobile ; les muscles frontaux se contractent souvent, dénotant des impressions pénibles ou douloureuses qu'elle rapporte surtout à l'estomac. Cependant les digestions sont bonnes, la malade a bien mangé hier.

Pendant que je l'examinai le 10 juin, la malade, très impressionnable a une nouvelle crise qui débute toujours par des contorsions et des grands mouvements avec occlusion des yeux et arc de cercle sur le côté gauche. Pendant la crise, j'affirme qu'il y a un point sur la région frontale dont la compression arrête la crise. Je presse ce point arbitraire et la crise en effet s'arrête instantanément ; la malade ouvre les yeux sans souvenir de rien. J'affirme alors que la compression d'un point en face sur l'occiput réveille la crise. Je comprime cette région, aussitôt survient une angoisse douloureuse, une constriction épigastrique et laryngée ; les yeux se ferment ; le corps se renverse en arrière, puis sur le côté gauche, avec de grands mouvements cloniques. Après trois minutes de convulsions, je dis que la malade va entrer dans une nouvelle phase, qu'elle voit des hommes qui se battent, un incendie qui éclate autour d'elle. Bientôt en effet, la face exprime la terreur, elle se cache sous les draps, jette des cris. Alors je dis qu'elle va avoir des hallucinations gaies ; elle va voir des hommes qui dansent et des diablotins qui la chatouillent au cou et qui la font rire. En effet, sa face change d'expression et est agitée par les grimaces d'un rire provoqué. Cela fait, je provoque par suggestion une nouvelle phase avec contracture et grands mouvements, au milieu de laquelle, après deux minutes de contorsions j'arrête brusquement la crise par l'attouchement du point frontal.

Au réveil la malade se souvient de ses hallucinations. Je l'endors ensuite, en sommeil profond avec amnésie au réveil et je lui suggère de ne plus avoir de crise.

11 juin. — La journée et la nuit ont été bonnes, sans nouvelle crise. Ce matin la malade est assez bien, mais porte sa main à l'épigastre qui est douloureux. Elle répond bien aux questions ; l'intelligence est nette, surtout quand on fixe son attention et qu'on la détache de ses sensations. Abandonnée à elle-même, elle a de la tendance à s'assoupir.

12. — A été bien hier. La pression du point occipital produit une respiration haletante ; la face se renverse en arrière, les yeux se convulsent ; de grands mouvements irréguliers surviennent, elle se jette de côté et d'autre, la contracture alterne avec ces mouvements ; les bras se crispent. Je cesse la pression du point occipital. La raideur du corps et des bras disparaît après une demi-minute et fait place à une résolution complète avec persistance de la contracture en extension des membres inférieurs, et apparence de sommeil. Je touche le point frontal ; la malade se réveille. — Suggestion de guérison.

13. — La malade a eu hier une crise pendant dix minutes. Je produis toujours les mêmes phénomènes par attouchement du point hystérogène suggéré, je provoque une phase de grandes convulsions, une phase d'hallucinations tristes, puis gaies, une nouvelle phase de grandes convulsions et le réveil par attouchement du point frontal. — Suggestion et sommeil provoqué de une heure.

16. — La malade n'a plus eu de crises, mange bien, digère bien; la douleur épigastrique existe toujours, mais atténuée. La respiration est toujours haletante, à 70 mouvements par minute et ne peut être ralentie immédiatement par suggestion.

17. — Va bien ; n'a plus de crises. Respiration moins haletante, 56.

La malade continue à bien aller ; n'a plus de nouvelles crises. Le 19, elle accuse de la douleur à la région de l'hypocondre droit: elle est enlevée par suggestion, mais il faut éviter d'explorer la région abdominale en général avec trop d'insistance pour ne pas la réveiller. La respiration, moins haletante, est encore accélérée, à 44.

La malade va bien jusqu'au 25 juin ; ce jour, à cinq heures du soir, elle a une crise spontanée qui est arrêtée par suggestion.

Le 27 juin, elle accuse des douleurs dans le cou depuis plusieurs jours. — Elles disparaissent par suggestion hypnotique.

Elle va bien, sans crises, les jours suivants. Le 2 juillet, elle accuse une difficulté pour avaler les aliments, même la salive. La pression sur le cartilage thyroïde détermine une vive douleur qui est enlevée par le sommeil provoqué. A l'examen de la gorge, le pharynx est un peu rouge.

Le 3. — Accuse une sensibilité douloureuse à l'occiput, qui est enlevée facilement.

La malade continue à bien aller. Elle est en voie de guérison. Mais l'impressionnabilité nerveuse n'a pas encore suffisamment disparu pour qu'on puisse l'abandonner déjà à elle-même. Il est certain qu'en continuant la suggestion, on arriverait à la guérison complète. Mais dans la journée du 5, la malade, avec deux autres de la salle, a une altercation avec la sœur, qui leur défendait d'aller au jardin potager, et les trois malades, se suggestionnant réciproquement, quittent l'hôpital.

Cette observation montre le rôle que la suggestion consciente ou inconsciente peut jouer dans le phénoménologie de l'hystérie et aussi son influence thérapeutique.

Observation XXI. — *Hystérie convulsive ancienne — Suppression des crises par suggestion et intimidation.*

D. (Constance), âgée de vingt et un ans, habitant Bruyères (Vosges) avec ses parents, m'est adressée le 7 juillet 1890, à l'hôpital, par le Dr Marlier, pour une hystérie opiniâtre datant de cinq ans et demi. Elle rencontra, dit-elle, à la tombée de la nuit, un homme dans un chemin, prit peur, poussa un cri et se sauva. Les jours suivants, elle n'eut que des battements de cœur sans autre symptomes. Au bout de quatre jours, le souvenir de l'homme se présente à son esprit, et elle eut une crise ou une série de crises avec convulsions, pendant trois jours ; elle ne se rappelle pas ce qui s'est passé pendant ce temps.

La seconde crise, dit-elle, eut lieu au bout d'un mois et dura une heure : huit jours après, vint la troisième crise. Depuis, elle a des crises variables d'intensité et revenant à des intervalles variables. La seconde année, elle resta trois mois sans en avoir. Elle ne peut, d'ailleurs, donner de renseignements précis sur ce qu'elle a présenté pendant ces années. Tout ce qu'elle peut dire, c'est que, depuis quinze jours, les crises reviennent presque tous les jours. Elles débutent par une sensation de chatouillement à la partie supérieure du sternum, et une forte douleur au synciput. Au bout de une à deux minutes, elle tombe, se débat ou reste dans le sommeil ; ces crises durent plus ou moins, de un quart d'heure à une heure.

Comme antécédents, elle accuse, vers l'âge de dix-neuf ans, des coliques fréquentes sans diarrhée. Elle est réglée assez régulièrement pendant trois jours chaque fois ; les crises sont plus fréquentes au moment des époques. Nous ne pouvons savoir s'il y a des antécédents nerveux héréditaires.

Assez bien constituée, lymphatico-nerveuse, elle ne présente aucune altération organique.

Le jour de son arrivée, à onze heures du matin, la malade s'endort, sans secousses ; pendant ce sommeil, elle se raidit trois ou quatre fois pendant quelques secondes ; les yeux entr'ouverts, la face sans expression, pâle, la respiration faible, le pouls petit. La sœur effrayée m'appelle. Je reconnais une crise de sommeil hystérique avec contracture durant depuis trois quarts d'heure. Je la réveille rapidement par affirmation suggestive. Elle n'a aucun souvenir au réveil. Toute la journée, elle a des frissons, mais pas de crises. La nuit, elle a mal aux dents et ne peut dormir.

Le lendemain 8, elle présente une forte fluxion buccale avec

commencement d'abcès sur la joue droite ; elle a des dents ca-
riées et une douleur vive au niveau de la première molaire
gauche.

La sensibilité tactile est partout intacte ; celle à la douleur est
partout obtuse. Pas d'ovarialgie, pas de douleurs à la pression du
ventre. On peut d'ailleurs, par affirmation suggestive, provoquer
partout, à volonté, une douleur vive.

En pressant sur la partie supérieure du sternum, je détermine,
par suggestion, une crise. Les yeux se convulsent en haut, les
paupières se ferment d'abord ; puis le corps reste immobile, les
yeux sont de nouveau entr'ouverts ; l'expression faciale est inerte ;
les membres supérieurs sont contracturés, le bras gauche en
flexion, le droit en demi-flexion ; les jambes sont contracturées. Il
y a de la catalepsie. Quand on met la jambe gauche en l'air, elle
y reste. La malade ne répond pas aux questions. Je cherche à
abaisser la jambe gauche sans y arriver, elle est en catalepsie
rigide.

Je touche alors le sternum en affirmant que la malade va avoir
des convulsions. Bientôt en effet, elle plie les jambes, lève les
bras, les abaisse, tord le tronc. Je dis : « Ces mouvements s'arrêtent. » La malade reste rigide au travers du lit en opisthotonos.

Je détermine ensuite une phase hallucinatoire pénible; « un chien
la mord, etc. » Bientôt elle se raidit en opisthotonos, crie, agite
son bras droit, fait des efforts pour chasser un chien imaginaire.

Je suggère ensuite une phase d'hallucinations gaies: « vue de
petits anges, prière, etc. » La malade s'assoit, le regard en l'air,
les mains jointes, en extase ; elle prie : « Je vous salue, Marie,
pleine de grâces, etc. »

Je dis qu'il va de nouveau se produire une crise avec secousses.
Les yeux se convulsent en haut, le corps se cambre en arrière,
en opisthotonos, la tête en bas du lit ; aussitôt que je parle de secousses ou de mouvements, des secousses se produisent dans tous
les membres, mais ne se continuent pas ; elle revient en état rigide,
avec tendance naturelle pour cet état.

Pendant cette crise d'opisthotonos, la malade est réveillée en un
quart de minutes par affirmation suggestive en touchant le front.
Au réveil, elle répond immédiatement à toutes les questions et
ne se souvient de rien.

Je provoque alors le sommeil calme et profond.

9 juillet. — A été bien dans l'après-midi, sans crises. Ce matin,
elle est tombée spontanément en catalepsie rigide ; elle semble se

complaire dans cet état d'où je ne la réveille que difficilement ; elle cherche à y revenir instinctivement.

10. — A son époque depuis hier soir. Accuse une constriction épigastrique. La respiration est haletante, 64 par minute — Suggestion.

La fluxion buccale est guérie.

11. — Pas de crise hier. On a voulu la faire lever et marcher, comme je l'avais prescrit. Mais elle s'est recouchée tout de suite. dans un état de somnolence avec rêvasserie qu'elle recherche volontiers, en dehors de ses crises. Elle mange assez bien, mais présente encore cet état d'atonie physique et morale.—Suggestion.

12. — Même état. Hier soir, à 5 heures et demie, crise convulsive spontanée, avec grands mouvements, qui a duré pendant vingt minutes et s'est dissipée spontanément. Pendant la nuit, au dire des voisines, elle aurait eu une crise.

Ce matin, pendant la visite, elle riait ; mais aussitôt qu'elle m'entendit de loin parler d'elle, elle tomba en catalepsie rigide. Je la réveille facilement en lui tapant sur la joue. Mais sitôt qu'elle est livrée à elle-même, sa face reprend un air rêveur, extatique, béat ; et le corps s'immobilise de nouveau en catalepsie rigide. J'ai beau la suggestionner, affirmer qu'elle va se réveiller, marcher, elle reste dans cet état où elle se complaît. On dirait que, familière avec la suggestion, elle s'habitue à résister, dominée par ses sensations préférées d'auto-suggestion involontaire.

Alors je fais de la suggestion par intimidation ; je fais chauffer le thermo-cautère ; j'affirme que si dans dix minutes, elle n'est pas levée, on lui mettra des raies de feu sur l'estomac. Quand le thermo-cautère arrive, elle se réveille, puis se lève et marche ; tout cela se fait avec une certaine ingénuité: il n'y a ni simulation, ni mauvaise volonté consciente. C'est un état de catalepsie avec extase involontaire dans lequel elle se complaît, que ses instincts provoquent ; que la suggestion simple n'a pu réprimer, que la suggestion avec crainte du fer rouge a pu rompre.

14. — La malade a été bien pendant ces trois jours, elle est restée levée et s'est occupée dans la salle. Hier, cependant, elle ne voulait pas se lever. Cs n'est qu'après suggestion et admonestation qu'elle s'est décidée à le faire.

Ce matin, elle a un peu travaillé ; mais, à 10 heures, elle se met de nouveau sur sa chaise, reste immobile, rêveuse, cherchant son extase cataleptique. La respiration est haletante, etc. Le pouls est à 92. Constipation depuis cinq jours. Hier soir n'a pas mangé. A voulu jeter son diner par la fenêtre, — Suggestion.

15, — Pour la sortir de cet état d'atonie où elle se complaît, je provoque une crise convulsive avec contracture, hallucinations gaies et tristes ; puis je la réveille par suggestion. Mais aussitôt réveillée, elle retombe en extase cataleptique. Je la menace du fer rouge, puis je l'électrise vivement pour la faire sortir de cet état, la menaçant de recommencer si elle se rendort.

16. — La malade a été très bien hier à la suite de cette suggestion par intimidation ; elle s'est levée, a travaillé toute la journée. Je l'encourage dans cette bonne voie. Je la suggestionne à l'état de veille.

17. — A continué à être très bien. Elle est très active, n'accuse plus aucune douleur, se lève même de bonne heure pour travailler.

Cet état continue les jours suivants ; la malade est toute transformée. Dans la nuit du 20 au 21, elle a comme une velléité de crise qui n'aboutit pas. Se réveillant tout d'un coup pendant son sommeil, elle s'est levée sur son lit et s'est raidie un instant ; mais tout s'est vite dissipé.

Elle va, le 23 juillet, à la recherche d'une place, et l'ayant trouvée dans une ferme à Pixerecourt, près de Nancy, elle sort, le 24 juillet, se sentant tout à fait bien ; la malade était, à l'hôpital, reçue aux frais de la subvention départementale : celle-ci étant épuisée, elle n'a pas pu être conservée plus longtemps. Le traitement n'a pas été prolongé assez pour que nous espérions une guérison sans rechute.

Nous avons vu, dans ce cas comme dans d'autres, la crise d'hystérie évoluer en diverses phases provoquées par suggestion.

Nous avons vu aussi que les moyens d'action suggestive doivent varier. L'auto-suggestion peut être plus forte que la suggestion purement verbale. La crainte salutaire du fer rouge, déjà utilisée par Boerhave, peut être nécessaire. La simulation des hystériques n'est pas absolument volontaire : notre malade n'avait ni malice, ni rouerie : les lettres qu'elle écrivait à sa famille dénotaient une pauvre fille, naïve, ingénue, sans perversité, sans ruse. Elle se mettait en extase hystérique, parce qu'elle y trouvait un certain charme, parce que ses instincts modifiés par la maladie l'y poussaient et tendaient à l'y maintenir. L'intimidation seule rompait ce charme et permettait au cerveau l'action dynamogénique nécessaire pour rentrer dans l'état normal. C'est d'une observation superficielle que de prétendre tout expliquer par une banale simulation.

OBSERVATION XXII. — *Crises hystériques depuis plusieurs mois, avec paralysie complète. — Guérison des crises en trois semaines, de la paraplégie en un an par suggestion.*

Mlle X..., âgée de treize ans, habitant Bruxelles, est atteinte depuis quatre à cinq mois de crises hystériques avec paraplégie. L'affection a commencé sans cause par la paralysie de la jambe droite suivie en peu de jours de celle de la jambe gauche; et depuis la paraplégie est complète. Quelques jours après ce début survinrent des crises hystériques, caractérisées par du sommeil, de l'oppression, de la strangulation, de la respiration haletante, de la contracture, crises durant environ une heure et demie chacune et se répétant deux à trois fois par jour. La valériane, le bromure, la quinine, l'hydrothérapie faite dans un établissement spécial, n'ont pas amené de modification notable. La paraplégie a persisté. Les crises après avoir changé plusieurs fois dans leurs allures affectent maintenant un caractère régulier. Elles se répètent, trois fois par jour, à peu près à la même heure; chacune ayant une modalité différente quant à la succession des symptômes. Mais celles qui se reproduisent, chaque jour à la même heure, ont la même évolution : la céphalée, les mouvements convulsifs, la contracture, le rythme haletant de la respiration, le mode de réveil, tout se déroule chaque fois dans le même ordre.

Son oncle me l'amène le 1er juillet 1887. C'est une très grande fille pour son âge, treize ans, actuellement assez anémique, bien constituée, sans antécédents nerveux, sans maladie antérieure, remarquablement précoce, comme intelligence. Son père est très impressionnable, sa mère, autrefois hystérique, est depuis des années affectée de myélite chronique; elle est morte depuis.

Je ne constate rien de particulier aux allures de la jeune fille. D'un caractère doux, elle est, malgré son aspect souffreteux actuel, bien équilibrée intellectuellement et moralement ; elle n'a rien de ce qu'on décrit comme caractère psychique des hystériques. Toutes les fonctions sont normales ; époques régulières depuis plusieurs mois.

Les membres inférieurs sont complètement paralysés ; la malade
fléchit les divers articulations, mais ne peut tenir la jambe en l'air.
Si on la met debout, ce qu'elle ne peut faire seule, elle ne peut se
soutenir seule, ni faire un pas sans être tenue par deux personnes.
Alors même qu'elle s'appuie, elle ne peut pas marcher et fléchit
sur ses membres. Il n'y a pas de contracture. Le réflexe tendineux
des pieds est normal ; ceux des genoux sont singulièrement exagérés ; un coup sur le tendon rotulien provoque une trajectoire
excessive de un demi-mètre environ décrite par le pied ; cette trajectoire débute même rien que par l'attente du coup, par l'idée du
choc qu'on veut produire.

La sensibilité est partout normale. Il n'y a ni anesthésie, ni
ovarialgie, pas de sensation de boule, ni de strangulation. D'ailleurs, pas de fourmillements, ni d'engourdissement, ni de rachialgie, ni de douleur en ceinture. La paraplégie paraît être simplement hystérique. Cependant l'exagération du réflexe rotulien peut
donner l'idée d'une lésion organique, ou au moins d'une irritation
dynamique des faisceaux pyramidaux de la moelle.

Je propose à M{^lle} X... de l'endormir pour la guérir par suggestion. Elle accepte volontiers. J'arrive facilement à la mettre au
premier degré : occlusion des paupières, résolution des membres,
immobilité. Je ne parviens pas à maintenir l'attitude cataleptiforme. Je mets ses bras en l'air. Aussitôt que je dis qu'ils doivent
y rester, la malade les baisse. Au réveil cependant, elle avoue
avoir eu la sensation très nette d'assoupissement et avoir senti
l'influence, par exemple la chaleur suggérée.

Je continue les jours suivants. Après trois ou quatre séances,
aucun résultat n'est obtenu. Les crises restent les mêmes : la paraplégie aussi. Je viens la voir pendant une crise : les yeux sont
clos, les membres contracturés, la peau insensible ; la malade ne
répond à aucune question. J'essaie de la réveiller par suggestion ;
je dis qu'elle va ouvrir ses yeux et remuer ses membres : elle ferme
ses yeux davantage et les serre convulsivement avec plus de force,
témoignant ainsi qu'elle m'entend, mais qu'elle ne veut ou qu'elle
ne peut pas vouloir obéir à la suggestion directe. Après plusieurs
essais de ce genre, j'arrive à me convaincre qu'il existe chez cette
jeune fille un esprit de contradiction, de contre-suggestion instinctive contre lequel sa volonté est impuissante à lutter. Son oncle
confirme cette idée : très docile, elle a cependant une tendance
première constante à prendre le contre-pied de ce qu'on lui dit. La
suggestion appelle chez elle la contre-suggestion.

Le second mouvement est bon. Ainsi la jeune fille étant endormie, j'avais remarqué que si je mettais les bras en l'air, ils avaient bien de la tendance à y rester. Mais aussitôt que je lui dis qu'ils devaient y rester, elle les baisse. Alors je lui dis : « Laissez-les en l'air ou baissez-les; cela m'est égal. Vous êtes tout de même sous l'influence de la suggestion. » Elle hésite et ne sait si elle doit les laisser ou les abaisser.

Cet état d'esprit constaté, je recommande à l'entourage de la malade de ne pas me parler devant elle de ses crises, de ne pas me dire s'il y a du mieux ou non, et de n'avoir même pas l'air d'y faire attention.

Je continue à l'endormir tous les jours et je lui dis : « Je considère que votre état nerveux est en voie de guérison. Que vous ayez encore ou que vous n'ayez plus de crises, cela ne fait rien; je ne vous en parle pas, car elles sont destinées à disparaître. Elles peuvent encore durer quelque temps par suite de l'habitude acquise par le système nerveux. Mais la maladie elle-même est guérie. »

Je continue ainsi. Après deux ou trois nouvelles séances, j'apprends, à l'insu de la malade, que les crises diminuent d'intensité et de durée : au lieu d'une heure et demie, elles ne durent plus que trois quarts d'heure.

J'ai l'air de ne pas le savoir. Je continue à lui dire : « Vous avez toujours vos crises, je le sais; mais la maladie est certainement guérie; les crises disparaîtront certainement, comme elles voudront. »

Continuant ainsi pendant environ quinze jours, les crises ont au bout de ce temps, trois semaines environ après le début du traitement, complètement cessé et n'ont plus jamais reparu depuis cette époque.

Je procède d'une façon analogue pour la paraplégie. Je suggère la restauration de la motilité, j'affirme la guérison. « Elle est en train; elle se fera forcément. » Quand je fais mine de toucher le tendon rotulien, grand réflexe, grand écart de la jambe. Je lui dis : « Cela ne fait rien ! Que votre jambe soit lancée ou non en avant, la paralysie est en voie de guérison. »

Après chaque suggestion, on essaie de lever la malade et de la faire tenir debout. Dans les premières séances, elle s'affaise immédiatement. Peu à peu elle se tient mieux. Au bout d'un mois, elle commence, étant tenue par les deux bras, par avancer les jambes, en les lançant en avant avec un grand écart. Vers le commencement d'août, l'amélioration est notable ; elle se tient seule debout avec un canne et s'appuyant avec l'autre main ; elle fait cinq ou six pas, en s'appuyant moins sur les bras qui la soutiennent. La projection des jambes est moins prononcée ; le réflexe rotulien tend à diminuer. Mais ni la station debout seule et sans appui, ni la marche, seule, ne sont encore possibles.

J'apprends à l'oncle de la jeune fille, très intelligent et très observateur, à faire la suggestion. Il l'emmène chez lui dans le Nord, le 5 août, et continue le traitement suivant les instructions reçues, l'endormant tous les jours, lui suggérant la guérison progressive, la faisant marcher deux fois par jour.

L'amélioration alla progressive. Il fallut un an pour achever la cure. En juillet 1888, elle était terminée. Depuis, la malade marche, court, saute, n'a plus absolument aucun symptôme de paralysie ni de manifestation nerveuse. La guérison s'est maintenue parfaite. La jeune fille s'est développée : elle est méconnaissable. Elle a eu la douleur de perdre sa mère et une sœur ; elle a supporté vaillamment ces émotions. Elle m'écrit une lettre pleine de reconnaissance et témoignant d'un excellent cœur.

Cette observation montre combien la suggestion doit être modifiée pour s'adapter à l'individualité psychique. En attaquant les crises de front, on n'arrivait pas. En laissant la malade elle-même prendre son temps et inconsciemment faire l'inhibition de ses crises, sous l'influence de la suggestion, le résultat a été obtenu.

La paraplégie a mis un an à faire sa guérison complète. Y avait-il lésion organique ? Cela est possible : l'exagération des réflexes tendineux, la lenteur de la guérison procédant graduellement peuvent le faire penser. Les paralysies hystériques peuvent-elles devenir organiques ? Cela n'est pas absolument démontré. La diathèse nerveuse qui fait la manifestation hystérique peut aussi faire une lésion spinale ou cérébrale. Ce seraient deux affections coexistantes, relevant d'une même cause originelle.

Observation XXIII. — *Sommeil hystérique.* — *Crises d'hystérie provoquées.* — *Guérison par suggestion.* — *Fièvre continue intercurrente.*

Joséphine R..., âgée de dix-huit ans, piqueuse de chaussures, entre à la clinique le 3 juillet 1890, pour des symptômes d'hystérie. Elle habite avec sa mère. Elle raconte qu'il y a huit jours, pendant son travail, elle tomba en sommeil. Depuis, à chaque instant elle a envie de dormir, ce sommeil s'accompagne de mal de tête et de picotement dans les yeux ; il dure quelques minutes sans souvenir, mais la somnolence persiste dans l'intervalle. Elle se plaint aussi depuis le début d'envies de vomir, de douleurs d'estomac, d'inappétence, elle n'a pas eu de selles depuis trois jours. Réglée peu abondamment, toujours de quelques jours en retard, elle n'a jamais eu de maladie antérieure ; elle n'a pas eu ou ne se souvient pas avoir eu de crises de nerfs. Elle n'a pas connu son père ; sa mère se plaint de rhumatisme et a des crises de nerfs, deux frères sont morts de la poitrine, deux autres se portent bien, une sœur se plaint de l'estomac.

Constitution assez bonne, tempérament lymphatico-nerveux.

L'examen des organes thoraciques et abdominaux ne fournit aucun symptôme anormal. Sensibilité normale partout.

La température est 37,8. Le pouls à 92.

Pendant l'examen, la malade semble tomber en sommeil ; ses paupières tombent ; les yeux sont vagues ; elle répond fort mal aux questions ; souvent elle ne répond pas. Je mets ses deux bras en l'air ; ils y restent en catalepsie. En même temps les yeux se ferment à moitié, l'aspect devient hypnotique. Si je presse un peu le ventre, la malade gémit, se jette de côté et d'autre, ébauche une crise qui cependant n'aboutit pas.

Je réveille la malade par suggestion ; je lui suggère fortement de rester éveillée toute la journée, de ne dormir que le soir.

5 juillet. — La malade a dormi dans la journée seulement de deux heures et demie à trois heures et demie. Pendant la nuit, elle a bien dormi. Elle accuse toujours des douleurs abdominales qui existent depuis le début, continues, comme des coups d'épingles.

La malade répond bien aux questions, quand on l'interroge. Cependant, si on l'abandonne à elle-même, la face prend un aspect inerte. La main placée en l'air s'y maintient avec un certain tremblement. J'abaisse le bras qui continue à être agité de tremblements réguliers assez étendus. Pendant cet examen la face reste inerte ; les globes oculaires immobiles ; la malade n'a plus la force de parler. La respiration devient haletante, à 70 par minute, laborieuse. Au bout de trois minutes, angoisse, gémissements, face injectée, mouvements dans les bras, puis dans les jambes. Elle crie : « maman, maman », se met sur le côté droit, avec de grands mouvements du tronc et des membres ; cris plaintifs ;

aspect de terreur ; yeux entr'ouverts. L'angoisse douloureuse est si vive que j'arrive difficilement à fixer l'attention de la malade. Je dis à plusieurs reprises : « Tout est fini ; le calme revient. » La malade semble obsédée par ses sensations et accepte difficilement la suggestion que je répète énergiquement. Au bout de trois minutes je continue la suggestion très doucement, je mets la main sur son front. Enfin après cinq minutes de suggestion, la malade redevient calme. Je suggère la vue d'anges volant autour d'elle. Ensuite je la réveille facilement. Elle dit être très bien. Je l'interroge elle ne se souvient pas d'abord. J'insiste : elle dit avoir eu mal dans les membres. J'arrive à lui faire dire qu'elle voyait sa mère, et qu'elle étouffait. Elle ajoute : « Elle est partie maintenant. »

Si je presse sur le ventre, elle se renverse douloureusement en arrière. Je lui fais une suggestion vigoureuse à l'état de veille et lui affirme qu'elle n'aura pas sommeil pendant la journée.

7. — Va bien depuis avant-hier. A dormi une heure dans l'après midi seulement. N'a plus le besoin continuel de sommeil. Les douleurs abominales n'existent pas ce matin. Les règles ont apparu aujourd'hui.

8. — A dormi dans l'après-midi une demi heure environ. Du reste va bien. Les règles continuent ; sensibilité dans le ventre. Accuse une légère douleur dans les yeux, et un point au-dessous du rebord axillaire gauche. Suggestion hypnotique. Au réveil n'a plus de sensations douloureuses.

10. — Va bien. N'a eu que quelques douleurs dans les tempes le soir. Suggestion.

11. — N'a plus de mal de tête. L'époque menstruelle est terminée.

15. — Se plaint d'une douleur au-dessous du rebord costal droit qui est enlevée par suggestion.

18. — Plus de crises, ni de sommeil nerveux. Présente seulement une certaine torpeur ; depuis quelques jours, petits mouvements choréiques dans les bras.

21. — Accuse encore des douleurs dans la tête. Par suggestion on fait disparaître les mouvements choréiques des bras. La sœur dit que la malade a voulu se lever hier ; mais elle a dû se recoucher, car elle est très pâle étant levée et tombe en torpeur. — Par affirmation, je détermine de nouveau en pressant au-dessous du rebord costal une douleur vive. La malade pleure, pousse des cris, ébauche une crise. Je touche le point symétrique de l'autre côté en disant que tout rentre dans l'ordre ; les pleurs cessent et la

malade redevient calme. Je touche le front en disant : « Elle s'endort », elle ferme les yeux et tombe en hypnose. Je suggère la guérison.

23. — A été calme hier, mais n'a pu rester levée à cause de la pâleur. La joue gauche est gonflée; la fluxion est due à l'évolution de la dent de sagesse et disparait en deux jours. La fièvre se déclare; la température monte à 40° ; la langue est blanche. Il s'agit d'une fièvre continue qui évolue favorablement, sans aucun symptôme nerveux et se termine en dix jours. d'une façon abortive. Pendant le cours de cette fièvre, il n'y a ni stupeur, ni somnambulisme, ni douleur abdominale. L'affection hystérique semble guérie.

L'hystérie chez cette jeune fille, coexistait avec l'incubation d'une fièvre typhoïde; mais elle a précédé le début de cette fièvre de près d'un mois, de trop longtemps pour qu'on puisse établir entre les deux maladies autre chose qu'une coïncidence; le germe de la fièvre a sans doute été contracté à l'hôpital ; il y en avait dans la salle. L'hystérie revêtait la forme de sommeil. On a vu combien la malade était influencée, comme toutes les hystériques, par suggestion. On a pu la réveiller. On aurait aussi pu prolonger ce sommeil, faire de cette malade une de ces dormeuses prolongées dont les journaux nous entretiennent de temps en temps et qui prolongent leur sommeil d'autant plus longtemps que l'attention et la curiosité des assistants étudiant ce sommeil constituent pour elles une véritable suggestion à le continuer. Des crises convulsives ont succédé au sommeil. La suggestion avait mis fin à toutes ces manifestations quand la fièvre continue a débuté, et évolué sans aucun trouble nerveux

OBSERVATION XXIV. — *Crises d'hystérie convulsive. — Tic convulsif douloureux de la face, côté gauche, du membre supérieur droit et du cou. — Impotence fonctionnelle du bras droit. — Restauration de la force musculaire par suggestion. — Persistance des crises après vingt jours.*

D... (Eugénie), vingt-neuf ans, mariée sans enfants, entre à l'hôpital le 6 novembre 1889, pour des convulsions. — En hiver 1888, névralgie faciale gauche qui a duré quatre mois et a guéri à la suite de l'extraction de trois dents. — En janvier 1889, elle a été prise sans cause connue de mouvements spasmodiques douloureux du côté gauche de la face, avec impossibilité de parler, durant trois minutes environ. — Au bout de huit jours, accès pareil qui fut suivi de raideur avec sensation de crampes dans les muscles du cou et du thorax, dit-elle, du côté gauche, durant cinq minutes. La raideur persiste, sans sensation de crampes, et fut guérie en quelques jours par le bromure. Mais depuis ce moment tous les huit jours environ, sensation de crampes dans le cou, le bras et la jambe droits, avec occlusion de la main, secousses convulsives et douleurs dans le membre supérieur, contracture .sans douleur dans la jambe.

D'autres fois, c'est le tic convulsif de la face qui se produit, jamais les deux ensemble.

Depuis cinq semaines elle n'a plus eu de crampes dans les membres. Depuis six semaines elle n'en a plus eu à la face. Mais elle a conservé depuis janvier une grande faiblesse dans le bras, et aussitôt qu'elle s'applique à quelque chose, la tête devient douloureuse, surtout aux tempes. D'ailleurs jamais de crises d'hystérie proprement dite, pas de sensation de boule. Elle n'avait jamais eu d'antécédents nerveux. Elle mange et digère bien ; le sommeil est assez bon. Aménorrhée depuis neuf mois ; n'était réglée depuis son mariage, que tous les deux mois.

Etat actuel. — Constitution moyenne, tempérament lymphatico-nerveux. La malade exécute tous les mouvements avec les deux membres supérieurs ; elle maintient bien ses deux bras en l'air, mais le droit se fatigue plus facilement et a de la tendance à fléchir. Au dynamomètre, la main gauche n'arrive qu'à 9 ; la main droite serre faiblement et ne dépasse pas 0. La malade a perdu depuis lors l'habitude de se servir de cette main, elle ne peut qu'avec difficulté porter un verre à la bouche avec cette main. Elle écrit son nom, mais très lentement et met au moins deux minutes à l'écrire. Les divers modes de sensibilité sont normaux : les membres inférieurs fonctionnent normalement. Il n'y a aucune douleur à la pression ni sur le tronc, ni dans les membres.

Suggestion : sommeil profond. *Au réveil la main droite arrive au dynamomètre jusqu'à 24 : la main gauche à 44. Elle écrit son nom facilement, en quelques secondes ; elle peut coudre, tandis qu'auparavant elle ne pouvait tirer l'aiguille.*

7 novembre. — La malade a assez bien dormi la nuit ; elle n'a eu que quelques élancements passagers dans le bras et la main, tandis

qu'auparavant elle avait des douleurs toutes les nuits. Elle trouve qu'elle fléchit plus facilement le coude et la main et peut étendre complètement les doigts, tandis qu'auparavant elle ne pouvait arriver à l'extension complète. Elle écrit son nom en dix secondes ; la main gauche donne 27 au dynamomètre ; la main droite 17. — Suggestion. La force musculaire restaurée persiste au même degré à peu près depuis lors ; mais les crises reparaissent, malgré la suggestion.

8. — A trois heures, étant assise à côté du fourneau, elle sent une douleur partant de la main et se propageant à l'épaule. Elle se couche immédiatement ; son bras et sa jambe sont agités de convulsions cloniques. Après quelques minutes elle perd connaissance ; elle a de l'écume à la bouche, mais ne s'est pas mordu la langue ; les mouvements sont étendus et violents, dans les deux jambes et le bras droit. On ne peut nous dire combien de temps durèrent ces convulsions et la perte de connaissance (plusieurs minutes). — Elle attribue la crise à l'effort fait par la main en écrivant une lettre à son mari.

La malade dit ne se rappeler rien de la crise à partir du moment où elle a perdu connaissance. Il s'agit de savoir si c'est une crise d'hystérie locale ou un accès d'épilepsie partielle. Pour élucider la question, je cherche à évoquer chez la malade le souvenir de ce qui s'est passé pendant la crise, ce qu'il est presque toujours facile de faire chez les hystériques, ce qui ne réussit jamais chez les épileptiques. J'affirme qu'elle va se souvenir ; elle se concentre en elle-même et après deux minutes, elle se souvient qu'elle a eu de grands mouvements puis une douleur vive vers l'épigastre, qu'elle s'est tournée sur le côté gauche, que l'infirmière lui a serré la main, qu'elle a crié : que je souffre, que j'ai mal ! Tout cela est reconnu exact. Je conclus à une hystérie. — Il n'y a pas d'anesthésie. Au dynamomètre la main droite arrive à 18 ; elle écrit son nom facilement en onze secondes. — Suggestion.

11. — La malade a eu trois ou quatre fois des douleurs dans la main, le coude et l'épaule, durant chaque fois dix minutes, mais sans crampes. Au dynamomètre main droite 18, main gauche 12. Jusqu'au 21, rien de particulier ; douleurs dans le membre en général seulement le soir, et peu intenses, pendant une demi-heure à une heure ; trois fois, le 15, le 17, le 20. — La force dynamométrique varie de 12 à 21 à droite, de 15 à 21 à gauche.

Le 21. — La malade effrayée par la vue d'une attaque d'épilepsie chez une malade du service, sentit qu'elle allait avoir une crise. La langue devint lourde, et fut paralysée. Puis l'œil droit se ferma sans contracture. Alors, tic de la face, commissure labiale droite tirée en haut et en dehors par un mouvement convulsif très court, deux fois par seconde ; léger tremblement de la main droite, visible seulement en soulevant le bras, sans contracture, jambe indemne ; intelligence intacte ; réponse par geste ; le tout dure une minute environ : l'œil s'ouvre, le tic cesse ; la malade dit d'une voix peu nette : c'est fini. Pendant dix minutes encore grande difficulté d'articuler les mots ; à ce moment moitié droite de la face et membre supérieur droit moins sensibles à la piqûre ; anesthésie totale du côté droit de la langue, du menton, des deux lèvres, jusqu'à deux centimètres de la commissure latébiale. M. Prautois, interne du service, l'hypnotise et suggère la disparition des symptômes ; au bout d'un quart d'heure elle se réveille, toutes les manifestations ont disparu.

25. — La main droite donne 24, la main gauche 18 au dynamomètre ; nuit bonne ; a pu écrire sa lettre hier. — Suggestion quotidienne. Nouvelle crise ce jour, sans cause. La malade avait reçu la visite de personnes de son village : elle sentit pendant cette visite une douleur à la main ; celle-ci se ferme en contracture ; elle la montre aux personnes présentes ; puis la douleur et la contracture remontent dans le bras qui s'est fléchi. La malade se tourne du côté du mur, ressent une douleur vive vers l'appendice xiphoïde, puis perd connaissance et ne se souvient plus de rien. Elle avait des mouvements convulsifs courts, saccadés dans les deux bras ; les jambes n'avaient rien ; les yeux étaient clos ; la bouche était couverte d'écume ; les mouvements convulsifs n'ont duré que dix minutes. Au bout d'une demi-heure tout était fini.

Je cherche comme la dernière fois à évoquer le souvenir de la dernière période de sa crise. Elle me rappelle que la douleur est montée jusqu'à la gorge ; puis que la sœur s'est rapprochée de son lit ; et qu'une des personnes présentes s'est écriée : « Elle va se toquer la tête contre le mur ! » On ne peut évoquer davantage.

Est-ce de l'hystérie pure ? Est-ce de l'épilepsie locale sur laquelle se greffent des symptômes d'hystérie, constituant un de ces types mixtes qui ne sont pas très rares d'après mon expérience ? Je suis tenté de le croire. L'observation n'a pas été assez prolongée pour permettre de résoudre la question d'une façon catégorique.

La malade s'ennuie à l'hôpital depuis huit jours ; elle a

la nostalgie, et rentre dans son village; sa force musculaire au bras droit était conservée, depuis la première suggestion; elle n'était pas guérie de ses crises. Un traitement suggestif très long l'aurait-elle guérie ? Oui, probablement, si l'affection est purement hystérique. Non, si les symptômes hystériques sont greffés sur des accès épileptiques.

OBSERVATION XXV. — *Hystérie depuis un an. Crises. Douleurs dans la jambe droite. Amélioration en quelques jours par suggestion.*

Q... Marie, quatorze ans et demi, bobineuse, entre dans mon service le 20 décembre 1889, pour de l'hystérie datant de un an. Elle aurait débuté sans maladie antérieure, à la suite de frayeur. Son beau-frère absent de la maison depuis quelque temps, voulut rentrer et eut une altercation très vive avec son frère. Elle eut peur. ne dormit pas la nuit, et le lendemain eut à l'atelier une crise de nerfs, convulsions, perte de connaissance incomplète, de durée indéterminée. Le lendemain elle ne put travailler. Depuis elle a des crises de temps en temps, mais ne peut absolument nous donner de détail ni sur leur symptômes, ni sur leur fréquence. Ce mois, elle en aurait eu trois ; la dernière date de la veille de son entrée; elle eut lieu à l'atelier, à la suite d'une admonestation à l'occasion de son travail qui lui fut faite par son contremaître.

Pendant les crises, elle ressent une douleur épigastrique, une boule qui remonte au larynx, une douleur au synciput, et un peu avant la crise, elle accuse des douleurs dans les bras et les jambes. Elle ne s'est jamais mordu la langue. Assez souvent elle a de la céphalalgie frontale.

Elle est mal réglée, tous les deux mois environ, mais irrégulièrement et abondamment pendant huit jours. — Mère bien portante. Sœur très nerveuse. Père mort tuberculeux quinze jours après qu'elle fut née.

État actuel. (22 décembre). — Constitution bonne; tempérament un peu lymphatique. Température 38°4 la veille au soir, 36°8 ce matin. Pouls 80.

A l'examen de la poitrine, on constate : en avant, respiration plus rude à gauche qu'à droite, en arrière expiration prolongée et retentissement de la voix dans les deux fosses sus-épineuses. D'ailleurs pas de toux, ni d'expectoration. — Appétit médiocre; digestions normales.

Accuse des douleurs dans les jambes; ce sont des tiraillements qu'elle indique surtout dans les mollets, le long des tibias. La pression superficielle n'est pas douloureuse. La sensibilité est partout conservée; il n'y a pas d'ovarialgie; mais par la pression on réveille de la douleur partout.

24. — Accuse aujourd'hui de la sensibilité qu'elle montre au niveau du tendon rotulien droit. Hier soir elle a eu une douleur vive dans la jambe droite et est restée, dit-elle une demi-heure, sans pouvoir l'étendre. Elle a peu dormi la nuit, à cause d'une céphalalgie frontale. — La température est de nouveau normale.

25. — J'essaie l'hypnose en faisant fixer un point brillant pendant cinq minutes sans résultat. Alors par suggestion vocale, j'obtiens le sommeil presque instantanément, avec hallucinabilité, mais souvenir conservé au réveil. Je suggère la disparition des crises et des douleurs. Au réveil, elle se trouve très bien.

26. — A été très bien hier, a mangé avec appétit. Ce matin accuse une douleur peu intense dans le ventre au-dessous de l'ombilic. Suggestion.

28. — A ses règles depuis hier. A bien dormi; accuse ce matin une douleur dans le genou qui est enlevée par suggestion.

29. — N'a plus eu de douleurs; mange peu. Les règles ne sont pas très abondantes.

30. — Ne mange pas. Accuse des nausées. — Suggestion.

3 janvier. Va très bien. Les règles sont à peu près terminées. Accuse encore une douleur dans le mollet et le genou droits. Peu d'appétit. — Suggestion.

5. — Va assez bien. Encore quelques sensations douloureuses dans la jambe. Demande sa sortie.

OBSERVATION XXVI. — *Crises d'hystérie infantile due à une frayeur avec tristesse et cauchemars, datant de dix-huit mois. — Guérison de l'hystérie dès la première séance suggestive et de l'état nerveux en quelques jours.*

Lucie L... est âgée de onze ans. Elle m'est amenée de Charleville, par son père le 7 mars 1890. Cet enfant, d'un tempérament impressionnable, née d'un père nerveux, a toujours été bien portante avant la maladie actuelle. Il y a dix-huit mois, le domestique de la maison accusé à tort par la presse locale d'être un espion allemand, dut être congédié par le père et de désespoir alla se pendre. La petite fille qui lui était très attachée, il la conduisait à l'école, en fut vivement affectée. Pendant quatre mois, elle ne présenta rien d'anormal que de la tristesse, et de l'agitation : l'appétit se perdit; le sommeil fut agité par des rêves et des cauchemars pendant lesquels elle voyait toujours ce pauvre jeune homme en imagination ; elle y pensait sans cesse. Chose singulière ! Un mois après ce suicide, un petit garçon de seize ans, fils d'un ami, garçon très nerveux, frappé par ce triste événement, se pendit à l'escarpolette d'une fenêtre par une sorte d'auto-suggestion.

Trois mois plus tard Lucie L... après son dîner fut prise tout à coup d'une crise violente ; douleurs abdominales intenses remontant vers l'épigastre et la gorge, suffocation, face injectée, yeux blêmes, grands mouvements convulsifs, cris, agitation extrême. Elle appelle : « Louis, Louis (c'est le nom du domestique), je vais te rejoindre », et cherche à se suicider. Elle se jette à terre, se frappe, se roule, mord, veut tout briser, étouffe, etc. Cet accès dure trois heures. Depuis ce jour, elle a deux ou trois crises pareilles, en moyenne, par semaine ; elle en a eu jusqu'à cinq. Dans l'intervalle des crises, elle est triste, inabordable, dit son père, facile à énerver : la moindre excitation amènerait la crise ; la nuit pendant son sommeil, elle a des cauchemars et parle. De plus elle a une douleur continue dans l'abdomen et dans les reins ; on ne peut toucher la région abdominale, surtout à droite. L'idée seule qu'on va toucher cette région la fait crier.

En octobre dernier, à la suite d'un traitement par le bromure, la malade est restée six semaines sans crise, mais restant toujours énervée, agitée par des cauchemars nocturnes. Puis les crises revinrent, malgré le bromure, aussi violentes qu'auparavant, deux ou trois par semaines.

Le 31 janvier dernier, elle eut une crise très violente durant deux à trois heures, pendant laquelle elle souleva son lit, et brisa un cadre dans lequel elle croyait voir le pendu. Quatre jours auparavant, pendant une crise analogue, elle appela son père assassin.

Le 2 février, elle eut une crise plus courte, moins violente. Quelquefois, elle la sent venir, devient anxieuse, se jette aux genoux de sa mère en disant : « Déshabille-moi vite, je m'en vais. » Et tout se borne à de l'anxiété, de la suffocation, un sentiment de défaillance. — Un professeur de Paris, consulté, conseilla l'isolement dans un établissement hydrothérapique. Avant de le faire, le père désira me consulter. Je l'engage à mettre l'enfant dans mon service d'hôpital et je la fais coucher dans une chambre attenante à celle des malades. J'affirme qu'elle va être guérie et avant de l'endormir, je cherche à capter sa petite imagination, à lui donner confiance. Je la fais assister au sommeil provoqué chez d'autres malades.

Le 9, je l'endors facilement par insinuation douce, d'un sommeil profond : je lui suggère de n'avoir aucune émotion ; de ne plus penser au domestique pendu, de dormir la nuit sans peur ni agitation, de ne plus avoir de crises.

Le 10, elle me dit qu'elle n'y pense plus tant ; elle mange avec plus d'appétit. Continuation des suggestions tous les jours. L'enfant va tous les jours mieux.

Le 18, on note : l'agitation nocturne qu'elle avait a complètement disparu ; elle ne se sent plus nerveuse ; elle dit même qu'elle ne pense plus à l'événement qui avait causé sa maladie, que son imagination n'est plus obsédée ; elle mange bien, dort bien ; elle demande à coucher seule dans sa chambre, n'ayant plus aucune peur pour la nuit, ce qu'elle avait eu jusque-là.

La guérison se maintient, l'énervement disparaît graduellement, il n'y a plus aucune tendance aux crises. Le 30 mars, l'enfant rentre dans sa famille.

Le 1er avril, le père m'écrit qu'elle est rentrée au lycée, heureuse de se remettre à ses études et continue à aller très bien. La guérison s'est maintenue.

C'est un cas d'hystérie psychique. Comme parfois, dans l'hystérie traumatique, la première crise convulsion ne se manifeste qu'au bout d'un certain temps après la cause, quatre mois après la frayeur déterminante. Cette crise avait été précédée d'un état nerveux, tristesse, cauchemars, agitation. L'impression morale vive qui avait créé cet état se manifestait dans ces crises par des hallucinations réveillant le souvenir du drame effrayant qui s'imposait à cette imagination. En quelques jours la suggestion a rétabli un calme définitif, alors que depuis dix-huit mois, tous les autres traitements avaient échoué.

OBSERVTION XXVII. — *Hyperesthésie circonscrite en un point de la région précordiale. — Pseudo-angine de poitrine. — Crises d'hystérie respiratoire et cardiaque. — Affaiblissement progressif. — Insuccès de toutes les médications instituées depuis trois ans. — Apparence de mort prochaine. — Guérison par suggestion.*

Mme M..., âgée de vingt-six ans en janvier 1889, mariée avec un médecin de la région, un de mes anciens élèves, est née de parents bien portants ; elle-même est d'une bonne constitution, d'un tempérament lymphatico-nerveux, sans maladies antérieures. Réglée à douze ans, régulièrement, mariée à dix-sept ans, mère à dix-huit ans, elle nourrit elle-même son enfant. A vingt et un ans. elle eut un second enfant qu'elle nourrit pendant dix mois. Cet allaitement amena un certain degré d'épuisement. Peu de temps après surviennent des troubles menstruels pendant plusieurs mois. Vers cette époque (janvier 1886), cette jeune femme eut plusieurs émotions extrêmement vives, à la suite d'accidents survenus aux enfants. Au mois d'avril 1886, alors âgée de vingt-trois ans, elle fut prise subitement, sans cause appréciable, pendant une promenade, d'une grande faiblesse, avec un sentiment de douleur, d'étouffement et d'anxiété à la région précordiale, qui ne lui permit plus de marcher. Après quelques heures de repos, la malade reprit son état habituel ; mais, à partir de ce moment, elle accuse constamment une gêne, parfois une douleur vive limitée au même point vers le quatrième espace intercostal de la région précordiale, douleur l'empêchant de se redresser.

Au mois de mai de la même année, elle fut prise d'une seconde crise, beaucoup plus intense que la première, caractérisée par un sentiment extrêmement pénible d'étouffement, d'angoisse, semblable, écrit son mari, à une crise d'angine de poitrine qui dura plus d'une heure ; le pouls était petit et fréquent : à peine pouvait-on le compter ; la respiration était accélérée et spasmodique ; le visage pâle exprimait une angoisse mortelle ; la malade croyait étouffer à chaque instant.

A la suite de cette crise, engourdissement considérable dans le bras gauche, au point qu'elle ne pouvait plus le remuer, accompagné d'une douleur s'irradiant tout le long du nerf cubital, principalement dans le petit doigt et l'annulaire. Au cinquième espace intercostal, sur la ligne mamillaire, existait d'une façon constante un point douloureux, de l'étendue d'une pièce de deux francs, qui ne pouvait supporter, sans faire pousser des cris, le moindre attouchement.

Pendant cette période, survenaient souvent, sans cause apparente, des vomissements. Des crises semblables se renouvelaient chaque vingt ou trente jours environ, sans régularité.

La malade vint me consulter à cette époque. Après un examen détaillé, je conclus qu'il n'y avait aucune lésion organique et qu'il s'agissait d'une simple névrose hystérique, d'une pseudo-angine de poitrine hystérique. Je fis une tentative d'hypnotisation, mais la malade, dominée par des sensations douloureuses, et peu confiante, ne se laissa pas aller à la suggestion, qui échoua. Son mari n'ayant jamais constaté de symptômes hystériques ne pouvait croire à une simple névrose et inclinait vers l'idée d'une angine de poitrine organique. Je prescrivis l'iodure de potassium, les inhalations de nitrite d'amyle, les pulvérisations d'éther sur la région douloureuse : ce traitement resta inefficace.

Au mois de mars de la seconde année, c'est-à-dire dix mois environ après le début de la maladie, cette jeune femme devint de nouveau enceinte. Pendant les quatre premiers mois, les vomissements étaient extrèmements fréquents ; la douleur précordiale était plus vive ; il ne se passait guère de jour sans crise ; mais à mesure que leur fréquence augmentait, leur intensité diminuait. La malade ne quittait plus le lit. Au mois de juillet, vers le cinquième mois de sa grossesse, une amélioration notable se produisit qui dura près de deux mois. En septembre, les crises reparurent toujours plus fréquentes jusqu'au moment de l'accouchement qui eut lieu au commencement de décembre, sans accident. Pendant les deux premiers jours qui suivirent l'accouchement, la malade n'eut ni douleur, ni crise ; la faiblesse était trop grande pour songer à l'allaitement. Après cette courte éclaircie, les crises et les douleurs reparurent comme avant.

Au mois de mai 1888, la malade consulta à Paris, plusieurs professeurs qui furent unanimes à défendre l'hydrothérapie dont il était question alors : l'un croyait à une affection rhumatismale du cœur, l'autre à une myocardite, à cause de la douleur très vive siégeant au niveau du cinquième espace intercostal. Le traitement par la valériane, qui fut conseillé, n'amena aucun résultat; la situation resta même la jusqu'au 15 août. Il fallut recourir aux injections de morphine.

Le 15 août, se déclara un violent frisson extrèmement douloureux qui dura une heure, suivi de chaleur et de sueurs abondantes ; la température monta jusqu'à 41°. Trois semaines plus tard, second frisson. Dans l'intervalle, la température revint à la norme. Un troisième frisson suivit bientôt, puis un quatrième. A partir du mois d'octobre, la température ne descend plus au-dessous de 38° ; l'appétit disparaît ; l'amaigrissement fait des progrès ; les frissons se renouvellent chaque deux ou trois jours sans régularité. Cet état se continue en novembre. Les crises prennent un nouveau caractère. A la douleur d'une acuité excessive, à la respiration spasmodique et accélérée, à la fréquence et à la faiblesse extrême du pouls, s'ajoutent des troubles cérébraux : la malade enlève ses oreillers, exécute des mouvements avec ses mains comme pour arracher la douleur qui l'étreint au cœur ; la dypsnée devient extraordinaire, les muscles du cou se contractent énergiquement et se gonflent ; la face, pâle, est couverte de sueurs froides. La malade, qui ne perd pas connaissance, ne voit plus et n'entend plus. Cela dure plusieurs heures.

Dans les derniers jours de novembre et dans les premiers de décembre, les crises se répètent avec une violence progressive et une durée plus longue qui va jusqu'à cinq heures. A partir de ce moment, l'état général s'aggrave ; la fièvre, les sueurs sont permanentes ; la malade ne mange plus, n'a plus de sommeil, ne peut plus faire le moindre mouvement sans provoquer aussitôt une vive douleur au niveau du cœur. L'amaigrissement et l'anémie font des progrès rapides. Tout espoir semble perdu aux deux médecins qui la soignent.

Pendant les trois années qu'a duré cette maladie, tous les traitements internes, antipasmodiques, tous les anti-névralgiques, tous les révulsifs, l'électrisation à courants continus ont été employés sans résultat. Les injections de morphine pouvaient seules atténuer les crises. Peu à peu la malade en prit l'habitude et il fallut en augmenter le nombre. On se servit d'une solution très faible, 1 gramme pour 125, dont il fallut faire, pendant près de deux ans, au moins dix injections par jour. Au mois d'août 1888, la morphine fut remplacée par la cocaïne, qui sembla d'abord donner de meilleurs résultats contre les douleurs et les étouffements. La malade en prit vite l'habitude ; le mari diminua la force de la solution à mesure que la malade réclamait des injections de plus en plus nombreuses. Dans les derniers mois, la solution employée était de 1 gramme sur 200 ; mais il dut rester constamment au chevet de sa malade et faire 30 injections (seringue complète) par jour, c'est-à-dire 15 centigrammes de cocaïne par jour.

La malade revint me voir vers le 27 novembre ; elle entra au pensionnat de l'hôpital civil, elle était pâle, anémique, maigre ; sa température était de 38°,5 ; le pouls à 90. La région précordiale gauche était criblée par les injections de cocaïne, au point que le sein ratatiné et induré ressemblait presque à un squirrhe atrophique.

La douleur à la pression du cinquième espace était excessive ; c'était un gémissement continu. J'assistai à une crise, avec mon collègue le docteur Vautrin, qui était à l'hôpital et avait été appelé en toute hâte.

Le spectacle était effrayant. La respiration était courte, fréquente, suspirieuse, spasmodique, régulière, comptant plus de

100 par minutes ; la face horriblement pâle et anxieuse ; le pouls devint de plus en plus fréquent et faible, plus de 150 par minute, la douleur intolérable. Je fus convaincu qu'il ne s'agissait que d'une hystérie locale, avis qui fut partagé par mon collègue M. Vautrin ; il n'y avait aucune sibilance trachéale, aucun râle pulmonaire ; la face restait pâle, mais non asphyctique, comme dans l'asthme. La fréquence extrême et la régularité de la respiration indiquaient un état spasmodique, nerveux. J'essayai d'arrêter la crise, comme je le fais d'habitude pour les crises d'hystérie, en suggérant vivement à la malade que tout allait se passer, que c'était purement nerveux, que la douleur se dissipait, que la respiration devenait plus lente et plus calme ; j'essayai de brusquer la malade. Rien n'y fit ; la crise continua, inexorable. Au bout de deux heures environ, la malade tout d'un coup exprima une terreur singulière et dit avec anxiété et surprise : « Quel silence ! Je n'entends plus rien ! » C'était plus que de la surdité, c'était une impression comme le *silence de la mort*. Puis après quelques minutes : « Je ne vois plus rien ! Quelle obscurité ! » C'était plus que de la cécité, c'était une *impression de noir lugubre* qui s'associait à ce silence solennel.

Cet état avec respiration et pouls accéléré dura encore près de deux heures. Puis la crise cessa brusquement, après quatre à cinq heures de durée. La douleur précordiale seule persistait. Le mari était obligé d'injecter tous les quarts d'heure au moins une seringue de cocaïne.

Une seconde crise semblable se déclara dans la soirée. Le lendemain la malade voulut rentrer chez elle ; elle n'avait aucune confiance dans le traitement. Ma tentative brusque pour arrêter la crise l'avait indisposée contre moi.

En se rendant à la gare, le lendemain, elle fut prise en route d'un nouvel accès qui dura cinq heures ; elle dut passer encore une nuit dans un hôtel près de la gare. M. Vautrin qui la revit, la dissuada de partir, lui affirmant que je la guérirais. Elle partit impressionnée par ces paroles et promit de revenir.

Elle revint en effet à Nancy, le 18 janvier. Elle était profondément déprimée physiquement et moralement, minée par la fièvre et la douleur, allant vers une mort certaine. Les crises avaient continué ; une ou deux par jour ; elle ne mangeait presque plus. Son mari s'attendait à une mort prochaine. Depuis dix-huit mois, la malade n'avait presque pas marché, le moindre mouvement exaspérant ses douleurs.

Je procédai par insinuation douce, pour effacer l'impression première que ma brusquerie lui avait causée ; je lui affirmai que son affection était purement nerveuse et pouvait guérir par la suggestion, je tâchai de la capter, pour ainsi dire, et d'éloigner d'elle toute peur et toute émotion ; je la traitai comme un enfant, en lui disant : « Maintenant, écoutez-moi. Vous allez vous endormir tout doucement. » Je tins ses yeux clos quelques instants et elle s'endormit en effet en sommeil profond. Alors j'affirmai avec conviction la disparition des douleurs et des crises, etc. Au bout de un quart d'heure de suggestion continue, je la réveillai ; elle n'avait pas conservé le souvenir ; et je lui dis immédiatement : « Vous voyez bien que la douleur est partie. Vous ne sentez plus rien. Vous n'aurez plus de crise ». Elle ne ressentait plus de douleur; je touchai avec une certaine précaution la zone douloureuse pour lui démontrer que la douleur n'existait plus, en évitant toutefois de la réveiller par une pression trop forte.

Dans la soirée nouvelle séance. Je continuai ainsi tous les jours pendant quatre semaines. Dès la première séance, les crises de douleur avec étouffements avaient définitivement disparu, sans tendance au retour. La douleur continue de la région précordiale aussi n'existait plus. Pendant les huit premiers jours, il y eut encore quelques élancements passagers; la malade portait sa main sur la région et avait un moment d'anxiété, mais cela n'aboutissait pas. Je lui affirmai que cela ne pouvait pas aboutir; je lui montrai que l'application de ma main à l'état de veille suffisait à enlever toute sensibilité douloureuse. J'apprends à son mari à l'endormir à la moindre velléité de retour offensif.

La maladie était guérie ; mais l'habitude de la cocaïne persistait. Elle réclamait encore une ou deux injections dans la nuit, pour dormir. Je luttai pendant quinze jours par la suggestion contre cette cocaïnomanie; je lui affirmai que la guérison ne se ferait tant qu'elle n'y renoncerait pas. Enfin, après une longue résistance, elle finit un jour par dire à son mari d'emporter la seringue; elle n'en voulait plus. De ce jour, trois semaines environ après le début du traitement, elle ne parla plus jamais de cocaïne. Douleur et crises étaient guéries définitivement, mais la malade restait anémiée; l'appétit était faible ; le pouls était fréquent, de 90 à 110; la température toujours fébrile, de 38 à 39°. Je l'examinai avec soin et je découvris que le bras était couvert d'abcès, consécutifs aux injections ; j'en ouvris huit à dix qui furent pansés. La fièvre disparut ; l'appétit se restaura. La malade put se promener seule en ville dès le troisième septénaire ; elle resta encore une quinzaine au pensionnat de l'hôpital et partit chez elle en mars 1889, heureuse, radicalement et définitivement guérie, à la grande surprise de sa famille et des médecins qui l'avaient traitée. Je l'ai revue à plusieurs reprises. La guérison ne s'est pas démentie jusqu'à ce jour.

C'est le cas de dire : *naturam morborum ostendunt curationes*. En résumé une jeune femme est prise d'une douleur aiguë, vive et continue à la région précordiale : des crises excessivement violentes d'hystérie respiratoire et cardiaque se greffent sur cette douleur. Toutes les médications échouent. La santé générale s'altère; un dénouement fatal semble certain. La suggestion hypnotique seule a enlevé douleurs et crises dès la première séance et achevé la guérison en trois à quatre semaines. Ce que la suggestion a fait après trois ans de souffrances continues et indescriptibles, elle aurait pu le faire dès le début, si la malade s'y était prêtée; car sans aucun doute, avec un peu de persévérance et de tact, on aurait trouvé alors comme plus tard la fibre suggestible de son individualité psychique.

Est-il besoin d'autres commentaires?

III

TROUBLES HYSTÉRIQUES DIVERS

OBSERVATION XXVIII. — *Crises d'hystérie. — Depuis trois ans, fourmillements dans tout le côté gauche du corps. — Depuis treize jours secousses de chorée hystérique dans le membre supérieur gauche. — Amélioration notable en sept jours. — Disparition presque complète des fourmillements, diminution des mouvements choréiques. — Augmentation de la force musculaire.*

M... (Joseph), cultivateur, âgé de quarante-cinq ans, entre à l'hôpital le 27 février 1890 pour une névrose. L'affection a commencé, sans cause connue, il y a trois ans, pendant son travail, par une sensation de crampe dans le mollet gauche; il pouvait encore marcher. La crampe avec sensation de fourmillements remonta insensiblement dans le bras gauche qui fut paralysé et insensible; il put marcher, sentant bien sa jambe, et fit 4 kilomètres pour rentrer chez lui, touchant son bras avec l'autre main pour constater sa présence. Rentré chez lui, il se coucha ; la crampe s'accentua et s'accompagna de tremblements convulsifs tels qu'il fallut deux hommes pour le tenir. Le tremblement existait dans la tête et les membres du côté gauche. Il perdit connaissance pendant sept heures ; il fut administré. A 5 heures du soir, il revint graduellement à lui ; les crampes avaient cessé ; mais il ne sentit pas encore le bras. Au bout de deux à trois jours la sensibilité revint dans ce membre. Mais depuis ce moment, une sensation continue de fourmillements persiste dans le membre inférieur gauche, la moitié du tronc, le bras et l'épaule gauches. Pendant la crise de tremblement convulsif, la bouche était très déviée d'après ce qu'on lui a dit. Le malade qui n'avait jamais eu antérieurement ni maux de tête, ni autre symptôme nerveux, se remit petit à petit et redevint très bien portant.

Le 24 janvier dernier, pendant son repas, nouvelle crise ; les fourmillements du côté gauche augmentaient d'intensité; en même temps tremblement généralisé de tout le côté, avec insensibilité du bras, sans perte de connaissance ; on fut encore obligé de le tenir et d'ouvrir sa main de force. Ce tremblement se dissipa au bout de deux heures et demie ; il sentit de nouveau son bras, mais ne put faire de mouvements ni reprendre son travail. Au bout de trois jours, nouvel accès qui dura 4 à 5 heures, sans perte de connaissance. Il y a treize jours, quatrième accès après son dîner, sans cause ; pendant deux heures et demie, fourmillements, perte de la sensation du bras, tremblement, sans perte de connaissance. Depuis n'a plus eu d'accès nouveau, mais il a conservé un tremblement dans le bras, et quelquefois dans la tête, quand il est assis. Jamais ce tremblement n'a gagné le côté droit.

Etat actuel. — Constitution bonne ; tempérament mixte. Marié, père de famille, le malade n'a pas fait d'excès alcooliques, n'a pas eu la syphilis ; il dit se mettre facilement en colère, mais n'a pas été autrement nerveux.

On constate dans le bras des secousses musculaires donnant lieu à des oscillations irrégulières ressemblant à des mouvements choréiques ; contractions brusques fréquentes des muscles grand supinateur, biceps, triceps, qu'on voit se soulever en partie, comme des palpitations musculaires. Le malade peut tenir un bras en l'air, mais agité de tremblements à oscillations petites et irrégulières. Il peut tenir un verre en main, mais ne peut le porter à la bouche, s'il contient du liquide, sans le verser ; les doigts s'étendent et se fléchissent alternativement. Il exécute d'ailleurs tous les mouvements; au dynamomètre la main gauche donne 22, la droite 47°. Sensibilité conservée normale partout; réflexes tendineux normaux. Les autres membres fonctionnent bien. Le malade marche bien, se tient droit; quand il est assis et qu'on l'observe, la tête commence à trembler; il y a des contractions énergiques continues et répétées des muscles trapèze et sterno-mastoïdien.

Le malade ne peut tracer une ligne droite et ne réussit qu'à faire un gribouillage en zigzag; il peut ramasser un objet avec deux doigts de la main. Fonctions digestive, cardiaque, respiratoire normales. — A été traité par le bromure.

Suggestion. — Sommeil profond le 28 février.

1er mars. — Dit que le pied et la jambe sont moins engourdis que la veille. — Il trace mieux une ligne droite; les zigzags sont beaucoup moindres. — Suggestion.

2 . — Le malade trouve qu'il va mieux et tremble moins. — Suggestion.

3 mars. — Est resté hier pendant 6 heures presque sans trembler. Nuit très bonne. Les fourmillements que le malade avait continuellement depuis trois ans dans.le côté gauche sont beaucoup moins forts ; de plus ils ne sont plus généralisés à tout le côté, mais localisés tantôt à l'épaule, tantôt au bras. Le bras étant couché ne tremble plus ; levé en l'air il ne présente qu'un tremblement très léger, mais plus de contractions musculaires. Etant assis le malade tient la tête droite, sans tremblement, ni contraction des muscles du cou. Il trace presque une ligne droite, mais ne peut encore écrire, n'arrive pas à cordonner les mouvements avec la précision nécessaire.

4 mars. — Dit aller beaucoup mieux; les fourmillements ont en partie disparu ; il les ressent encore dans le pied gauche. La main devient forte, il a pu porter sa chaise sans trembler ce qu'il ne pouvait faire avant. Depuis un mois dit-il, il ne pouvait même allumer sa pipe de la main gauche, ce qu'il fait très bien maintenant. — Suggestion.

5 mars. — Hier matin avait encore une douleur légère à l'épaule qui a cédé à la suggestion. Encore quelques fourmillements dans les trois derniers orteils, pas ailleurs. Il porte un verre plein à sa bouche, avec quelquestremblements, mais sans verser le contenu. Au dynamomètre, 38 pour la main gauche, 62 pour la droite. — Suggestion.

6 mars. — La main ne tremble que peu. Sensation fugitive dans la fosse sous-épineuse gauche. N'a senti de fourmillements que

dans les deux derniers orteils gauches. Dit se servir souvent de la main gauche depuis hier. — Le malade peut tracer une ligne droite sans trop de sinuations, mais ne peut pas encore écrire, l'association des mouvements délicats n'étant pas encore rétablie. — Il se sent bien et demande à rentrer chez lui, avant que la guérison ne soit complète.

Il s'agit d'une névrose hystériforme localisée au côté gauche du corps ; dont la cause et le mécanisme sont inconnus. De l'engourdissement, des fourmillements, un tremblement choréiforme ont survécu aux crises. La suggestion a produit en sept jours une amélioration très notable. Prolongée plus longtemps, aurait-elle amené une guérison définitive ?

OBSERVATION XXIX. — *Hystérie. — Douleurs abdominales. — Crises de contracture hystérique. — Amélioration par suggestion*

G. Mélanie, quarante et un ans, vigneronne, entre à l'hôpital le 14 février 1887, pour des symptômes névropathiques. Mère de trois enfants, dont le plus jeune a quinze ans, elle se dit malade depuis six semaines. L'affection a commencé par une indigestion, vomissements et douleurs épigastriques. Les vomissements ont continué jusqu'il y a cinq jours. Elle vomissait tout ce qu'elle prenait, deux à trois minutes après l'avoir ingéré ; l'eau seule et la glace passaient ; le lait et le bouillon étaient vomis.

D'ailleurs elle ne vomissait pas entre les repas ; rien que les aliments. Le quatrième jour après le début, a vomi du sang, sept ou huit fois par jour, par gorgées, sang pur, de la contenance d'un demi-verre. Quinze jours après ce vomissement de sang, elle aurait saigné du nez très abondamment. Sept ou huit jours après elle aurait encore rendu du sang par gorgées. A encore saigné du nez il y a six jours. A eu ses règles pour la première fois le 20 janvier. Il y a quinze jours aurait eu un frisson avec point derrière l'épaule gauche, avec fièvre et délire pendant trois jours. — Avant cette maladie, digérait bien ; mais n'allait à la selle que tous les deux ou trois jours, par lavements.

En 1871, trois jours après la dernière couche, elle aurait eu une crise de nerfs qui aurait duré six heures. Depuis elle en a eu très souvent, la dernière en décembre. La malade a souvent plusieurs fois par jour la sensation d'un nœud remontant de l'épigastre à l'appendice xiphoïde : elle accuse aussi souvent une sensation de strangulation, environ deux à trois fois par semaine et durant environ cinq minutes.

Etat actuel (16 février). — Face pâle, constitution affaiblie ; tempérament lymphatique. Apyrexie. Pouls régulier égal. Anorexie. Ne prend que du bouillon. Accuse des renvois tant qu'elle n'a pas digéré, pendant deux heures, avec aigreurs ; pyrosis du creux épigastrique jusqu'à la gorge, bâillements, vertiges lorsqu'elle est levée, bourdonnements d'oreilles. Accuse des *douleurs de l'appendice xiphoïde jusqu'au pubis, au milieu du ventre et sur les côtés, non continues, revenant à chaque instant.* — Insomnie depuis le début de la maladie, voussure épigastrique constituée par l'estomac et descendant jusqu'à l'ombilic.

L'examen du poumon, du cœur, de l'utérus ne dénote rien d'anormal. — Suggestion le 15 février : sommeil profond. Elle dort deux heures dans la nuit, et s'est sentie un peu mieux le jour.

17 février. — Hier matin, à la suite de la suggestion, la douleur épigastrique a disparu et n'a reparu qu'à huit heures du soir : la malade n'a pas eu de renvois ; mais n'a pas dormi la nuit ; la douleur revenue existait dans tout l'abdomen. — Suggestion.

18. — Les douleurs ont disparu ; n'en n'a eu que de légères la nuit ; cependant a peu dormi. — Va bien ce matin.

20. — A la suite de suggestion, pas de douleurs le jour ; mais la nuit, douleurs très intenses. — Suggestion.

21. — A été bien jusqu'à 5 heures et demie, puis la douleur est revenue. A pu dormir de 8 heures à 9 heures et demie du soir seulement. — Suggestion, ce matin. Pendant le sommeil, la malade est prise subitement de contracture tétanique des quatre membres avec secousses intermittentes. — Tout disparaît par suggestion.

22. — La douleur disparue par suggestion hier, est revenue vers trois heures, très vive, du pubis à l'épigastre. On l'enlève de nouveau par suggestion.

23. La douleur est revenue vers deux heures de l'après-midi ; à six heures elle est enlevée de nouveau par suggestion. — La malade dort jusqu'à huit heures. — Dans la nuit, douleurs, mais moins fortes.

Continuation de la suggestion. Dans la nuit du 26 au 27, le malade a pour la première fois bien dormi, n'ayant que des douleurs très faibles.

28. — Hier pendant son sommeil provoqué, subitement tympanite avec contracture des quatre membres. — Celle-ci, dispa-

rait par suggestion. — La tympanite persiste encore ce matin. La journée a été bonne. A un peu dormi la nuit.

1er mars. — La douleur est reparue hier, à 1 heure de l'après-midi.

3. — Suggestion hier matin. Va bien, a dormi deux heures. Pas de douleurs ce matin.

4. — N'a pas eu de douleurs ; va mieux ; n'a pas dormi la nuit, dit-elle.

6. — A pour la première fois dormi la nuit, n'a plus eu de douleur.

7. — Idem. Les douleurs ont disparu. — Pas de suggestion.

8. — A été bien toute la journée et la nuit. — Ce matin nous la trouvons en sommeil hystérique avec contracture des quatre membres, et tympanite.

La malade est réveillée par suggestion en trois minutes ; la contracture est enlevée. A son réveil elle ne se souvient de rien. Je la rendors. Pendant son sommeil elle dit que la crise durait depuis trois quarts d'heure et serait survenue à la suite d'une douleur au niveau du cœur qui aurait duré dix minutes.

15 mars. — La malade qui a été bien depuis le 8, n'ayant plus accusé que peu de douleurs, et chez laquelle nous avions suspendu la suggestion, est de nouveau ce matin en sommeil profond avec contracture des quatre membres, précédée de douleurs épigastriques. Elle est réveillée rapidement et décontracturée par suggestion ; va très bien et ne se souvient de rien au réveil.

16. — A eu des douleurs épigastriques depuis hier à 2 heures. — Insomnie.

17. — Les douleurs disparues par suggestion ont reparu le soir.

Continuation de la suggestion, jusque vers la fin de mars. Les douleurs sont chaque fois enlevées, pour reparaître dans la journée et le soir.

Il n'y a plus de crises de contracture hystérique. A partir des premiers jours d'avril, j'affecte de passer devant la malade sans m'occuper d'elle, affirmant qu'elle va bien. Les douleurs épigastriques semblent disparaître ; l'état général est bon. Elle mange bien ; la digestion est assez bonne. Le 14 avril, elle quitte l'hôpital n'accusant plus de douleurs, sans que je puisse affirmer la guérison définitive.

La suggestion a enlevé les douleurs, mais n'a pu en prévenir le retour. Tandis que chez certaines hystériques, on arrive en très peu de jours à l'inhibition complète, chez d'autres, les manifestations reparaissent ; la suggestion n'a qu'une action passagère. L'auto-suggestion reprend ses droits ; les sujets finissent par s'habituer à la suggestion, réalisent sur le moment ce qu'on demande, mais ne peuvent admettre ou ne veulent pas concevoir que les symptômes supprimés ne doivent pas reparaître. Il est bon alors de supprimer la suggestion directe. L'attention même qu'on porte au malade, l'énergie avec laquelle on interroge et combat ses troubles concentre sur eux l'activité psychique du sujet qui ne peut que les réveiller. Ne plus y faire attention, ne plus interroger le malade, passer devant son lit en affirmant qu'il va bien, traiter comme insignifiant ce qu'il éprouve, c'est encore une façon de faire de la suggestion et qui peut réussir. Il en est de cela comme des zones hystérogènes douloureuses; les explorer, c'est les entretenir. Souvent quand on cesse de les rechercher et qu'on se comporte comme si elles n'existaient plus, elles disparaissent après un temps plus ou moins long.

Observation XXX. — *Secousses hystériques datant de quinze jours guéries en deux séances de suggestion hypnotique.*

X... âgée de dix-neuf ans, vint me consulter pour des secousses nerveuses datant du 5 mai. Elle était bien portante habituellement. Dans son enfance de trois à sept ans, dit sa mère, elle avait fréquemment de la diarrhée ; mais depuis elle n'a pas eu de maladie ni d'accidents nerveux. Sa sœur avait des crises de sommeil hystérique ; elle mourut le 4 mai, après huit jours d'une maladie, que le médecin dit avoir été une méningite.

Elle-même ressentit le même jour un malaise intérieur, une profonde dépression morale, et le soir de l'enterrement, elle eut des secousses dans les bras et les jambes qui ont persisté depuis. En même temps, inappétence, tristesse, sommeil difficile à cause des secousses.

Ces secousses sont brusques, brèves, et se répètent dans les deux bras une ou deux fois par minute, sans discontinuer. La malade accuse de plus une douleur continue dans les deux poignets.

Elle a en outre assez souvent des mouvements des paupières qui se ferment et s'ouvrent alternativement et rapidement, et des plissements du front fréquents, comme dans la chorée.

Je ne constate aucun trouble sensitif ; la sensibilité est intacte ; il n'y a pas d'ovarialgie, ni de strangulation, les règles sont normales. L'intelligence est parfaite.

Le 20 mai, j'endors la malade avec la plus grande facilité, dès la première fois en sommeil profond avec amnésie au réveil. Je suggère la disparition des secouses et de la douleur des poignets ; le sommeil la nuit, l'appétit, la gaité.

Pendant le sommeil les secousses continuent d'abord, puis s'éloignent progressivement. Au réveil elle va bien et n'a presque plus de secousses.

Revenue le 22, la malade dit être presque guérie ; de temps en temps une légère secousse, mais rare : plus de douleurs dans le poignet. Sommeil et appétit bons. Deuxième suggestion.

La malade revient le 29, elle est parfaitement guérie et n'a plus aucune tendance aux secousses. Elle a repris son état moral habituel. Je lui fais encore une suggestion et je la renvoie radicalement guérie.

La guérison s'est maintenue.

OBSERVATION XXXI. — *Neurasthénie depuis cinq ans. — Tic nerveux facial. — Guérison par suggestion hypnotique en sept séances.*

Mlle X..., professeur de musique, originaire de la Hongrie, vient me consulter le 2 août 1890, pour un tic nerveux de la face. C'est une jeune fille âgée de vingt-trois ans, orpheline, très instruite et intelligente, très impressionnable, hypnotisable en sommeil profond. Voici son observation rédigée par elle-même.

« Il y a cinq ans maintenant que j'ai passé en Suisse mes examens d'institutrice, dans une langue qui m'était étrangère, après un travail de quelques mois seulement. A la suite de ce surmenage intellectuel je fus affectée de fièvre typhoïde cérébrale qui dura deux mois. Quand elle fut guérie, il me resta une migraine revenant chaque semaine, une fatigue continuelle dans la tête, et bientôt se manifesta ce qu'on a appelé un tic nerveux dans les muscles du front et de la tête ; ce tic était d'abord peu marqué et seulement à de rares intervalles. Le médecin me conseilla avec insistance de m'abstenir de tout travail intellectuel. Cependant je ne tins pas compte de cet avis, et à peine guérie de ma fièvre, je cédai au puissant désir que j'avais de perfectionner mon éducation

musicale. Je fréquentai pendant plusieurs années le Conservatoire
et travaillai 6 à 8 heures par jour. Cinq mois avant la fin de mes
études, il y a un an, je me trouvais si malade et si épuisée que je
dus plusieurs fois consulter le médecin. Il trouva que je souffrais
d'un ébranlement nerveux complet (neurasthénie) et me recom-
manda de laisser la musique et toute occupation intellectuelle.
Cette prescription me rendit malheureuse et je serais sans doute
devenue plus souffrante, si j'avais abandonné mes études. Je continuai donc jusqu'à la fin. Mais alors mes forces étaient à bout.
J'avais le temps de me reposer, mais le repos me fuyait. J'étais en
agitation perpétuelle, je ne pouvais ni manger, ni boire, je pleu-
rais souvent des heures sans motifs sérieux. Quand je jouais du
piano ou que je chantais, je sentais dans tout le corps une fièvre
tantôt avec froid, tantôt avec chaleur. Je ne pouvais tenir en
place. Quand je me promenais dans la forêt, par exemple, j'avais
besoin de me remuer, d'arracher des herbes, etc. Le tic nerveux
du front et les douleurs de tête devinrent plus intenses. Le séjour
à la campagne, les bains, les bromures et autres médicaments
dont je ne me faisais pas faute, n'apportèrent aucun soulagement. Après une grande douleur morale, je fus un jour brusquement prise d'un second tic autour de la bouche et dans les muscles
du cou. Ce tic était caractérisé par de violentes contractions des
muscles du front qui se plissait et se déplissait alternativement,
et par des contorsions de la bouche dont les commissures étaient
fortement tirées dans un sens ou dans l'autre. Il n'existait pas
pendant la nuit, ni au repos complet ; mais se manifestait aussitôt
que je voulais parler, aussitôt que ma face voulait volontairement
ou involontairement exprimer le moindre sentiment. Alors ce tic
double était continu et ma face devenait grimaçante.

« Le tic de la bouche et du cou durait depuis trois à quatre
mois, quand on me conseilla de m'adresser à vous, monsieur le
Docteur, et vous savez, c'est pour moi une satisfaction de pouvoir
le redire avec le sentiment de la plus profonde gratitude, que
après huit jours de traitement, non seulement vous m'avez débarrassée de mes crampes nerveuses, mais de plus, vous avez eu l'influence la plus heureuse sur ma disposition d'esprit, au point que
moi-même, de même que les personnes qui m'avaient connue
avant votre traitement, j'en suis tout étonnée. »

Après la première séance, il y eut déjà une grande amé-
ioration ; le tic du front avait presque disparu, celui de la

bouche ne disparut qu'après 4 ou 5 séances. Après la septième, la guérison était parfaite.

OBSERVATION XXXII. — *Symptômes de névrite cubitale hystérique
avec impotence fonctionnelle de la main droite. — Guérison rapide
et raccourcissement de la période menstruelle par suggestion.*

Mme Camille G..., âgée de vingt-cinq ans, couturière, vient me
consulter le 18 juillet 1890, pour des troubles nerveux dans l'avant-
bras et la main droite. Veuve, mère d'un enfant de huit ans, elle
a eu à l'âge de quinze ans un rhumatisme articulaire localisé au
poignet et au coude droit qui a nécessité l'application d'un appareil
plâtré pendant six semaines. Pendant trois ans ce rhumatisme a
récidivé tous les ans à la même époque, durant chaque fois de
six semaines à deux mois. Depuis son accouchement, elle n'en a
plus eu. Après celui-ci, elle eut des pertes pendant trois jours,
devint anémique, put cependant nourrir son enfant; elle prit deux
fois par semaine un grand verre de sang de bœuf.

Il y a cinq ans, elle alla habiter Paris; là elle devint anémique
et impressionnable, ayant des secousses musculaires au moindre
bruit et des crises de sommeil hystérique avec contracture durant
de dix minutes à deux heures, avec oppression, et strangulation.
Ces crises furent très fréquentes pendant huit mois. Elle consulta
Charcot, prit de la valériane, du bromure et des douches.

Elle revint habiter la campagne à Pont-Saint-Vincent; il ne lui
resta depuis que de l'impressionnabilité sans crises. Il y a un an,
les règles devinrent très abondantes, durant quinze jours, pendant
six mois. Depuis elles sont encore abondantes, mais ne durent que
sept à huit jours.

Il y a trois mois, elle ressentit sans cause une sensation de faiblesse dans la moitié interne de la main droite. Depuis trois
semaines, elle accuse de plus des douleurs comme rhumatismales
limitées aux doigts annullaire et petit doigt, avec sensation de
fatigue dans tout le bras.

Depuis trois mois, elle se fatiguait vite en travaillant. Depuis
trois semaines, elle ne peut plus se servir de la main.

Constitution bonne, tempérament nerveux. On ne constate
aucune altération organique. L'avant-bras ne peut s'étendre complètement sur le bras, il est resté un peu d'ankylose, à la suite
de l'arthrite traitée par l'appareil inamovible. La main droite
exécute tous les mouvements, mais au dynamomètre, elle ne peut
serrer que jusqu'à 12. La moitié interne de l'avant-bras et les

deux doigts sont très sensibles à la pression; c'est une sensation de fatigue douloureuse.

Je propose à la malade de l'hypnotiser. Elle dit qu'on a essayé plusieurs fois à Paris sans succès. J'arrive rapidement par suggestion à produire le sommeil avec catalepsie, contracture et anesthésie. Je suggère la disparition des douleurs et l'augmentation de la force musculaire. Au réveil, la main donne 14 au dynamomètre. Elle se souvient de tout et croit n'avoir pas dormi. Je l'endors une seconde fois, et cette fois-ci en sommeil profond avec hallucinabilité hypnotique et posthypnotique; amnésie au réveil. Le dynamomètre donne 19.

19. — La malade dit ne pas sentir les dernières phalanges de l'annulaire et du petit doigt; je constate, en effet, qu'il y a là de l'anesthésie avec analgésie. *Par suggestion je restaure la sensibilité complètement. et la sensation de fourmillements que la malade accusait a disparu.* — La force musculaire est à 24.

20. — Persistance de la sensibilité. La malade peut se servir de la main; elle n'y ressent plus que de la fatigue. Une nouvelle suggestion élève la force dynamométrique à 30.

21. — Après suggestion, le dynamomètre donne 33 à droite, 43 à gauche.

22. — La malade a pu travailler hier l'après-midi sans fatigue. Elle a une certaine toux nerveuse. Après suggestion, le dynamomètre donne 36 à droite, 42 à gauche.

24. — A été très bien avant-hier et hier. Plus de toux nerveuse. Hier soir à 9 heures, elle a senti des fourmillements dans tout l'avant-bras, du coude jusqu'au bout des doigts, avec douleur lancinante; ces symptômes ont duré jusqu'à minuit.

Le dynamomètre donne 27 à droite avant la suggestion; 36 après.

29. — La malade est revenue à la consultation le 24 et le 29, conformément à la suggestion faite pendant le sommeil. Elle va tout à fait bien, a pu coudre et travailler toute la journée sans aucune fatigue ni douleur. Le dynamomètre donne 40 à droite avant la suggestion, 48 après. Elle est tout à fait guérie.

Ajoutons que le 18, jour de son arrivée, la malade était au second jour de son époque qui durait d'habitude de sept à huit jours: je lui suggérai que l'époque ne durerait que quatre jours et qu'elle serait très peu abondante. La suggestion a été efficace.

Le 21 au matin, la malade ne perdait presque plus rien.

Cette malade était très hypnotisable. A Paris on avait

essayé de l'hypnotiser il y a quelques années sans succès. On avait procédé par fixation du regard et non par suggestion vocale. L'émotion qu'on produisait chez la malade l'empêchait de se laisser aller. A notre première tentative, la malade ressentit aussi cette émotion et aurait eu facilement une crise hystériforme, elle préludait par quelques secousses musculaires, si nous n'avions pas arrêté ces symptômes émotifs par une suggestion douce et calmante. Dès la première séance, nous pûmes lui donner une hallucination post-hypnotique. Nous lui avions suggéré une rose à son corsage. Au réveil elle ne dit rien ; son attention ne s'étant pas portée sur le corsage. Mais quand elle revint le lendemain, elle me pria de ne plus lui suggérer d'hallucination ; car rentrée chez elle, elle fut en butte aux plaisanteries de son entourage, lorsqu'elle montra la rose que personne ne vit qu'elle. — La guérison s'est maintenue.

OBSERVATION XXXIII. — *Vomissements nerveux incoercibles depuis dix mois. — Depuis trois mois, ne conserve que l'eau et le sucre. — Cessation des vomissements par suggestion hypnotique en sept jours.*

Sidonie B..., âgée de seize ans, entre à l'hôpital le 2 février 1889, pour des vomissements nerveux. Il y a onze mois, la malade contracta une angine simple qui dura quinze jours. — Cinq à six semaines après, elle commença à vomir tous les aliments ingérés ; le lait seul était conservé au début. Depuis trois à quatre mois, le lait aussi était vomi. Et depuis, elle ne conserve que l'eau de seltz, l'eau sucrée, le sucre et les bonbons. Elle vomit la pâtisserie et tous les aliments ingérés, presque immédiatement après leur ingestion ; elle vomit les potions et les médicaments. Elle n'a pas de vomissements bilieux, ni glaireux. — Elle n'a pas de douleurs en vomissant, mais presque continuellement des crampes d'estomac qui l'empêchent de dormir. — Anorexie depuis le début des vomissements. Depuis dix mois, elle n'a plus eu ses époques, qu'elle avait régulièrement depuis l'âge de 12 ans et demi.

La malade a eu trois crises d'hystérie en mai, août et octobre ; elles ont duré chaque fois plusieurs heures avec raideur, convulsions, strangulation, sans perte absolue de connaissance. Aucune cause connue. La maladie avait une certaine tendance à la mélancolie. Elle n'accuse pas d'antécédents héréditaires.

Depuis trois mois, elle n'a pris que de l'eau et du sucre.

La malade avait consulté six médecins, a pris des potions de toute espèce, des pilules, les trois bromures, des toniques amers. Les potions ont été vomies ; trois mois après le début, elle a pris du phosphure de zinc, de la belladone, de la gentiane, de la digitale, etc. Elle a pris, dit-elle, au moins pour 400 francs de médicaments; on lui a fait des lotions froides.

Etat actuel. — Constitution bonne. Tempérament nerveux. Amaigrissement notable ; muqueuses peu colorées. Apyrexie. L'examen des organes ne révèle rien d'anormal. L'estomac ne dépasse pas le rebord costal. Tout l'abdomen est sensible à la pression sans grande douleur. Accuse parfois des battements de cœur.

Suggestion le 13 février; sommeil profond avec amnésie au réveil.

14. — A dormi une heure et demie cette nuit. Persistance de la douleur, surtout au creux épigastrique. N'a pris que deux litres d'eau hier ; prend environ quinze morceaux de sucre par jour ou plus d'un quart de dragées. N'a pas eu de selle depuis quatre jours. — Suggestion tous les jours.

15. — A dormi cette nuit de 9 heures du soir à 3 heures du matin, ce qu'elle n'avait pas fait depuis quatre mois. — A bu deux cruches d'eau ; n'a eu que 900 centimètres cubes d'urine, densité 1008. N'a eu mal à l'estomac que ce matin à son réveil.

16. — A dormi une heure et demie seulement cette nuit. A pris du lait hier matin et l'a vomi malgré la suggestion. Un peu de lait ingéré pendant le sommeil a été vomi au réveil.

18. — Hier matin elle a pris une demi-tasse de lait sans vomir ; de même la nuit. J'interdis le sucre qu'elle ne prend plus. A pris hier soir un œuf avec du pain et l'a vomi. Ce matin a pris du café au lait. A bien dormi cette nuit et s'est réveillée pour prendre du lait.

19. — Urines : 1,400. Densité 1000. Elle a essayé de manger un peu de viande hier matin et l'a vomi. Hier soir, a pris du café au lait avec du pain et ne l'a pas vomi. A dormi depuis dix heures du soir jusqu'au matin. N'a plus de douleur à l'estomac qu'au moment de la digestion.

20. — Urine 2100. Densité 1009. A pris du café au lait hier matin; à midi, a pris de la semoule avec du pain ; a vomi fort peu. Le soir, a pris un œuf à la coque; n'a vomi que d'une façon insignifiante. Encore un peu de douleur pendant la digestion. A dormi, comme

on lui avait suggéré, de 9 heures du soir à 6 heures du matin. A pris ce matin du café au lait sans vomir.

21. — A mangé, à midi, de la semoule et du pain ; le soir une boulette de viande hachée ; dans la journée, du lait coupé d'eau. A dormi de 8 heures et demie à 6 heures. N'a plus eu aucune douleur depuis la suggestion. L'après-midi, avait eu de la céphalagie que la suggestion dissipa le soir. — A du dégoût pour le sucre, suggéré.

22. — A pris du café au lait le matin ; à midi, un peu de viande, dont la digestion a produit une sensation de douleur à l'estomac pendant deux heures. Le soir a pris du bouillon. A dormi de 9 heures du soir à 7 heures du matin. Urine 1,000. Densité 1,008.

23. — Hier matin a pris de la viande ; le soir, la moitié d'un œuf ; n'a pas vomi. N'a eu que très peu de douleur pendant une demi-heure : sommeil toute la nuit.

26. — A mangé matin et soir du bouillon et de la viande, plus que les jours précédents. Dort régulièrement jusqu'à 6 heures du matin.

27. — Idem.

28. — A mangé un œuf à midi, presque pas de pain ; un peu de viande le soir, sans vomir. A eu un point douloureux pendant une demi-heure. Elle dort toujours bien de 9 heures et demie à 6 heures du matin.

Continue à manger les jours suivants, mais très peu ; l'appétit est toujours faible, malgré la suggestion ; n'a pas de douleurs. — Elle va à la selle tous les deux ou trois jours.

11 mars. — Mange un peu plus.

14. — Poids : 88 kil., 400, au lieu de 88 kilog. à son entrée. Elle mange toujours peu, mais digère sans douleur et sans vomir.

15. A eu hier une petite crise hystérique sans convulsions, mais avec étouffement.

Les 15, 16, 17, mange avec plus d'appétit.

18. — A eu froid cet après-midi ; elle se plaint de mal de gorge. On constate un dépôt pultacé sur les amygdales. Les règles se montrent dans la journée du 19.

21. — A transpiré toute la nuit. L'angine a à peu près disparu. A depuis deux jours quelques plaques d'urticaire le soir pendant une heure. Pas d'albuminurie.

22, — A un peu dormi cette nuit ; elle dormait mal depuis le 18. Elle ressent encore un peu le mal de gorge. On ne constate plus d'éruption à la gorge. Quand elle se lève : la tête tourne :

céphalalgie frontale ; langue un peu jaunâtre. — Sensation de fatigue. (Continuation de la suggestion.)

23. — Elle ne se plaint pas de la gorge, mais a un mouvement fébrile. T. 38°4 le soir ; pouls 120. Ce matin, 38°2, pouls 112. Langue jaune. N'a pas dormi de la nuit à cause de la fièvre et de la sueur. Vertiges et bourdonnements d'oreille, céphalgie frontale. Pas de taches rosées. (Il y avait un cas d'angine couenneuse dans la salle.)

26. — Va bien. La fièvre est tombée. N'a plus de mal de tête, ni de vertiges. Ne vomit pas.

29. — Va bien. A un peu mangé ce matin. A un peu mieux dormi cette nuit.

2 avril. — La malade mange bien et dort bien.

Elle continue à aller bien ; mais elle s'ennuie à l'hôpital et rentre chez elle le 11 avril ; elle est guérie de ses vomissements, elle mange de la viande ; mais l'appétit est encore médiocre.

En résumé, une jeune fille est prise de vomissements nerveux, qui durent depuis onze mois ; elle vomit tous ses aliments ; le lait seul est conservé d'abord ; mais depuis trois à quatre mois le lait aussi est vomi ; l'eau et le sucre seuls conservés constituent toute l'alimentation. Trois crises d'hystérie accusent la nature névropathique de la maladie. Il y a d'ailleurs une anorexie complète, avec douleur au creux épigastrique, sensibilité abdominale, battements de cœur; tendance à la mélancolie.

La suggestion hypnotique arrive en sept jours à arrêter complètement la tendance aux vomissements ; la malade mange un œuf, un peu de viande, du lait.

L'appétit commençait à se relever après cinq semaines de traitement, quand survint une angine couenneuse inter-currente qui la tint alitée pendant une semaine. Cependant la guérison s'est maintenue ; les vomissements sup-primés par la suggestion n'ont pas reparu.

IV

OBSERVATIONS DE CHORÉE

OBSERVATION XXXIV. — *Chorée depuis quinze jours, suite de frayeur chez un enfant arthritique.* — *Amélioration rapide.* — *Guérison en vingt jours par suggestion hypnotique.*

Robert Ernest, âgé de dix ans et demi, entre à l'hôpital le 12 novembre 1887, affecté de chorée. Au mois d'août, il aurait eu des douleurs dans les bras et les jambes, avec gonflement des genoux. Il reste alité pendant trois semaines. Depuis, il s'est bien porté, lorsque, il y a environ une quinzaine de jours, il fut pris de mouvements choréiques dans les bras ; ces mouvements étaient involontaires et continus. Ils furent déterminés par une frayeur : un enfant le frappa brusquement sur le dos. Immédiatement après, il se mit à trembler des membres inférieurs. Quelques jours après, les mêmes mouvements coexistaient dans la jambe.

Pas d'antécédents héréditaires ; les frères et sœurs bien portants.

État actuel. — Constitution bonne. Tempérament un peu lymphatique. Température normale. Pouls régulier, 88.

La tête ne présente pas de mouvements notables, mais une tendance à se dévier à droite. Le bras droit présente des mouvements continuels, alors qu'il est au repos ; mouvements d'adduction : il se rapproche souvent du corps ; l'avant-bras se fléchit sur le bras ; la main s'étend et se fléchit alternativement sur l'avant-bras ; les doigts s'écartent et se rapprochent irrégulièrement avec extension et flexion alternative des phalanges. — Le membre inférieur droit présente des mouvements irréguliers de rotation en dedans et en dehors ; de flexion et extension de la jambe avec contraction du muscle droit antérieur. Le pied montre des mouvements de flexion et d'extension des orteils ; quelquefois, il est renversé en dedans. Du côté gauche, on ne constate que des contractions dans le muscle droit et le triceps fémoral, mais pas de déplacement du membre.

Sensibilité également conservée des deux côtés. Intelligence nette. Souffle systolique mitral avec frémissement cataire à la pointe du cœur, sans hypertrophie ni trouble fonctionnel. Le malade n'a jamais accusé de battements de cœur. La respiration est nette. Le malade marche d'ailleurs bien et écrit bien son nom ; les mouvements choréiques semblent moindres quand il marche ou écrit.

12 novembre. — Suggestion : sommeil très profond. Les mouvements diminuent pendant le sommeil dans le bras et la jambe. Ils cessent même par moments tout à fait durant une dizaine de secondes.

13. — Même état des mouvements choréiques. — Suggestion tous les jours.

Le 18, les mouvements paraissent moindres. — Continuation des suggestions.

Le 19, le malade va décidément mieux ; les mouvements sont moins fréquents et moins étendus ; amélioration notable. — La tête n'a plus de tendance à se dévier.

Le 1er décembre, les mouvements dans le bras et la jambe droite ont totalement disparu. L'enfant quitte l'hôpital guéri.

OBSERVATION XXXV. — *Chorée depuis quinze jours. — Céphalalgie, incontinence d'urines dans la position debout. — Guérison de l'incontinence d'urines en six jours, de la chorée en treize jours par suggestion hypnotique.*

Marie R..., âgée de quatorze ans, ouvrière en parapluie, entre à l'hôpital le 4 février 1890.

Elle a des mouvements choréiques depuis une quinzaine de jours. Depuis longtemps elle est sujette au mal de tête, quatre ou cinq fois par mois en moyenne ; cette céphalalgie dure un ou deux jours ; elle ne l'empêche cependant pas de dormir. La nuit, quand elle ouvre les yeux, elle a des sensations lumineuses. L'année dernière, elle a eu mal au dos pendant dix jours. Depuis cinq jours, elle perd ses urines souvent quand elle est debout ; la nuit elle n'urine pas au lit.

État actuel. — Constitution moyenne, tempérament lymphatique. N'accuse pas d'antécédents héréditaires. On constate quelques mouvements choréiques dans les doigts, les épaules et les jambes, pas très intenses. L'enfant marche bien, en s'inclinant un peu du côté droit ; de temps en temps les pieds se rapprochent ainsi que les genoux. Pas de complications cardiaques. Intelligence nette.

1re suggestion le 5 février : 3e degré (catalepsie, automatisme rotatoire ; souvenir au réveil).

6 février. — L'enfant a été calme. A perdu ses urines encore plusieurs fois dans la journée. Suggestion.

7. — A eu des douleurs pendant une demi-heure hier soir dans le bas-ventre. Mêmes mouvements choréiques dans les bras et dans les jambes. A perdu ses urines. Suggestion.

8. — N'a perdu ses urines que deux fois hier. Suggestion.

9. — A encore un peu perdu ses urines, mais moins. Les mouvements choréiques, au dire de la religieuse, sont moins forts. — Suggestion : sommeil profond, amnésie au réveil.

10. — N'a perdu que peu d'urines. Les mouvements choréiques ont beaucoup diminué. Elle marche aussi beaucoup mieux et ne s'incline plus vers le côté droit. Suggestion.

11. — La malade n'a plus perdu ses urines ; a travaillé hier et n'a que peu de mouvements. Les doigts ont encore de la peine à se tenir calmes. On constate encore quelques impatiences musculaires parfois un soulèvement des épaules ; mais cela est beaucoup moins marqué. Elle marche beaucoup mieux, les pieds ne s'enchevêtrent plus. Sommeil bon. Suggestion tous les jours.

18. — L'enfant ne perd plus ses urines ; ne fait plus de mouvements du tout et va très bien.

Le 28 elle accuse une douleur dans le ventre depuis quelques jours ; elle a des coliques, surtout du côté droit ; elle accuse de plus un sentiment de constriction à la région précordiale : éruption de varioloïde légère datant du 27.

Le 1er mars la température est à 38°,6, le pouls 114 ; la langue est nette ; la face est rouge ; quelques douleurs dans les tempes ; quelques bourdonnements dans les oreilles. L'enfant n'a aucun mouvement choréique. Elle est transférée au pavillon des contagieux. La varioloïde suit son cours régulier et guérit ; les symptômes choréiques ont complètement disparu, sans rechute.

V

OBSERVATION DE TÉTANIE

Observation XXXVI. — *Tétanie des membres supérieurs, suite d'influenza depuis un mois. — Insomnie; agitation. — Guérison complète en huit jours par suggestion hypnotique.*

Berthe Martin, âgée de dix-sept ans, ouvrière en chaussures, entre à l'hôpital le 1er février 1890 pour une tétanie. Habituellement bien portante, sans maladies nerveuses antérieures, elle a été prise le 23 décembre dernier de l'influenza régnante, caractérisée par des frissons, de l'anorexie, de la courbature, de la céphalalgie. Ces symptômes durèrent trois jours, et la malade put reprendre son ouvrage le 30 décembre, accusant encore un malaise général avec énervement. Le lendemain, 31 décembre, elle dut quitter l'atelier vers 8 heures du matin, à cause d'une crampe survenue dans les mains ; et depuis ce moment, les mains et les avant-bras conservaient cette raideur plus ou moins marquée, sans douleur.

Il y a quatorze jours, ayant été grondée par ses parents, elle fut prise de sensation d'étouffement, avec raideur dans les membres, et impossibilité de parler, sans perte de connaissance. Cette crise, sans douleur, dura 1 heure et ne s'est pas reproduite.

Etat actuel. — Constitution délicate ; tempérament lymphatico-nerveux. Apyrexie. La malade n'a pas d'appétit, elle ne dort pas la nuit, agitée et se retournant sans cesse dans son lit. Les mains actuellement ne sont pas contracturées notablement ; elles ont seulement de la tendance à se fermer en flexion ; de plus les pouces sont en adduction, les premiers métacarpiens plus en dedans vers la paume de la main et les deux bords de la main rapprochés l'un de l'autre de façon à augmenter la concavité de la paume. Habituellement c'est vers 3 heures du soir que la crampe augmente, et les mains se ferment davantage spontanément ; la malade ne peut plus les ouvrir pendant quelques heures. Actuellement elle peut exécuter tous les mouvements avec les mains, mais avec lenteur et raideur. Elle accuse un tremblement, quand elle veut travailler. Au dynamomètre, la main gauche donne 18, la main droite 12.

1er février. — Suggestion hypnotique : sommeil profond, avec amnésie au réveil. Après le réveil, la main gauche donne 19 au dynamomètre ; la main droite 21. Dans la journée, elle a peu de raideur ; le soir seulement elle en a, comme d'habitude.

2. — La malade ne peut ouvrir convenablement les mains qui sont en forme de cône. Après suggestion et mouvements imprimés aux doigts pendant le sommeil, elle les ouvre mieux. Dans l'après-midi, elle accuse une sensation de raideur plus marquée dans les poignets, mais sans occlusion complète.

3. — Va bien ce matin. Dit trembler encore quand elle travaille. — Suggestion. Je lui fais écrire son nom sans trembler et plus rapidement qu'avant. Le soir, crampe habituelle de 4 à 6 heures. Suggestion tous les jours.

Le 4 elle n'a qu'une légère crampe dans le pouce droit.

5. — A essayé hier de tricoter; elle fut reprise à ce moment de contracture dans les mains. — Suggestion.

6. — La malade a bien dormi; n'a pas eu de crampes hier; elle ouvre et ferme bien les deux mains; il ne reste plus qu'une crampe au niveau de l'éminence thénar droite, avec rapprochement du premier métacarpien vers la paume de la main. — Suggestion.

7. — La malade se trouve beaucoup mieux; dort bien. — A 4 heures du soir hier, elle n'a eu qu'une légère crampe pendant dix minutes. Ce matin, elle peut écarter les doigts et coudre pour la première fois; elle n'accuse plus qu'une sensation de tension.

8. — Sommeil bon. A pu coudre hier dans l'après-midi. Le pouce et le métacarpien correspondant sont toujours en adduction. — Suggestion.

9. — La guérison est complète; l'éminence thénar fonctionne normalement; le pouce et son métacarpien sont libres; la sensation de *bouillonnement* que la malade accusait à ce niveau, comme elle dit, a complètement disparu. L'appétit est normal. Le dynamomètre donne 24 pour la main droite, 19 pour la main gauche. Elle quitte l'hôpital le 10 février et la guérison se maintient.

L'influenza a créé chez cette jeune fille une neurasthénie caractérisée par de la tétanie, de l'insomnie, de l'énervement; une crise hystériforme intercurrente a montré qu'il s'agissait bien d'une névrose; on sait que l'influenza a réveillé beaucoup de diathèses nerveuses. La suggestion hypnotique a supprimé en quelques jours toutes ces manifestations.

VI

OBSERVATIONS DE NÉVROSE GÉNITALE

OBSERVATION XXXVII. — *Impuissance génitale d'origine psychique. — Guérison par suggestion.*

X..., âgé de vingt-sept ans, commerçant, vient à ma consultation le 10 octobre 1889. Il vient de l'Oural et a fait plusieurs semaines de voyage pour me trouver. Il se plaint d'une impuissance génésique absolue, il n'a jamais accompli le coït; il a bien des érections, mais lorsqu'il est en présence d'une femme, il tremble et l'érection cesse. Il s'agit évidemment d'une impuissance d'origine psychique ; une émotion morale fait inhibition. Il dit se livrer quelquefois à l'onanisme, mais d'une façon inconsciente, pendant le sommeil de la nuit. Cela dure quelquefois trois nuits de suite ; puis cela revient au bout d'un temps variable, dix ou quinze jours.

X... paraît très nerveux, très impressionnable ; sa parole est saccadée, il tremble facilement ; il se surexcite à chaque instant. Il est bien constitué, n'a jamais eu de maladies, ni aucune crise nerveuse, je ne constate rien d'anormal à l'examen.

Je le mets facilement en sommeil profond ; je suggère le calme physique et moral ; « il n'aura plus de tendance à l'onanisme la nuit ; l'érection en présence d'une femme se maintiendra jusqu'au bout, sans émotion ; il conservera tout son sang-froid, n'aura aucune peur, et sera apte à remplir ses fonctions, etc. ».

Le malade reste à Nancy du 10 au 23 octobre seulement, son congé expire à cette date. Je répète la suggestion tous les jours. Il n'a plus d'onanisme nocturne depuis la première séance. Une fois dans la nuit du 13 il se réveille dans la nuit, la main sur la verge avec un commencement d'onanisme ; mais il arrête court ; et cela ne s'est plus reproduit.

Le 20 au soir, après suggestion, il essaie le coït, sans succès ; toutefois il constate qu'il n'a plus la peur et le tremblement comme autrefois, et il croit avoir été plus près du but.

Je lui suggère vivement de répéter le 22 et j'affirme que cette fois-ci le succès sera complet. En effet, le 23, il m'annonce qu'il a réussi pour la première fois de sa vie : bien que l'érection ait faibli à la fin de l'acte, il a pu le mener jusqu'à [éjaculation. Je lui suggère que maintenant qu'il a réussi une fois, qu'il est débarrassé de l'émotivité qui le paralysait, il ne pourra plus faiblir ; et il rentre dans son pays très satisfait.

OBSERVATION XXXVIII. — *Inversion sexuelle.* — *Impuissance génitale vis-à-vis de sa femme depuis sept ans.* — *Guérison par suggestion en vingt jours.*

M. de X..., de la Hongrie, âgé de trente-six ans, vient me consulter le 24 mai 1889 pour de l'impotence génitale liée à de l'inversion sexuelle. Celle-ci existe depuis sa jeunesse, due à des habitudes vicieuses contractées au collège. Avant son mariage cependant, il avait pu avoir fréquemment des rapports avec des femmes. Marié à vingt-neuf ans, aimant sa femme, il n'a jamais depuis sept ans, pu cohabiter avec elle. L'érection était impossible en sa présence, aussi bien qu'en présence d'autres femmes; il avait au contraire un goût prononcé pour des hommes se traduisant par des érections et qu'il satisfaisait par des attouchements; deux fois seulement il aurait eu de vrais rapports contre nature: avant l'âge de dix-huit ans, il pratiquait l'onanisme, mais avec modération. Depuis il a perdu cette habitude.

C'est un homme intelligent, lymphatico-nerveux, impressionnable, sans antécédents morbides. Bien élevé, honnête, il souffre infiniment de son état; il essaie en vain depuis des années de lutter contre cette anomalie qui le rend malheureux; c'est une obsession continue qui le mine. Tous les traitements ont échoué; tous les essais tentés ont été infructueux.

Je l'hypnotise le 24 mai et les jours suivants. Le premier jour, il tombe facilement en sommeil avec catalepsie et automatisme rotatoire, souvenir conservé au réveil. Dès la troisième séance, il tombe en sommeil profond avec amnésie. Je suggère des érections pour sa femme, et la disparition complète du goût anormal; je répète tous les jours cette suggestion, avec insistance. Je précise après quelques jours et j'affirme que le 3 juin, il aura dans la nuit une érection spontanée avec désir ardent qui recevra ample satisfaction. Dans la nuit du 3, il a en effet une érection, mais qui ne persiste pas assez longtemps pour permettre le rapprochement.

Je continue la suggestion hypnotique pendant quelques jours et je provoque une nouvelle tentative pour le 8. L'érection a lieu; elle est un peu plus prolongée, mais ne se soutient pas encore assez longtemps. Cependant il commence à être convaincu qu'il arrivera à son but.

Je précise de nouveau pour le 13 juin. Cette nuit en effet il réussit pleinement. Il dit qu'il a accompli l'acte conjugal facilement avec plaisir; mais sans attraction irrésistible. Le goût pour les hommes diminue, sans être éteint absolument.

Il est très heureux d'avoir réussi. Le 16, il n'a pas renouvelé l'essai, malgré la suggestion donnée. Il dit qu'il est comme un homme saturé, n'ayant plus aucun goût ni pour le sexe masculin ni pour le sexe féminin. Je lui suggère d'avoir des rapports avec sa femme dans la nuit suivante.

Le 17, il me dit avoir réussi dans la nuit, il s'est réveillé avec une érection, sans savoir qu'elle eût été suggérée, et a vu sa femme avec plaisir. Actuellement il sent pour le sexe masculin une indif_férence complète; il ne sait pas cependant si une occasion se présentant, il résisterait.

Je suggère un goût de plus en plus marqué pour sa femme et une nouvelle cohabitation dans la nuit du 19 au 20. La suggestion réussit à merveille ; il dit que le goût contre nature a disparu complètement.

Il reste encore huit jours à Nancy ; voit sa femme deux fois dans ce laps de temps, toujours avec plus d'ardeur. Il se sent tout autre, ne comprend plus qu'il ait pu avoir des goûts dépravés ; et j'apprends plus tard que la guérison physique et morale s'est maintenue jusqu'à ce jour.

Je pourrais relater un fait d'impuissance analogue, sans inversion sexuelle, impuissance provoquée par une hypéresthésie vulvaire de sa femme, mais qui continua plusieurs années après la guérison de celle-ci. La guérison eut lieu après trois semaines de suggestion.

Les docteurs Krafft-Ebing, de Vienne, Ladame de Genève, et de Schrenck-Notzing, de Munich, ont relaté des faits analogues d'inversion sexuelle guérie par suggestion. Dans notre cas cette inversion s'accompagnait d'impuissance complète pour les femmes depuis sept ans. La guérison physique et morale a été rapide.

VII

OBSERVATIONS DE NÉVROSES PSYCHIQUES

OBSERVATION XXXIX. — *Névrose psychique, cérébro-gastrique, ancienne. Guérison rapide par la suggestion hypnotique.*

Il y a longtemps que je souffre de la tête et de l'estomac. Pendant les trois dernières années que j'ai passées au lycée, j'étais sujet à de fréquentes migraines accompagnées de vomissements, survenant régulièrement le mardi et le vendredi. En 1885 et 1886, on m'a soigné pour une dyspepsie. Mais c'est surtout depuis le commencement de 1890 que je me suis senti malade tout en tâchant de me le dissimuler à moi-même. D'incessants maux de tête, des douleurs vagues mêlées d'excitation et de faiblesse dans tous les membres, des névralgies intercostales, des renvois, des aigreurs, des lourdeurs dans l'estomac et des insomnies continuelles qui me fatiguaient beaucoup. Souvent, en me mettant à table le soir, ou en me levant le matin, je sentais encore mon repas de midi ou celui de la veille qui s'était attardé dans mon estomac. De là un manque d'appétit, un dégoût absolu de nourriture alternant avec des faims canines, des fringales qui me prenaient parfois au milieu même de la digestion.

Mais cela n'était peut-être pas tout cela, non plus que les maux de tête et les insomnies, qui me faisait le plus souffrir. Les impressions les plus douloureuses que j'éprouvais étaient des impressions morales contre lesquelles j'essayais en vain de réagir. Le plus mauvais moment à traverser pour moi était ordinairement entre deux et quatre heures de l'après-midi. Alors je sentais en moi une faiblesse, une lassitude inexprimables, une torpeur générale, un engourdissement et comme un effondrement de tout l'être. Tout mouvement, toute action m'était pénible. J'évitais la société pour n'avoir pas la peine de parler et surtout de rassembler et de diriger mes idées qui ne m'obéissaient plus. Une tristesse noire et sans motifs raisonnables m'envahissait; j'étais préoccupé et inquiet sans savoir pourquoi. Je me prouvais que je ne devais pas l'être; mais le raisonnement n'y faisait rien. Je me désolais et m'irritais de voir mon cerveau me refuser le service, mes idées devenir troubles. En lisant j'étais obligé de relire dix fois la même phrase sans arriver à l'entendre; quand j'arrivais à la fin, j'avais oublié le commencement. Je ne pouvais m'appliquer ni penser à ce que je faisais, non parce que ma pensée s'attachait à un autre objet, mais parce qu'elle ne pouvait s'attacher à rien et était vide, par impuissance d'avoir aucune idée nette. Je voyais souvent les choses présentes sous un angle bizarre. L'impression directe du présent n'existait pas pour moi et faisait place aux souvenirs et aux regrets du passé ou aux préoccupations de l'avenir. En face de personnes que je connaissais intimement, il me semblait parfois que je les voyais pour la première fois et qu'elles m'étaient inconnues. J'avais des moments d'absence où la mémoire et la volonté m'échappaient complètement, pendant lesquels je perdais la conscience et la maîtrise de moi-même. Je sortais de cet état comme assommé et il me semblait que je me réveillais d'un rêve pénible.

Et pourtant je luttais. Tantôt je recourais à des efforts énergiques et directs de la volonté, tantôt j'essayais de me persuader que tout cela n'existait que dans mon imagination; je tentais de me figurer que j'allais parfaitement bien; je le disais et le répétais alors à qui voulait m'entendre. Mais plus je luttais et plus le mal physique empirait, comme si ma volonté et ma force se fussent épuisées dans cette lutte, au lieu de s'y affirmer. Ce déploiement d'énergie ne me conduisait qu'à un abattement plus profond. Et puis je m'impatientais et m'exaspérais de me voir dominé et chassé pour ainsi-dire de moi-même par quelque chose d'étranger. Cet état de tristesse et de rêve était en contradiction trop violente avec mon caractère et ma tournure d'esprit: mes amis s'apercevaient bien de la morosité qui remplaçait mon enjouement optimiste d'autrefois. Je me mettais dans la tête que j'étais incapable de rien faire, que j'étais dépourvu de toute intelligence, que j'avais réussi dans les examens grâce à je ne sais quel hasard ; et cette idée m'humiliait et me faisait beaucoup souffrir.

Quand le Dr Bernheim m'a proposé de m'endormir, j'ai refusé tout d'abord, parce que je n'avais aucune confiance dans ce remède et je craignais de plus un ébranlement nerveux inutile. Il me persuada pourtant et me ferma les yeux. J'éprouvai alors une impression assez compliquée ; je l'entendais fort bien me parler ; j'avais ma pleine conscience, je cherchais à m'expliquer l'état dans leque je me trouvais ; je me disais en moi-même que je pourrais fort bien rouvrir les yeux si je le voulais ; mais quelque chose m'empêchait de le vouloir et de les rouvrir.

En me réveillant, je n'éprouvai à mon grand étonnement aucune lassitude, aucune fatigue, mais seulement un étrange besoin de rire : à tout-propos et sans propos j'avais des accès de gaieté [1]. Je me disais bien que cette gaieté devait être factice, mais je n'en restais pas moins gai et calme. La digestion se fit bien, c'est-à-dire qu'elle passa inaperçue.

Après les expériences suivantes, je me sentis de mieux en mieux au moral et au physique. Je dormais parfaitement sans interruption. La digestion continuait à ne plus me tourmenter. Encore quelques maux de tête et quelques renvois, mais qui s'atténuent de plus en plus. Il me semble que je parcours en sens inverse les phases successives de la maladie et que je suis revenu en quelques jours à la période de début, où je ne ressentais que quelques souffrances exclusivement physiques.

Au moral, j'éprouvais un sentiment de bien-être et de calme. Je me sens dans un état de quiétude, de lucidité et d'activité auquel je n'étais plus habitué. Je sens que j'ai repris possession de moi, de mon vrai moi. Je commence à travailler, je lis sans fatigue et je rédige même quelques pages d'un travail.

---

[1] J'avais suggéré pendant le sommeil ce besoin de rire et cette gaieté Le malade ne se souvenait que de la première partie de son sommeil ; la seconde pendant laquelle j'avais fait cette suggestion avait été profonde, avec amnésie au réveil.

Et pourtant je n'ai guère aidé moi-même à cette guérison. Je me suis laissé faire sans foi aucune. Dans les premiers jours même j'étais presque aussi vexé et humilié que content du succès. Je trouvais désagréable de voir une volonté autre que la mienne agir ainsi sur moi et réussir là où j'avais échoué.

Cette observation a été rédigée par le malade, après la quatrième suggestion faite le 11 juin 1890. Pendant son sommeil provoqué la veille je lui avais suggéré d'avoir le lendemain l'idée d'écrire brièvement pour me la remettre une note sur sa maladie, en insistant sur l'état psychique avant et après le traitement. Au réveil il ne se souvenait de rien. Le 13 il m'apporte cette note : il se rappela le 12 au matin que je la lui avais demandée, mais croyait que je lui en avais parlé à l'état de veille.

Il s'agit d'un homme de vingt-sept ans, remarquablement intelligent , ancien élève de l'École normale supérieure, agrégé et professeur de l'Université. Voici maintenant comment j'ai procédé pour pénétrer dans son domaine psychique.

Le malade est venu me consulter en mai; il m'exposa le récit de sa maladie, ses troubles psychiques et gastriques. Je l'examinai : c'est un jeune homme bien constitué, d'un tempérament nerveux, mais sans nervosisme apparent, sans maladies antérieures. Je constatai tous les organes en bon état sauf une dilatation notable de l'estomac clapotant jusqu'à l'ombilic. Cependant malgré ses digestions laborieuses, il n'était pas habituellement constipé et ne vomissait pas : je conclus que la dilatation de l'estomac était dominée par un état nerveux et que la digestion en somme quoique lente, se faisait, puisque les selles étaient régulières. Les migraines du début, les vomissements survenant à jours fixes comme par une sorte d'auto-suggestion, les douleurs de tête, les sensations d'excitation et de faiblesse des membres, les névralgies intercostales accompagnant dès le début les troubles digestifs, tout cela me fit penser que la neurasthénie dominait la scène. La dilatation d'estomac entretenait la neurasthénie psychique dont elle était issue.

Je ne parlai pas au malade de suggestion, ne voulant pas risquer une intervention à laquelle son esprit pouvait ne pas être préparé.

J'appelai son attention sur son estomac dilaté, je lui expliquai que la dyspepsie consécutive à cette dilatation pouvait être cause de toutes les manifestations nerveuses, je lui prescrivis un régime convenable ; il devait revenir me voir, après trois semaines de ce régime.

Il revint le 5 juin ; les digestions étaient meilleures ; il avait moins de renvois, moins de lourdeur d'estomac ; mais l'état céré-

bral restait le même. Il me donna de nouveaux détails sur cet
état et me dit entre autres qu'il lui arrivait d'avoir des absences,
de perdre conscience. Ainsi un jour, dit-il, il était sorti par la porte
du jardin et se trouva au bout d'un certain temps dans la forêt
sans savoir comment il y était arrivé, ayant complètement perdu
le souvenir de ce qui s'était passé depuis le moment où il quittait
le jardin et celui-ci où il revint à lui dans la forêt.

Cette circonstance me donna l'éveil. Je sais par expérience
qu'on peut toujours réveiller le souvenir des faits oubliés qui se
sont passés dans un autre état de conscience, tel que celui de
l'hystérie, celui du somnambulisme provoqué ou spontané.

Je dis alors au malade : « Vous croyez que vous avez eu une
absence, que vous avez été inconscient. Je vais vous démontrer
que cela n'était pas, que vous aviez votre conscience.

Et pour vous le démontrer, je vais réveiller dans votre esprit
le souvenir de tout ce que vous avez fait pendant cette promenade
en apparence inconsciente. Tenez ! vous allez vous rappeler. » Ainsi
je procède toujours avec succès pour réveiller les souvenirs en
apparence éteints de l'état somnambulique. Je mets la main sur
son front, je concentre son attention, j'affirme qu'il va se souvenir.

Et en effet, au bout de deux minutes, il dit : « Ah ! oui ! j'ai
longé la rivière, j'ai rencontré un homme à qui j'ai parlé, je me
suis assis sur un banc, etc. », évoquant ainsi tous les incidents de sa promenade et tous les phénomènes de conscience
engourdis.

Il fut grandement surpris de ce fait. Je conclus du succès de
cette expérience à sa grande suggestibilité, et à son aptitude à
être mis dans un autre état de conscience, favorable à la suggestion.

Je profitais de l'impression produite pour lui dire : « Vous voyez
que vous n'avez pas d'absence. Votre maladie est une névrose
psychique. Je pense qu'elle est justiciable de la suggestion. » Il eut
un moment d'hésitation. Je lui expliquai que la suggestion
n'est qu'un traitement moral, que le sommeil provoqué n'a pour
but que de rendre ce traitement plus efficace, en dégageant le
cerveau de toute préoccupation, de toute obsession pour le rendre
à lui-même et y faire pénétrer des impressions physiologiques. Il
se laissa convaincre ; je le mis facilement en sommeil profond. Je
lui fis la suggestion de façon à être compris par lui, lui expliquant que le cerveau débarrassé de toutes ses sensations, et obsessions, il retrouverait toute son activité : la maladie de l'estomac était elle-même une névrose ; la suggestion modifiant l'état

nerveux de l'estomac facilitera la digestion, etc. Au réveil, il fut tout étonné de se sentir bien à son aise.

Je répétai la suggestion le lendemain 7 juin, puis le 9, le 11 et le 13 juin. Dès la seconde séance, il s'endormit instantanément en sommeil profond avec amnésie complète au réveil.

Après la quatrième il m'apporta l'observation qui précède. Je ne le revis qu'au bout d'un mois le 12 juillet :

Il n'accusait plus que quelques troubles digestifs, des aigreurs, des renvois, une digestion lente, une difficulté de travailler après les repas, des névralgies intercostales une demi-heure après durant une demi-heure à trois quarts d'heure : quelques douleurs arthritiques dans les jointures, un peu de mal de tête tous les deux ou trois jours : la moral est resté excellent.

Après quatre nouvelles suggestions du 12 au 22 juillet tous ces symptômes ont disparu, les douleurs dès la première suggestion ; les troubles digestifs ne cessèrent complètement qu'après la quatrième. La guérison était achevée physique et morale. Le 6 août il m'écrit de Paris qu'il va très bien moralement el que la digestion se fait bien. Cet état de bien-être absolu se maintenait encore fin août. La suggestion réprimera d'ailleurs toute velléité de retour offensif.

Cette observation écrite par un homme intelligent sachant s'observer et s'analyser apporte, il me semble, quelque lumière à l'histoire de certaines formes de neurasthénie et à la doctrine de la suggestion.

1° Il s'agit d'une neurasthénie d'origine psychique qu'on pourrait appeler cérébro-gastrique. L'amélioration rapide obtenue pour les fonctions digestives confirme l'idée que la dilatation était subordonnée à l'influence nerveuse. J'avais déjà émis cette idée dans la thèse de mon élève Thiébaut sur la dilatation d'estomac, l'un des premiers travaux publiés sous mon inspiration, en France, sur cette maladie ; j'y établis une forme de neuropathie que j'appelle neuropathie cérébro-gastrique ; elle peut être aussi cérébro-cardio-gastrique ;

2° La guérison rapide de la neurasthénie montre qu'il ne s'agissait pas d'une hypocondrie, maladie mentale incurable, ni d'une de ces formes de neurasthénie héréditaire tenace et incurable. Car je ne voudrais pas conclure de cette observation que toutes les neurasthénies sont dociles à la suggestion. C'est dans cette maladie, au contraire, qu'on rencontre le plus d'insuccès, surtout lorsqu'elle est inhérente à une modalité héréditaire trop prononcée du système nerveux. Ici nous avions un jeune homme impressionnable, né d'une mère impressionnable ; sa première jeunesse avait été exempte d'accidents nerveux. Le surmènement intellectuel du Lycée, la fatigue cérébrale dépensée dans la préparation de concours et d'examens laborieux avaient pu entraîner un état nerveux que l'impressionnabilité psychique avait retenu par une sorte d'auto-suggestion, et qu'une autre suggestion a pu déraciner ;

3° J'insiste sur l'impossibilité pour le malade intelligent de se suggérer lui-même sa guérison, malgré tous ses efforts. C'est là un fait important dans l'histoire de la neurasthénie. Le malade essayait de faire appel à sa volonté et de se persuader que tout cela n'existait que dans son imagination. Il le savait et ne pouvait réagir : les efforts dépensés allaient contre le but proposé ; ils faisaient appel à l'auto-suggestion inconsciente. Ainsi en est-il de beaucoup de neurasthéniques. Ils ont de la volonté ; ils ont de l'énergie. On les méconnaît trop souvent, quand on leur dit qu'ils s'écoutent, et qu'avec de la volonté, ils peuvent annihiler leurs sensations ; ils savent que leur vie entière est une lutte ; tous les raisonnements qu'on leur tient, il se les tiennent à eux-mêmes ; ils se consument en efforts stériles. Et cela se conçoit ; s'ils pouvaient se guérir spontanément, ils seraient tous guéris. Tout effort cérébral, chez eux, réveille la fourmilière d'idées et de sensations qui les obsède ; l'auto-suggestion inconsciente, plus forte, les domine ; c'est l'essence même de la maladie. Une influence étrangère est nécessaire pour les tirer de l'ornière ;

4° Les malades peuvent n'être suggestibles que dans un autre état de conscience. Alors la suggestion étrangère, soit rapidement, soit à la longue, fait table rase des phénomènes anormaux; elle modifie le dynamisme psychique, elle fait acte d'inhibition et de dynamogénie; elle agit souvent, à l'insu du sujet et sans qu'il s'en rende compte. Notre malade est humilié du succès; il est tout étonné qu'une volonté autre que la sienne puisse agir sur lui et réussir là où il avait échoué. C'est que l'état de conscience normal était peut-être rebelle à la suggestion et que l'état de conscience nouveau créé par l'hypnose constituait un terrain plus favorable à la suggestion, grâce à l'exaltation de la crédivité et de l'automatisme cérébral.

OBSERVATION XL. — *Ennui et obsessions avec inaptitude au travail depuis deux ans. — Amélioration par suggestion en vingt-neuf jours.*

M. X..., âgé de vingt-cinq ans, a fait d'excellentes études et conquis il y a plus de deux ans avec honneur son doctorat en droit. Depuis cette époque a débuté la névrose psychique dont il souffre aujourd'hui. A l'activité laborieuse dont il a fait preuve pendant sa carrière d'étudiant, a succédé une impuissance complète de travail.

Ses études terminées, il resta embarrassé par la recherche d'une position sociale. Bien que sa position de fortune lui permit de vivre à sa guise, cependant il désirait vivement une carrière utile, dans l'enseignement par exemple.

Malheureusement sa mère infirme réclamait ses soins, et lui-même, fils affectueux et dévoué, n'osait songer à la quitter, et ne pouvait trouver dans la ville qu'il habitait une situation conforme à ses goûts, et en rapport avec ses aptitudes. Après une série de tergiversations, il tombe dans le découragement, se crut déclassé, perdit tout goût pour le travail, même pour les études qui l'attiraient le plus, se concentra dans des idées tristes ; il essaya en vain de lutter contre cet état moral sans pouvoir y arriver. Tout resta vague et irrésolu dans son cerveau, la moindre application d'esprit lui était impossible ; le désœuvrement auquel il était condamné lui était odieux et il ne pouvait en sortir. Il n'avait plus ni goût, ni passion, pour rien. La vie lui pesait, dit-il : pendant près de deux ans, il promenait partout cet ennui profond qui le rongeait.

Sur les instances d'un ami, il se décida à me consulter le 30 juin 1890.

Bien constitué, sans antécédents morbides, fils d'une mère neurasthénique, il se croit lui-même entaché d'un vice héréditaire incurable qui détraque son cerveau. Toutes les fonctions sont normales, l'intelligence est très nette. sans aucune altération. Seulement son activité cérébrale est annihilée par les obsessions qui occupent son cerveau, « il est irrésolu, il ne peut plus rien faire, il est déséquilibré, il est condamné à l'ennui et au désœuvrement perpétuel ».

J'essaie de l'hypnotiser, sans arriver au sommeil. Il croit n'être pas influencé : d'ailleurs il est très tenace dans ses impressions, ne se livre pas volontiers, ne se laisse pas aller volontairement, il semble être plutôt venu par acquit de conscience, parce qu'un ami guéri par moi d'une névrose psychique analogue l'y a poussé. Nature froide et concentrée, il n'a qu'une confiance limitée. Je lui tiens les yeux clos, je lui explique que le sommeil n'est pas nécessaire à la suggestion, que celle-ci peut réussir à l'état de veille et doit réussir fatalement si le sujet s'y prête, je lui explique que son intelligence est nette, mais qu'il s'est laissé envahir par des doutes, des impressions auto-suggestives dont il ne peut pas se débarrasser spontanément, etc. Bref, je cherche à captiver son attention et sa raison en lui expliquant bien l'origine de la névrose et le mécanisme psychique de la guérison ; je fais de la suggestion à sa raison, et j'arrive à l'impressionner.

Après la première séance, cependant, il n'y a pas de changement ; mais après la cinquième, il y a un mieux sensible ; il sent le cerveau dégagé et peut de nouveau s'occuper. Cette amélioration ne dura que quatre jours. Puis il retombe dans son atonie. Après quatre jours de suspension des séances, il revint me voir le 10 juillet, démoralisé et convaincu qu'il ne sortirait pas de cet état.

Je le suggestionne de nouveau et je lui explique que ces résultats sont fréquents, que l'amélioration temporaire obtenue est de bon augure, qu'elle indique que son état cérébral peut se modifier. J'affirme qu'il se modifiera certainement, qu'il n'y a aucun doute, qu'il est impossible que la guérison ne se fasse pas, que s'il a confiance dans ce que je dis, s'il accepte ma suggestion, les idées nouvelles, les impressions nouvelles que je dépose dans son cerveau finiront, après un temps variable, par y prendre racine. C'est une loi de psychologie qui doit se réaliser chez lui comme chez tous, sur laquelle est basée toute la psychothérapie suggestive, etc.

Je fais cette suggestion presque tous les jours, affirmant que la guérison ne sera pas rapide, mais graduelle et progressive.

Après cinq ou six séances, le malade ne témoigne pas encore un grand changement. C'est toujours la même chose. J'évite de l'interroger sur son état ; je continue avec patience, affirmant que la guérison se fera graduellement, infailliblement. Cependant, les jours suivants, M. X... commence à se trouver mieux ; ses amis s'aperçoivent du changement. Je constate aussi que bien qu'il n'ait aucune sensation de sommeil, il est influencé ; en soulevant les mains doucement, elles conservent l'attitude imprimée. Après huit séances, vers le 18 juillet, il dit spontanément qu'il est bien, qu'il se sent comme il était autrefois, qu'il a repris le goût pour les études et a pu recommencer à lire avec plaisir ; il est tout étonné de ce changement qu'il ne croyait pas possible, alors que malgré toute sa volonté, il n'arrivait pas spontanément à se débarrasser de ses obsessions. Je continue les suggestions jusqu'au 26 juillet, il se sent en bonne voie et espère que la guérison se complétera.

Dans ce cas, la suggestibilité était moindre que dans le précédent. L'hypnose était peu profonde, le malade froid et concentré ne se laissait pas aller ; il opposait une résistance inconsciente. C'est avec ma ténacité, avec ma conviction que j'arrivai graduellement à impressionner cette intelligence et à lui permettre de se débarrasser des obsessions qui la paralysaient. Je lui conseille d'ailleurs de changer de milieu pour se soustraire aux conditions qui ont déterminé cette névrose psychique et maintenir sa guérison.

J'ai revu M. X..., le 20 août. Il a essayé un grand voyage ; mais aussitôt qu'il s'est trouvé seul, loin de chez lui, il s'est trouvé envahi par une anxiété avec tristesse et ennui insurmontables qui l'ont obligé à revenir dans sa famille. Malgré toute son énergie, il n'a pas encore assez d'assurance pour voler de ses propres ailes, sans appui moral. Aussi je l'engage à rester ici pour continuer le traitement suggestif jusqu'à guérison parfaite. Il a d'ailleurs pu continuer à se livrer à ses études ; la possibilité de travailler recouvrée par la suggestion s'est maintenue.

Observation XLI. — *Onanisme depuis quatre ans.* — *Névrose psychique : Névropathie cérébro-cardiaque.* — *Guérison par suggestion.*

Une nature portée à la mélancolie et à la rêverie, une sensibilité assez excitable, un tempérament nerveux, un sérieux qui ne se rencontre pas fréquemment chez les enfants, entrecoupé de loin en loin d'accès de gaité et d'éclats de rire presque exagérés, mais trop peu fréquents, tel était le terrain propre à la névropathie dont M. le Dr Bernheim, auquel j'en conserverai toujours une reconnaissance inaltérable et profonde, a pu me guérir radicalement.

Ecolier irréprochable, nature franchement honnête, ignorant encore à près de quinze ans ce qu'est le mal, j'eus le malheur d'être corrompu par un mauvais camarade, et dès lors, passionné, nerveux, sensible, je me livrai avec ardeur à cette déplorable habitude, l'onanisme. Jusqu'à presque dix-neuf ans et demi, je cédai à ce plaisir, et je le dis hautement, c'était bien loin d'être chez moi, dès ma quinzième année, une habitude d'enfant à nature corrompue ; mais le fruit d'une imagination exaltée, hantée par des visions lascives et aussi par le besoin réel (j'étais très fort pour mon âge) qu'avait éveillé ce plaisir des sens.

Pendant ces quatre années, j'essayai souvent de renoncer à cette habitude. Une révolte morale me faisait cesser pendant un mois ; une fois même, à l'âge de dix-huit ans, pendant quatre mois et demi ; mais finalement, l'habitude et le plaisir l'emportaient. Plusieurs fois, dans mon intérêt, j'avais l'envie de voir des femmes, mais j'espérais toujours, dans mon honnêteté de jeune adolescent, que je pourrais m'en passer et cependant me déshabituer de l'onanisme. Jamais je n'y arrivai, et par moralité, je ne pus me décider à voir de femmes. Il est vrai que j'étais bien jeune pour cela.

Quelques mois après que j'eus contracté cette déplorable habitude, c'est-à-dire à quinze ans et quelques mois, je devins amoureux d'une jeune fille du même âge que moi, passion toute d'imagination et cet absurde platonisme (je dis cela aujourd'hui) entretenait à mon insu mes habitudes vicieuses par le fait même qu'elle m'éloignait de la nature et m'empêchait de désirer d'autres personnes ; ma passion était malheureuse et nullement partagée. Voilà la cause première bien plus tôt que l'onanisme, de ma névropathie. Cette passion non partagée et à un âge par trop tendre, développa chez moi une mélancolie et une tristesse excessives qui ne firent que s'accroître de jour en jour. Mes baccalauréats, j'eus la chance de les enlever sans échecs, mais j'étais moins brillant qu'autrefois.

De plus, mon développement s'était très ralenti. Cependant, je n'eus jamais le visage qu'ont certains masturbateurs, visage alangui, corrompu, vicié. Le succès de mes examens me remit en état de santé meilleur ; mais un ou deux mois après, je fus pris de battements de cœur très violents, peut-être dus à la pipe, que je m'étais mis à fumer, mais qui avaient aussi pour cause assurément l'onanisme et l'état nerveux. Alors cet état, cette névropathie cérébro-cardiaque fut à son comble, et dura de janvier à juin, de dix-neuf ans à dix-neuf ans et demi.

L'onanisme n'était plus du tout causé par le besoin, mais uniquement par une idée étrange, enracinée dans mon cerveau, par un désir charnel, non accompagné de besoin réel, si bien que pas une fois, l'acte ne fut naturel, mais toujours provoqué. Caractère général : dégoût absolu et complet de la vie, de tout. Tout me semblait inutile, insipide, fastidieux. J'étais quelquefois en proie à des dégoûts tels que le courage seul me manquait pour en finir avec la vie, dont je n'apercevais pas l'utilité et dont je ne comprenais même plus la possibilité d'un but. Des idées philosophiques, étranges, bizarres, baroques, non puisées dans des livres, mais toutes personnelles, et incapables d'être fixées par des mots, tant elles étaient quelquefois obscures, et je dirai profondes, hantaient mon cerveau. Je n'admettais pas que la vie eût un but, et ce but final qui m'échappait, comme il échappe à tous, du reste, me plongeait dans cette mélancolie qui me faisait désirer de n'avoir jamais existé. Idées philosophiques sur tout, sur le monde extérieur, qui n'existe pas, sur la connaissance des choses en soi me tracassaient particulièrement. J'avais trouvé un auteur, Pierre Loti, qui était absolument dans mes idées sur beaucoup de points. et je buvais, à longs traits, charmé de retrouver dans ses ouvrages des pensées que j'avais eues antérieurement avant sa lecture, des sensations identiques, des vues semblables sur le monde et sur la vie. Pour moi, tout avait une grande mélancolie, les paysages, la clarté du soleil, l'étendue, l'espace, le temps, mais des mélancolies maladives, nerveuses à outrance. Presque toutes les sensations, le son du cor me produisaient des effets semblables. Les souvenirs, les idées, qui me hantaient sur ma passion avaient des formes enfiévrées, malsaines, toxiques même.

Il va sans dire que je n'avais plus aucun goût pour les études ; car je ne vivais plus que cette vie absurde, vie contemplative, idéale, toujours flottant entre ciel et terre. Un de mes amis me disait : « Tu es ou une bête ou un esprit ; mais tu n'es plus un homme. » Il n'y avait plus pour moi qu'une chose qui valait la peine de vivre, ma passion, et j'en jouissais d'une manière fiévreuse, maladive, incomplète, car même en elle je souffrais, ayant conscience de mon amoindrissement physique, de mon glissement vers l'impuissance, sans avoir la volonté et le pouvoir de m'écarter de l'abîme, où je m'enfonçais. Oh ! cette conscience de mon anéantissement physique était peut-être ce qui était le plus terrible. Voilà pour le moral.

Le physique évidemment se ressentait du moral et de l'onanisme, surtout qui me minait sourdement. Je me portais mal, j'avais du dégoût pour tous les aliments, une perversion de l'appétit marqué, désirant des mets non présents et abhorrant les mets présents, avec la conscience d'avoir faim, d'avoir besoin d'une alimentation reconstituante pour réparer les pertes. Grand désir aussi de dormir, de reposer, de me réparer, convoitant le coin du feu en hiver et le repos réparateur du lit qui ne venait pas! Loin de là ! J'ai passé six mois sans une bonne nuit, ayant toujours trop chaud, ne faisant du soir au matin que me retourner, aucune position ne me satisfaisant; et puis le matin, pour comble, l'onanisme souvent. Aussi j'étais fatigué et ne reposais pas. Des sensations nerveuses de froid aux jambes, de froid glacial, sans cause apparente, ne pouvant me réchauffer et me pelotonnant sans y remédier. Pendant huit à quinze jours des sensations de malaise dans le dos et les poumons en respirant, des points, des maux de tête violents et fréquents. Puis, une fois cela passé, des douleurs insupportables, aux omoplates, intérieures, mais presque superficielles, pendant une nuit. Une sensation nerveuse et pénible, œsophagienne, en respirant, qui dura deux jours. Puis quelque chose comme une cystite, douleur lancinante et agaçante à la vessie, avec envies très fréquentes d'uriner. Cette cystite m'a duré plusieurs mois, me reprenant deux ou trois fois plus fort, puis s'atténuant mais ne disparaissant jamais totalement. A cinq ou six reprises, j'ai rendu avec les urines du sang et des caillots sanguins, une ou deux fois de suite. Puis cela s'arrêta et un mois environ après, nouvelle émission de sang. Aujourd'hui cela a disparu complètement.

La partie psychique de ma névropathie surtout était accompagnée de sensations nerveuses inqualifiables, indéfinissables, non douloureuses, mais ennuyeuses et troublantes. Ces sensations nerveuses n'étaient pas douloureuses du tout, non localisées, mais vagues et ne pouvant se comprendre quand elles n'ont pas été ressenties. Elles étaient accompagnées d'une inquiétude mortelle, indescriptible, d'une agitation extrême de l'âme, d'une peur, d'un pressentiment de quelque chose de fatal, non précis. Quant aux palpitations, elles ont diminué de plus en plus, mais lentement, avec rechute quelquefois et sont à peu près maintenant tout à fait passées.

J'ai décrit toute ma maladie jusqu'à la fin, mais j'ai omis quelque chose d'important dans la question du moral. Quelque temps après que la névropathe fut déclarée, la jeune fille en question se mit à m'aimer, peut-être la pitié ou la bonté plutôt l'y avaient poussée. L'âge aussi lui avait donné ce sentiment. Je l'aimai encore plus. J'eus des entretiens avec elle, et cela dura six mois. J'ai été heureux plus que jamais, cela se comprend. Mais une pensée vague que ce sentiment était une très grande amitié du cœur et pas de l'amour peut-être, me venait à l'esprit. Effectivement. Je le sus plus tard. Et ce sentiment qui avait dans son esprit le but de me remettre la santé et de me ramener dans la bonne voie, malheureusement ne réussit pas à ses fins. Peut-être une fois que j'allai mieux me nuisit-elle plus qu'elle ne me soulagea. Et puis, je m'entêtais à lui faire me promettre quelque chose pour l'avenir, pour plus tard. Et elle, sérieuse, ne pouvait me promettre.

On me conseille, pour me guérir, d'aller consulter à Nancy M. le Dr Bernheim, pour me soumettre à un traitement par l'hypnotisme. Cela me révoltait un peu de penser que ma volonté ne suffisait plus et que j'avais besoin de celle d'un autre. J'hésitai trop longtemps, certes, à mon grand regret, et quand je me décidai, à la demande de mes parents, il était temps, je n'en pouvais plus. M. le Dr Bernheim n'a pu pousser la suggestion jusqu'au sommeil profond; (ce malade arrivait au 3e degré de Liébeault : catalepsie, automatisme rotatoire, contracture, souvenir conservé au réveil). Mais avec sa patience et sa ténacité, en me faisant la suggestion dans un état d'assoupissement, deux ou trois fois par semaine, en moyenne, pendant un mois à six semaines, il a pu me rendre la santé, la gaieté et faire d'un homme perdu un homme sain, bien équilibré et qui revient de jour en jour à ce qu'il était jadis. Au bout d'une semaine, le mieux était déjà sensible; le mal physique passait, le mal moral était plus dur à la détente. Petit à petit, après une ou deux petites rechutes ou plutôt un peu de laisser aller, le mieux s'est accentué: les palpitations ont cessé, le sommeil est revenu; réparateur, tranquille et régulier. Le goût du travail est revenu; le moral est guéri, plus de tristesse, plus de mélancolie. Et un point qui montre surtout cette guérison du moral, c'est que j'ai aujourd'hui, depuis quelques semaines, *la volonté effective* de ne pas favoriser ce platonisme et par l'absence, d'oublier ces sentiments faux, nuisibles aux études.

Il ne tiendrait qu'à moi de retomber, mais je veux oublier et cela ne sera bientôt plus qu'un souvenir. Je ne parle pas de l'onanisme qui s'est enfui avec la première suggestion.

Plus d'idées folles! j'ai compris la vie, son côté pratique ; il faut devenir un homme avant d'en vouloir jouer le rôle. Je laisse de côté ce qui n'est pas humain pour ce qui l'est. J'ai toujours compris sans vouloir me l'avouer, mais maintenant je me l'avoue hautement que ce n'est qu'une fois débarrassé de toutes ces idées qui me gênaient, que je pourrais arriver à quelque chose.

J'estime à sa juste valeur le résultat obtenu par mon « sauveur », je prise hautement ce qu'il a fait pour moi, me sauver de ma perte. Et je le répète, je ne pourrai jamais l'oublier. Puissé-je lui prouver ma reconnaissance par les résultats de mes études futures !

Cette observation a été écrite par un jeune étudiant en droit que ses parents désolés m'ont amené d'une ville voisine, avec prière d'essayer sur lui la puissance de la suggestion. C'était une nature honnête que j'ai pu ramener dans la bonne voie. J'arrivai facilement à le mettre en hypnose ; bien qu'il se figurât, comme beaucoup, n'avoir pas été endormi, cependant il était fortement influencé ; la catalepsie, les mouvements automatiques étaient très nets ; il y avait même des moments où le souvenir était éteint au réveil, sans qu'il s'en rendît compte.

Je lui suggérai de ne plus se complaire dans cette vie contemplative stérile et dangereuse, d'appliquer son esprit à des études pratiques et utiles à sa carrière ; de ne plus songer à ses idées amoureuses factices qui n'étaient au fond qu'une obsession, de n'avoir plus la moindre idée d'onanisme, de redevenir ce qu'il était autrefois, un étudiant laborieux ne perdant plus son temps et ses facultés dans des rêveries absurdes et extatiques, mais remplissant sa tâche utile et marchant vers le but pratique de la vie, etc. Les impressions nouvelles suggérées prirent peu à peu racine dans son cerveau et une transformation complète est accomplie dans son être physique et moral, à la grande surprise de ses parents.

VIII

OBSERVATION D'ALCOOLISME

OBSERVATION XLII. — *Habitudes alcooliques.* — *Delirium tremens.*
*— Rétablissement rapide de l'équilibre intellectuel et suspension
des habitudes alcooliques par suggestion hypnotique.*

L... (Charles), âgé de vingt-huit ans, cultivateur vigneron, entre
à l'hôpital le 29 mai 1890 pour des troubles d'origine alcoolique.

Il a quitté le service militaire en mai 1886, après trois ans de
séjour au Tonkin où il eut les fièvres pendant trente jours. Il s'y
mit à boire de l'absinthe ; rentré chez lui, il continua à boire, vin,
bière, eau-de-vie. Marié, père d'un enfant, il est séparé depuis
deux ans d'avec sa femme. L'année dernière il eut un accès de delirium tremens pendant huit jours. Actuellement il ne dort pas
depuis deux mois ; ses nuits sont agitées par des cauchemars. La
nuit du 29 au 30 mai il n'a laissé dormir personne dans la salle,
criant toute la nuit, gesticulant, croyant voir à la fenêtre le diable
avec ses cornes. Le 30 mai au matin, il avait encore la tête égarée,
parlait du diable, voulait partir. Toutefois en concentrant son attention, j'arrive à le faire répondre convenablement à toutes les
questions. Je lui tiens les yeux clos, lui affirme qu'il dort, et lui
suggère d'être calme et de dormir toute la nuit.

Le 1ᵉʳ juin, je l'examine, je constate une constitution bonne,
tempérament mixte. Les membres présentent un tremblement alcoolique notable, les fonctions cardiaque et respiratoire s'accomplissent bien. La sensibilité est normale.

Depuis la suggestion d'hier et d'avant-hier, le malade est calme
et les nuits sont bonnes. Il n'accuse plus qu'une certaine agitation,
une céphalalgie gravative ; mais l'intelligence est nette et il n'y a
plus d'hallucinations.

Je continue la suggestion ; il arrive au second degré. Les jours
suivants, il arrive en sommeil profond avec amnésie au réveil. Je
lui suggère de ne plus boire une seule goutte d'aucune liqueur
alcoolique. Le malade promet de le faire ; il parait d'ailleurs très
raisonnable et désireux de guérir ; il dit que c'est par entraine-
ment qu'il s'est laissé aller à boire plutôt que par goût. Je lui suggère un dégoût pour les liqueurs alcooliques.

A partir du 31 mai, le malade ne boit que de l'eau. Il est sorti
le dimanche 1ᵉʳ juin et affirme n'avoir rien bu.

Le 2 juin, étant constipé, il prend 2 pilules de podophylle et a, à la suite deux selles. Il accuse des démangeaisons ; une lourdeur dans la tête. Les mains présentent encore un tremblement assez accentué. Le vin qu'il voit boire à ses camarades ne l'attire plus. — Suggestion : sommeil profond. Au réveil, il dit que la tête est moins lourde.

4. — Journée bonne. Nuit agitée par des démangeaisons. Accuse de nouveau des lourdeurs de tête.

Le malade reste au service jusqu'au 14 ; les quelques troubles qu'il accusait encore, tels que sensation de faiblesse, lourdeur de tête, démangeaisons, se dissipent ; l'intelligence reste nette ; le tremblement diminue. Il ne boit que de l'eau ; le 9 il dit qu'il aurait encore bu du vin hier soir, mais qu'il ne l'a pas fait. Le 12, il ne manifeste plus le désir de boire, mais n'a pas le dégoût.

Il revient le 20 juin à la consultation. Il dit avoir essayé de boire de *la bière* avec des amis, mais n'a pu finir son bock qui le dégoûtait. Suggestion.

Il revient le 28 ; il va très bien, dort bien, a bonne mine ; les forces augmentent, dit-il, sans être tout à fait revenues. Il a bu une fois un peu de bière avec ses amis ; mais il s'est senti malade à la suite, vertigineux, et sent bien qu'il ne peut plus en boire.

Je ne voudrais pas affirmer que le malade, dont je n'ai plus eu de nouvelles, n'a pas eu de rechutes. Ce qui est certain, c'est que la suggestion a rétabli l'équilibre intellectuel et enrayé momentanément ses habitudes alcooliques. La suggestion continuée et répétée pendant un certain temps préviendrait certainement toute rechute.

IX

AFFECTIONS NEURASTHÉNIQUES

OBSERVATION XLIII. — *Névropathie datant de dix ans. — Vomissements alimentaires depuis un an. — Hémianesthésie gauche. — Suppression momentanée de l'anesthésie par la suggestion. — Cessation des vomissements. — Amélioration sans guérison complète.*

Léontine C... âgée de vingt ans, entre à l'hôpital le 14 juin 1887 pour des troubles nerveux et arthritiques remontant à l'âge de dix ans.

A cette époque, rhumatisme articulaire qui dure sept mois, à la suite duquel elle eut des battements de cœur fréquents qui durent depuis.

Depuis trois mois, toux sans expectoration : elle aurait eu les membres inférieurs enflés pendant deux mois, jusqu'il y a quinze jours. Santé toujours délicate. Tempérament lymphatique ; face pâle, anémique. Sonorité pulmonaire et respiration normales. Choc du cœur net, pouls au cinquième espace de la ligne mamillaire ; souffle doux, systolique à la base, souffle veineux continu et carotion. Pas d'albuminurie ni d'œdème. Appétit faible, digère difficilement ; depuis un an, elle vomit ses aliments deux ou trois heures après les repas, pas d'aigreurs, ni de régurgitation ; pyrosis depuis quatre mois après ses repas : une selle tous les deux jours. Aménorrhée depuis onze mois. A eu une crise hystériforme légère, mais avec perte de connaissance et pendant trois heures, le jour de l'Ascension.

Creux épigastrique effacé, dilatation de l'estomac, son stomacal jusqu'à l'ombilic ; sensation de piqûre d'épingle à la région précordiale.

Sensibilité à la pression dans tout le côté gauche de l'abdomen. Anesthésie tactile du côté gauche ; elle est presque complète au membre supérieur gauche, et au membre inférieur : la sensibilité reparaît sur le thorax à un travers de doigt à gauche du sternum, sur l'abdomen à deux travers de doigt à gauche de la ligne médiane ; sur le cou, anesthésie à gauche jusqu'au niveau du sternomastoïdien, à la face sensibilité conservée. Le sens musculaire existe. La piqûre d'épingle est perçue, mais moins douloureuse que normalement, sauf sur le tronc où elle est douloureuse. Sur le dos la sensibilité tactile (attouchement simple) n'existe pas jusqu'à deux travers de doigt de la ligne médiane, la pression est perçue.

Sensibilité à la pression des quatrième, cinquième et sixième espaces intercostaux gauches. La malade se plaint pendant son sommeil, au point de réveiller les voisins.

16. — A vomi hier soir. Persistance de l'anesthésie gauche. Analgésie dans le membre supérieur gauche et perte du sens musculaire : la piqûre est sentie dans la jambe, non dans la cuisse. Analgésie du côté gauche du tronc. Anesthésie et absence du sens olfactif gauche. Gustation abolie. Audition et vision normales. Sensibilité tactile et de douleur abolie sur toute la langue. Sensibilité conservée sur cuir chevelu, abolie sur la paupière supérieure gauche, sur le côté gauche du nez, des lèvres, conservée sur la joue, abolie sur le pavillon de l'oreille et le cou.

Sommeil profond provoqué et suggestion. Au bout de dix minutes, on arrive à restaurer la sensibilité de tout le côté gauche et le sens olfactif. Au réveil la sensibilité existe partout, excepté à l'avant-bras et aux coudes.

17. — La malade a vomi hier deux fois ses aliments, un quart d'heure après ses repas. N'a pas dormi la nuit. Accuse toujours la sensation de piqûres d'épingles au cœur. L'analgésie complète a reparu au membre inférieur, l'épingle est perçue ailleurs. L'anes-thésie tactile gauche existe de nouveau sauf à la face; au bras et à la jambe, sensibilité obtuse.—Suggestion; restauration de la sensibilité.

18. — Elle a vomi une fois hier matin, pas le soir. La sensibilité n'est pas explorée. Suggestion.

21. — Peu d'appétit. Elle mange peu, ne vomit plus, accuse tou-jours des battements de cœur. Anesthésie du bras et du tronc; sensibilité vers l'aisselle et au niveau du deltoïde. Anesthésie de l'ab-domen à gauche, anesthésie de la jambe, retour de la sensibilité à son tiers supérieur et à la cuisse. Le sens musculaire existe. — Suggestion.

22. — N'a pas vomi. — A moins de picotements au cœur.

23. — A dormi toute la nuit. — A vomi hier soir. Mange un peu plus. — Sensibilité dans la main. — Anesthésie du bras, du tronc, de la cuisse. — Sensibilité à la face, dans le pied; anesthé-sie de la jambe jusqu'à son tiers supérieur.

27. — N'a pas vomi, dort la nuit.

28. — Idem. A toujours des battements de cœur et une sensation de picotements dans cette région.

La malade reste jusqu'au 15 octobre; les vomissements ont défini-tivement cessé; l'appétit reste faible, les nuits sont assez bonnes, l'anesthésie est variable, mais en général ne cède que passagère-ment à la suggestion. La douleur dans le côté droit de l'abdomen a diminué. La malade quitte l'hôpital, débarrassée de ses vomisse-ments, accusant un mieux sensible : mais non guérie; les nom-breux troubles névropathiques, cardiaques, gastro-intestinaux et autres sont trop invétérés pour être déracinés.

OBSERVATION LXIV.—*Neurasthénie datant de huit mois. — Douleur dans la fosse iliaque droite, au-dessous des rebords costaux, constriction laryngée, dyspepsie, etc. — Hémianesthésie droite. — Restauration rapide de la sensibilité, par suggestion. — Amélioration notable persistante obtenue en dix jours.*

M... (Catherine), âgée de trente-quatre ans, entre à l'hôpital le

5 juin 1888 pour des symptômes neuropathiques. Mariée, divorcée depuis trois ans, ayant perdu deux enfants, elle est malade depuis huit mois. L'affection a commencé par des douleurs dans toute la face, l'occiput, le crâne, douleurs plus marquées dans le côté gauche de la face, l'empêchant de manger et de dormir. En même temps grosseur à l'aine gauche pour laquelle elle a passé huit jours au service de chirurgie. Les douleurs disparurent à la suite de frictions faites avec l'onguent napolitain pendant huit jours. Elle était assez bien au mois de janvier. De fin février à fin mai, maux de gorge, appétit capricieux. Vers le 15 mai, douleurs lombaires s'irradiant dans le côté droit du ventre et le long de la face postérieure de la cuisse jusqu'aux genoux, douleurs lancinantes qui durèrent trois jours.

Les règles ordinairement peu abondantes et durant trois jours, se montrèrent le 15 mai, revinrent plus abondantes le cinquième jour, et durèrent encore neuf jours avec coliques et envies d'uriner fréquentes : elle prit deux injections d'eau chaude par jour et les règles s'arrêtèrent. Les douleurs abdominales revinrent et persistent dans le côté droit, elle accuse aussi des battements de cœur.

Etat actuel (6 juin). — Constitution débilitée. Muqueuses décolorées. Anémie. Apyrexie. Langue nette. Accuse des élancements douloureux au-dessous du rebord costal droit sur la ligne mamillaire et d'autres au même niveau sur la ligne axillaire. Douleur à la pression de ces points. — Ces douleurs sont continues, très intenses.

Inappétence depuis cinq jours, auparavant appétit capricieux depuis huit mois. Quand elle a mangé, battements de cœur fréquents ; elle a eu pendant huit mois, après ses repas des régurgitations aigres, du pyrosis, des nausées qui ont disparu depuis qu'elle ne mange plus. Elle est constipée depuis quatre jours, elle est d'ailleurs sujette à la constipation et reste parfois sept jours sans selle. Elle est sujette aux battements de cœur, a souvent une sensation de boule remontant vers l'épigastre, n'a jamais eu de crise de nerfs.

Ventre souple, douleur vive à la pression profonde de la région iliaque droite et au-dessous des fausses côtes. Sensation de pesanteur à l'épigastre avec constriction à la gorge ; au toucher, léger degré d'antéflexion utérine avec un peu de gonflement utérin : culs-de-sac non douloureux.

Hémianesthésie, avec hémianalgésie droite du tronc et des membres, sensibilité conservée à la face. La plante du pied seule est

un peu sensible et détermine des réflexes à la piqûre. — Absence
du sens musculaire au bras droit. Les organes sensoriels fonctionnent normalement.

7 juin. — Un aimant a été appliqué hier matin sur la jambe
droite, il est resté toute la journée et une partie de la nuit, il est
tombé pendant le sommeil. L'anesthésie persiste au même degré.
— Par suggestion à l'état de veille, la sensibilité est restaurée en
quelques secondes sur la jambe droite.

Une pièce d'or appliquée sur la cuisse pendant trois minutes ne
restaure pas la sensibilité : la suggestion à l'état de veille la restaure en quelques secondes. Les douleurs thoraciques ont diminué pendant la nuit. — Suggestion hypnotique, sommeil profond.

8 juin. — Ce matin la sensibilité reste très nette dans la jambe
et la cuisse droite, elle s'est rétablie spontanément sur tout le côté
et le membre supérieur. On constate encore une sensibilité légère
au-dessous du rebord costal droit et un peu de pesanteur épigastrique, mais moindre.

La sensibilité restaurée se maintient.

10 juin. — Suggestion hypnotique. — Continue à bien aller et
n'accuse plus qu'une certaine gêne au-dessus de l'aine droite.

14 juin. — Va bien. N'accuse qu'une sensation de fourmillements dans la jambe gauche ; légère sensibilité au-dessus des
aines ; quand elle marche, elle accuse la sensation d'un corps qui
remonte des cuisses jusqu'au sein droit avec pression et gêne respiratoire ; quand elle se couche du côté droit, sensation de picotement
dans le rebord axillaire. — Suggestion.

15 juin. — Va bien, n'accuse qu'un engourdissement dans les
jambes quand elle marche. N'a plus de douleurs.

La malade reste jusqu'à la fin du mois, n'accusant plus que
quelques sensations peu douloureuses : la sensibilité persiste, restaurée, l'appétit est revenu, la digestion est assez bonne. L'époque
menstruelle suggérée pour le 4 juillet, apparait le 28 juin, peu
abondante et dure trois jours.

Je n'insiste que sur un point : la résistance de l'anesthésie
à la magnétothérapie et à la métallothérapie, sans suggestion ; sa guérison rapide par suggestion simple sans
métal ni aimant.

OBSERVATION XLV. — *Nervosisme datant de quinze mois. Douleur de tête continue; rachialgie, douleur dans les jambes; sensation de boule; concentration triste; suppression des symptômes pendant un mois après seize jours de suggestion.*

D..., Marie, âgée de quatorze ans, dentelière, entre à l'hôpital le 14 février 1890, pour une affection nerveuse datant de quinze mois. Elle est caractérisée surtout par une douleur de tête, donnant lieu à une sensation de coups de marteau dans les tempes et le front; cette douleur est presque continue depuis quinze mois, elle l'empêche de dormir, au moins cinq fois par semaine. Depuis cinq ou six mois, la malade avait de plus des douleurs dans les jambes, avec rachialgie l'empêchant souvent de se lever. — La malade restait des semaines sans pouvoir travailler; en moyenne elle ne travaillait que quinze jours par mois. Elle n'a jamais eu de crises de nerfs, mais assez souvent, deux ou trois fois par semaine, durant un heure chaque fois, une sensation de boule hystérique avec strangulation. Appétit faible; cauchemars fréquents. Elle ne signale pas de maladies antérieures, ni d'antécédents héréditaires: sa mère a le caractère un peu vif, dit-elle, mais n'a pas de maladie nerveuse.

Etat actuel. — Constitution bonne, tempérament nerveux. — Intelligence nette; apyrexie. — Réglée pour la première fois il y a dix-huit mois et régulièrement depuis; la céphalalgie et la sensation de boule n'augmentent pas au moment de la menstruation.

14 février. — Suggestion en sommeil profond avec amnésie au réveil. Le mal de tête a disparu au réveil. Il revient dans l'après-midi, et se dissipe spontanément le soir. Dort pour la première fois bien cette la nuit. — N'a plus de douleur dans les membres.

15. — La malade allant bien, est rentrée chez elle; mais elle est reprise de mal de tête le 16 et sa mère la ramène le 17.

17. — Après suggestion le mal disparaît de nouveau.

18. — Se plaint depuis ce matin de céphalalgie frontale, coups de marteau. La nuit elle a bien dormi, sauf des coliques avec trois selles qui l'ont réveillée. D'ailleurs elle n'a plus eu ni boule, ni strangulation. Elle attribue sa céphalalgie à un coryza qu'elle a depuis hier soir. La suggestion hypnotique dissipe instantanément cette céphalalgie.

19. — A été très bien toute la journée, sauf quelques coliques : c'est l'époque menstruelle qui est venue.

21. — Encore un peu de mal de tête hier et quelques coliques insignifiantes. — Suggestion.

22.—N'a pas eu de mal de tête dans la journée d'hier, mais dans la soirée pendant une heure.— A bien dormi.—Suggestion.

24.—N'a plus eu de douleurs, elle mange et dort bien. Sa mère qui est venue la voir est tout étonnée ; elle raconte que le mal de tête était continu depuis quinze à seize mois, sans sommeil ni appétit. — Suggestion.

25.—Va bien, n'a plus eu mal. — Suggestion.

26.— N'a pas eu mal dans la journée, a dormi jusqu'à quatre heures du matin : la céphalalgie a commencé à ce moment et persiste : coups de marteau dans les tempes.

La douleur enlevée par suggestion est revenue au bout de cinq minutes : a peu dormi la nuit. — Suggestion : de plus je prescris une potion suggestive (20 gouttes d'alcoolature d'aconit, dans une potion), à prendre le soir deux cuillerées en cas de douleur; je lui affirme qu'une demi-heure après elle dormira sans douleur.

28.— La douleur qui avait été enlevée par suggestion le matin, à onze heures, a reparu au bout d'une demi-heure et a duré jusqu'à une heure.— A pris le soir deux cuillerées de la potion et s'est endormie jusqu'à trois heures et demie. Au réveil n'avait pas mal. S'est rendormie à cinq heures du matin jusqu'à six heures et demie.— N'a aucun mal actuellement — Suggestion.

1er mars.— A été bien toute la journée. Vers six heures du soir, en toussant, elle a senti un commencement de douleur; elle a pris deux cuillerées de la potion et a dormi toute la nuit. Dit avoir senti quelques douleurs dans le poignet hier, après avoir tiré de la laine pendant quelques minutes.— Suggestion.

A partir de ce jour, la douleur de tête est définitivement guérie. La malade reste encore au service jusqu'au 30 mars. Je ne l'endors plus qu'à de rares intervalles. Elle ne se plaint plus de rien et part définitivement guérie le 30 mars. J'ai appris plus tard que l'enfant, rentrée dans son milieu, a été reprise de sa neurasthénie. J'ai conseillé à la mère de la renvoyer et de la laisser trois mois à l'hôpital pour déraciner complètement ces phénomènes d'auto-suggestion.

En résumé après seize jours de traitement, une neurasthénie infantile, maux de tête continus, rachialgie, cauchemars, a été guérie et est restée guérie tant que la malade est restée sous notre influence. Il faut souvent pour prévenir les rechutes d'une affection aussi invétérée, un traitement suggestif prolongé ; la séparation d'avec la famille, le changement de milieu, l'influence continue d'une suggestion intelligente et d'un milieu suggestif sont parfois nécessaires pour modifier la modalité psychique et réprimer la tendance incarnée par une longue habitude à l'auto-suggestion.

OBSERVATION XLVI. — *Nervosisme.* — *Epigastralgie.* — *Concentration triste depuis trois mois et demi.* — *Vomissements. Amélioration immédiate et guérison en douze jours par suggestion hypnotique.*

Charles S..., âgé de onze ans, m'est amené le 8 mars. C'est un enfant d'une santé délicate, lymphatique, sans maladie antérieure; le père et la mère sont nerveux; un petit frère a une coxalgie suppurée.

Il est malade depuis trois mois et demi : l'affection a commencé par de l'inappétence avec répulsion pour les aliments; bientôt il vomit tout, même le bouillon, aussitôt après l'ingestion : les vomissements devinrent de plus en plus fréquents; il ne gardait même plus le lait glacé. Chaque vomissement amenait une céphalalgie qui durait dix minutes. Quelquefois, mais pas habituellement, de la diarrhée. Depuis ce moment, il cessa d'aller à l'école, et on remarqua chez lui des mouvements nerveux dans les membres et à la face.

L'enfant devint triste, faible sur ses jambes, tombant souvent.

Depuis trois semaines, il vomit un peu moins et a moins de répulsion pour les aliments, mais il se plaint de douleurs plus vives au creux épigastrique, douleur lancinante commençant à cinq heures du matin et durant jusqu'au soir.

Je l'hypnotise le 8 mars et lui suggère de ne pas vomir, de n'avoir plus de douleur, d'avoir de l'appétit, de la gaîté, etc. — Il est en sommeil profond avec amnésie au réveil.

Il revient le 10 mars. Depuis la suggestion, il n'a vomi qu'une fois; il a été plus calme, n'a plus de douleur. — Deuxième suggestion.

11 mars. — N'a plus eu de douleur du tout, ni de vomissements. On n'a plus constaté de vomissements nerveux. Il a dormi toute la nuit. La gaîté est revenue : il a mangé plus que de coutume. — Troisième suggestion.

12. — L'enfant a eu un peu mal dans la journée d'hier; le soir il allait très bien; a bien dormi. — Quatrième suggestion.

14.— Continue à aller très bien. Continuation des suggestions tous les jours.

Le 19. — L'enfant retourne à l'école; il a eu un peu mal au creux épigastrique en écrivant.

Le 21.—Je l'hypnotise de nouveau, jusqu'au 25.

L'enfant continue à aller bien; il peut écrire sans plus ressentir aucune douleur épigastrique. L'appétit s'améliore tous les jours.

La guérison se complète et se maintient.

OBSERVATION XLVII. — *Constriction douloureuse vive à la région épigastrique gauche, avec oppression et vertiges, depuis près de six semaines. — Guérison en trois jours par suggestion hypnotique.*

E. B..., fondeur à l'usine de Laneuveville, âgé de trente-quatre ans, entre à l'hôpital le 19 mai 1890, pour une douleur au-dessous du rebord costal gauche.

Le malade dit avoir toussé depuis le mois de novembre jusqu'en avril; il expectorait abondamment; il vomissait quelquefois après avoir mangé, par suite de la toux. Actuellement il ne tousse presque plus. Le 10 avril, il fut pris tout d'un coup d'une douleur vive qu'il localise en un point situé à trois travers de doigt à gauche de la ligne blanche, au milieu de l'épigastre; cette douleur, venue sans cause, peut-être à la suite d'une quinte de toux, l'obligea de quitter son travail qu'il put cependant reprendre le lendemain. Mais cette sensation douloureuse a persisté depuis le 10 avril; elle existe au repos; et quand il marche, elle s'étend transversalement à travers l'épigastre, déterminant une sorte de constriction avec sensation d'oppression, de vertige, et d'obnubilation visuelle.

Comme antécédents, le malade signale seulement une fièvre cérébrale à l'âge de huit ans. Il est marié, père de cinq enfants qu'il nourrit : bon ouvrier, il ne fait pas d'excès alcooliques. Il est venu de Laneuveville comme pensionnaire payant à l'hôpital pour être guéri de cette constriction douloureuse qui ne le quitte pas depuis six semaines.

Depuis le 5 mai, il a discontinué son travail.

Etat actuel. — Constitution bonne; tempérament mixte. Apyrexie. Le thorax est bien conformé; la sonorité est normale, la respiration nette, quelques sibilances légères trachéo-bronchiques; les fonctions digestives normales; l'appétit faible. La pression ne détermine qu'une douleur légère à la région indiquée. En somme, sensations douloureuses névropathiques sans lésion.

Il est, dit-il, impressionnable, il s'emballe facilement, mais redevient aussi vite calme.

J'essaie dès son entrée, de l'hypnotiser; il tombe en quelques secondes en sommeil profond; je suggère la disparition de la douleur. Au réveil, il n'accuse plus aucune sensation; il n'a souvenir de rien; il ne se rappelle même pas que je l'ai endormi.

20. — La douleur enlevée par suggestion hier matin est revenue dans l'après-midi. Il a bien dormi la nuit. Le point douloureux existe encore ce matin, peu intense. Nouvelle suggestion : disparition complète de la douleur.

21. — Le malade a encore eu une légère sensibilité dans la journée. A partir de 6 heures du soir, plus rien. La constriction, le vertige, l'obnubilation ont totalement disparu. Il se déclare complètement guéri; depuis le 10 avril, début de sa maladie, il n'a jamais été aussi bien. Je lui fais une dernière suggestion en sommeil profond et il demande à rentrer chez lui et à reprendre son travail.

OBSERVATION XLVIII. — *Douleur épigastrique et hypocondriaque droite depuis trois semaines enlevée en quelques jours par suggestion.*

Th. Joseph, âgé de soixante ans, entre à l'hôpital le 22 juillet 1890, pour une douleur nerveuse abdominale. Depuis trois semaines, sans cause connue, il accuse cette douleur dans la région hypocondriaque droite; elle est continue, contusive, et l'a obligé de quitter son travail. Le malade a eu les mêmes douleurs il y a deux ans, pendant deux mois. L'année dernière il les a eues pendant deux mois et aurait été soumis à des lavages d'estomac. Depuis trois semaines, il n'a pas d'appétit. Auparavant il mangeait bien; la digestion est bonne; les selles sont régulières. N'a pas eu de maladies antérieures, si ce n'est quelques excès de fièvre intermittente en Afrique d'où il est revenu en 1883 après y avoir séjourné sept ans. D'ailleurs, jamais d'ictère. pas de cachexie. Quelques douleurs diffuses qualifiées de rhumatisme.

Constitution bonne, bien conservée. Tempérament mixte. Les fonctions diverses sont normales. A l'examen du ventre on ne constate rien d'anormal; l'estomac n'est pas dilaté; le foie ne dépasse pas le rebord costal. La région épigastrique et hypocondriaque sont sensibles à la pression. Par affirmation suggestive on détermine un point particulièrement douloureux au-dessous du rebord costal sur la ligne mamillaire; on détermine aussi un point rachidien. — Le malade est mis en sommeil profond le

23 juillet. Au réveil, après suggestion, il dit spontanément qu'il va mieux. A la pression la région sus-ombilicale est moins sensible.

24. — A eu hier sa douleur vers le creux égigastrique pendant trois heures. Ce matin cette région est sensible ; la région hypocondriaque ne l'est plus. Digestion bonne. A dormi cette nuit, comme il ne l'avait pas fait depuis six nuits ; cependant s'est réveillé encore cinq ou six fois. Pression douloureuse sur une ligne allant de l'appendice xiphoïde à l'ombilic. Suggestion.

25. — La douleur de l'hypocondre ne revient plus. La douleur épigastrique enlevée hier matin est revenue le soir. On trouve aussi le point rachidien suggéré. — Suggestion. Application de collodion pour prolonger l'effet de la suggestion et empêcher la douleur de revenir.

26. — Le collodion lui a, dit-il, fait du bien. La douleur n'est plus que très faible.

Les deux jours suivants, il continue à aller bien. J'évite de lui parler de sa douleur pour ne pas appeler son attention, c'est-à-dire son auto-suggestion sur elle.

Le 28, il se déclare guéri et demande sa sortie.

OBSERVATION XLIX. — Gastrite et gastralgie nerveuse. —
Guérison rapide par suggestion.

Edmond Th..., âgé de quarante-deux ans, marchand d'habits, entre à l'hôpital le 11 juillet 1890, pour des symptômes de nervosisme lié à une dilatation d'estomac. Il y a deux ans, le 15 mai, la maladie a débuté brusquement par une indigestion. Après avoir mangé du ragoût de veau avec de la salade de laitue, il fut pris de douleur d'estomac, avec vomissements ; toute la nuit agitation, douleur de tête, crampes d'estomac ; les vomissements ne continuèrent pas la nuit. Mais le lendemain et pendant trente-deux jours de suite, il vomit un liquide verdâtre, dit-il, ne mangea plus et eut des douleurs atroces dans la région épigastrique. Pendant ce temps, on lui mit des vésicatoires sur cette région, on fit des frictions stibiées, on le mit à la diète. A l'hôpital de Lunéville, on lui fit à la fin des lavages d'estomac ; il continua à vomir quelques jours ; puis le vomissements se calmèrent ; la douleur persistait. On songea alors à un rétrécissement œsophagien ; on lui passa des sondes avec boules d'ivoire ; cette opération fut faite une dizaine de fois et déterminait chaque fois des douleurs intolérables qui obligeaient le médecin à retirer la sonde.

Après trente-deux jours de traitement il alla mieux, se remit à travailler. Il vint habiter Nancy en avril 1889. Le 2 mai, après avoir diné, il vomit une seule fois et resta de nouveau malade pendant trente jours. C'étaient des douleurs épigastriques, qu'il compare à des picotements, à des lancées, se répétant sept à huit fois par jour, durant un quart d'heure chaque fois, sans vomissements. M. le Dʳ Schuhl reprit les lavages d'estomac. Après une dizaine de lavages, il alla de nouveau mieux.

Le 4 juin, il entra au service de M. le Dʳ Spillmann et y resta jusqu'au 14 juillet; on lui lava l'estomac deux fois et on lui fit prendre du charbon.

Depuis il fut repris, à diverses reprises. En novembre, pendant dix jours; en décembre huit jours.

Actuellement il est pris depuis le 2 mai de douleurs d'estomac, avec régurgitations glaireuses, tous les jours. Il ne prend que des aliments liquides; il va difficilement à la selle. Depuis trois ans, pendant la défécation, quand les selles sont dures, il ressent des douleurs dans les genoux.

· Comme antécédents, il accuse une syphilis en 1869; en 1870, il aurait eu un nouveau chancre et a perdu ses cheveux. — Il n'accuse pas d'habitudes alcooliques. Faut-il le croire? Il n'a pas de tremblement.

Constitution assez bonne; tempérament nerveux. L'examen des organes et des fonctions ne démontre rien d'anormal. On constate seulement que l'estomac est un peu dilaté et clapote jusqu'à deux travers de doigt au-dessus de l'ombilic. — Aucun symptôme tabétique. — La pression épigastrique n'est pas particulièrement douloureuse; mais on crée facilement par affirmation suggestive une zone douloureuse xiphoïdienne.

Aucun traitement n'est fait avant le 14 juillet. Le malade est mis au régime ordinaire; les aliments passent.

Le 14 juillet : suggestion hypnotique. Sommeil profond avec amnésie au réveil.

15. — Malgré la suggestion d'hier matin, a eu des douleurs vives dans toute la région abdominale, surtout à gauche de l'ombilic. Ces douleurs ont duré toute la journée, ne disparaissant que par instants. Pendant la nuit n'a dormi qu'une heure après son repos. N'a pas vomi, mais a eu des régurgitations glaireuses. La pression épigastrique ne réveille pas de douleur. — Suggestion.

16. — A été bien hier toute la journée. N'a plus eu de douleurs ni de régurgitations glaireuses. Depuis ce matin quatre heures, a

eu des coliques; il n'a pas eu de selles depuis trois jours. Lavement froid. — Suggestion.

17. — Selle sans douleur à la suite de lavement. — Journée et nuit bonnes. Ce matin selle sans lavement. Pendant la défécation, il accuse une douleur allant des genoux jusqu'au tiers moyen des deux jambes. — A régurgité un peu d'eau ce matin. — Suggestion.

18. — Va bien. N'a plus eu douleurs dans les jambes en allant à la selle. N'accuse plus de douleurs abdominales. Mange de tout et digère sans difficulté. — Suggestion.

Le 19, le malade va bien, demande une permission; il rentre le soir, ivre, et on est obligé de le renvoyer.

Voici un malade qui à la suite d'une simple indigestion, a eu pendant trente-deux jours des douleurs atroces dans la région épigastrique, avec vomissements, et maux de tête. Depuis les mêmes symptômes se sont reproduits grand nombre de fois. Tous les médecins qui l'ont vu, ont porté l'attention sur la dilatation d'estomac; vésicatoires, frictions stibiées, régime, cathétérisme de l'œsophage dans l'hypothèse d'un rétrécissement du conduit, ont été mis en œuvre.

Le malade souffrait depuis deux mois et demi quand il est entré à notre service. En trois jours la douleur épigastrique a été enlevée par suggestion; et le malade a pu manger de tout, et digérer sans difficulté et sans douleur, grâce à cette simple psychothérapeutique.

Je ne voudrais pas affirmer qu'il n'a pas eu de rechute, mais l'action momentanée si rapide du traitement montre que la guérison peut s'obtenir par la suggestion et que la persistance des symptômes était subordonnée à l'élément nerveux, négligé par les médecins. Un malade qui sans lésion organique profonde de l'estomac, à la suite d'une indigestion, conserve pendant trente-deux jours, malgré la diète, des douleurs épigastriques lancinantes aussi intenses, aussi tenaces, doit être soupçonné de nervosisme. C'est l'impressionnabilité nerveuse du sujet qui retient la douleur, quand la cause génératrice a disparu, qui la régénère sous l'influence de causes minimes, qui greffe sur un catarrhe accidentel de l'estomac des symptômes neurasthéniques surajoutés ; les douleurs dans les jambes produites par l'acte de la défécation, la zone douloureuse xiphoïdienne créée par suggestion, l'influence rapide du traitement confirmèrent cette opinion.

OBSERVATION L. — *Neurasthénie abdominale depuis un an. — Guérison rapide par suggestion.*

Louise V..., journalière, âgée de trente-cinq ans, entre à l'hôpital le 21 juin 1890, pour des symptômes de neurasthénie abdominale.

Mariée, séparée de son mari, mère de dix enfants, dont cinq vivent, elle a eu sa dernière grossesse il y a cinq mois ; elle a nourri son enfant jusqu'à son entrée au service. Depuis un an, la malade se sentait faible, avait des douleurs qu'elle montre dans le dos et vers l'épigastre, douleurs revenant tous les jours durant parfois une heure, lancinantes, l'empêchant souvent de se coucher et de dormir ; de plus, elle avait peu d'appétit ; les selles étaient normales. Elle a travaillé jusque il y a cinq mois. Il y a vingt-six jours, elle a eu de forts frissons qui, commençant dans la soirée, ont duré jusqu'au lendemain matin. A ce moment, elle eut un point douloureux au rebord axillaire droit qui persiste encore, sans toux ni expectoration. De plus, douleurs dans le ventre du côté droit, au repos et quand elle veut marcher : douleurs intenses avec élancements vers l'ombilic.

Il y a quatre jours, elle a été prise de diarrhée aqueuse avec coliques ; elle a fait du sang hier et avant-hier ; elle évalue la quantité à un verre. Hier elle aurait rendu du pus (?) par les selles. Pas de ténesme. Depuis hier, quatre selles, dont une de ce matin conservée et demi moulée, sans pus ni sang. Il y a un an, aurait aussi perdu du sang dans les selles ; elle a des hémorrhoïdes procidentes. Au moment du frisson, elle aurait eu de la constipation, n'allant à la selle que tous les trois jours, jusqu'il y a quatre jours.

Etat actuel (3 juillet). — Constitution un peu débilitée. Tempérament lymphatique Croûtes d'herpes labialis. Facies déprimé, langue un peu chargée, pouls petit, régulier, égal, 84. Apyrexie. Ventre bien conformé. Depuis trois jours, elle accuse des renvois après les repas, sans aigreur ni nausées ; douleurs épigastriques pendant la digestion. N'a plus de coliques.

L'examen du thorax ne révèle rien d'anormal. Le ventre est douloureux à la pression dans tout le côté droit ; la douleur commence à la hauteur du tiers inférieur du sternum et est exactement délimitée sur la ligne blanche, le côté gauche n'est pas sensible. On ne constate aucune rénitence ; l'estomac n'est pas dilaté. Le foie est de volume normal. On détermine facilement un point rachialgique correspondant au point ombilical. Accuse de plus souvent des crampes dans les jambes avec fourmillement dans les pieds. Leucorrhée : le toucher ne révèle rien d'anormal. L'année dernière, la malade a eu des douleurs pareilles qui ont duré trois semaines. Bourrelet hémorrhoïdal peu considérable.

Suggestion : sommeil profond avec amnésie au réveil. Pendant le sommeil, on suggère à la malade qu'elle n'a plus mal, et on arrive, en procédant graduellement, à palper profondément la région abdominale droite sans déterminer de douleur.

4 juillet. — La malade dit spontanément qu'elle va mieux ; mais elle n'a pas dormi la nuit. Suggestion tous les jours.

5. — N'a presque plus de douleur dans le ventre. Elle dit seulement qu'il est un peu douillet. N'a plus de renvois ; peu d'appétit encore. Les hémorrhoïdes ne sont pas sensibles.

7. — Continue à bien aller. Digestion bonne. Dort bien la nuit.

8. — La malade n'a plus de douleur dans le ventre. Elle va bien, physiquement, n'ayant plus que des préoccupations morales tristes, à cause de sa situation malheureuse avec ses enfants. Elle demande sa sortie pour les retrouver et reprendre son travail.

OBSERVATION LI. — *Ectopie rénale.* — *Dyspepsie, vomissements, céphalalgie consécutifs.* — *Disparition de ces troubles par suggestion hypnotique.*

Marie V..., âgée de dix-huit ans et demi, ouvrière en chaussures, entre à l'hôpital le 12 avril 1889. L'affection a débuté au commencement de l'été dernier par des étourdissements : tout tournait autour d'elle, elle avait des sueurs froides et elle tombait en perdant connaissance, pendant cinq minutes environ, sans convulsions. Au commencement, ces crises venaient une fois par jour, après les repas et parfois dans l'intervalle des repas. En même temps, dyspepsie caractérisée par un gonflement, surtout à la région hypocondriaque gauche, avec renvois et régurgitations. Ces crises continuèrent tout l'été dernier, venant en moyenne tous les deux ou trois jours, accompagnées de tiraillements d'estomac. Il y a trois ou quatre mois, ces crises cessèrent. Depuis quinze jours, elles reviennent, mais caractérisées par un simple vertige, sans perte de connaissance. Depuis le 10 avril, elle a vomi chaque jour son repas. Après ses repas, elle a encore des régurgitations chaudes, des renvois, de la céphalalgie.

Elle dort la nuit, mais se réveille souvent. Elle n'est plus réglée depuis quatre mois. Auparavant, règles normales durant deux jours.

Etat actuel (13 avril). — Constitution assez bonne. Tempérament lymphatique. Apyrexie. — Langue un peu chargée ; inappétence depuis trois semaines : ne mange plus de viande. Renvois et régurgitations après les repas. La région épigastrique est un peu gonflée, mais dépressible sans douleur. On sent dans l'abdomen, dans la région hypocondriaque droite et vers l'ombilic, une tumeur à bord lisse, mobile, qui a le volume et la consistance du rein (rein flottant) ; la région lombaire droite est plus dépressible. La respiration est normale. Le cœur bat normalement. Sensibilité normale partout.

Suggestion dès le 13 avril, jour de son entrée. La malade arrive en sommeil profond. Dès ce jour, elle n'a plus ni étourdissements, ni vomissements, ni céphalalgie.

La suggestion est répétée sans autre traitement tous les jours.

Le 16, on note de la constipation datant de quatre jours ; la bouche est toujours mauvaise, l'appétit encore faible ; mais plus de nausées, ni de régurgitations, ni de vertige.

Le 17, la malade ne se plaint plus de rien ; elle n'a pas eu de selle.

On lui donne un lavement laxatif qui procure une selle.

Le 18, elle va bien, commence à avoir de l'appétit et demande sa sortie.

OBSERVATION LII. — *Sensation de feu dans la région sternale et laryngée, avec insomnie. — Insuffisance aortique. — Disparition de la sensation de feu par suggestion en six jours.*

Charles B..., âgé de quarante-un ans, entre à l'hôpital le 20 février 1890. Il est peintre en bâtiments. Il y a vingt ans, il eut des coliques saturnines intenses, suivies de paralysie des jambes et des bras ; dut marcher aux crosses pendant sept mois ; il fit cinq ans de service militaire et reprit son métier sans accidents saturnins ultérieurs. L'année dernière, bronchite pendant un mois, et depuis, a souvent des battements de cœur, cinq à six fois par jour, chaque fois pendant dix minutes. Il accuse une certaine oppression quand il fait des efforts ; a craché du sang pendant quinze jours en décembre dernier. En janvier, a eu des bourdonnements d'oreilles fréquents, parfois un sentiment de défaillance avec vertige. N'a jamais eu de rhumatisme articulaire.

État actuel. — Constitution primitive bonne ; tempérament lymphatique, face pâle, elle l'aurait toujours été ; liséré saturnin. Température normale. Pouls bondissant et dépressible de 80 à 100. Voussure précordiale. Pointe du cœur sur la ligne mamillaire au sixième espace ; choc limité à la pointe. Souffle diastolique aortique au deuxième espace intercostal à gauche du sternum. Sonorité pulmonaire et respiration normales. — Urines 600 centimètres cubes en vingt-quatre heures, densité 1,026, non albumineuses. — Souffle double carotidien et crural. Fonctions digestives normales. — Insuffisance aortique.

22 février. — Le malade accuse depuis quinze mois une sensation de feu, dit-il, allant du milieu du sternum jusqu'au larynx, sensation de feu qui revient plusieurs fois par jour, durant chaque fois une demi-heure ; elle reparaît le soir et dure régulièrement au moins trois heures, l'empêchant de dormir. — Suggestion le 22 février : sommeil profond.

23. — La sensation de feu ne s'est pas manifestée le jour, mais vers six heures du soir ; elle a duré une partie de la nuit et l'a obligé de rester assis dans son lit. Urines 1,400. — Densité, 1018. Suggestion.

24. — La sensation n'est pas revenue : pas d'oppression. A bien reposé la nuit sans avoir cependant beaucoup dormi. — Suggestion.

25. — N'a plus la sensation de feu. A dormi quatre heures la nuit ; chez lui n'avait plus dormi depuis six semaines. N'accuse de l'oppression que quand il monte un escalier. — Suggestion.

26. — Le malade, qui est resté levé hier plus longtemps que d'ordinaire, a eu la sensation de feu pendant vingt minutes. A dormi 5 heures et demie la nuit. — Suggestion.

27. — N'a pas eu la sensation de feu ; hier matin et ce matin, quelques vertiges. A dormi pendant cinq heures.

28. — A eu de nouveau la sensation de feu hier soir jusqu'à 10 heures. S'est endormi jusqu'à 1 heure : s'est rendormi à 3 heures et demie et a de nouveau dormi pendant trois heures. — Suggestion.

1er mars. La sensation de feu l'a pris dans la nuit de 1 heure à

3 heures et demie. Avait dormi de 8 heures à 1 heure, et s'est rendormi de 4 à 7 heures. Je prescris de plus une potion suggestive,
(potion avec 1 gramme d'eau de laurier-cerise). Je l'endors et je
lui suggère qu'au réveil, il aura la sensation de feu. Au réveil en
effet, il accuse cette sensation avec de l'oppression. Je le rendors
et je le lui suggère que tout se calmera par l'ingestion de deux
cuillerées à café de la potion. Au réveil, il va bien.

2. — A dormi six heures sans sensation de feu. — Suggestion.

3. — A dormi de 9 heures et demie jusqu'à 5 heures du matin,
sans prendre de sa potion et sans avoir aucune sensation. L'oppression diminue; l'appétit est bon. — Suggestion.

4. — A dormi de 8 heures à 2 heures et demie. La sensation de
feu ne revient plus depuis le 1er mars.

5. — N'accuse plus de feu, ni d'oppression. A dormi presque
toute la nuit, sans potion; cette sensation ne l'avait pas quittée depuis quinze mois; il n'avait pas fermé l'œil, dit-il, pendant six semaines avant son entrée à l'hôpital. N'accuse plus qu'un peu de
faiblesse, et demande sa sortie.

Il s'agit d'un ancien saturnin, atteint d'insuffisance
aortique compensée, qui accuse depuis quinze mois une
sensation de feu dans la région sternale et laryngée. Cette
sensation qui produisait l'insomnie est rapidement réprimée
par la suggestion et définitivement enlevée en six jours.

OBSERVATION LIII. — *Sensations douloureuses laryngées. Quintes de
toux. — Insomnie. — Guérison en quelques jours par suggestion.*

V... (Joseph), âgé de cinquante-neuf ans, journalier, entre une première fois au service le 22 décembre 1889. Il a une insuffisance
aortique sans hypertrophie du cœur, avec troubles nerveux variables. Il y a une dizaine d'années, à la suite d'un effort fait en
dressant une échelle à laquelle il dut se cramponner pour ne pas
la laisser tomber, il ressentit une douleur dans l'hypocondre
droit. Au bout de cinq à six mois, il fut pris de crampes dans les
mollets, quelquefois dans la région du pectoral gauche, crampes
persistant pendant dix minutes; quelquefois aussi dans les deux
mains, mais jamais en même temps que celle des mollets. Pendant la nuit, la douleur le réveillait parfois et l'obligeait à se lever.
Les crampes le prenaient aussi pendant son travail, elles étaient
plus fortes en été. Au bout de trois ans, elles devinrent plus rares,
il n'en a plus que de temps en temps aujourd'hui.

A vingt-huit ans, pleurésie droite qui dura un mois. Il y a quatre ou cinq ans, bronchite pendant deux mois; depuis il a continué à tousser et à cracher. L'année dernière sciatique qui a duré vingt jours; depuis il ressent de temps en temps des élancements; il reste quelquefois huit jours sans en avoir; puis en ressent pendant un ou deux jours; ces élancements s'irradient de bas en haut et de haut en bas à la face postérieure du membre.

Il y a deux mois aurait eu le ventre et les jambes enflés pendant cinq semaines, sans oppression notable.

Etat actuel. Constitution primitive bonne. Tempérament mixte. Apyrexie, pouls bondissant, ample, 60 par minutes. Voussure épigastrique et hypocondriaque due à une augmentation de volume du foie.

Le cœur n'est pas hypertrophié; souffle doux prolongé, diastolique à la base à gauche du sternum avec souffle doux au premier temps. Son tympanique profond avec pot fêlé, quand la bouche est ouverte, du deuxième au quatrième espace intercostal antérieur gauche. Souffle carotidien et crural simple. Légère scoliose latérale dont la concavité regarde à droite du côté de l'ancienne pleurésie; submatité en arrière et à droite. Expiration soufflée au sommet postérieur gauche; quelques râles fins à la base. Sibilances disséminées. Urines claires normales 1,500. Densité 1,017. Digestion normale.

Suggestion : sommeil profond; amnésie au réveil. Je suggère de ne plus avoir ni crampes, ni douleurs dans les membres.

Le malade reste au service jusqu'au 8 janvier sans se plaindre; n'a plus de crampes, ni de douleurs; n'accuse que des quintes de toux. Les crampes et les douleurs seraient-elles revenues sans la suggestion?

Il rentre le 30 janvier : trois jours après sa sortie, la toux et l'expectoration augmentèrent. Il y a huit jours, mal de gorge intense avec enrouement et gêne à la déglutition. N'a plus eu ni crampes, ni battements de cœur. J'examine la gorge avec la cuillère. Après cet examen, il est pris de toux spasmodique avec inspiration sifflante difficile, prolongée, et respiration saccadée, avec rougeur de la face, et dilatation des veines du cou (toux coqueluchoïde); il dit avoir eu quelquefois (cinq ou six fois) des quintes semblables. Mêmes signes à l'examen du cœur et du thorax. Dort mal. — Suggestion.

1er février. — A eu deux quintes de toux, mais moins fortes que d'habitude. Se plaint encore de la sensation douloureuse à la gorge. — Suggestion.

2. — Après la suggestion d'hier, la sensation douloureuse laryn-

gée a disparu et n'est pas revenue : elle était continue avant. Il dit aller beaucoup mieux. — Suggestion.

3. — A bien dormi de 11 heures à 3 heures du matin. — Suggestion de dormir toute la nuit depuis 8 heures sans se réveiller.

4. — S'est endormi à 8 heures, comme cela avait été suggéré, mais s'est réveillé à chaque heure pour tousser et s'est rendormi immédiatement. Réveil définitif à 5 heures. Avant son entrée à l'hôpital, il restait à chaque réveil produit par la toux une demi-heure à 1 heure sans pouvoir se rendormir. L'enrouement a beaucoup diminué. — Suggestion.

5. — Ne se plaint plus de la gorge; appétit. Se réveille plusieurs fois la nuit; tousse et crache une ou deux fois, puis se rendort. — Suggestion. Même état les jours suivants. On n'arrive pas par la suggestion à produire le sommeil continu. Ainsi le 7 février, il se réveille trois fois dans la nuit, à minuit, 1 heure et 3 heures pour tousser et se rendort immédiatement. Il n'a plus d'ailleurs ni douleur laryngée, ni enrouement, ni autres symptômes subjectifs. Demande sa sortie le 9 février.

Il s'agit d'un sujet impressionnable atteint d'insuffisance aortique sans troubles fonctionnels cardiaques, mais qui présente de fréquents troubles neuropathiques, crampes dans les mollets, dans le pectoral, sciatique, etc.

Une légère laryngite est l'occasion de sensations douloureuses intenses dans le larynx, de quintes de toux spasmodique, et d'insomnie, qui sont facilement combattues par la suggestion.

Observation LIV. — *Ténesme vésical, suite de cystite légère. Besoin d'uriner au moins toutes les heures. Amélioration notable par la suggestion. Besoin d'uriner toutes les trois heures et demie.*

X. T..., âgée de dix-neuf ans, entre à l'hôpital au commencement de mai 1886 pour du ténesme vésical qui la prend subitement tous les trois quarts d'heure environ et qui l'oblige à uriner. Si elle reste plus longtemps sans satisfaire ce besoin, elle a beaucoup plus de difficulté à le faire. Ce ténesme existe depuis plusieurs années. La malade a eu quatre couches, deux enfants vivent; la ménopause est établie depuis deux ans; elle a été précédée de pertes abondantes pendant un an. Comme antécédents, pleurésie gauche en 1865 qui a duré trois mois, pneumonie en 1880 qui dura deux mois;

quelques douleurs rhumatismales de temps en temps dans les membres. Constipation habituelle; ne va que par lavements; quelques aigreurs après ses repas. Crampes d'estomac assez fréquemment depuis dix ans.

Depuis trois semaines élancements douloureux dans les reins, s'irradiant pendant la marche jusqu'à l'ombilic et aux épines iliaques antérieures; quand elle est couchée, elle n'a que des douleurs lombaires. Ces douleurs existent depuis dix ans, mais ont augmenté depuis trois semaines, si bien que la malade ne peut pas marcher plus de dix minutes sans avoir des élancements qui l'obligent à s'arrêter.

Il y a six ans la malade a été en traitement chez le Dr Liébeault; après cinq ou six séances, elle fut soulagée, bien qu'elle n'eût pu dormir profondément.

La constitution est bonne; on ne constate rien d'anormal à l'examen du cœur et des poumons. Pas de douleur à la pression de l'abdomen ni des régions lombaires. Le toucher utérin ne dénote aucune anomalie. Quelques craquements dans les articulations des phalanges. Les urines renferment un dépôt assez abondant de phosphates et quelques globules de pus. *Diagnostic :* Nervosisme; cystite légère, ténesme vésical.

La malade est hypnotisée pour la première fois le 4 mai; elle n'arrive qu'au premier degré. Elle garde les urines une heure et demie ce jour. Le 5, elle reste 2 heures sans uriner; les douleurs lombaires et les irradiations ont diminué. Dans la nuit du 6 au 7, elle urine quatre ou cinq fois avec moins de ténesme.

Seconde suggestion le 7 mai. La malade reste deux heures et demie sans uriner; elle se réveille six fois dans la nuit, mais reste de 2 à 4 heures sans uriner, ce qui ne lui était pas arrivé depuis trois semaines. — Le 8, elle reste deux heures et demie dans la journée et deux heures dans la nuit. Les douleurs sont moindres, mais existent encore. Continuation des suggestions.

Le 9, elle reste trois heures et demie dans l'après-midi sans uriner. Dans la nuit elle urine trois fois seulement de 8 heures du soir à 4 heures du matin.

Le 10, elle urine deux fois dans l'après-midi et quatre fois dans la nuit de 8 heures du soir à 4 heures du matin. Suggestion.

Le 11, la malade reste trois heures et demie sans uriner dans la journée; elle urine trois fois pendant la nuit.

Les douleurs iléo-lombaires ont notablement diminué sans avoir disparu complètement. La malade se trouve soulagée et demande sa sortie le 12.

OBSERVATION LV. — *Douleurs lombaires et intercostales depuis un mois. — Amélioration immédiate par la suggestion hypnotique ; guérison en quatorze jours.*

L... (Joseph), âgé de cinquante-six ans, relieur, entre le 13 décembre 1888 à l'hôpital pour une névralgie lombaire et intercostale. Depuis un mois, il accuse des douleurs dans les reins et autour du ventre, se développant quand il marche et au moindre effort, et l'empêchant de dormir. Ces douleurs ont commencé à la suite d'une fièvre typhoïde qui s'est prolongée avec une rechute, pendant deux mois. Le malade commençait à manger ; il ne se levait pas encore, quand il fut pris tout à coup de douleur dans les reins, douleur qui persiste depuis ; il ne peut rester levé plus d'une heure, à cause de cette douleur qui s'exaspère alors.

Il a eu, il y a quatre ans, une névralgie faciale et dentaire double qui a duré trois mois.

Etat actuel. — Constitution bonne ; tempérament lymphatico-nerveux. Apyrexie. Fonctions digestive, cardiaque, respiratoire, normales.

La douleur fait le tour en ceinture depuis la colonne vertébrale, au niveau des trois derniers espaces intercostaux et du rebord costal, à droite. A la pression, pas de douleur au niveau du rachis ; mais douleur très vive au niveau du rebord costal et au onzième espace, depuis l'aisselle jusqu'en avant. A gauche, même douleur au niveau des trois derniers espaces et du rebord costal.

Suggestion : sommeil profond le 13 novembre.

14 novembre. — *Après la séance, les douleurs étaient moindres. Le malade a pu dormir cette nuit, ce qu'il ne faisait pas auparavant.*

15. — Hier matin, après suggestion, douleur moindre : on pouvait presser les espaces intercostaux et le rebord costal sans réveiller la douleur. Le malade a voulu se lever ; en marchant, les douleurs ont reparu. — A dormi cette nuit, comme la précédente. — Ce matin, n'a plus de douleurs vers le rebord costal droit ; la douleur existe du côté gauche.

16. — Hier après suggestion, a pu courir ; a marché pendant deux heures ; a encore eu mal, mais beaucoup moins qu'auparavant. A bien dormi.

17. — Après la suggestion de hier, plus de douleurs ; a marché pendant deux heures. Les douleurs ont reparu ensuite, moins fortes. A été endormi le soir et a dormi jusqu'à 6 heures du matin. A déjà marché une heure ce matin. — Suggestion.

18. — S'est levé hier de six heures et demie à une heure. A pu marcher et descendre dans la cour. La nuit a été un peu agitée par des cauchemars. Il n'y a plus de douleur à la pression des espaces intercostaux.

20. — N'a eu que de légères douleurs hier dans la journée. A marché environ six heures. A bien dormi jusqu'à 3 heures du matin. Les douleurs ont reparu à cette heure ; elles ont disparu actuellement.

21. — A bien dormi, n'a pas eu de douleur. Pas de suggestion hier.

22. — Va beaucoup mieux ; il marche une partie de la journée, mais est obligé de s'asseoir parfois, à cause d'une sensation douloureuse. — Suggestion : sommeil profond.

24. — Continue à bien aller. Marche la moitié de la journée. Dort bien la nuit. — Suggestion.

26. — A eu sa douleur intercostale hier soir à 4 heures, jusqu'au milieu de la nuit. Va bien ce matin.

27. — A eu peu de douleur hier. A bien dormi cette nuit ; a senti cependant une douleur dans le bras gauche, qui a cédé à une friction.

28. — Va bien ; plus de douleurs intercostales. Sort le 29 novembre.

OBSERVATION LVI. — *Douleurs lancinantes avec impotence fonctionnelle des membres inférieurs depuis trois semaines. — Rétablissement immédiat de la marche par suggestion à l'état de veille. — Guérison complète par suggestion hypnotique en trois jours.*

Fritz J..., âgé de douze ans, entre à l'hôpital le 19 janvier 1890 pour des *douleurs avec impotence fonctionnelle des membres inférieurs*.

L'affection a commencé il y a trois semaines. Voulant se lever le matin pour aller à l'école, l'enfant n'a pu marcher, ni se tenir debout. Depuis ce jour, il accuse des douleurs lancinantes à la face antérieure des jambes jusqu'aux malléoles, douleurs revenant deux ou trois fois dans la journée, durant peu de temps.

L'enfant saigne du nez depuis deux semaines et demie, abondamment, tous les trois jours environ. Il ne tousse pas, a peu d'appétit. Il demeure avec son père, sa mère et trois enfants, dans la même chambre où on fait la cuisine sur un poêle en fonte ; de plus, mauvaise nourriture.

L'enfant est de complexion délicate, lymphatique, pâle ; souffle anémique dans les carotides. Au dynamomètre la main droite donne 11°; la main gauche 13°. La sensibilité est normale. Les réflexes tendineux des pieds sont légèrement exagérés.

L'enfant dit ne pas pouvoir se lever. Je le fais mettre debout; il se tient seul, la jambe droite un peu fléchie et portée en avant, le tronc un peu renversé en arrière. Je lui dis avec assurance qu'il peut marcher; il commence à avancer lentement en fléchissant les articulations, le corps appuyé sur la jambe gauche, boitant de la jambe droite. On arrive par entraînement en peu de minutes à l'état de veille à supprimer la claudication et même à faire courir le petit malade. — Je fais alors la suggestion hypnotique : sommeil profond.

20 janvier. — L'amélioration s'est soutenue; l'enfant va beaucoup mieux, la marche est plus assurée. Au dynamomètre, la main droite donne 15°, la main gauche 16°.

21. — Le petit malade marche beaucoup mieux. Sa mère qui est venue le voir, a été stupéfaite de le trouver debout et marchant.

La guérison se maintient. Le 24 janvier, l'enfant se plaint d'avoir mal aux yeux; je lui enlève la douleur par suggestion. Il n'a plus eu d'épistaxis.

Il reste encore à l'hôpital, où on l'alimente et le tonifie par le fer et la gentiane jusqu'au 28 janvier; il est levé et marche très bien, n'accuse plus aucune douleur et rentre guéri.

S'agit-il de douleurs nerveuses chez un enfant lymphatique anémié? S'agit-il de paralysie musculaire liée à une intoxication par l'oxyde de carbone ? La suggestion à l'état de veille et hypnotique a rapidement enlevé la douleur, restauré la fonction et accru la force musculaire.

OBSERVATION LVII. — *Douleurs lancinantes à la face et au membre supérieur du côté gauche. — Sensations de vertiges et de défaillance. — Amélioration par la suggestion.*

M..., âgée de quarante ans, débarrasseuse, entre à l'hôpital le 14 mai 1890 pour des douleurs nerveuses dans le côté gauche de la face et le bras. Mariée, mère de six enfants, elle est sujette depuis sa dernière couche, qui date de six ans, aux étourdissements. C'était, dit-elle, une douleur à l'épigastre qui monte vers la tête, dans le cerveau et donne lieu à du tremblement avec sentiment de

défaillance. La première fois seulement elle aurait perdu connaissance.

Le lendemain, crise à la même heure, à midi ; elle reste comme
endormie pendant cinq minutes. Pendant six mois, elle était prise
plusieurs fois par jour, quand elle faisait un effort, de cette douleur épigastrique, avec tremblement et sentiment de défaillance.
Au bout de ce temps, le tremblement disparut, mais elle eut encore souvent des étourdissements, c'est-à-dire de l'obnubilation
avec sentiment de défaillance et sensation épigastrique. La malade mangeait peu, dormait peu, à cause des douleurs épigastriques revenant très souvent, bien que très fugitives. Ayant changé
de logement, elle alla bien pendant deux ans. A ce moment, elle
fut soignée pour une maladie de matrice, par des cautérisations
du col et des tampons glycérinés pendant quatre semaines. Les
douleurs utérines ont disparu ; les règles ont toujours été normales.

Quinze jours après le nouvel an, nouveaux étourdissements avec
obnubilation visuelle durant d'une façon continue pendant trois
semaines, puis se répétant par fréquents accès. Depuis ce moment
aussi, elle accuse une douleur continue à la région fronto-tempo-
rale gauche, s'irradiant dans tout le côté gauche de la face avec
douleurs lancinantes à l'occiput et sensation de froid dans le côté
et dans le membre supérieur gauche.

Pas d'antécédents morbides antérieurs. La malade a toujours
été impressionnable, sans accidents nerveux ; elle n'accuse aucune
cause morale.

Etat actuel. 17 mai. — Constitution assez bonne ; tempérament
lymphatique.

Depuis huit jours avant son entrée, le 5 mai, elle accuse des
exacerbations dans la douleur occipitale, frontale et de tout le
côté gauche de la face. La douleur est persistante ; sur cette douleur continue se greffent dix à douze fois par jour des élancements
qui durent une minute.

Depuis son entrée à l'hôpital, elle ne dormait que de 8 heures du
soir à 1 heure du matin. Cette nuit, à la suite de suggestion, la
malade a dormi toute la nuit. Depuis l'origine de sa maladie, vers
le 15 janvier, elle accuse une sensation douloureuse avec froid
dans le bras gauche ; cette sensation est continue, sans exacerbation. Depuis le nouvel an aussi, elle a peu d'appétit, et quelques
renvois après avoir mangé ; elle est d'ailleurs constipée un peu,
depuis l'âge de vingt ans.

Avant-hier soir, la malade a eu sa dernière exacerbation lancinante aux régions occipitale, frontale et sus-orbitaire gauche ; elle n'en a pas eu depuis. Elle a été suggestionnée hier et avant-hier en sommeil profond. Elle n'accuse plus actuellement qu'une sensation de froid, sans douleur à la face et dans le bras. La malade dit avoir en outre un petit brouillard devant l'œil gauche, quand elle fixe un objet, surtout quand elle marche. Elle voit cependant aussi clair de ce côté que de l'autre ; cette sensation s'accompagne d'une pesanteur de la paupière qu'elle abaisse à demi. On constate une analgésie sans anesthésie dans le membre supérieur gauche et dans le thorax jusqu'au niveau de la quatrième côte ; au-dessous, la sensibilité à la douleur existe ainsi que sur le reste du corps.

Les fonctions digestive, cardiaque, respiratoire sont normales.

Suggestion : 5° séance. La sensibilité à la douleur est en partie restaurée.

18 mai. — N'a pas eu d'élancements hier dans la journée, mais le soir, de 8 à 10 heures. — Continuation de la suggestion tous les jours.

19. — N'a plus eu d'élancements. A bien dormi la nuit. Ce matin, n'accuse plus qu'une sensation de froid à la face et dans le membre.

20. — Après la suggestion, se trouvait bien. Au moment de l'orage, a été prise, vers quatre heures du soir, d'une sensation de constriction vers le sternum et le thorax du côté gauche, sensation qui persiste encore. L'attouchement de l'épaule au niveau du trapèze produit des élancements allant de l'apophyse mastoïde vers le front. Quand elle tourne la tête du côté gauche, elle a une sensation de traction. La malade a assez bien dormi ; s'est réveillée trois ou quatre fois dans la nuit. Après suggestion les sensations anormales ont disparu.

22. — La sensation de froid a reparu le soir à 4 heures sans douleur.

23. — Sensation de froid moins vive. Au dynamomètre la main gauche donne 15°, la main droite 35°. Après suggestion la main gauche donne 22°, la droite 35°. La sensation de froid a disparu.

24. — N'accuse plus que la sensation de froid.

27. — Idem. De plus, état vertigineux.

28. — La malade n'a plus ni crise, ni douleur. Elle mange bien, dort bien. La sensation vertigineuse est beaucoup moindre. La sensation de froid au côté gauche de la face et au membre supérieur disparaît à la suite de chaque suggestion, mais reparaît le soir. La malade se trouve assez bien, pour demander sa sortie. ses enfants ayant besoin d'elle.

OBSERVATION LVIII. — *Elancements douloureux à la plante du pied datant de deux mois. — Guérison par suggestion hypnotique.*

R. T..., âgé de soixante-six ans, menuisier entre à l'hôpital le 24 mars 1850 pour des douleurs à la plante des pieds qui existent depuis la fin de février et survenues sans cause. Quand il est au repos, ce sont des simples picotements, quand il marche sur le pavé, surtout sur des cailloux, ce sont des douleurs lancinantes comme s'il marchait sur des épines, les pieds enfleraient pendant son travail qu'il a été obligé de suspendre.

Depuis quelques jours, il a de plus de la diarrhée sans coliques. Comme maladies antérieures, il accuse une fièvre typhoïde à l'âge de vingt-cinq ans, une fluxion de poitrine il a y six mois pour laquelle il fut soigné pendant un mois, des douleurs rhumatismales non articulaires à vingt-huit ans à son retour d'Afrique. Il est d'ailleurs habituellement bien portant, n'a pas fait d'excès alcooliques et parait un brave ouvrier.

État actuel. — Constitution bonne, tempérament mixte. Apyrexie, pouls 68, régulier, assez dur, artères athéromateuses ; le pouls radial exige 450 grammes au sphygmomètre de Bloch, pour être déprimé. Le malade est un peu essoufflé depuis longtemps, quand il monte un escalier. Il n'a pas de battements de cœur. Le thorax est bien conformé, la respiration un peu abdominale, 14 par minute, la sonorité normale, la respiration nette, vésiculaire. partout sauf au sommet droit postérieur, où l'expiration est renforcée, avec retentissement de la voix ; pas de toux, ni d'expectoration.

Le cœur a son volume normal. Le choc de la pointe est assez faible. A l'auscultation souffle doux présystolique et systolique à la pointe. Il n'y a pas d'œdème des pieds, la plante est sensible à la pression. Aucune stase veineuse.

Diagnostic. — Lésion mitrale ne gênant pas le fonctionnement de la valvule, diarrhée intercurrente. Quel est la cause de la douleur plantaire ? Y a-t-il quelque artérite? La température et la coloration des pieds sont normales.

Le 24, le malade a six selles diarrhéiques. Le régime et une potion avec extrait thébaïque et extrait de ratanhia guérissent la diarrhée en trois jours. Les urines redeviennent claires et abondantes, le malade ne conserve plus que la douleur des pieds en marchant.

Après une suggestion hypnotique faite le 31 mars, le malade a momentanément moins de picotements. Il quitte l'hôpital.

Il rentre le 30 avril, n'ayant pu reprendre son travail.

Quand il se tient debout, ou qu'il marche un peu, ce sont toujours les mêmes douleurs, comme s'il marchait sur des épines. Au repos il ressent peu de chose, une sensation de douleur obtuse dans les gros orteils quand il remue les pieds. Je constate une sensibilité très vive au toucher à la plante des pieds ; la face dorsale n'est pas sensible, sauf au niveau des orteils qui le sont partout à la pression. Les autres fonctions vont bien, le souffle cardiaque persiste toujours, mais le cœur fonctionne bien, et il n'y a pas d'oppression notable.

Suggestion hypnotique le 30 avril, le malade entre en sommeil profond avec amnésie au réveil.

Le 1er mai. — Dans la journée, le malade a senti un peu de mieux ; ce matin à la pression, la plante du pied est encore douloureuse. — Après une nouvelle suggestion, cette sensibilité douloureuse n'existe plus.

2. — Les douleurs ont été moindres, le malade a marché dans la salle l'après-midi ; le soir, il était fatigué. La pression réveille encore de la sensibilité plantaire. — Suggestion tous les jours.

3. — N'a pas eu de douleurs dans la matinée hier. Mais, vers deux heures, la douleur a reparu. Actuellement la sensibilité à la pression existe, moins douloureuse.

5. — N'a pas eu de douleurs en marchant hier dans la salle.

7. — L'amélioration continue. La sensation d'épine en marchant dans la salle ou sur l'asphalte a disparu.

8. — Ce matin, il a essayé de marcher sur le pavé et a senti les épines.

9. — A encore eu, malgré la suggestion, une douleur plantaire en marchant ; ce matin, pas de douleur à la pression.

10. — A eu moins mal en marchant.

La suggestion est suspendue jusqu'au 13 mai. La douleur tendant à reparaître pendant la marche, la suggestion est reprise ce jour. Malgré cela, le malade se plaint d'avoir très mal dans la journée.

Le 14. — Je fais la suggestion avec entraînement, je fais marcher le malade vivement pendant son sommeil, j'affirme que la plante du pied devient dure comme la corne et qu'il ne sent plus la douleur.

Je lui fais dire pendant l'hypnose qu'il peut trotter et frapper le sol du pied sans aucune sensibilité.

15. — Le malade n'a pas eu la moindre douleur dans la journée.

Je répète la suggestion de la même façon en faisant marcher le malade et concentrant vivement son attention sur l'absence complète de sensibilité plantaire.

Du 17 au 22 mai, la suggestion est suspendue. Le malade continue à aller très bien. La suggestion n'est plus faite que tous les deux ou trois jours.

A partir du 26 mai, elle est suspendue. Le malade est tout heureux. Il affirme spontanément qu'il marche et court, sur des cailloux même, sans éprouver la moindre sensation : il n'a plus la moindre fatigue dans les jambes. Autant il se plaignait auparavant et même après les premières séances de suggestion, découragé et croyant que rien n'y ferait, autant il marche maintenant avec assurance, confiant en sa guérison.

Observation LIX. — *Douleur avec impotence fonctionnelle complète du membre supérieur droit depuis cinq semaines. — Insuccès de toutes les médications. — Guérison complète en trois séances de suggestion hypnotique.*

Louise S..., âgée de vingt-cinq ans, de Bischwiller (Alsace), vient me consulter le 21 juin 1890, pour une douleur avec impotence fonctionnelle au bras droit. Elle a eu pour la première fois cette douleur il y a deux ans, survenue sans cause, occupant l'épaule et tout le membre, continue avec excerbations lancinantes assez intenses pour l'empêcher souvent de dormir. Elle ne put se servir du bras : souvent quand elle portait un objet, elle ressentait une douleur lancinante s'arradiant le long du bord externe de l'avant-bras et du bras et laissait tomber l'objet. Quand elle voulait coudre, la douleur commençait au niveau du médius et se propageait en ligne droite jusqu'à l'épaule, elle ne pouvait pas écrire. Elle porta son bras en écharpe pendant six mois.

Elle vint consulter le professeur Joly à la clinique de Strasbourg et y fut traitée par l'électrisation continuée pendant cinq à six mois, des injections sous-cutanées, des douches. Au bout de six mois, les douleurs disparurent ; pendant leur décroissance, elle ressentit des éblouissements avec élancements douloureux des deux yeux qui durèrent un an. Le professeur Laqueur, de Strasbourg, constata que c'était simplement nerveux, dit-elle.

Actuellement, elle est de nouveau reprise depuis cinq semaines de la même douleur au bras qu'elle porte en écharpe. Les douleurs sont intenses, elle passe ses nuits à gémir et ne dort que fort peu. Elle ne peut pas s'habiller seule, elle ne peut pas se peigner, ni écrire. Les médecins, après avoir essayé toute espèce de traitement, ont parlé d'injections de morphine. Avant de s'y soumettre, elle a voulu venir me consulter.

Elle n'a jamais eu de maladies nerveuses, ni autres ; elle est impressionnable ; elle est d'habitude réglée toutes les cinq à sept semaines et a souvent le premier jour de son époque des crampes abdominales s'arradiant à la gorge avec constriction et impossibilité de manger. Elle n'a jamais eu de crise d'hystérie.

État actuel. — Constitution bonne, tempérament mixte. On ne constate aucun trouble du côté des organes. La sensibilité est partout normale. Pas d'anesthésie. Pas d'ovarialgie.

Le bras est bien conformé, la main et l'avant-bras présentent tous les mouvements, mais elle ne peut écarter le bras du tronc qu'à une très faible distance. Quand on essaie de l'écarter davantage, sa face se contracte douloureusement. Il n'y a pas d'hyperesthésie cutanée, mais la pression musculaire est douloureuse dans l'avant-bras, le bras, l'épaule, la fosse sous-épineuse ; il n'y a pas de localisation douloureuse sur le trajet des nerfs. La malade ne peut pas écrire ; elle ne peut pousser l'aiguille du dynamomètre.

Je l'hypnotise facilement le samedi 21 ; elle entre en sommeil profond avec amnésie au réveil. Je lui suggère la disparition de la douleur, la restauration de la force musculaire, la possibilité de lever son bras et de s'en servir, j'imprime quelques mouvements au bras, je fais quelques frictions. Au réveil, elle se sent beaucoup mieux, la douleur est bien moindre, n'existe plus à l'avant-bras, encore légère au bras et à l'épaule ; elle élève facilement et spontanément son bras jusqu'à l'horizontale. Elle pousse l'aiguille du dynamomètre jusqu'à 20.

Elle revient me voir le 24. L'amélioration s'est maintenue. Elle a dormi toutes les nuits, ce qu'elle n'avait pu faire ; elle a pu travailler, n'accusant plus que de l'endolorissement au bras et à l'épaule. Elle a pu écrire, s'habiller, se peigner, coudre, ce qu'elle ne faisait plus depuis cinq semaines.

Je l'hypnotise de nouveau. Après une première séance, elle n'accuse plus aucune douleur dans le bras, mais encore de la sensibilité douloureuse vers l'épaule. Je la rendors immédiatement pendant trois minutes et je suggère la disparition de cette sensibilité. Après ce nouveau sommeil, elle déclare ne plus rien ressentir et lève ce bras verticalement en l'air, comme l'autre.

26. — N'accuse qu'une sensibilité douloureuse vers l'épine de l'omoplate et vers la fosse sous-épineuse ; le reste de l'épaule et

le bras sont dégagés. Elle dort bien et se sert de son bras. Après suggestion, elle ne sent plus l'endolorissement qu'elle sentait encore dans la région sous-scapulaire.

3 juillet. — Elle revient à ma consultation. Depuis quatre ou cinq jours, elle a de nouveau une sensation douloureuse dans le bras qui ne l'empêche cependant pas de travailler. Elle dort bien. C'est peu de chose. A la pression, sensibilité dans le biceps qui disparait après suggestion.

A partir de ce jour, la guérison est complète et se maintient.

Il s'agit d'une névrose douloureuse du bras qui une première fois a duré plus de six mois, malgré l'électrisation et tous les moyens énergiques employés. Cette même névrose, existant de nouveau depuis cinq semaines avec impotence fonctionnelle du membre, fut guérie rapidement en quelques jours par la suggestion. N'y a-t-il pas lieu de penser que l'électrisation eût réussi aussi, si on l'avait accompagnée d'une dose suffisante de suggestion ? Cette observation rappelle plusieurs de nos cas de névrose traumatique : le traumatisme seul fait défaut.

Observation LX. — *Douleur et crampes dans le membre inférieur gauche depuis trois ans. — Impotence fonctionnelle du membre. — Guérison passagère par suggestion.*

A. M..., âgée de soixante-douze ans, entre à l'hôpital le 22 avril 1890, pour des douleurs avec crampes dans le membre inférieur droit qui l'empêchent de marcher. Déjà, l'année dernière, elle a passé deux mois au service pour ces douleurs. Elles ont commencé sans cause connue il y a trois ans, à l'aine, à la hanche, au genou, sans localisation précise. Depuis deux ans, elle marche difficilement ; depuis quinze mois elle ne peut marcher qu'en s'aidant d'une crosse à droite et d'un bâton à gauche. Au repos, elle a surtout des crampes dans la jambe, en extension ; pendant la marche, ces crampes se passent un peu ; mais ce sont alors des élancements.

Il y a quatre semaines, elle a perdu son mari de l'influenza ; elle-même a été prise il y a six semaines ; la maladie fut caractérisée par de la toux, des épistaxis chaque matin pendant un quart d'heure, une sensation de faiblesse dans les membres, de l'anorexie ; l'appétit est resté faible depuis. Elle a gardé le lit pendant quinze jours. La malade a toujours été nerveuse, sujette, dit-elle, à de grandes colères ; elle avait des mouvements nerveux dans les bras, pas de boule, ni de constriction à la gorge, jamais de crises d'hystérie, pas d'autres maladies.

Constitution bonne ; la malade est bien conservée pour son âge. La respiration est assez bonne ; emphysème sénile assez prononcé ; le cœur bat normalement ; la digestion est assez bonne.

On constate un point douloureux intense à la pression du quatrième espace intercostal sur la ligne parasternale des deux côtés. La cuisse et la jambe droite, ainsi que l'aine et la région lombaire sont partout douloureuses à la pression ; ces douleurs n'ont pas de localisation précise ; on peut les localiser à volonté sur n'importe quel point. Il est facile, d'ailleurs, chez elle, de provoquer des douleurs rien qu'en les cherchant sur toutes les régions. En touchant par exemple, la région xiphoïdienne et lui demandant si elle a mal, elle y accuse une douleur intense, lancinante, qu'elle compare à des coups de canif. En disant aux élèves que cette douleur occupe ordinairement une zone de l'étendue d'une pièce de deux francs, je délimite au crayon dermographique cette zone très nette qui manifeste une douleur aiguë. Dans le point vis-à-vis de la région vertébrale, je cree, rien qu'en la cherchant, une aire douloureuse analogue. En disant ensuite devant les élèves que cette douleur est habituellement réveillée par la digestion, elle affirme, en effet, que, un quart d'heure après les repas, elle sent dans ces deux endroits des élancements douloureux.

La malade peut se lever facilement de son lit ; la jambe gauche va bien ; si elle marche en se tenant après le lit, la jambe droite n'est pas fléchie, et appuie surtout sur le bord externe du pied. Au bout de quelque temps de marche, la jambe gauche aussi devient raide.

La jambe droite est alors absolument raide ; on peut mouvoir les articulations de la hanche et du cou de pied ; mais le genou est rigide, et le membre contracturé en extension. Si j'affirme à la malade qu'elle peut fléchir le genou, la contracture se résout et elle plie la jambe presque à angle droit. J'arrive, sans endormir la malade, par entraînement suggestif à l'état de veille, à la faire marcher seule, sans crosse, ni canne, en boitant un peu de la jambe droite. Je lui fais faire ainsi une vingtaine de pas. Elle dit que chez elle, elle marchait autrefois en se tenant contre les meubles, mais depuis sept semaines, elle ne pouvait plus faire cela sans crosse, ni bâton. J'affirme qu'elle marchera sans douleur.

25 avril. — Hier matin, à 11 heures, la malade a été reprise de douleur vive depuis le tiers antérieur du pied gauche jusqu'au milieu de la jambe ; elle n'a pas essayé de marcher. En même temps, élancements dans la partie postérieure du mollet et du genou. Hier soir, de 5 heures à 5 heures et demie, elle a eu, dit-elle, une douleur d'estomac très vive qu'elle indique à l'épigastre et dans le dos (au niveau des zones suggestionnées). Pendant la nuit, la douleur a été moins vive. Elle dit avoir aussi quelquefois des crampes dans la main gauche. La pression détermine des douleurs dans toutes les régions. Le point xiphoïdien est très sensible à la pression ; la malade contracte douloureusement ses traits quand on la presse à ce niveau.

J'essaie l'hypnose ; la malade n'arrive qu'à de l'engourdissement ; je tiens les yeux clos, j'affirme la disparition des douleurs, je la laisse en disant qu'elle va dormir spontanément. Elle reste les yeux clos, les rouvre de temps en temps, puis les referme, comme en somnolence.

26. — La malade est très tenace dans ses impressions. Cependant elle n'a plus eu de crampes ; elle a un peu marché avec sa canne. Elle a encore des douleurs, mais moins fortes au creux épigastrique et dans le dos. En touchant le ventre, aussitôt qu'on arrive sur le point xiphoïdien, elle accuse des élancements ; de même au point symétrique du rachis. Si on presse un peu fort, elle a une secousse convulsive douloureuse. Elle éprouve spontanément une douleur un quart d'heure après chaque repas. Suggestion.

27. — La journée a été bonne ; mais la nuit elle a été réveillée souvent par des douleurs insupportables vers le rachis et le sternum. Suggestion.

28. — La journée a été bonne ; la digestion a été pénible ; depuis six semaines il en serait ainsi ; cependant elle n'a pas eu de douleurs en mangeant. La nuit elle a dormi assez mal ; douleur dans la jambe sans crampes. (Teinture éthérée de valériane dix gouttes dans de l'eau de mélisse 100 grammes à prendre le soir ; potion suggestive qui produira le sommeil toute la nuit). — Suggestion : la malade arrive au sommeil profond sans souvenir au réveil ; je la laisse dormir spontanément une heure.

29. — La malade s'est levée hier ; elle a marché une demi-heure en s'appuyant ; n'a eu que quelques douleurs fugitives ; n'a plus eu d'élancements douloureux dans l'estomac. Elle a pris sa potion sans résultat et n'a dormi que deux à trois heures. Quand on remue le pied, elle accuse une douleur dans toute la jambe ; le troisième

métatarsien est aujourd'hui particulièrement sensible. — Suggestion vigoureuse pour affirmer à la malade que la douleur doit disparaitre complètement.

30. — La malade dit qu'elle n'a pas aussi bien dormi depuis trois mois, de 7 heures du soir jusqu'à 5 heures du matin ; depuis quinze mois, elle n'a pas marché aussi bien qu'hier. J'évite de lui parler de sa douleur épigastrique et dorsale et de sa digestion pour ne pas appeler son attention sur ces régions ; je me contente de lui dire qu'elle n'a plus mal. Il suffirait de l'interroger et de lui demander si elle a mal pour que l'auto-suggestion réveille des sensations douloureuses. Je continue ce système les jours suivants; j'explore quelquefois ces régions en lui disant à l'avance et lui démontrant qu'elles ne sont plus douloureuses.

1er mai. — La malade est souriante aujourd'hui ; elle n'a plus de douleurs dans la jambe ; elle n'a plus eu de crampes depuis la première suggestion. Elle a pu monter et descendre les escaliers en se servant d'un bâton. Depuis plus d'un an, elle ne pouvait plus le faire qu'en se trainant à quatre pattes.

2. — A beaucoup marché hier et assez facilement avec une canne ; n'a senti qu'une légère douleur le soir ; elle est descendue dans la cour sans crosse ni canne, et a pu faire plusieurs fois, à pas lents, le tour du jardin, boitant encore légèrement de la jambe droite. Elle a bien dormi la nuit. Les digestions sont bonnes. Continuation de la suggestion.

3. — Continue à marcher sans douleur. N'accuse qu'une certaine sensation de raideur et de faiblesse dans la jambe droite. L'amélioration continue. Le 8 mai, elle a douze petites selles diarrhéiques; elle réclame une purge, parce que, dit-elle, elle a l'habitude d'en prendre une tous les ans ; elle prend, le 9 au matin, 30 grammes de sulfate de soude, a quelques coliques et quinze selles dans la journée. Elle a encore de petites coliques le 11 et le 12, la diarrhée s'arrète ; les sensations de coliques cèdent à la suggestion.

Le 15, elle ne se plaint plus de rien ; elle marche bien, boitant un peu et se dandinant légèrement, surtout vers le côté droit; elle n'a plus aucune douleur ; la démarche est toujours assez lente.

La malade est sortie en ville plusieurs fois ; dans son entourage, on a été étonné de la voir marcher seule.

1er juin. — La malade est encore dans la salle, elle n'a plus eu la moindre douleur dans la jambe, continue à marcher seule encore lentement ; la jambe gauche est moins faible. Il n'y a plus de douleur épigastrique ni dorsale, mais une certaine oppression due à l'emphysème.

La malade est envoyée au service des convalescents, où je la perds de vue. Là, abandonnée à elle-même, elle se concentre de nouveau dans ses sensations ; elle recommence à se plaindre de sa jambe ; son attention s'y porte, elle n'a plus de crampes, mais des douleurs. Au mois de juillet, je la rencontre avec sa crosse et son bâton, ne semblant pas se rappeler qu'elle a pu marcher sans douleur et sans crosse.

Pour obtenir une guérison permanente, il faudrait une suggestion et un entraînement suggestif prolongé pendant un temps trop long, et peut être indéfini ; car la malade a des tendances hypocondriaques, et, si on la laisse aller à ses propres sensations, elle retombe toujours dans ses impressions auto-suggestives.

OBSERVATION LXI. — *Nervo-arthritisme.* — *Douleurs dans le membre inférieur droit, dans l'abdomen, dans la tête ; vertiges. Amélioration graduelle par suggestion hypnotique.*

H..., trente-neuf ans, journalier, entre le 10 novembre 1887 à l'hôpital, pour des symptômes de nervo-arthritisme. Mère de quatre enfants, dont le dernier a quatorze mois et qu'elle a nourri jusqu'à ce jour.—Elle a eu après ses couches des pertes abondantes pendant trois mois ; depuis, n'a plus perdu. Il y a trois ans elle a eu des douleurs dans les reins et le membre inférieur droit ; un mois après, ce membre s'œdématia ; les douleurs étaient intenses et continues avec exacerbations ; elle dut quitter son travail au bout d'un mois, quand l'enflure se montra ; elle garde le lit pendant six mois avec fièvre et délire persistant pendant ce temps, dit-elle. — Puis elle put se lever, mais marcha [avec un bâton. Depuis un an, la malade n'avait plus qu'une douleur dans le genou marchait et sans appui. —Depuis le mois de juillet, les douleurs l'ont reprise dans les reins et tout le membre inférieur : de plus, douleur de tête avec vertiges quand elle baisse les yeux ; elle avait déjà eu cette douleur de tête il y a trois ans.

État actuel (11 novembre). — Constitution bonne. Tempérament mixte. Apyrexie. Pouls normal. Fonctions digestive, cardiaque et respiratoire normales. Dort bien la nuit.

On ne constate pas de gonflement notable des jambes ; les mouvements sont libres ; la malade accuse seulement de la sensibilité dans tout le quart inférieur de la cuisse et dans toute la jambe.

L'abdomen est sensible à la pression. Quand la malade marche elle accuse des points disséminés dans le ventre et de la sensibilité douloureuse dans la région lombaire. Toute la tête jusqu'au niveau de la région frontale est sensible à la pression. — Au toucher, le col utérin est élevé, normal; l'utérus est en place. Pas d'anesthésie.

12.— Suggestion hier, sommeil profond. Ce matin, les douleurs se font un peu moins sentir, mais la tête est toujours sensible à la pression; les vertiges ont diminué : les douleurs lombaires persistent, le ventre est encore sensible à la pression; la région du genou est aussi sensible.

17.—On a continué la suggestion. La tête n'est plus douloureuse; les reins sont moins sensibles. Au membre inférieur, la sensibilité à la pression existe au genou et dans les chevilles.

22.— La suggestion a été continuée. La malade va bien : n'accuse plus que de la sensibilité, moins intense qu'avant dans la jambe.— A sevré son enfant.

26.— Les douleurs ont presque disparu complètement; la malade boite encore quand elle marche; on perçoit quelques craquequements légers dans le genou. Continuation de la suggestion.

1er décembre — La douleur de tête est revenue depuis trois ou quatre jours; elle revient le soir, malgré la suggestion du matin. Hier, on a suggéré à la malade de s'endormir à 9 heures du soir pour toute la nuit sans douleurs. Elle s'est endormie en effet à 9 heures du soir, mais n'a dormi que trois heures; le reste de la nuit, elle a sommeillé légèrement, mais n'a presque plus eu de douleurs. — Suggestion.

2.—N'a presque plus eu de douleurs; dort cependant peu.

6.— La malade dort bien, par suggestion, la nuit. N'accuse plus que de très légères douleurs dans la tête, et quand elle se lève, a encore un peu de sensibilité à la jambe et un léger tremblement. — Demande sa sortie.

OBSERVATION LXII. — *Douleur dans le membre inférieur droit et impotence fonctionnelle depuis deux mois. — Amélioration rapide par suggestion.*

Félicie R..., âgée de vingt-deux ans, piqueuse de chaussures, entre à l'hôpital le 14 février 1890, pour des douleurs nerveuses dans le membre inférieur droit. Elle demeure chez ses parents à la campagne. Il y a deux mois, l'affection a commencé par une douleur dans le genou au niveau de la rotule. Cette douleur au début n'était pas forte, ne s'accompagnait pas de gonflement, ne l'empêchait pas de marcher. Huit jours après, douleur intense au-dessous de l'aine droite qui l'empêche de marcher. N'a jamais eu de maladie antérieure.

Etat actuel. — Tempérament un peu lymphatique. Constitution assez bonne. Règles normales. Toutes les fonctions se font bien. On ne constate que des douleurs dans le membre inférieur droit: la malade les accuse surtout au niveau du genou et de la rotule. Mais par la pression on les détermine *ad libitum* sur tous les points du membre. Les mouvements des diverses articulations, ceux du genou et de la hanche se font bien. La malade marche difficile-ment, en boitant et inclinant le corps du côté droit et tirant la jambe de ce côté.

Je la mets facilement en sommeil profond avec amnésie au réveil. J'enlève les douleurs par suggestion. Au réveil, elle marche beaucoup mieux.

15.—Marche bien sans accuser de douleurs; encore un peu de raideur dans le membre. Suggestion tous les jours.

Les jours suivants, elle continue à bien aller; n'accuse plus que des sensations passagères que la suggestion réprime.

Le 19, elle a encore de la douleur dans l'après-midi de 3 heures jusqu'à la nuit. — Le 20, elle se sent bien, marche bien et demande sa sortie.

X

OBSERVATIONS DE NERVO-ARTHRITISME

Observation LXIII.—*Symptômes de coxalgie gauche pendant le cours d'une fièvre typhoïde. Hyperesthésie douloureuse de la cuisse pen-dant six mois. Impotence fonctionnelle du membre. Guérison par suggestion hypnotique en sept jours avec persistance d'un certain degré d'ankylose.*

C. N..., âgée de dix-sept ans, rempailleuse de chaises, entre dans mon service le 7 mars 1890; elle m'est adressée par mon collègue Gross qui l'avait eue pendant trois mois dans son ser-vice. Elle était entrée à l'hôpital le 6 septembre au service de M. Spillmann pour une fièvre typhoïde. En même temps que sa fièvre elle ressentait des douleurs dans la cuisse gauche allant de la hanche au genou. La fièvre guérie, elle ne put marcher qu'en s'appuyant sur une canne. On songea à une coxalgie et elle entra chez M. Gross qui lui mit un appareil à traction continue, des pointes de feu, la chloroforma.

Bien réglée d'habitude, pendant six à huit jours, elle est sujette aux maux de tête et aux crampes d'estomac ; les premiers reviennent environ trois fois par semaine, les autres une fois. — Père bien portant, mère et frère atteints de bronchite ; un frère paralysé des deux jambes.

État actuel. — Constitution délicate ; tempérament lymphatico-nerveux. Accuse une douleur dans toute la cuisse jusqu'à la crête iliaque ; cette douleur vive et aiguë à la pression n'est pas spécialement localisée ; partout où l'on touche on détermine un point douloureux. Couchée au lit, elle lève bien la jambe, fléchit et étend les orteils, le cou de pied, le genou ; mais ces mouvements s'accompagnent d'une sensation douloureuse à la fesse et à l'aine. Elle plie la cuisse sur le bassin, mais ne peut dépasser l'angle droit ; plus loin le bassin suit ; la cuisse s'étend et se met facilement en adduction ; mais l'abduction est très limitée et ce mouvement entraîne le bassin. La malade se tient debout, le corps fortement incliné en avant, et marche très difficilement, en inclinant fortement le corps sur le côté gauche, se tenant aux chaises et boitant considérablement de la jambe gauche.

Elle est d'ailleurs suggestible ; par la pression on crée facilement une douleur très vive au-dessous de l'appendice xiphoïde et une douleur correspondante à la région rachidienne ; on crée aussi une ovarialgie. La malade dit avoir eu souvent pendant son enfance des douleurs dans les bras et les jambes durant cinq minutes environ. Elle n'a pas de troubles de sensibilité et les fonctions organiques s'accomplissent normalement.

Je la mets facilement en sommeil profond. Pendant le sommeil, je la fais marcher, ce qu'elle fait bien mieux, et je lui suggère que les douleurs se calment. Au réveil, elle se trouve bien.

8 mars. — La malade dit avoir eu encore mal dans la journée ; les douleurs étaient moins fortes et elle a pu dormir mieux que de coutume. — Continuation de la suggestion tous les jours.

9. — A eu des élancements douloureux, comme d'habitude, dans la hanche et la cuisse ; et de la céphalalgie ; elle attend son époque mensuelle demain.

11. — L'époque est venue hier. Elle a encore eu mal à la jambe, mais trouve qu'il y a beaucoup de mieux ; elle a parfaitement dormi la nuit.

La douleur diminue graduellement. A partir du 13 mars, elle

n'a plus eu de douleur ; elle marche bien, sans incliner le corps, sans réveiller la douleur, et ne conserve qu'une légère claudication.

La malade est reste au service jusqu'à ce jour (20 mai) ; elle a eu une amygdalite passagère ; elle n'a plus eu que quelques élancements passagers dans la cuisse et la jambe. Elle a toujours pu marcher très bien : elle va et vient, travaille à l'hôpital, sort en ville ; elle n'a plus de maux de tête, ni de crampes d'estomac, ni d'ovarialgie.

Il ne lui reste qu'une petite claudication ; la cuisse ne peut être complètement pliée sur le bassin, ni mise en abduction. Ce symptôme n'a pu être dissipé par la suggestion ; il est dû à un certain degré d'ankylose osseuse ou fibreuse de l'articulation coxo-fémorale. Le 13 mai, je l'ai chloroformée en résolution complète et j'ai constaté que, malgré la résolution musculaire, cette ankylose persistait ; on n'arrive pas à produire l'abduction ni la flexion complète de la cuisse.

La suggestion a donc produit tout ce qu'elle pouvait produire. Une coxalgie s'est produite pendant une fièvre typhoïde. Sur cette coxalgie qui a guéri en laissant une certaine ankylose articulaire s'est greffée une hyperesthésie douloureuse de la cuisse rendant la marche impossible. Les maux de tête fréquents, les crampes d'estomac, la facilité avec laquelle on crée chez la malade un point douloureux épigastrique et une pseudo-ovarialgie accusent d'ailleurs l'impressionnabilité nerveuse en même temps que la suggestibilité. En quelques jours, la suggestion supprime les douleurs et restaure la fonction du membre ; elle ne peut rien contre une ankylose constituée qui détermine un certain degré de claudication persistante.

OBSERVATION LXIV. — *Douleurs arthritiques datant de trois jours ; scapulalgie avec impotence fonctionnelle du bras gauche. — Amélioration immédiate par suggestion. Guérison complète en sept jours.*

Raymond L... âgé de trente-cinq ans, employé de commerce, entre à l'hôpital le 26 février 1890 pour des douleurs rhumatismales. Déjà il y a deux ans et demi, le malade a été au service pendant trois mois pour un rhumatisme articulaire aigu; il a eu toujours depuis quelques douleurs dans les genoux qui ne l'ont pas empêché de travailler.

Il y a trois jours, étant couché, il a senti une douleur dans la nuque. Depuis cette douleur reviendrait tous les soirs à 9 heures, aussitôt qu'il se met au lit, comme une sensation de torticolis qu'il attribue à la fraîcheur du lit. Le 24 au matin, il ne put remuer le bras gauche, à cause d'une douleur dans l'épaule, douleur partant de l'articulation acromio-claviculaire et se propageant jusqu'au poignet, sans fourmillements ni engourdissements. Il resta couché ce jour; dans la journée il ressentit en outre des élancements dans l'articulation métatarso-phalangienne du gros orteil gauche; sensation de coup de couteau. De plus, sensation de piqûre dans le cou de pied, revenant deux à trois fois par jour, durant une heure chaque fois.

Depuis deux jours, il accuse en outre des points douloureux à l'épaule et au coude droits et des fourmillements dans la main droite.

Le malade est resté couché, mais peut marcher. A eu l'influenza il y a deux mois, caractérisé seulement par une faiblesse générale.

État actuel. — Constitution bonne; le malade est assez gros, joufflu; tempérament lymphatico-nerveux. Température normale, pouls régulier égal. Expectoration séro-spumeuse avec quelques crachats visqueux. — L'avant-bras gauche est libre; mais le malade ne peut lever le bras; il dit avoir la sensation d'une courroie qui retiendrait le membre, et accuse une douleur assez vive vers l'empreinte deltoïdienne. A la pression point douloureux fixe en dedans de la tête humérale et douleur diffuse mal délimitée autour de l'articulation. Si on cherche à éloigner le bras du corps, le malade accuse une douleur vive qui s'irradie dans tout le membre. Les autres membres et articulations sont indemnes actuellement. Il accuse une sensation de froid aux pieds et aux genoux.

A l'examen de la poitrine, quelques ronchus et sibilances disséminés, quelques râles sous-crépitants fins dans les bases. Le cœur est normal. Urines très chargées, densité 1,030 (nervo-arthritisme, diathèse urique).

27 février. — Suggestion : sommeil au second degré. Je le laisse dormir 1 heure.

38. — Ce matin, le malade peut soulever son bras et mettre la main sur la tête; il accuse encore une douleur dans le bras. — Suggestion.

1er mars. — Il a ressenti encore un peu d'engourdissement

dans le bras et un point douloureux vers la tête humérale, mais il lève le bras plus facilement. Suggestion tous les jours. Le sommeil devient plus profond avec amnésie au réveil.

3. — La douleur dans l'épaule a complètement disparu immédiatement après la suggestion d'hier et n'a pas reparu. La pression ne développe plus de point douloureux à la tête humérale, mais un peu de sensibilité au niveau du triceps. Le malade lève le bras comme l'autre; il accuse encore une sensation de froid dans les genoux. — Suggestion.

4. — Légère sensibilité encore vers l'épaule; la sensation du froid dans les genoux a disparu. — Suggestion.

5. — Le malade est guéri; n'a plus aucune douleur. La sensation de froid dans les genoux n'a pas reparu; il ne reste qu'une certaine gêne qu'il ne peut bien définir. Sort guéri.

Le 14 avril il vient à ma consultation. S'est bien porté jusqu'il y a quatre jours. Depuis, il accuse des sensations douloureuses dans les épaules et les bras qui ne l'empêchent pas de remuer les membres et de travailler; de plus, un certain malaise général. Après une nouvelle suggestion, il ne ressent plus de douleur. Je lui prescris un régime sévère avec des alcalins pour combattre la diathèse urique.

Le malade est revenu depuis à la consultation à plusieurs reprises pour des douleurs diverses locales ou diffuses. Une ou deux séances de suggestion suffisent invariablement à l'en débarrasser.

En résumé, un nervo-arthritique, qui a déjà eu un rhumatisme articulaire, présente une douleur dans l'épaule gauche se propageant au poignet, l'empêchant de se servir de son bras. Cette douleur, accompagnée de quelques autres manifestations de sensibilité, telle que sensation de froid dans les genoux, disparaît rapidement par suggestion hypnotique.

OBSERVATION LXV. — *Rhumatisme articulaire.* — *Nervo-arthritisme.* — *Myélite diffuse.* — *Contracture et analgésie.* — *Guérison après trois ans par suggestion à l'état de veille.*

Adèle Marchal, domestique âgée de vingt-neuf ans, entre à la clinique le 27 octobre 1887, affectée de rhumatisme articulaire. La maladie a commencé en janvier par un point de côté avec frisson pendant deux heures, suivi de chaleur et de sueurs. En même temps toux, crachats striés de sang, deux ou trois épistaxis abondants ; la toux et l'expectoration persistèrent huit jours.

Une semaine plus tard, la malade ressentit subitement des douleurs articulaires, avec rougeur et gonflement dans le genou, le pied et les orteils droits, avec fièvre intense ; ces douleurs articulaires persistèrent pendant trois semaines, puis disparurent. Trois semaines environ plus tard nouvelles douleurs très vives de l'épaule et du coude droits, suivies de douleurs successives dans les épaules, les coudes, les poignets, les articulations métacarpo-phalangiennes, le tout pendant environ un mois.

Trois mois après ces douleurs articulaires, la malade ressentit des fourmillements dans les jambes et pouvait difficilement les soulever, elle pouvait encore marcher en s'appuyant sur une chaise, mais en traînant ses jambes, particulièrement la gauche. A ce moment, elle remuait très bien ses deux bras. Au bout de deux mois, la marche devint complètement impossible ; la malade fut obligée de s'aliter. En même temps, inappétence complète avec nausées et vomissements ; la malade restait plusieurs jours sans aller à la selle. Vers cette époque, elle resta cinq jours sans pouvoir uriner ; on dut la sonder.

Depuis deux mois, toux ; expectoration peu abondante ; il y a trois semaines, elle a eu un point de côté à l'aisselle gauche qui dura deux heures et elle aurait eu quelques crachats hémoptoïques. Depuis un mois, sueurs nocturnes assez abondantes et frissonnements le soir. Amaigrissement notable depuis trois mois.

A son entrée, on constate : constitution primitivement bonne, mais détériorée, tempérament lymphatique, face pâle. Température 32, 3 le matin ; pouls 136. La pointe du cœur bat sur la ligne mamillaire au cinquième espace, battements forts et fréquents· respiration nette et sonorité normale en avant. Sonorité faible dans les deux fosses sus-épineuses : respiration rude dans la région interscapulaire, surtout à gauche. Pas de râles. Douleurs vives à la pression des espaces intercostaux gauches.

On constate une certaine raideur dans le coude et l'épaule du côté droit. La malade ne peut fermer la main qu'à demi de ce côté ; elle accuse de la douleur à la face dorsale de la main. Les mouvements de pronation et de supination se font très lentement et péniblement ; les articulations ne sont pas gonflées ; elle n'arrive pas à élever le bras jusqu'à l'horizontale et accuse des douleurs très vives, lorsqu'on cherche à dépasser cette limite. La malade soulève lentement et péniblement les pieds ; elle ne peut remuer les orteils ; tendance à la raideur dans les deux jambes, plus marquée à gau-

che ; le pied présente de ce côté une tendance marquée vers l'équinisme. La malade ne peut marcher ; elle se tient debout en se
tenant avec les deux mains ; la jambe gauche est raide et glisse
péniblement sur le sol, que le pied gauche ne sent pas. Il y a
exagération des réflexes tendineux assez prononcée des pieds et des
genoux. De plus, anesthésie avec analgésie complète dans le côté
droit du tronc et le membre supérieur. Anesthésie et analgésie
dans la cuisse gauche, la jambe et le pied restant sensibles, sauf la
plante du pied qui ne l'est pas.

Quelques jours après, on constate que la sensibilité reparait dans
l'abdomen du côté droit, à partir de deux à trois travers de doigts
au-dessus de l'ombilic, mais reste abolie au-dessous de ce niveau.

La malade est suggestible ; je l'endors en sommeil profond, je
restaure la sensibilité, mais l'anesthésie se reproduit en général
rapidement. J'arrive aussi à diminuer la raideur et à élever le bras
droit au delà de l'horizontale ; mais si je veux aller trop loin, la
malade pousse des cris, témoignant une douleur vive ; je suggère
en vain la disparition de cette douleur.

Je répète la suggestion pendant plusieurs jours ; puis j'y reviens
à plusieurs reprises ; je la violente quelquefois en essayant d'imprimer au bras des mouvements plus étendus, malgré elle, mais
je ne puis vaincre sa douleur et sa peur ; elle redoute les suggestions, de crainte que je ne réveille ces douleurs en manipulant
son bras. De guerre lasse, je renonce à la suggestion. On essaie
divers traitements ; l'iodure : l'électrisation, les bains sulfureux,
alcalins, salicylate de soude, etc., sans grand résultat.

Je ne poursuivrai pas jour par jour cette longue observation
de plus de trois ans ; je vais prendre quelques points de repère
dans l'observation.

Le 16 juin 1888, par exemple, je trouve noté ce qui suit. La
malade plie bien la jambe droite ; le phénomène du pied est très
marqué de ce côté, la trépidation réflexe provoquée continue indéfiniment ; les muscles de la jambe et de la cuisse sont très atrophiés ; la sensibilité est nette. La jambe gauche présente un pied
équin assez marqué ; elle ne peut pas redresser le pied, ni fléchir
les orteils ; le cou de pied est raide ; le genou se plie difficilement ;
phénomènes du pied et du genou très marqués. Anesthésie et
analgésie de tout le membre.

Anesthésie du bras droit avec abolition du sens musculaire. La
moindre tentative de mouvement provoque des douleurs dans les
doigts, les coudes et les épaules. Elle ne peut arriver avec le bras
à l'horizontale ; elle peut étendre l'avant-bras, le mettre en prona-

tion et en supination, mais ne peut fléchir les doigts ; tous les mouvements possibles se font d'ailleurs avec lenteur et avec une certaine raideur. Douleur à la pression profonde au niveau des articulations. L'anesthésie se continue sur le thorax et le dos du côté droit jusqu'à un demi-travers de doigt à droite des apophyses épineuses. La sensibilité reparait au niveau de la huitième côte à droite.

Les signes thoraciques sont les mêmes qu'en octobre : fièvre par intervalles. T. 37° 8 ce matin ; pouls 104. T. 38° 2 le soir ; pouls 112.

L'état, on le voit, est à peu près resté le même.

Par suggestion je restaure en quarante-cinq secondes la sensibilité ; mais le lendemain l'anesthésie est reconstituée.

Le 20 juin, raideur considérable du membre supérieur droit et des deux membres inférieurs.

La malade est considérée comme atteinte de myélite rhumatismale diffuse avec sclérose des faisceaux pyramidaux ; je la crois incurable. Elle est à peu près abandonnée, après de nombreux essais de suggestion qui n'amènent pas de résultat durable.

Le 4 août 1889, mon interne désirant étudier sur elle les effets de la pyrodine, la malade est soumise à un nouvel examen, et on note ce qui suit :

Affaiblissement et amaigrissement considérable. Insomnie provoquée par des douleurs dans les pieds. Pouls 120, petit, régulier, pupilles dilatées, face effilée et souffreteuse. A l'examen de la poitrine, expiration soufflée dans les deux fosses sus-épineuses ; sonorité faible. Respiration et sonorité normale dans les autres régions.

Examen des membres. — Le membre supérieur gauche exécute tous les mouvements, n'offre ni raideur, ni paralysie, mais un tremblement à petites oscillations et une grande faiblesse musculaire ; la main ne peut faire avancer l'aiguille du dynamomètre.

Membre supérieur droit. — La malade s'assied dans son lit ; elle ne peut écarter le bras du corps qu'à angle très aigu ; et cet effort lui cause de vives douleurs dans l'épaule. Elle fléchit le bras péniblement, à peine à angle droit. L'avant-bras est d'habitude en pronation ; elle arrive lentement et péniblement à le mettre en demi-supination. Elle ne peut fermer la main qu'à moitié, étend les doigts lentement, en les conservant toujours légèrement incurvés vers la paume. Elle remue un peu les doigts ; tous ces mouvements se font lentement, avec tremblement. Il y a de la raideur dans tout le bras. Quand on veut imprimer des mouvements, des douleurs vives sont ressenties dans les articulations correspondantes. Les deux membres sont très maigres.

Membres inférieurs. — Ils sont amaigris tous les deux ; atrophie musculaire notable. Le pied droit est équin ; le pied gauche est équin varus. La malade soulève les deux talons jusqu'à 15 centimètres et les tient en l'air. Quelques mouvements persistent dans le cou de pied droit ; ils sont nuls dans le gauche ; la malade fléchit et étend un peu les orteils droits, mais presque pas les gauches. — Elle plie le genou droit à angle droit, le talon glissant sur le lit ; elle fléchit plus péniblement et moins complètement le genou gauche ; de plus, la jambe gauche est tournée en dedans. On peut fléchir et étendre les cou de pieds sans trop de douleur, avec une forte résistance à gauche ; de même pour les genoux où la résistance est aussi plus forte à gauche. Sensibilité à la pression dans les genoux, dans la partie inférieure des fémurs, dans le cou de pied. Mouvement du pied et du genou des deux côtés ; trépidation continuant indéfiniment. La malade accuse des fourmillements dans les deux membres inférieurs, souvent pendant la journée ; elle accuse aussi de l'engourdissement, et des élancements douloureux dans les jambes et les pieds qui l'empêchent de dormir pendant la nuit.

La sensibilité existe sur le tronc. Anesthésie, analgésie et abolition du sens musculaire dans le membre supérieur droit à partir de l'insertion deltoïdienne. Sensibilité conservée dans le membre supérieur gauche. Anesthésie et analgésie dans le membre inférieur gauche en commençant vers le milieu de la cuisse. Sensibilité conservée dans le membre inférieur droit. Pas de douleur rachidienne. Sensibilité à la pression de la fosse sous-épineuse et du trapèze droit.

La pyrodine est employée contre des névralgies sus-orbitaires qui durent du 5 au 9 août et sont momentanément calmées par ce médicament ; elles disparaissent spontanément.

Tel était encore l'état de la malade vers le 15 novembre 1889. Depuis plus de deux ans, elle ne marchait plus du tout. Depuis un an, elle n'avait même pu être assise sur une chaise et restait alitée ; on était obligé de lui donner à manger, la malade ne pouvant se servir de son bras droit raide.

Je reviens à la suggestion ; j'hypnotise la malade, et procédant par insinuation douce, j'arrive à diminuer la raideur du bras et à l'élever presque jusqu'à la verticale ; je fais lever la malade ; elle se tient le corps courbé en deux, j'arrive aussi par suggestion à la faire tenir un peu plus droite et à la faire avancer de quelques pas, en la tenant par les deux mains.

Je continue la suggestion à l'état de veille; le résultat immédiat est très net; mais la malade est toujours sous l'impression des tentatives antérieures douloureuses que j'avais faites; elle a peur que je n'aille trop loin et que je ne lui fasse mal. — L'amélioration obtenue ne me parait pas susceptible de dépasser une certaine mesure; après quelques jours d'essais, je ne poursuis pas, peu encouragé par les essais précédents, et n'ayant pas d'ailleurs le temps de m'occuper d'elle avec la patience que me donnerait l'espoir d'un résultat plus notable.

La sœur Catherine de mon service avait suivi d'un œil attentif mes essais; elle avait vu que je réussissais à lever le bras de la malade jusqu'à la verticale, à lui faire mouvoir les doigts, à la faire marcher un peu Elle eut l'idée de continuer cet entraînement suggestif; s'occupant avec persévérance de la malade, elle l'obligea à se lever, à marcher, à élever son bras tous les jours, en lui disant : « Voyons, levez votre bras, ouvrez la main. Tenez-vous debout ! Vous pouvez vous tenir. Cela va, etc. »

Au bout de trois semaines de suggestion ainsi continuée avec douceur et patience à l'état de veille, la malade arriva à se tenir debout seule, à se servir de son bras, et un beau matin je la vis venir à moi, marchant seule, lentement, appuyée sur une chaise, le corps encore fortement incliné en avant. Elle pouvait se servir de son bras droit, l'élever verticalement en l'air, fermer la main complètement sans raideur et sans douleur. La contracture avait disparu presque totalement, l'exagération des réflexes tendineux avait diminué notablement ; il n'y avait plus d'anesthésie. De plus, l'appétit était restauré; la malade qui ne mangeait plus, qui vomissait, qui avait de la fièvre et dont l'évolution tuberculeuse semblait marcher assez rapidement, mangeait avec appétit, digérait bien, dormait bien.

La guérison continua. Tous les jours un progrès; au bout de quinze jours, la malade se tenait droite, sans tendance à se courber ; elle marchait avec un bâton ; puis seule, en tenant encore les jambes un peu raides, surtout la droite.

En janvier 1890, elle put descendre seule l'escalier, se peigner seule, raccommoder ses affaires. — La force musculaire restait encore faible. En avril, la main gauche arrivait à 10 avec le dynamomètre ; mais la main droite ne pouvait encore déplacer l'aiguille. La malade exécute d'ailleurs tous les mouvements, lève le bras au-dessus de la tête, fléchit et étend les doigts, avec un léger tremblement. L'équinisme est encore assez marqué dans les deux pieds; il est légèrement varus à gauche. Le phénomène du genou est encore assez marqué, celui des pieds a à peu près disparu. On constate encore de la sensibilité au cou de pied gauche et les pieds sont enflés le soir quand la malade a marché.

14 juin. — Voilà six mois que la malade est guérie sans rechute. Elle se sent plus forte et son organisme se reconstitue. Elle n'a plus de fièvre, ne tousse plus; et à l'auscultation on ne perçoit que de la respiration rugueuse, sans souffle, dans les fosses sus-épineuses. Quand elle marche vite, elle se plaint de manquer un peu de respiration. La main droite peut pousser l'aiguille du dynamomètre jusqu'à 10; la gauche à 17; elle se plaint de ne pas pouvoir porter l'arrosoir longtemps de la main droite. Elle travaille et s'occupe toute la journée; le tremblement n'est plus que très peu marqué. Les deux jambes enflent encore un peu le soir, autour des chevilles, et désenflent par le séjour au lit. Elle marche très bien, sans aucunappui, monte et descend bien les escaliers, tenant la jambe gauche un peu plus raide que l'autre. Elle accuse encore surtout le soir une certaine sensibilité à la pression dans le mollet et le cou de pied gauche. Ce pied a encore une légère tendance à tomber en équinisme, mais cet équinisme est beaucoup moins marqué et la malade le redresse bien.

L'appétit est excellent. La face est colorée. Tout respire le retour de la santé.

La guérison s'est affirmée et maintenue parfaite.

En résumé, une malade à la suite de rhumatisme articulaire aigu, est prise de symptômes qu'on attribue à une myélite: fourmillement dans les jambes, paraplégie incomplète avec rigidité et exagération des réflexes tendineux plus marquée dans la jambe gauche, contracture du bras droit, anesthésie du membre supérieur droit, du membre inférieur gauche, et d'une partie du tronc du côté droit. — S'agit-il de troubles dynamiques liés au nervo-arthritisme ?

S'agit-il d'une myélite diffuse rhumatismale ? L'exagération persistante des phénomènes tendineux réflexes nous a fait admettre cette dernière hypothèse. Il est possible toutefois que les troubles nervo-arthritiques se soient greffés sur une lésion médullaire ou que celle-ci curable ait laissé à sa suite des symptômes purement dynamiques, que le trouble fonctionnel ait survécu à la lésion organique.

La suggestion hypnotique a produit des résultats passagers : mais n'a pu amener la [guérison. Après deux ans et demi d'infirmité douloureuse, alors que la malade, percluse dans son lit. était considérée comme incurable, que sa santé générale minée par une tuberculose commençante, par l'inappétence, la dénutrition, l'insomnie, les douleurs, dé_ clinait rapidement, alors que la malade semblait condamnée dans un avenir prochain, la sœur du service, instruite par ce qu'elle m'avait vu faire, obtint en peu de semaines une guérison définitive.

Cette observation est pleine d'enseignement. Si je n'ai pas réussi, c'est que j'ai procédé avec trop de brusquerie, j'ai violenté la malade en voulant décontracturer trop vite pendant le sommeil hypnotique les membres raidis et douloureux. J'étais convaincu que la contracture du bras était en grande partie dynamique, que la restauration fonctionnelle pouvait s'obtenir par une action psychique. Qui trop embrasse, mal étreint ! En brusquant la malade pour obtenir un succès rapide, j'ai réveillé la douleur, et alors la peur de la douleur faisant appel à son auto-suggestion, la malade s'est raidie contre la douleur redoutée ! Je n'obtenais plus rien, ma suggestion appelait la contre-suggestion.

La sœur procédant avec douceur, laissant la malade ellemême restaurer les mouvements, sans intervenir autrement que par la parole, a fait à l'état de veille ce que je n'avais pu faire pendant le sommeil.

C'est un argument en faveur de ce principe, que le mode de suggestion doit être adapté à l'individualité psychique.

OBSERVATION LXVI. — *Arthrite rhumatismale blennorrhagique locali-sée au poignet avec hyperesthésie concomitante de tout l'avant-bras. — Suppression de cette hyperesthésie par la suggestion. Persistance de l'arthrite.*

Marie P..., âgée de vingt-cinq ans, entre à l'hôpital le 18 avril 1890, pour un rhumatisme articulaire. Mère d'un enfant qu'elle a nourri pendant un an jusqu'à son entrée à l'hôpital.

Elle présente depuis deux jours de la rougeur avec gonflement de la main droite ; une plaque douloureuse rouge grande comme une pièce de cinq centimes au mollet droit disparaît spontanément au bout de deux jours. La partie postérieure du coude était sensible. Deux grammes d'antipyrine sont restés sans effet. La douleur de la main avec la rougeur persistait.

Le 24 avril on note : constitution moyenne, tempérament lym-phatico-nerveux. Apyrexie. Gonflement notable avec coloration rosée du dos de la main droite. Sensibilité douloureuse vers l'arti-culation métacarpo-phalangienne de l'index, du médius et du poi-gnet. Hyperesthésie très douloureuse à la pression de tout l'avant-bras jusqu'au coude, le moindre attouchement fait pousser des cris à la malade. Céphalalgie frontale gravative intense ce matin. Les fonctions organiques sont normales.

La suggestion (sommeil profond) enlève la céphalalgie et l'hy-peresthésie de l'avant-bras et de la main. Le gonflement persiste. Le 27, on ne constate plus que la sensibilité au poignet et à la main, qui a reparu la nuit. — Suggestion tous les jours.

Le 28 avril, on constate toujours la douleur localisée dans la main et le poignet ; les articulations métacarpo-phalangiennes sont aussi douloureuses à la pression. Le malade a peu dormi ces deux nuits. Mais l'hyperesthésie concomitante de l'avant-bras n'a pas reparu.

Je prescrivis une potion suggestive (10 gouttes d'alcoolature d'aconit) à la faveur de laquelle la malade dort bien la nuit ; elle s'est réveillée quatre fois et rendormie avec la potion.

La malade reste au service jusqu'au 25 mai : la douleur reste localisée avec gonflement considérable dans l'articulation du poi-gnet et les articulations métacarpo-phalangiennes ; la suggestion qui a enlevé définitivement l'hyperesthésie de l'avant-bras, atténue pour quelque temps seulement la douleur liée à l'arthrite, mais ne la supprime pas. Il s'agit d'une arthrite blennorrhagique ; la malade fait l'aveu d'une blennorrhagie. L'affection exige un appareil plâ-tré et un traitement chirurgical. Nous l'envoyons au service de chirurgie.

Une arthrite rhumatismale du poignet a provoqué, comme manifestation dynamique concomitante, une hyperesthésie douloureuse' de tout l'avant-bras. La suggestion a fait justice de cette névrose concomitante ; elle n'a pu résoudre l'arthrite.

OBSERVATION LXVII. — *Accès nombreux de rhumatisme articulaire suivis de douleurs dans les reins, la cuisse droite et la région épigastrique. —Guérison par suggestion hypnotique en quatre jours.*

Jules S..., âgé de quarante ans, entre à l'hôpital le 22 décembre 1889. A l'âge de vingt ans, après s'être refroidi à un incendie, il contracta un rhumatisme articulaire aigu généralisé qui le tint alité pendant deux mois, et incapable de travailler pendant quatre mois.

En 1882, habitant une chambre humide, il eut une nouvelle atteinte qui eut plusieurs rechutes : il entra quatre fois à l'hôpital cette année, depuis le mois de février et ne sortit définitivement guéri que le 1er août. En 1886, nouvelle atteinte qui fut traitée par les bains de vapeur. En 1888, il fut repris trois jours avant Pàques, de fièvre bronchite, douleurs rhumatismales, il prit de nouveau des bains de vapeur et recommença à travailler en août. Enfin en janvier 1889, nouvelle attaque : il reste au lit cinq jours, fut traité par les bains et l'application de teinture d'iode : les pieds n'ont pas été enflés dans cette dernière atteinte : mais des douleurs aiguës, continues, accompagnées de crampe, empêchaient la marche. On lui fit des injections sous-cutanées de morphine et de teinture d'iode. Les douleurs subsistèrent jusqu'après Pàques. A ce moment, il put marcher en s'aidant d'un bâton. En mai, il marchait sans bâton, mais était trop faible pour reprendre son travail. En juillet, il prit de l'ouvrage chez un pâtissier à Belfort, puis vint à Nancy.

Depuis quinze jours, il éprouva une douleur épigastrique, sensation de déchirement à l'estomac quand il a mangé, renvois, aigreurs sans vomissement.

En même temps douleurs rhumatismales dans les reins et dans les articulations, diffuses, ne l'empêchant pas de marcher.

Etat actuel (22 décembre). — Constitution bonne. Tempérament mixte. Apyrexie. Pouls 60, régulier. Sue beaucoup la nuit dort peu. Urines claires, abondantes. Langue assez nette. A eu des coliques et deux selles diarrhéïques ce matin. On constate quelques craquements dans le poignet droit, une laxité dans les articulations des doigts, quelques craquements dans celles des orteils.

Au mois de janvier, il a eu de l'analgésie avec anesthésie dans le pied et le quart inférieur des deux jambes pendant deux mois : il ne sentait pas les injections sous-cutanées qu'on lui faisait. Actuellement la sensibilité à la douleur est partout obtuse. A l'examen de la poitrine et du cœur, on ne constate qu'une respiration légèrement soufflée dans la fosse sus-épineuse droite, sans toux ni expectoration.

Il accuse un malaise général avec endolorissement et courbature lombaire. Le soir, il a pendant une heure une douleur vive le long de la crête du tibia.

Le 24 au matin, il a des élancements douloureux dans la cuisse droite et des douleurs dans les reins depuis quinze jours. Suggestion, sommeil profond.

25. — Il n'a plus eu de douleurs dans les reins ni dans la cuisse, mais il accuse des coliques et a eu dans les vingt-quatre heures six selles diarrhéïques (potion avec 5 centigrammes extrait thébaïque et 4 grammes extrait de ratanhia). — Suggestion.

26. — A encore eu trois selles diarrhéiques, une hier et deux ce matin. A senti hier à trois ou quatre reprises pendant vingt minutes à une demi-heure des douleurs dans les jambes. Il accuse actuellement une sensation de crampe dans le pied. Il marche bien (potion idem). — Suggestion.

27. — Le malade n'a dormi que de 11 heures à 2 heures. Il se plaint encore d'élancements dans les membres. Plus de diarrhée. Suggestion (suppression de la potion).

28. — Après la suggestion d'hier, les douleurs ont disparu et ne sont pas revenues. Plus de douleur épigastrique ni de diarrhée. Mange bien. A bien dormi. Le sommeil a été un peu agité avec rêves. Suggestion.

30 — Le malade continue à bien aller, ne se plaint plus d'aucune douleur. Mange bien, dort bien sans agitation.

31. — Se trouve très bien et quitte l'hôpital.

Une douleur lombaire avec élancements douloureux de la cuisse greffée sur une diathèse rhumatismale ancienne et datant de quinze jours a été enlevée en quatre jours par suggestion.

XI

OBSERVATIONS DE TROUBLES NEURASTHÉNIQUES
CONSÉCUTIFS A DES AFFECTIONS DIVERSES

Observation LXVIII. — *Gastro-entérite.* — *Crampes dans les mollets.* — *Etourdissements et vertiges consécutifs ; symptômes neurasthéniques.* — *Disparition des symptômes par suggestion.*

François D..., jardinier, âgé de cinquante-cinq ans, entre à l'hôpital le 1er juillet 1890, pour des symptômes d'entérite avec crampes musculaires. Il y a deux ans, il a eu la cholérine avec diarrhée, vomissements, crampes dans les mollets, et est resté un mois au service. Il avait déjà eu antérieurement des crampes dans les mollets. L'année dernière, il a fait un nouveau séjour de neuf jours au service pour de la diarrhée avec crampes, il est resté guéri jusqu'il y a trois semaines, sauf les crampes des mollets qu'il a conservées revenant deux à trois fois par semaine, toujours la nuit quand il était couché et qu'il pliait ses jambes. Celles-ci alors devenaient raides en flexion sur les cuisses, avec mouvements fibrillaires dans les mollets. Sa femme lui faisait des frictions pour dissiper cette contracture, qui revenait quelquefois au bout d'un certain temps.

Il y a trois semaines étant au travail, il eut des éblouissements, de l'obnubilation visuelle avec sensation de faiblesse. Il dut rentrer se coucher, et dans la nuit, il eut des coliques avec diarrhée et crampes dans les jambes qui persistèrent toute la nuit. Au bout de trois jours, la diarrhée s'arrêta par l'ingestion de laudanum à la dose de vingt gouttes par jour. Il y a huit jours, à minuit il fut repris de diarrhée et resta de nouveau deux jours au lit; la diarrhée se calma. Il y a trois jours il reprit son travail, mais vers midi il fut repris d'éblouissements et de faiblesse, faillit se trouver ma et dans la nuit suivante retour de la diarrhée sans trop de coliques. Cette diarrhée a persisté jusque hier au soir vers neuf heures. Aussitôt qu'il est levé, les éblouissements le prennent et il tomberait.

Etat actuel. — Constitution débilitée. — Dit avoir beaucoup maigri depuis Pâques. Tempérament lymphatique. Teint terreux. Muqueuses décolorées. — Artères un peu athéromateuses. — Apyrexie.

Le malade a peu d'appétit depuis trois semaines ; des nausées qui durent une heure au moins après les repas ; des renvois, des aigreurs : pas de régurgitations. Pesanteur et sensation de gonflement à la partie inférieure du sternum. Vers Pâques, il avait eu pendant un mois, une sensation de pyrosis. Les coliques ne sont pas revenues depuis dix jours. Il accuse des borborygmes, sensation de roulement d'eau dans le côté droit de l'abdomen. Il n'a pas eu de sang dans les selles. Il n'a d'ailleurs suivi aucun régime spécial.

La respiration est normale. En ce moment, il accuse une céphalalgie gravative sus-orbitaire, non aiguë, qui ne l'empêche pas de dormir. Quand il se baisse, il a une perception « de boule » devant les yeux et tomberait. Quand il est debout, il n'a jamais cette perception. Depuis deux ans, il ressent aussi en avant de l'extrémité de la onzième côte gauche une douleur contusive.

L'estomac n'est pas dilaté. Ventre sonore. Foie normal. La région xiphoïdienne est sensible dans une étendue de trois travers de doigts en hauteur et deux en largeur.

Varicosités sur les jambes. Le malade marche très bien. Mais après quelque temps de marche, il se plaint de douleurs dans les tempes, d'obnubilation, d'une sensation de constriction qui remonte de l'occiput et entoure tout le crâne. On constate des mouvements fibrillaires, véritables palpitations musculaires dans les deux gastro-cnémiens, plus marqués à droite. — Le cœur bat normalement.

Le malade nie tout antécédent alcoolique ; il a toujours été nerveux : il y a sept ou huit ans, après avoir bu par hasard plus que d'ordinaire, il eut, dit-il, des crises nerveuses, mais put reprendre son travail le lendemain.

Le 2 juillet. — Suggestion : sommeil profond. Régime lacté pur. Potion suggestive.

3. — Il a eu sept selles diarrhéiques dans les vingt-quatre heures, sans coliques ; il a eu une forte crampe à midi ; n'en a plus eu depuis.

Il accuse toujours son mal de tête. Les secousses fibrillaires existent toujours et persistent dans le sommeil hypnotique, malgré la suggestion. Après celle-ci, le malade marche bien, il sent encore quelque chose qui remonte dans la tête, mais n'a plus d'obnubilation, ni d'étourdissement. Dans la station debout les mouvements musculaires n'existent pas. Continuation du régime lacté.

4. — Il a eu une seule selle moulée. Les secousses fibrillaires

existent encore. Moins de crampes. Le mal de tête persiste.
moule, œufs, lait. — Suggestion.

5. Une selle moulée. N'a presque plus eu de crampes. Les mouvements fibrillaires diminuent beaucoup. Il a pu rester levé sans étourdissements. Suggestion.

7. — Diarrhée arrêtée; vertige presque disparu. A pu se promener hier pendant deux heures sans étourdissements. Plus de crampes ; n'a presque plus de mouvements fibrillaires dans les jambes. — Suggestion.

8. — Va bien : plus d'étourdissement, plus de mal de tête. Cessation complète des mouvements fibrillaires. Accuse un point de côté à gauche qui cède à la suggestion.

10. — Accuse une légère douleur dans le genou qui disparaît par suggestion.

Le malade mange de tout, va bien, n'accuse plus aucun symptôme et sort le 13 juillet.

Il rentre le 29. Il a continué à bien se porter jusqu'il y a trois jours. Pendant son travail il a été repris de diarrhée ; le premier jour, selles aqueuses presque continues avec coliques intenses sans ténesme. Hier il a eu neuf selles. Le premier jour, s'étant baissé en travaillant, il tomba sans perte de connaissance, avec sentiment de défaillance, bourdonnements d'oreilles, vomissements. Ensuite il transpira, eut froid, se coucha et sentit une crampe dans les mollets, qui se reproduit aussitôt qu'il veut fléchir la jambe. Le vertige ne s'est pas reproduit. Quand il veut aller à la selle, il accuse une sensation de brûlure hypogastrique. On constate de nouveau les secousses fibrillaires dans le mollet. —. Suggestion.

31. — Se trouve bien mieux depuis la suggestion. Cependant il a eu encore des crampes, une vingtaine dans les vingt-quatre heures. — Persistance des mouvement fibrillaires. — Suggestion.

1er août. — N'a plus eu de crampes, ni de vertiges ; les mouvements fibrillaires ont à peu près disparu.

3. — Le malade est tout à fait guéri et n'accuse plus qu'un peu de fatigue. Il quitte l'hôpital le 10 août, se sentant très bien.

Il s'agit d'un neurasthénique qui, sous des influences diverses, est pris de coliques avec diarrhée, crampes dans les mollets avec secousses fibrillaires des gastro-cnémiens, sensations vertigineuses, éblouissement, obnubilation visuelle.

Ces symptômes neurasthéniques ne sont pas toujours chez lui consécutifs à la diarrhée; nous avons vu les éblouissements et la faiblesse ouvrir brusquement la scène, la colique et la diarrhée être consécutives. La suggestion met fin rapidement à cet ensemble symptomatique dont l'habitude serait sans doute déracinée par une éducation suggestive prolongée.

OBSERVATION LXIX. — *Bronchite spécifique guérie.* — *Persistance depuis un an d'une douleur intercostale, d'oppression, d'anorexie, d'insomnie, de tristesse.* — *Guérison en trois jours par suggestion hypnotique.*

Nicolas F..., âgé de vingt-trois ans, entre à l'hôpital le 13 juin 1890, se plaignant d'oppression et de douleurs thoraciques depuis un an.

La maladie a commencé, alors qu'il était au régiment, par de la toux avec expectoration, qui dura un mois. Il fut réformé en décembre du service militaire pour bronchite spécifique. Depuis il a fait un mois de séjour à l'hôpital qu'il a quitté le 10 février. Il n'a pu reprendre son métier de galochier. Il n'a plus eu de bronchite, mais de l'oppression qui a augmenté depuis quinze jours ; de plus, quand il marche, il accuse une douleur à la partie inférieure de l'aisselle droite.

Constitution délicate ; tempérament lymphatico-nerveux. Facies concentré, triste. Température normale. Pouls 64, régulier, égal. Respiration, 56 par minute, costale ; le thorax se soulève en masse. Il est bien conformé ; son clair et ample. La pointe du cœur bat normalement. Respiration nette en avant. En arrière, le son paraît plus ample dans la fosse sus-épineuse droite que dans la gauche ; il est moins ample dans les fosses sous-épineuses, normal au-dessous. La respiration est nette partout. Au sixième espace intercostal droit dans l'aisselle, la pression détermine une douleur très vive, et la marche un point douloureux. Depuis un an, le malade n'a pas d'appétit et a de l'insomnie sans cause.

En touchant l'épigastre au-dessous de l'appendice xiphoïde et disant au malade : « Ici vous avez mal », il accuse en effet une douleur circonscrite très vive. Je dis alors : « Il doit y avoir une douleur vis-à-vis à la même hauteur au milieu du dos. » Explorant alors les apophyses épineuses, lorsque j'arrive sur le point correspondant, il accuse une sensibilité très vive.

Le 18 juin, j'endors facilement le malade en sommeil profond avec amnésie rétroactive au réveil et je suggère la disparition de la douleur, l'appétit, le sommeil, le respiration facile. *Au réveil, la la sensibilité du sixième espace intercostal a disparu.*

19. — Le malade s'est trouvé un peu mieux ; il a dormi trois heures la nuit. Repiration 44. Plus de douleur intercostale. Nouvelle suggestion : au réveil dit aller *un peu mieux*, mais il n'a pas encore d'appétit. Je l'endors de nouveau. Au réveil, il dit aller *bien mieux* et avoir de l'appétit. Je lui prescris une potion suggestive (1 gramme eau de laurier-cerise) et lui affirme que la moitié de la potion l'endormira ; s'il se réveille dans la nuit, il prendra l'autre moitié qui le rendormira jusqu'au matin.

20. — Le malade s'est endormi à 10 heures après avoir pris la moitié de la potion, s'est réveillé à 1 heure du matin; a pris l'autre moitié et s'est rendormi jusqu'à quatre heures et demie. L'appétit revient peu à peu, dit-il. La respiration est à 24 par minute. — Suggestion.

21. — Va assez bien ; l'appétit est bon. S'est endormi de onze heures du soir à cinq heures du matin sans se réveiller. L'oreille gauche suppure un peu, le tympan est perforé. Depuis huit ans, l'oreille coule de temps en temps. La respiration est bonne ; plus de sensibilité à l'aisselle droite. — Suggestion.

Le malade continue à bien aller, sans nouvelle suggestion. Le 26, il se sentait assez bien, l'appétit et le sommeil étant revenus, pour demander sa sortie.

En résumé, voici un jeune homme qui, il y a deux ans, a eu quelques symptômes thoraciques. On a diagnostiqué une tuberculose qui l'a fait réformer du service militaire. Cette tuberculose paraît avoir été une simple poussée qui a guéri sans laisser de traces notables à l'auscultation ; il n'y a plus ni toux, ni expectoration. Mais le malade, frappé sans doute de l'idée qu'il était tuberculeux, a continué à sentir une douleur au sixième espace intercostal droit ; il a continué à sentir une oppression purement subjective : il n'a pu reprendre son travail ; l'appétit et le sommeil l'ont quitté. Sa face a pris une expression de concentration triste.

L'impressionnabilité nerveuse est démontrée d'ailleurs par la facilité avec laquelle j'ai produit les points xiphoïdien et rachidien, par la facilité avec laquelle j'ai provoqué le sommeil de la nuit par une simple potion suggestive.

La suggestion a en deux ou trois séances enlevé le point douloureux, restauré l'appétit et le sommeil, rétabli la santé morale et physique.

Si de nouvelles impressions spontanées ou provoquées devaient ramener les troubles fonctionnels, la suggestion continuée ou répétée les enlèverait certes rapidement.

OBSERVATION LXX. — *Saturnisme*. — *Douleurs vives dans l'abdomen, dans les deux pieds et les jambes, douleurs de tête, depuis trois semaines. — Guérison en huit jours par suggestion hypnotique.*

B... (Charles), âgé de quarante-cinq ans, peintre en bâtiment, entre à l'hôpital le 13 juin 1889, pour des accidents saturnins. Il est malade depuis trois semaines et couché depuis quinze jours. L'affection aurait commencé par des sensations de brûlure dans les deux pieds, comme si on les lui brûlait sur un réchaud ardent, douleur continue qui l'obligeait, au bout de deux ou trois jours, à interrompre son travail. Dès la première journée, la douleur se propagea aux jambes, toujours plus vive, l'empêchant de travailler et de dormir. Il y a trois jours, douleur dans les aines, s'irradiant dans les flancs et l'épigastre, s'ajoutant à des sensations de coliques existant depuis trois jours. Ces douleurs ne sont pas continues, mais provoquées par les mouvements ; elles disparaissent par le repos ; quand il se retourne dans son lit, elles le prennent et durent quelques minutes. Il n'a eu que trois selles depuis le début de la maladie. Le 7 juin, à 2 heures du matin, attaque épileptiforme avec contracture, convulsions, écume à la bouche et coma pendant trois quarts d'heure. Le 9 juin, deux autres attaques épileptiformes à 3 heures et à 5 heures du soir ; il n'en avait jamais eu auparavant. Depuis il ne sent qu'une certaine fatigue, non douloureuse dans les jointures.

Depuis cinq ou six ans, il avait une céphalalgie frontale et syncipitale pas très intense, l'empêchant cependant de dormir, céphalalgie s'exaspérant tous les trois mois environ cinq ou six jours. Actuellement, elle est plus forte depuis trois à quatre jours, s'irradiant vers les tempes. — Le malade, depuis le début, a peu d'appétit ; pas de renvois ni de nausées ; pas de battements de cœur ni d'oppression. — Il a déjà eu, il y a deux ans et demi, des coliques de plomb avec constipation, très fortes pendant cinq semaines ; depuis il n'avait plus eu d'accidents. Depuis le 26 avril, il travaillait plus que d'habitude, de 4 heures du matin à 7 heures du soir.

État actuel. — Constitution primitive bonne. Tempérament mixte. Apyrexie. Langue peu chargée ; liséré saturnin net. Aucun trouble dans les membres supérieurs. Hyperesthésie dans le quart inférieur des deux jambes et des pieds ; sensation de picotement douloureux sans fourmillements ; attouchement douloureux ; mouvements libres. — Coliques intenses, sans constipation notable. Sensibilité douloureuse sur la partie inférieure du thorax à partir du huitième espace et dans toute la région abdominale ; la pression profonde de cette région est douloureuse. Douleurs intenses frontale et temporale. Anorexie. Gonflement des parotides. Fonctions respiratoire et cardiaque normales.

Suggestion le 14 juin : sommeil profond.

15. — Après la suggestion, la douleur de tête avait disparu, de 11 heures du matin jusqu'à 3 heures. Elle est revenue moins intense de 3 heures à 7 heures ; puis le malade s'est endormi avec 40 grammes de sirop de chloral. Dans la journée, les coliques ont été moindres ; ce matin, elles sont continues. Le malade a voulu se lever hier matin, mais était comme ivre. *Depuis la suggestion d'hier, aussitôt après son réveil, l'hyperesthésie des membres inférieurs avec les picotements douloureux avait disparu.* On peut aujourd'hui les presser sans déterminer aucune douleur, tandis qu'avant la suggestion, on ne pouvait les toucher ; il n'accuse plus que de la lourdeur. — Suggestion.

17. — A été tranquille hier dans la journée après la suggestion. Vers 6 heures du soir, il a eu de nouveau une sensation de brûlure dans les pieds ; il ne s'est endormi, malgré le chloral, qu'à 4 heures du matin. Dans la journée, il n'a pas eu de douleur de ventre, mais dans la nuit, il a eu de fortes coliques ; il a eu une selle avant-hier. Il accuse aussi des maux de tête depuis hier soir. — Suggestion.

Le chloral est supprimé et remplacé par une potion suggestive (dix gouttes d'aconit).

18. — Les douleurs ne sont pas revenues, elles ont disparu depuis la suggestion de hier. Il n'a dormi que vers trois heures du matin, malgré la potion. Quand il marche, il accuse des vertiges et de la lourdeur dans les jambes.

19. — Il n'a plus de douleurs. Après la suggestion, il marche

mieux. N'a pu dormir qu'à 4 heures du matin. — Suggestion.

20. — Il a pu descendre hier l'escalier avec une certaine difficulté ; n'a plus aucune douleur dans les pieds et les jambes ; plus de coliques ni de sensibilité abdominale. Marche assez bien, lentement, sans vertige, avec une sensation de lourdeur et de raideur surtout dans la jambe gauche ; quand il tourne ou se rémet en marche après un arrêt, il trébuche. — Suggestion.

21. — Il marche mieux ; a moins de vertige quand il marche ; mais les jambes sont encore lourdes et enflent facilement après la marche. Une selle hier. A mangé hier d'assez bon appétit. Pour la première fois, le malade a obéi à la suggestion du sommeil et dormi depuis onze heures du soir jusqu'au matin, comme cela avait été suggéré.

22. — Il n'a pas dormi la nuit. Il est vrai que pendant le sommeil provoqué, nous lui avions demandé s'il dormirait, il avait répondu non ; et nous n'avons pu enlever cette auto-suggestion. D'ailleurs, plus aucune douleur ; il marche bien, ne ressentant que de la lourdeur. Je lui fais dire pendant son sommeil qu'il dormira cette nuit.

24. — Le malade a bien dormi ces deux nuits. Il n'accuse plus aucune douleur, ni coliques. Il marche bien, sans canne, et se considérant comme guéri, demande sa sortie.

C'est un saturnin affecté de symptômes nerveux : des attaques épileptiformes intercurrentes accusent une encéphalopathie saturnine.

La douleur abdominale, sans coliques, sans constipation, la sensibilité douloureuse thoracique, la céphalalgie persistante, l'hyperesthésie du tiers inférieur des jambes, la sensation de brûlure m'ont paru constituer des symptômes de névropathie saturnine, sans lésion organique notable. La suggestion en effet a pu enlever instantanément les manifestations douloureuses et amener en quelques jours une guérison complète.

OBSERVATION LXXI. — *Douleurs de tête, de l'aisselle et des reins suite d'influenza, enlevées par une seule suggestion.*

G..., âgé de trente-huit ans, journalier, entre à l'hôpital le 7 janvier pour une influenza. Le 6, elle a débuté par de la céphalalgie frontale, des douleurs orbitaires gauches, lancinantes, des fourmillements avec élancements douloureux dans les deux jambes, des tiraillements douloureux dans les reins et dans les poignets ; il a eu des frissons et des bourdonnements d'oreille. Il n'a pas eu de maladies antérieures. La température est à 38° le soir, et à 37 le matin.

Constitution bonne, tempérament mixte. On ne constate aucune altération dans les organes, si ce n'est quelques râles secs dans la poitrine. Le 10 janvier, il prend 1 gramme de phénacétine.

Le 11, il n'accuse plus de douleurs dans les jambes et dans les poignets, mais une sensibilité douloureuse sur les paupières supérieures et une sensation de barre sur le front. Dans la moitié inférieure du bord postérieur de l'aisselle gauche et dans les reins, il accuse encore des tiraillements douloureux. La température, encore à 38° la veille au soir, est à 37° le matin. J'endors le malade en sommeil profond avec amnésie au réveil et je suggère la disparition des douleurs.

Au réveil, *il n'a plus de douleur ni de sensation de barre sur le front et les paupières ; les tiraillements douloureux de l'aisselle et des reins ont disparu.* Le soir, la température est encore à 38° ; le 12, au matin, elle est normale. Il n'a plus aucune sensation douloureuse et demande sa sortie.

OBSERVATION LXXII. — *Céphalalgie et douleur épigastrique consécutives à l'influenza. — Guérison rapide par suggestion.*

M..., âgé de quarante-neuf ans, journalier, entre à l'hôpital le 9 mars pour des douleurs épigastriques. Depuis huit ans, il a un peu d'oppression. Vers le 1er janvier, il contracta l'influenza, caractérisée par de la céphalalgie frontale, avec élancements vers la région temporale droite. Ces douleurs ont persisté depuis ; mais depuis dix jours, elles ne viennent que la nuit ; les élancements se répètent souvent et durent environ un quart d'heure. En même temps que ce mal de tête, douleur épigastrique continue, qui a augmenté ces dix derniers jours et l'a obligé de garder le lit ; douleur constrictive, comme si on l'avait coupé en deux, dit-il. Il y a un mois, la digestion qui se faisait bien était devenue mauvaise ; le bouillon ne passait pas, il avait des renvois. Cela dura plusieurs jours. Depuis deux jours, il digère de nouveau mal et a des vomissements. Il n'a plus travaillé depuis le 1er janvier. Dans le courant de février, il a cherché du bois dans la forêt, mais a pris froid et a de nouveau dû garder le lit.

A son entrée, le 9 mars, on constate : constitution débilitée ; Apyrexie. Bronchite chronique avec un certain degré d'emphysème. La céphalalgie n'existe que la nuit. La malade n'accuse plus qu'une vive douleur à l'épigastre.

La suggestion (sommeil profond) faite le 9 juin, diminue beaucoup cette douleur.

La *seconde séance, le 11 mars, l'enlève complètement.* Elle revient dans l'après-midi. Il a dormi très peu ces deux nuits, bien que la céphalalgie ait disparu. Troisième suggestion le 11.

12 mars. — La douleur supprimée hier est revenue très atténuée. Il ne vomit plus, n'a plus de renvois. Il dort la nuit. — Quatrième suggestion.

La douleur ne se reproduit pas ; la digestion est bonne ; le sommeil est bon ; le malade, guéri, sort le 15 mars.

XII

OBSERVATIONS DE NÉVRALGIES

OBSERVATION LXXIII. — *Zona intercostal douloureux.* — *Névralgie faciale depuis trois semaines.* — *Effet instantané de la suggestion.* — *Guérison en treize jours.*

F... (Eugène), couvreur, âgé de vingt-quatre ans, entre à l'hôpital le 30 janvier 1890 pour un zona. Soldat au Tonkin, libéré en novembre 1888, il y contracta les fièvres intermittentes à plusieurs reprises pendant les vingt-huit mois qu'il y passa. Depuis son retour, il a eu un seul accès, il y a cinq mois.

Il y a six jours, a ressenti une douleur dans la région dorsale droite inférieure ; il continua à travailler jusqu'à avant-hier, jour où la douleur l'empêche de continuer. Depuis trois jours une éruption de boutons s'est faite au siège de la douleur. C'est une sensation de constriction continue qui augmente par moments et s'accompagne de brûlure.

Etat actuel. — Constitution assez bonne, un peu affaiblie ; tempérament un peu lymphatique. Apyrexie. Au cinquième espace intercostal droit, vésicules d'herpès disséminées en demi-ceinture s'arrêtant en avant au bord du sternum ; un groupe confluent large de 5 centimètres, haut de 3, correspond à la ligne mamillaire gauche ; rien à l'aisselle. Sur le dos vésicules confluentes, quelques-unes couvertes de croûtes, correspondant aux septième, huitième, neuvième et dixième espaces. Douleur spontanée et surtout à la pression, en arrière du septième au onzième espace intercostal, en avant à partir du cinquième espace. La douleur est accompagnée parfois d'élancements. Le malade a peu dormi la nuit. — Les fonctions digestives, cardiaque, respiratoire sont normales.

Suggestion : sommeil profond avec amnésie au réveil. *N'a plus aucune douleur au réveil.*

31 janvier. — La douleur n'a pas été ressentie pendant la journée et la nuit jusqu'à deux heures du matin et le malade a bien dormi jusque-là.

A deux heures, les élancements ont recommencé ; ils étaient moins forts qu'hier. Actuellement il ressent encore un endolorissement dans la région et la pression détermine de la douleur en avant, du quatrième espace jusqu'au rebord costal. — Suggestion.

1er février. — La douleur disparue par suggestion est revenue dans la journée, moins forte que la veille. Il a eu dans la nuit quelques élancements avec crampes dans la jambe droite. La sensibilité intercostale existe : elle est moins intense. — Suggestion.

2 février. — A eu six selles diarrhéiques avec coliques. Les douleurs ont presque disparu. On ne constate que de la sensibilité à la pression au niveau du zona (potion avec 5 centigrammes extrait thébaïque et 4 grammes extrait de ratanhia).

3. — A eu quatre selles diarrhéiques. N'accuse plus qu'un léger point à la partie postérieure. Suppression de la potion. Régime : lait, riz, œufs. — Suggestion.

4. — Le malade n'a eu aucune douleur dans la journée, mais elle est revenue le soir. Il nous apprend aujourd'hui seulement qu'il a depuis trois semaines des douleurs dans le côté gauche de la face qui le prennent tous les soirs et durent quelques heures. Avant ces trois semaines, il avait eu une névralgie faciale droite qui avait duré six semaines, accompagnant une fluxion. — Cette nuit, il a dormi de 11 heures du soir à 2 heures ; à ce moment, il fut réveillé par des tiraillements douloureux, vers l'aisselle et le dos du côté droit. Vers 5 heures, ils se sont calmés, mais existent toujours. En même temps, à 2 heures du matin, il avait une crampe dans la cuisse et la jambe droite qui a duré une demi-heure. Il a eu ce matin trois selles diarrhéiques. — Suggestion.

5. La douleur intercostale disparue par suggestion hier matin est revenue dans la soirée. Il a peu dormi à cause des douleurs. La névralgie faciale a commencé vers 8 heures du soir. Je pres-

cris une potion suggestive (20 gouttes d'alcoolature d'aconit) que le malade devra prendre le soir au moment du réveil des douleurs et qui l'endormira.

6. — Le malade a pris sa potion à 7 heures du soir et s'est endormi au bout d'une demi-heure jusqu'à une heure et demie du matin. Il a été réveillé par des élancements dans l'oreille. Dans la journée, il n'avait senti des douleurs au côté qu'à 4 heures du soir. Elles existaient encore à 7 heures du soir, quand il prit sa potion. A son réveil, il les sentait encore, mais peu intenses. A la pression, sensibilité dans les six derniers espaces. — Je prescris de prendre la potion suggestive que je dis être deux fois plus forte en deux fois ; la première moitié au moment où les douleurs commenceront ; la seconde à son réveil. — Suggestion : au réveil plus de douleur ni de sensibilité à la pression.

7. — N'a pas senti la douleur névralgique faciale dans la journée ; elle est venue à 4 heures et a persisté. A 8 heures du soir, il a pris la moitié de la potion et s'est endormi presque immédiatement. A 1 heure, il s'est réveillé, sans avoir mal ; a pris la deuxième moitié de la potion, qui l'a rendormi jusqu'à 5 heures du matin. Il dit avoir eu des rêves et un peu d'agitation pendant la nuit, rêves de bataille, auxquels il est sujet depuis longtemps. Ce matin, sensation de légers élancements dans la région du zona. — Suggestion.

8. — Il était bien pendant la journée. A 7 heures du soir, les picotements commencèrent ; il prit la moitié de la potion, dormit, se réveilla à minuit, sans douleur, prit la seconde moitié et se rendormit jusqu'à 6 heures du matin. Actuellement, sent encore un point au niveau du zona. — Suggestion : au réveil plus rien. Continuation de la potion.

9. — Il a encore eu quelques douleurs dans l'oreille. Il dort, grâce à la potion.

11. — Il n'a plus eu mal du tout hier ; il s'est endormi à huit heures, a dormi jusqu'à une heure et demie du matin ; réveillé sans douleur, il a pris la seconde moitié à deux heures et demie et s'est rendormi à trois heures jusqu'au matin. Le malade se sent très bien et demande à rentrer chez lui, promettant de revenir à la consultation, si le mal ne cédait pas. Il n'est pas revenu.

En résumé, le malade a un zona intercostal douloureux datant de six jours. Il a de plus depuis trois semaines, une névralgie faciale intermittente chaque soir. Enfin des cauchemars nocturnes et une crampe intercurrente dans le membre inférieur droit accusent une diathèse nerveuse.

La suggestion enlève la douleur pour plusieurs heures. Une potion suggestive pour la nuit remplace la suggestion directe et provoque le sommeil. La guérison paraît complète en treize jours.

OBSERVATION LXXIV. — *Sciatique gauche depuis vingt-sept jours. — Marche difficile. — Insomnie. — Suppression passagère des douleurs par la suggestion. — Application d'un appareil à traction continue avec suggestion pendant quatorze jours. — Guérison en quarante-quatre jours.*

Charles Mathieu, âgé de cinquante-deux ans, menuisier, entre à l'hôpital le 10 janvier 1890 pour une sciatique gauche. Il y a cinq ans, il a déjà eu dans le même membre une sciatique qui a duré de six semaines à deux mois et a guéri complètement. Le 3 janvier 1888, il a eu une douleur dans les reins qui le tint alité pendant vingt jours et s'est dissipée à la suite de frictions à l'eau-de-vie camphrée. Le 15 décembre, la sciatique a commencé brusquement et sans cause connue, pendant qu'il lisait, par de la rachialgie. Au bout de quelques jours, la douleur s'est propagée progressivement à la cuisse, au mollet, au pied, mettant dix jours à s'étendre à toute la longueur du membre gauche. Depuis le 15 décembre, le malade n'a pu travailler ; il accusait des fourmillements, sans engourdissement, dans les orteils et les mollets. La douleur est continue, sous forme de picotements, avec exacerbations durant dix minutes. Ces exacerbations ont lieu surtout quand il se lève, et lui font pousser des cris. Depuis cinq à six jours, le malade ne dort que une heure ou une heure et demie dans la nuit ; il est éveillé surtout par la toux qu'il est obligé de retenir, à cause du retentissement douloureux qu'elle occasionne dans l'aine droite (où il a une hernie) et dans la face postérieure du membre inférieur. Depuis 1875 jusqu'en 1883, il a eu à plusieurs reprises des douleurs dans le biceps droit, revenant plusieurs fois par jour.

Etat actuel. — Constitution bonne ; tempérament mixte. Apyrexie. Artères un peu athéromateuses. Les fonctions cardiaque, pulmonaire, digestive, sont normales. Hernie inguinale double.

Le malade couché lève bien la jambe gauche, mais sans dépasser une hauteur de 50 centimètres. La pression sur toute la face antérieure de la cuisse est indolore ; sur toute la face postérieure, elle développe de la douleur ; les gastro-cnémiens sont sensibles aussi à la pression. On ne constate pas de localisation douloureuse spéciale au niveau du sciatique. Le malade marche difficilement, le corps incliné sur le côté droit, les cuisses fléchies sur le bassin, les jambes fléchies sur les cuisses ; il s'appuie sur le bord externe du pied. Le malade dit être sensible et impressionnable ; il a eu des convulsions en bas âge ; il a eu cinq enfants bien portants. — 1re suggestion le 12 janvier (2e degré : catalepsie, souvenir au réveil).

13 janvier. — Dit avoir mieux marché hier à la suite de la suggestion. La pression du membre est toujours douloureuse. A eu deux selles diarrhéiques ce matin.

14. — Hier, après suggestion, le malade a encore mieux marché. Mais il n'a pas dormi la nuit, à cause des élancements douloureux. Sa démarche est la même. Après suggestion, il se tient mieux : le corps se redresse : la démarche est meilleure.

15. — N'a pas encore bien dormi la nuit. — Plusieurs selles (potion thébaïque).

16. — A la suite de la suggestion, marche beaucoup mieux.

17. — Malgré l'amélioration immédiate après chaque suggestion et la démarche meilleure, les douleurs à la pression persistent et les élancements douloureux reparaissent, surtout quand il tousse. — Suggestion.

18. — Le malade ne dort que deux heures dans la nuit. Depuis hier, accuse une douleur dans le cou de pied gauche. La pression du bord externe du pied, qui n'est pas rouge, ni enflé, lui fait pousser des cris. J'électrise la partie postérieure de la cuisse, et le cou de pied, puis le genou et le mollet, en affirmant que la douleur doit disparaître.

Il se trouve instantanément mieux : il marche assez bien ensuite ; mais la marche fait revenir la douleur. (Potion suggestive avec vingt gouttes d'alcoolature d'aconit, le soir, pour dormir.)

20. — Le malade marche en se servant d'un canne qu'il met entre ses deux jambes et s'appuyant fortement sur elle. Il a mieux dormi sous l'influence de la position suggestive.

L'amélioration ne fait plus de progrès ; la toux ramène toujours les élancements douloureux ; la suggestion simple n'a qu'une action passagère ; les sensations douloureuses renaissant par la marche et la toux ne sont pas neutralisées d'une façon durable par l'affirmation simple. Je me décide à faire de la suggestion matérielle, et après avoir parlé pendant deux ou trois jours d'un appareil qui serait nécessaire pour détendre les muscles et les nerfs et qui amènerait en huit jours une guérison complète, je lui applique le 27 janvier un appareil de Volkmann à extension continue avec un poids de 2 kil., 500. Les premiers jours, il ne peut dormir à cause de la traction. Je l'encourage, en lui affirmant qu'il va s'habituer progressivement et que c'est le seul moyen radical, infaillible pour le guérir rapidement.

Le 30 janvier, il commence à s'habituer à la traction et dort assez bien la nuit ; il n'accuse plus de douleur. J'évite de presser les régions douloureuses pour ne pas réveiller la sensibilité. D'ailleurs, je laisse l'appareil se relâcher, et je me contente de l'examiner pour la forme, disant que tout va bien et insistant sur la guérison prochaine.

Le 1er février, il dit avoir eu encore des douleurs pendant la la nuit, mais moins fortes que précédemment.

Les nuits suivantes, il n'a plus de douleurs, mais dort peu.

Après dix jours, le 8 février, j'affirme la guérison, mais j'insiste pour qu'il garde encore l'appareil quelques jours, pour la consolider.

L'appareil est enlevé le quatorzième jour, 11 février. Je fais une suggestion pour le sommeil de la nuit. Il dort bien. — Je lui ordonne de rester couché quelques jours et de ne se lever que quand la fatigue sera dissipée, d'aller graduellement.

12.—Il n'a plus eu de douleurs ; mais accuse seulement une sensation dans la jambe, comme si l'appareil à traction existait encore.

15.— La jambe gauche est un peu enflée jusqu'aux malléoles. A la pression, on détermine encore une sensibilité douloureuse localisée dans le sciatique. Suggestion.

17.— La jambe gauche est encore un peu enflée. Sommeil bon.

24.— Le gonflement a disparu. Le malade s'est levé hier spontanément et marche bien : il n'accuse plus que très peu de chose dans le cou-de-pied : il ne boite plus et se tient très droit.

La guérison se maintient : il marche bien le 25 et le 26 ; n'accusant plus qu'une sensation passagère dans le cou-de-pied. La pression du sciatique ne détermine plus la moindre sensibilité. Il se déclare guéri et quitte l'hôpital le 26 février.

Il s'agit d'une sciatique datant de 27 jours. La suggestion hypnotique simple supprime bien momentanément la douleur et améliore la marche.

Mais, au bout de quinze jours de traitement, l'amélioration ne fait plus de progrès. La suggestion ne peut plus lutter contre les impressions dues à la marche et à la toux, qui régénèrent la douleur. Celle-ci reparaissant sans cesse, la suggestion est usée ; le malade n'a plus confiance.

Quoi qu'on lui dise, il sait, il sent que la douleur est inhérente à la marche; l'idée de cette douleur, la peur qu'elle existe sont plus fortes que l'idée contraire qu'on ne peut plus imposer au malade, Cela s'observe souvent ; dans ce cas il ne faut plus insister sur un moyen inefficace. Il faut renforcer la suggestion et la déguiser par une pratique matérielle. C'est dans ce but que j'ai essayé l'électrisation d'abord, puis la traction continue. Celle-ci a-t-elle agi par simple suggestion ou par immobilisation et extension des membres. Je ne voudrais pas résoudre la question ; mais je crois que la suggestion a au moins une grande part dans son action ; j'ai laissé l'appareil se relàcher, de façon à n'établir qu'une traction très modérée et presque fictive. Le malade était plein de confiance dans cet appareil dont je lui vantais la vertu curative, car il devait, disais-je, allonger les nerfs et les muscles rétractés. Je l'ai constamment entretenu dans cette idée.

Après avoir enlevé l'appareil, j'ai recommandé de rester encore couché quelque jours, de se lever avec prudence, d'essayer ses forces, pour ne pas éveiller les sensations douloureuses; j'affirmai que tout était guéri, mais qu'il fallait aller graduellement et éviter toute fatigue. En procédant ainsi avec prudence, je suis arrivé à un résultat définitif. Chez une jeune fille atteinte de pseudo-coxalgie nerveuse opiniâtre datant de près de deux ans, j'avais essayé aussi la suggestion simple sans résultat définitif: très impressionnable et très peureuse, la jeune fille ne pouvait marcher sans régénérer la douleur par la peur. Mon collègue Weiss la vit avec moi et conseilla un appareil à extension qui devait aussi, selon lui, agir plutôt suggestivement que mécaniquement. En procédant avec lenteur et évitant de réveiller par des exercices trop violents ou prématurés la sensibilité du membre, on arriva aussi, en quelques semaines, à une guérison définitive.

OBSERVATION LXXV. — *Sciatique gauche datant de quatre mois.— Guérison en six jours par suggestion hypnotique.*

Geco, Nicolas, cinquante-neuf ans, journalier, entre à l'hôpital le 8 mars 1890, pour une sciatique. La maladie commença en novembre dernier par une douleur à la malléole externe gauche; cette douleur s'est étendue graduellement le long de la face postérieure de la jambe et de la cuisse jusqu'à la fesse. Le malade continue à travailler; le soir, dit-il, le cou-de-pied et la jambe sont enflés. S'il reste debout pendant une demi-heure, le pied enflerait. Il a travaillé jusqu'à avant-hier.—Depuis le début, sensation de froid dans le membre. Quand il est au repos, il sent peu de douleurs et peu de fourmillements; quand il s'assied, c'est un engourdissement. Quand il est debout, il accuse des fourmillements dans la partie externe du pied; les douleurs s'exagèrent, elles sont lancinantes, et s'irradient de la fesse aux pieds, depuis le milieu de janvier. Depuis le même temps, il aurait quelquefois, pas plus d'une fois par jour, la sensation d'un coup de lancette dans le pouce et la moitié inférieure de l'avant-bras; un seul coup, survenant pendant qu'il travaillait. Le malade a toujours pu marcher.

État actuel.— Constitution sanguine. Tempérament mixte. Pas d'antécédents nerveux. Apyrexie. Urines 700. Densité 1,028. Les deux pieds sont froids et présentent quelques traînées bleuâtres. Les douleurs s'irradient jusqu'à la crête iliaque : sensibilité très douloureuse à la pression de la fosse iliaque externe. Aucune douleur à l'émergence du sciatique. La douleur est surtout vive sur le sacrum, à la face externe de la cuisse, dans le creux poplité; pas de douleur derrière la tête du péroné. Douleurs le long du bord interne du tibia, à la malléole externe; pas de douleurs au dos du pied. Le malade marche bien; mais aussitôt qu'il s'assied, les fourmillements commencent. Le malade attribue sa maladie au fait d'avoir travaillé dans l'eau pour le chemin de fer. Il n'accuse pas d'antécédents alcooliques; il a eu seulement des douleurs dans les reins; il dit être un fort mangeur. Les urines sont assez chargées et je soupçonne de la diathèse urique. L'examen des organes ne montre rien d'anormal.

10 mars. — *Suggestion* (sommeil profond): j'applique en outre un peu de collodion sur la jambe pour renforcer la suggestion par une pratique matérielle.

Le 11, il dit que les sensations de fourmillements ont beaucoup diminué. — Suggestion.

12. — Les fourmillements ont disparu complètement, le malade accuse une sensation de froid dans le membre, et à la pression on constate de la sensibilité le long du sciatique poplité externe. — Suggestion tous les jours.

14. — Les fourmillements ont complètement disparu. Les douleurs qui existaient encore un peu à la pression et spontanées sont beaucoup moins vives ce matin. La pression n'en détermine plus. Il a bien dormi la nuit.

15. — Il accuse encore une sensation douloureuse quand il marche, et une sensation de froid à la partie inférieure de la jambe.

16. — Il n'y a plus de douleur.

17. — Il ne se plaint plus du tout ; ni sensation de froid, ni douleur, ni fourmillements. La guérison se maintient.

Il s'agit d'une névralgie *dans le domaine du sciatique* datant de quatre mois et que la suggestion a guérie rapidement en quelques jours. D'après mon expérience, comme je l'ai dit, il est rare qu'on constate une vraie sciatique avec les points douloureux précis tels que Valleix les a décrits.

Souvent la douleur n'existe pas sur tous les points du trajet du nerf et existe en d'autres points, alors cependant que la nature lancinante de la douleur et la concomitance d'engourdissement et de fourmillements accuse une origine nerveuse. Un filet du nerf peut être atteint et occasionner par l'impressionnabilité nerveuse du sujet des douleurs diffuses et mal précisées en dehors de la zone nerveuse. Ou bien la cause, rhumatisme, froid, peut frapper à côté des filets nerveux, le tissu musculaire ou fibreux. Il est facile d'ailleurs chez beaucoup de ces sujets de créer artificiellement, par suggestion consciente ou même inconsciente, les points douloureux classiques et de diagnostiquer une vraie sciatique.

OBSERVATION LXXVI. — *Névralgie crurale et sciatique depuis onze jours. Guérison en quelques jours par suggestion hypnotique.*

A... (Jean), cordonnier, âgé de quarante-sept ans, entre à l'hôpital le 6 novembre 1888, pour une névralgie crurale et sciatique avec dilatation d'estomac. Depuis 1870, il a perdu l'appétit, vomit souvent après les repas, a des éructations aigres avec gonflement. Pas de pituite matinale, ni de pyrosis; tendance à la constipation. Ces malaises surviennent par périodes de quinze jours à un mois; dans l'intervalle, il est en général bien portant, il mange et digère bien. Actuellement il vient à l'hôpital pour une douleur à la jambe gauche, douleur qui a débuté brusquement il y a huit jours environ et a persisté depuis.

Etat actuel (8 novembre). — Constitution assez bonne; tempérament mixte. Les mouvements du membre inférieur gauche se font bien; le malade peut remuer la jambe et se tenir debout, quoique difficilement. Il éprouve des douleurs lancinantes dans toute l'étendue du membre inférieur gauche. Ces douleurs existent continuellement, même la nuit, sans fourmillements. Par la pression on détermine une douleur vive au niveau du pli de l'aine et sur tout le trajet du nerf crural. En arrière, douleur vive à la pression au niveau du bord gauche du sacrum, entre le grand trochanter et l'ischion, à la partie moyenne de la face postérieure de la cuisse, au creux poplité, au niveau de la tête du péroné, et en arrière de la malléole externe. (Au moment où cette observation était prise, je n'avais pas encore songé à vérifier la réalité des points douloureux classiques de la sciatique, en dehors de toute suggestion.)

En ce moment il mange bien, digère bien; selles régulières. Sonorité stomacale et clapotement jusqu'à l'ombilic.

Fonctions cardiaque et respiratoire normales. Il ne dort généralement pas la nuit; il est agité, a des rêvasseries, des cauchemars (animaux, etc.). Nie tout antécédent alcoolique.

Suggestion à partir du 9 novembre : Sommeil profond. Après deux ou trois séances, les douleurs ont presque disparu; les nuits sont bonnes. Le 20 novembre, le malade quitte l'hôpital parfaitement guéri, marchant bien et n'ayant plus la moindre douleur.

OBSERVATION LXXVII. — *Nervo-arthritisme. — Douleurs sciatiques datant de quinze jours enlevées par une seule suggestion.*

Jean-Baptiste H..., trente-cinq ans, machiniste, entre à l'hôpital le 28 janvier 1890 pour des symptômes de nervo-arthritisme. Il y a trois ans, il a eu pour la première fois des douleurs frontales avec phosphènes, et des douleurs dans les membres qui ont duré trois semaines.

Le 28 novembre, le malade ayant déjà de l'inappétence depuis quelques jours eut de nouveau des manifestations rhumatismales. Douleurs dans la nuque, les épaules, les coudes, les poignets, les genoux ; le genou droit et le cou de pied du même côté étaient enflés Quelques jours après, le genou gauche d'abord, puis les poignets se tuméfièrent. Il resta alité pendant dix-sept jours, et reprit son travail pendant neuf jours. Il dut le quitter de nouveau le 15 janvier et ne l'a pas repris, à cause de douleurs le long de la face postérieure de la cuisse droite. Le malade peut se lever et marcher ; mais ne peut rester longtemps debout. — Il a pris du salicylate et de l'antipyrine.

Etat actuel. — Constitution primitive bonne. Tempérament mixte. A la pression sensibilité dans les deux articulations radio-carpiennes sans gonflement ; sensation d'endolorissement le long du bord interne du biceps. La région des tendons rotuliens est un peu tuméfiée. Douleur de la face postérieure de la cuisse, mais ne suivant pas d'une façon précise le trajet du nerf sciatique ; on peut développer les points douloureux à volonté.

Le cœur et les autres organes fonctionnent normalement.

30 janvier. — Quand le malade est assis, il dit sentir une douleur qui part du sillon interfessier et se propage à la jambe droite. Quand il est couché depuis un certain temps, il ressent la même douleur et est obligé de s'asseoir. Douleur au tendon rotulien, au tendon d'Achille. Point douloureux à la pression sur le bord droit du sacrum. Sensibilité des deux poignets.

Sous l'influence de la phénacétine, les douleurs du poignet disparaissent, mais la douleur de la cuisse persiste.

Le 8 février, il se plaint d'une douleur plus intense à la partie supérieure et postérieure de la cuisse, au-dessous du grand fessier et vers le bord interne du grand trochanter. Cette douleur est très vive à la pression et l'empêche de marcher et même de s'asseoir dans son lit.

Je le mets facilement en sommeil profond avec amnésie et hallucinabilité. Au réveil, il croit a oir dormi naturellement. *La douleur est totalement enlevée par suggestion ;* la pression ne la réveille pas : le malade s'assied très facilement dans son lit.

La douleur n'a pas reparu le 9 février et le malade demande sa sortie.

OBSERVATION LXXVIII. — *Sciatique droite depuis deux mois.*
Guérison rapide par suggestion.

B... (Célestin), mineur âgé de trente-deux ans, entre à l'hôpital le 8 juillet 1890 pour une sciatique. Le 22 mars, à la suite d'un effort il eut mal aux reins. Le 6 avril la douleur devint plus vive au-dessous de la fesse droite s'irradiant alors jusqu'au jarret ; il continua néanmoins son travail. Mais vers le 11 juin les douleurs furent tellement vives, s'irradiant alors jusque vers la plante du pied, qu'il dut s'aliter et garder le lit du 15 au 25 juin. On lui appliqua successivement cinq vésicatoires, puis des pointes de feu. Le 25 juin, il commença à se lever, mais les douleurs continuant et l'empêchant de reprendre son travail, il se décida à entrer à l'hôpital.

C'est un Italien, bien constitué, sans maladie antérieure, nervo-arthritique. Les élancements douloureux commencent, dit-il, vers le milieu de la face postérieure de la cuisse et vont jusque dans la plante du pied ; elles sont continues avec exacerbations. Il dort jusqu'à minuit ; à ce moment, les douleurs le réveillent, aiguës, et durent jusqu'à 4 heures du matin. Il accuse en outre des fourmillements dans la jambe, de l'engourdissement dans les deux derniers orteils et à la face externe du pied. On constate au niveau de l'échancrure sciatique une douleur à la pression ; le trajet du sciatique est sensible sans être cependant particulièrement douloureux et sans qu'on détermine de points douloureux bien précis : le trajet général de la douleur indiqué par le malade correspond assez à celui du nerf. Il marche d'ailleurs bien, sans boiter, et il dit qu'il pouvait toujours bien marcher, pendant les plus fortes douleurs. L'examen des organes et des fonctions ne révèle rien d'anormal.

Le 10 juillet je l'endors facilement en sommeil profond et lui suggère la disparition des douleurs. Je lui prescris en outre une potion suggestive avec cinq gouttes d'alcoolature d'aconit dont deux cuillerées seront prises en cas de douleur vive pour les dissiper dans la nuit et le faire dormir. J'affirme d'ailleurs que cela ne sera pas nécessaire, qu'il dormira bien la nuit à partir de 7 heures.

11. — Dans la journée le malade n'a eu aucune douleur. Le soir il s'est endormi à 9 heures ; s'est réveillé à 11 heures ; s'est rendormi au bout d'une demi-heure ; s'est réveillé une seconde fois à 2 heures ; puis a dormi de 3 heures à 6 heures et demie sans prendre de potion. Depuis 6 heures et demie du matin, il sent un peu la douleur en arrière de la malléole, peu intense d'ailleurs. Depuis longtemps, il n'avait pas aussi bien dormi. — Suggestion.

12. — Après suggestion, la douleur postmalléolaire avait disparu. Le soir, les douleurs ayant reparu, il a pris deux cuillerées de sa potion ; au bout de deux minutes, elles disparurent, sans retour ; il a très bien dormi et n'accuse aujourd'hui qu'une certaine sensation de raideur.

15. — La guérison presque complète se maintient. Le malade est sorti hier, et dit avoir pu monter et descendre facilement une échelle, ce qu'il n'aurait pu faire auparavant. Le soir la cheville aurait été un peu enflée ; mais cette enflure s'est dissipée pendant la nuit. Il ne prend plus la potion suggestive depuis trois jours, n'en ayant plus besoin. Ce matin il a eu encore quelques élancements qui se sont dissipés très rapidement. Il dort très bien toutes les nuits. — Continuation de la suggestion.

16. — Va bien. Ce matin, légère sensation douloureuse vers le milieu de la fesse et dans la cuisse. Mais « ce n'est plus rien, » dit-il.

Le 17, se trouvant très bien, il demande à quitter l'hôpital pour reprendre son travail.

OBSERVATION LXXIX. — *Sciatique gauche datant de un mois. Amélioration par l'électrisation avec suggestion concomitante ; suppression des douleurs par suggestion hypnotique en quinze jours.*

Léopold D..., garde-frein, âgé de trente-quatre ans, entre à l'hôpital le 5 juillet 1890 pour une sciatique.

Habituellement bien portant, il accuse depuis un mois des douleurs le long du sciatique gauche jusqu'à la malléole. Les élancements ont débuté par la fesse. Au bout d'une dizaine de jours, la douleur s'est propagée jusqu'au mollet, puis elle a continué à descendre jusqu'à la malléole. Il accuse aussi une sensation d'engourdissement, de chair morte, quand il passe la main sur le gastrocnémien. Depuis une dizaine de jours, fourmillements dans les orteils.

Il ne dort pas bien depuis le début. Depuis deux nuits insomnie complète à cause des exacerbations très intenses qui l'obligent à se lever à plusieurs reprises. Il marche la jambe raide et un peu en dehors. Il a continué son service jusqu'à hier.

Constitution bonne. Pas de maladie antérieure. Il accuse une légère douleur un peu au-dessous du coccyx, de la sensibilité dans toute la région iliaque, dans toute la face postérieure de la cuisse. Il indique spontanément le maximum de la douleur dans le gastro-cnémien et dans le quart postéro-inférieur de la cuisse. Il montre aussi spontanément le trajet du sciatique si on lui demande quel est le trajet de la douleur. Mais on ne trouve pas de douleurs précises, aux lieux dits d'élection, on les provoque en avant et en arrière des malléoles, par affirmation. Le malade dit être nerveux et impressionnable. Les diverses fonctions organiques sont normales. Je commence le traitement par l'électrisation avec l'appareil à induction de Gaiffe, en affirmant la disparition des douleurs.

6 juillet. — Le malade dit spontanément qu'il allait mieux hier et que l'électrisation a diminué les douleurs. — Même traitement.

7. — Douleur beaucoup moins vive, mais il l'a ressentie encor ce matin, il marche beaucoup mieux, il tient la jambe gauche toujours un peu raide et tournée en dehors. Nuits encore médiocres.

L'amélioration continue sous l'influence de l'électricité avec suggestion.

Le 10, le malade n'accuse plus que quelques élancements de temps en temps. Je constate *nne analgésie avec anesthésie bien limitée sur le dos du pied et sur toute la moitié de la face interne de la jambe dans toute sa longueur* jusque vers le bord antérieur du tibia. Cette zone d'analgésie complète, si exactement délimitée en avant et en arrière par une ligne droite ne correspond à aucune distribution nerveuse. Urines très chargées de phosphates et d'urates. Densité 1,21. — J'endors le malade en sommeil profond avec amnésie au réveil. *Après suggestion, l'analgésie a complètement disparu.* La suggestion est continuée tous les jours.

11. — Le malade a fait une longue promenade en ville sans douleur. L'analgésie a reparu dans la face externe de la jambe.

Elle est enlevée de nouveau par suggestion. Il a dormi avec une potion suggestive de 9 heures à 11 heures et sommeillé le restant de la nuit.

12. — N'a plus eu de douleur, n'accuse plus qu'une raideur le long du trajet du nerf. La sensibilité persiste. Il a bien dormi avec la moitié de sa potion. Suggestion.

15. — Continue à aller bien. Il a fait une promenade de plus de 12 kilomètres hier sans douleur.

17. — Il n'accuse plus de sensation douloureuse que quand il se baisse.

20. — Va bien, encore un peu de sensibilité de la partie interne de la plante du pied quand il marche, mais c'est peu de chose ; il n'a plus d'élancements douloureux, il dort toute la nuit.

Il demande sa sortie.

Il s'agit d'une sciatique, ou d'une névralgie dans le domaine du sciatique, caractérisée par le trajet de la douleur et l'engourdissement sans que cette douleur cependant présente les points douloureux précis, comme ils sont décrits. Sur cette sciatique se greffent d'ailleurs des symptômes de neurasthénie locale ; la douleur au-dessous du coccyx, dans toute la région iliaque, et surtout l'anesthésie exactement limitée à la moitié de la face interne de la jambe, sont des symptômes qui ne correspondent à aucune distribution nerveuse. Le malade est d'ailleurs impressionnable : la suggestion a instantatément enlevé l'analgésie et réduit la maladie à quelques sensations douloureuses légères.

OBSERVATION LXXX. — *Sciatique datant de un mois.*
— Guérison par suggestion en sept jours.

G... Louis, journalier, âgé de trente ans entre à l'hôpital le 10 novembre 1889 pour une sciatique. Il y a un mois sans cause connue, il a ressenti des douleurs dans le mollet et le pied et marchait plus difficilement. Ces douleurs étaient continues, lancinantes, avec exacerbation. Quelques jours après, ces douleurs se propagèrent jusqu'au rein. A la pression la douleur était réveillée à l'émergence du sciatique, au creux poplité, au mollet, à la malléole interne. Les douleurs ont augmenté tous les jours. — Pas de maladie antérieure.

Etat actuel. — Constitution bonne, tempérament mixte. Toutes les fonctions sont normales. Le malade n'a pu dormir la nuit à cause des douleurs.

Il les accuse à la région lombaire, et depuis le genou jusqu'au pied, à la partie postérieure de la jambe. On les constate à la pression, mais sans localisation précise.

Suggestion en sommeil profond répétée tous les jours.

12 novembre. — Le malade va mieux, mais se plaint encore de ses douleurs. — Immédiatement après la suggestion, il ne ressent plus rien et marche bien. Les douleurs reviennent dans la soirée, mais moins intenses. — La nuit il dort bien.

13. — Après suggestion, disparition complète des douleurs. — Elles reviennent un peu dans la journée, mais moins intenses. — Guérison complète le 18 novembre. — Le malade quitte l'hôpital.

OBSERVATION LXXXI. — *Sciatique droite datant de trois semaines. Amélioration rapide et guérison graduelle par la suggestion.*

Auguste C..., âgé de quarante et un ans, cordonnier entre à l'hôpital le 3 juin 1890 pour une sciatique. L'affection a commencé il y a trois semaines subitement par une douleur dans le mollet : c'était un élancement violent qui a failli le renverser. Depuis il ressentit toutes les vingt minutes environ deux à trois secousses douloureuses, mais supportables. Le lendemain à midi, il fut repris de douleurs plus fortes continues, et dut se faire porter chez lui par ses camarades. Il resta alité, se levait quelquefois, mais pour marcher il dut s'appuyer avec les deux mains.

Étant couché, il éprouvait une douleur permanente qu'il montre vers le milieu de la jambe, au niveau du bord postérieur du péroné, douleur s'irradiant jusqu'en avant de la malléole externe, comme si on lui broyait dit-il, les os du pied. C'étaient des douleurs fulgurantes ne durant qu'un instant, revenant environ six fois par heure. Il ne pouvait dormir la nuit à cause de ces élancements qui le réveillaient au moment où il commençait à s'assoupir. Quand il marche, il sent des picotements remontant, dit-il, le long du nerf ; il indique un trajet correspondant au bord postéro-externe de la cuisse jusqu'à l'échancrure sciatique. En se baissant, il se trouve soulagé. De plus, sensation de fourmillements, crampes. engourdissements dans le pied ; il était obligé pour les dissiper, de prendre les orteils et de leur imprimer des mouvements.

Le malade n'a suivi aucun traitement. Comme antécédents, pas de maladies antérieures, quelques excès alcooliques qui ont laissé un tremblement assez marqué.

Etat actuel. — Constitution bonne. Tempérament mixte. Le malade marche le corps un peu incliné en avant, la jambe droite un peu en dehors et raide, faisant peu de mouvements dans le genou et le cou de pied. Il accuse la douleur dans la région indiquée de a jambe, et un point douloureux à l'échancrure sciatique. — Les autres fonctions sont normales. — Suggestion le 4 juin, sommeil profond. Au réveil il boite moins, fléchit moins difficilement le genou et le cou de pied, n'accuse plus de douleur, mais seulement une sensation de raideur dans le jarret.

5. — Le malade a bien dormi d'un trait, de neuf heures du soir à deux heures du matin, ce qu'il n'avait pas fait depuis trois semaines ; il a été réveillé par les cris d'un enfant. A trois heures, après son réveil, il eut quelques élancements plus faibles, il n'en avait pas eu dans la journée d'hier, et n'en a pas eu ce matin : ac-

tuellement il ne sent rien. Chez lui, il ne restait jamais une demi-heure sans en sentir. A la pression on détermine encore la sensibilité au niveau du péroné et au niveau du gastro-cnémien ; pas de sensibilité sur le trajet du sciatique. — Suggestion.

Au réveil il marche très bien, n'accusant qu'un peu de raideur à la jambe.

6. — *A la suite de la suggestion, le malade n'a rien senti pendant toute la journée d'hier : il n'y a plus de sensibilité douloureuse dans le mollet.*

Vers 9 heures du soir, il a eu quelques élancements douloureux sur le dos du pied jusqu'à 10 heures ; puis il s'est endormi jusqu'à 1 heure, s'est réveillé et n'a pu se rendormir à cause de petites douleurs. — Suggestion tous les jours.

7. — Journée bonne. Le soir, quelques élancements douloureux dans le mollet jusque vers 8 heures. S'est endormi (d'après la suggestion du matin) jusqu'à 4 heures. Actuellement ne sent plus rien, quand il est au repos. — Suggestion. Je fais marcher le malade pendant son sommeil. Au réveil, il marche bien, mais malgré la suggestion faite, il accuse encore une sensation d'élancements douloureux vers le mollet et la malléole pendant la marche. Je l'endors une seconde fois, j'applique la main sur les régions douloureuses, j'affirme énergiquement qu'il peut marcher sans aucune douleur. Au réveil, il n'a plus d'élancements et se trouve très bien.

Les jours suivants, le malade va bien, dort la nuit, n'accuse que quelques sensations douloureuses passagères le soir, soit vers le mollet, soit vers la malléole ou vers la fesse ; ce ne sont plus des élancements ; il marche bien dans la journée sans douleur. Quelquefois un peu de fatigue. Je lui prescris une potion suggestive (cinq gouttes d'alcoolature d'aconit avec eau de mélisse) dont il devra prendre deux cuillerées la nuit au cas où une douleur l'empêcherait de dormir. Le 16 juin, à 11 heures du soir, ayant une douleur dans la malléole, il prend deux cuillerées et s'endort jusqu'à 2 heures du matin. Il prend encore deux cuillerées et se rendort jusqu'à 4 heures. Le 17, à 4 heures du soir, il sent une douleur au cou de pied droit et au péroné qui dure jusqu'à 7 heures du soir et cède à une friction suggestive. A 9 heures, il prend deux cuillerées de la potion, dort jusqu'à 11 heures et se rendort après avoir pris deux nouvelles cuillerées.

Le 24, n'ayant plus eu de douleurs depuis deux jours, marchant bien et n'accusant plus actuellement de raideur dans la jambe droite, il demande sa sortie.

La nature lancinante et fulgurante des douleurs, les fourmillements, les crampes, l'engourdissement concomitants accusent très bien une névralgie dans le domaine du sciatique, bien que la douleur n'eût pas le trajet défini, ni les points caractéristiques signalés dans les livres. Ce fait est relevé dans presque toutes nos observations de sciatique.

La suggestion a enlevé rapidement les exacerbations douloureuses intenses; mais les sensations douloureuses plus légères ont persisté encore une quinzaine de jours ou plus, comme dans plusieurs de nos observations.

Observation LXXXII. — *Douleurs vives rhumatismales dans les reins et le membre inférieur gauche datant de un mois. — Guérison par suggestion hypnotique en dix-huit jours.*

V... (Joseph), âgé de quarante-neuf ans, journalier, entre à l'hôpital le 15 janvier 1889. Vers le 15 janvier, il fut pris d'une douleur dans les reins qui se propagea graduellement dans la cuisse et la jambe gauche. A partir du 23 janvier, il fut obligé de garder le lit, et depuis, n'a plus pu marcher.

Les douleurs étaient fortes, continues; depuis une semaine, il ne dort plus sans morphine. Elles sont surtout vives le long de la face externe de la cuisse, vers la face interne et sur la crête du tibia et dans les reins. Elles sont continues; sur le tibia, c'est une sensation de coups de marteau qui se répètent toutes les quatre à cinq minutes. Dans la cuisse, la douleur est sourde, continue, s'irradiant le long du membre comme si de l'eau s'y infiltrait, avec exacerbations durant environ une minute et revenant cinq ou six fois par heure, d'autrefois, avec des intermittences de une heure. Dans les reins, ce sont des coups de lancettes descendant quelquefois le long de la face externe jusqu'au genou. Il n'y a pas de sensation de fourmillements ni d'engourdissement.

Le malade, assez bien constitué, couche dans une chambre dont le mur est humide, la jambe gauche tournée contre ce mur. Il a été traité sans résultat par les frictions laudanisées et l'antipyrine.

Le 15 février, hypnotisation et suggestion en sommeil profond. A son réveil, le malade a pu marcher, mettre le pied sur le sol, mais en boitant et se plaignant encore de douleur. Il a eu des douleurs toute la nuit.

Le 16, le malade marche beaucoup mieux. On constate de la sensibilité vers l'échancrure sciatique ; aucune douleur sur le trajet du sciatique ni au creux poplité. Sensibilité dans la région du fascia lata. Pas de douleurs articulaires. Sensibilité sur le tibia. — Suggestion. Au réveil, le malade marche sans douleur, en ne boitant que fort peu.

17. — Dans la journée, il n'a presque pas eu de douleurs. A dormi le soir de 8 à 11 heures. A partir de ce moment, le sommeil a été interrompu par des douleurs très fortes à la cuisse, surtout vers le muscle droit antérieur. Actuellement la douleur existe encore à l'échancrure sciatique.

18. — Hier, après suggestion, il a passé une bonne journée ; a pu marcher. A eu le soir, à partir de 7 heures, de fortes douleurs jusqu'à 6 heures du matin. A dormi cependant par intervalles. — Suggestion.

19. — A eu, malgré la suggestion, des douleurs par intervalles dans la journée et dans la nuit. Sommeil fréquemment interrompu. — Suggestion.

20. — Journée bonne. La nuit fortes douleurs par intervalles, surtout de minuit à 2 heures et demie. — Suggestion.

21. — Journée bonne, nuit passable ; crise assez forte de minuit à 2 heures. — Suggestion.

22. — Idem. La crise de 11 heures à 2 heures de la nuit a été moins forte.

23. — Même état. Quelques crises la nuit.

25. — A eu quelques douleurs dans la journée ; a bien dormi la nuit. La suggestion est continuée tous les jours ; les douleurs vont en diminuant, les nuits sont bonnes. Le 4 mars, le malade se trouve tout à fait bien et demande sa sortie.

Il s'agit d'une pseudo-sciatique rhumatismale ; les douleurs très vives et lancinantes, empêchant la marche, existent vers l'échancrure sciatique, dans la région du fascia lata, dans le muscle droit antérieur, sur le tibia. La suggestion enlève chaque fois les douleurs et amène la guérison définitive en 18 jours environ.

XIII

XIII. — OBSERVATIONS DE RHUMATISME

OBSERVATION LXXXIII. — *Rhumatisme musculaire et nerveux, diffus depuis douze jours. — Amélioration rapide par suggestion. — Guérison en huit jours.*

C..., Louis, âgé de trente et un ans, boulanger, entre au service le 26 octobre 1888, pour un rhumatisme musculaire et nerveux. L'affection a commencé il y a onze jours par une douleur dans le trapèze, à la nuque, douleur s'étendant à l'épaule. En même temps, douleur dans la cuisse, le long de sa face interne et de la jambe. La douleur de la nuque cessa le second jour ; celles de l'épaule et de la jambe persistèrent, avec fourmillements depuis le tendon d'Achille jusqu'à la partie moyenne de la plante du pied. Il y a trois jours, le malade avait essayé de reprendre son travail, mais a été forcé de l'interrompre de nouveau. — Pas d'alcoolisme ni de syphilis antérieure.

Etat actuel (26 octobre). — Constitution moyenne, tempérament lymphatique. Il ne peut soulever le bras que très faiblement, à cause de la douleur. La pression réveille celle-ci sur la tête de l'humérus et l'apophyse coracoïde ; les mouvements passifs sont possibles. Le deltoïde, le trapèze, ne sont pas douloureux à la pression ; le pectoral est sensible. Le plexus brachial est très sensible. A la jambe, les muscles de la partie interne et postérieure de la cuisse sont sensibles, de même que ceux de la partie postérieure et externe de la jambe. Le genou n'est pas sensible, le cou de pied l'est peu ; le talon est très sensible. — Sensibilité à la pression, tout le long du rachis, surtout au niveau des troisième et quatrième vertèbres cervicales et au niveau des reins.

A l'auscultation, expiration rude et prolongée, avec retentissement de la voix et submatité dans la fosse sus-épineuse droite ; sonorité et respiration normales ailleurs. Le cœur bat normalement.

Suggestion le 27 : sommeil profond. *Au réveil, il lève mieux le bras et y accuse moins de douleur.*

28. — La douleur existe surtout à la face inférieure et interne de la cuisse et sur toute la jambe. Il accuse un point le long du bord postérieur de l'aisselle droite. Tous les espaces intercostaux sont sensibles de ce côté ; toutes les émergences nerveuses à la

face du même côté sont sensibles à la pression. Le bras continue
à aller mieux et peut être levé sans douleur.

29. — Suggestion hier : sommeil profond. Le bras va bien ; le
malade n'accuse plus qu'une certaine raideur à l'insertion supérieure du grand dorsal et une douleur vers le bord de l'aisselle
droite. Les émergences des nerfs à la face ne sont plus douloureuses. La jambe aussi va mieux. Au repos, aucune douleur. Il a
pu descendre l'escalier hier, mais l'a remonté péniblement.

30. — Le malade est resté couché hier, parce qu'il tremble,
dit-il, sur ses jambes, mais il n'y a plus de douleur.

2 novembre. — Suggestion quotidienne : sommeil profond. Le
malade dit marcher mieux et n'accuse plus que de faibles sensations douloureuses à la face interne de la cuisse. Sueurs abondantes dans les deux jambes.

4. — Le malade marche bien, sans douleur, bien que boitant
encore de la jambe droite. Malgré la suggestion, les sueurs y persistent encore. Le malade a reçu une balle dans la cuisse en
janvier 1882 ; est resté malade pendant six mois. Aurait eu une
fracture du fémur ; il lui est resté depuis un peu d'ankylose coxo-
fémorale ; on ne peut fléchir la cuisse qu'à 45° (probablement immobilisation prolongée par douleur). Depuis, il a toujours un peu
traîné la jambe. Deux ans après la guérison de la blessure, le
malade ressentait encore des douleurs et ne pouvait plus se tenir
à cheval ; son pied s'endormait et il tombait au bout de dix minutes ; les douleurs ne disparurent complètement qu'au bout de
deux ans. Cette persistance des douleurs après la guérison est due,
sans doute, à l'impressionnabilité nerveuse du sujet ; il est probable que la suggestion aurait dégagé le système nerveux et prévenu la rétraction musculaire qui a déterminé un certain degré
d'ankylose.

Actuellement, le malade ne ressent presque plus rien ; il se considère comme guéri et sort le 4 novembre.

OBSERVATION LXXXIV. — *Douleur musculaire dans le mollet avec
impotence fonctionnelle de la jambe, douleur dans le triceps brachial. — Guérison par suggestion.*

Eugénie M..., âgée de treize ans, entre à l'hôpital le 20 juillet
1890, pour des douleurs nerveuses dans la jambe droite. Il y a
quatre ans, elle a été au service pour une fièvre typhoïde à forme
thoracique qui a duré trois mois. L'année dernière elle a eu des
douleurs dans la jambe droite qui ont duré huit jours. Actuellement

elle accuse depuis six jours une douleur dans les deux mollets plus marquée du côté droit. Elle a pu marcher jusqu'il y a trois jours. Depuis elle ne peut se tenir debout ni marcher, à cause de cette douleur.

L'enfant est bien constitué, lymphatico-nerveux; température normale. Toutes les fonctions se font bien. La douleur est localisée au gastro-cnémien de la cuisse droite, et à la moitié externe de ce muscle; la pression à ce niveau est très douloureuse. Les articulations jouent bien, sans douleur; on ne constate aucun gonflement. — Il s'agit d'un rhumatisme musculaire.

On essaie de faire lever l'enfant. Elle ne peut se tenir debout ni faire un pas; ses traits se contractent douloureusement et elle fléchit, si on veut la faire marcher.

Je l'hypnotise facilement, elle entre en sommeil profond.

Je suggère la disparition de la douleur et la possibilité de marcher.

Au réveil, elle se tient d'abord avec hésitation et craint d'avancer.

J'affirme vigoureusement qu'elle peut marcher; alors elle marche avec une assurance de plus en plus grande et fait une vingtaine de pas, en boitant légèrement; la pression ne détermine plus qu'une sensibilité légère sur le gastro-cnémien.

21 juillet. — L'enfant continue à aller mieux; elle marche seule, mais lentement. Je l'hypnotise dans la station debout et la fais marcher pendant son sommeil avec suggestion qu'elle ne boitera plus du tout. Au réveil, elle ne se souvient de rien; elle marche avec une certaine gêne de la jambe droite.

L'état reste le même les jours suivants; il persiste encore de la sensibilité dans le gastro-cnémien. Dans la nuit du 22 au 23, l'enfant est réveillée par des douleurs dans le mollet droit deux ou trois fois.

La nuit suivante elle dort bien. Le 24 au matin, le mollet est assez sensible; la suggestion enlève complètement cette sensibilité qui reparaît le soir. Cependant, l'enfant marche toujours bien en boitant un peu de cette jambe.

La sensibilité douloureuse ne disparaît définitivement que le 28 juillet.

Le 29, elle accuse une douleur analogue dans le bras droit, qu'elle localise dans la moitié supérieure du triceps, sensible à la pression. Cette douleur est à peu près enlevée par suggestion.

Le 30, elle reste très atténuée. L'enfant est nervo-arthritique; elle paraît avoir de la tendance à fixer ses impressions nerveuses :

c'est une future neurasthénique. Elle accuse aujourd'hui un certain malaise général.

A la suite de la suggestion, elle dit que cela va très bien.

Le 31, elle n'a plus aucune douleur dans le bras et la jambe; elle se sent guérie et rentre chez elle.

OBSERVATION LXXXV. — *Douleur lombaire vive.* — *Guérison rapide par suggestion.*

Frédéric G..., âgé de quarante-huit ans, entré le 20 juillet 1896 à l'hôpital, pour une douleur lombaire gauche.

Il y a dix jours, en travaillant dans les champs, il ressentit tout d'un coup une vive douleur à la région lombaire gauche, survenue sans cause, sans effort et qui a persisté depuis, l'empêchant de travailler et de se lever. Il ressentit en même temps une douleur moins vive à la partie antérieure des genoux, douleur qui a disparu graduellement par séjour au lit.

Marié, il a treize enfants dont six vivants. Comme maladie antérieure, il accuse la variole à douze ans, un rhumatisme articulaire aigu il y a trente ans, pour lequel il fut quatre mois à l'hôpital et prit des bains de vapeur ; une fièvre muqueuse à forme cérébrale à vingt-quatre ans. Enfin, depuis trois ans, il aurait eu six fois des fluxions de poitrine? il a été pris une fois pendant trois mois, une autre fois pendant six semaines, la dernière date du printemps et fut caractérisée par une douleur à l'aisselle, de la toux, de l'expectoration. Il lui est resté un certain degré d'oppression.

Etat actuel. — Constitution bonne, tempérament lymphatico-nerveux. Apyrexie. Thorax un peu bombé, le côté gauche un peu plus, se soulevant en masse. On constate un certain degré d'emphysème pulmonaire ; son ample, profond, un peu tympanique à droite ; son clair, peu ample (son de carton) à gauche, normal en arrière ; la respiration un peu faible, humée partout ; quelques râles fins dans les bases ; les bruits du cœur sont normaux.

L'attouchement de la région lombaire gauche est excessivement douloureux ; le malade ne peut s'asseoir dans son lit à cause de cette douleur.

L'abdomen est souple et indolore. Le foie est normal ; les urines sont claires, sans albumine. Les digestions sont bonnes. Traces légères de rhumatisme dans les doigts.

Le malade est mis en sommeil profond avec amnésie au réveil.

Après suggestion, la douleur a beaucoup diminué ; il peut s'incliner un peu en avant et presque s'asseoir.

21. — A assez bien dormi cette nuit, tandis que les nuits précédentes, il était réveillé par la douleur lombaire. Ce matin, il s'assied seul sur son lit et on peut l'ausculter. — La pression de la région lombaire gauche ne réveille plus qu'une légère sensibilité. — Suggestion tous les jours.

22. — Se trouve bien; n'accuse plus qu'un peu de sensibilité dans le rein. Après la suggestion, plus rien.

23. — A été bien pendant la journée. Le soir a senti un peu de douleur dans le rein. A bien dormi.

24. — N'a plus aucune douleur; n'accuse qu'une certaine oppression, se lève et marche. La guérison se maintient et il sort le 31 juillet.

XIV

OBSERVATIONS D'AFFECTIONS SPINALES

OBSERVATION LXXXVI. — *Ataxie locomotrice.* — *Douleurs fulgurantes.* — *Besoin fréquent d'uriner.* — *Disparition de ce dernier symptôme par suggestion.*

Nicolas St..., quarante-quatre ans, terrassier, entre à l'hôpital le 22 décembre 1887, pour des douleurs fulgurantes d'ataxie.

Le 25 mars, il s'est fracturé le col du fémur, a passé cinq mois au service de chirurgie, a guéri avec un raccourcissement considérable et ne marchait qu'avec une crosse. Il y a trois semaines, montant un escalier, il a faibli, les genoux se sont fléchis, il a pu se retenir à la rampe et a ressenti aussitôt une douleur aiguë qui l'empêche de marcher. Depuis, élancements douloureux tantôt dans une jambe, tantôt dans l'autre, intermittents, cinq ou six au moins par quart d'heure.

Hier matin, n'a pas eu d'élancements; dans l'après-midi, cinq ou six accès se composant chacun de cinq à six lancées.

Accuse quelquefois des fourmillements dans les mollets, d'autres fois sensation de froid dans les mollets et les talons. — Déformation considérable de la hanche, trochanter en arrière et en dehors; les muscles de la cuisse sont un peu atrophiés. Aucune douleur à la pression. — Sensibilité partout normale. — Absence de réflexe tendineux. Depuis qu'il est sorti de l'hôpital, il est obliger d'uriner plus souvent; il se lève plusieurs fois la nuit pour uriner. — Urines normales.

Température normale; pouls régulier. Respiration normale. Le cœur fonctionne bien. Peu d'appétit depuis trois mois. Clapotement stomacal jusqu'à l'ombilic.

Les douleurs fulgurantes sont combattues par l'antifébrine à la dose de 1 à 2 grammes, pris au moment des accès ; les douleurs disparaissent régulièrement au bout d'une demi-heure après chaque prise; il a un ou deux accès de douleur par jour qui cèdent chaque fois. — Les besoins fréquents d'uriner qui existent depuis sa chute du 22 septembre persistent; il ne peut guère rester plus de une heure et demie sans uriner.

Le 27 décembre. — Suggestion : sommeil profond. A encore eu des douleurs à onze heures et demie et à deux heures; a pris chaque fois 1 gramme d'antifébrine; les douleurs l'ont quitté chaque fois au bout de vingt minutes.

28. — Est resté toute la nuit sans avoir besoin d'uriner. — Suggestion.

29. — A uriné deux fois seulement le jour; est resté six heures dans la nuit sans uriner. A eu deux crises douloureuses à quatre heures et à sept heures du soir, dissipées par l'antifébrine. — Suggestion.

30. — N'a pas eu de douleur jusqu'à cinq heures ce matin. N'a uriné que deux fois dans la journée et une fois dans la nuit.

31. — Pas de suggestion hier. — A uriné deux fois dans la journée, une fois la nuit. Douleurs seulement une fois la nuit. — Suggestion.

1er janvier 1888. — Pas de douleur dans la journée; elles ont commencé à neuf heures du soir jusqu'à onze heures. — A bien dormi le reste de la nuit. — A uriné trois fois le jour, une fois la nuit. — Suggestion.

3. — Va bien. — Pas de douleur. A uriné deux fois le jour, une fois la nuit.

4. — Quelques douleurs dans les deux jambes vers 8 heures du soir, pendant une demi-heure. A bien dormi. Continue à uriner environ trois fois le jour, une fois la nuit.

5. — Mêmes douleurs de 8 à 9 heures du soir. Sommeil le reste de la nuit.

Jusqu'au 11 janvier même état : un seul accès douloureux dans la soirée durant une demi-heure à une heure.

Le 14. — Deux accès douloureux le soir et la nuit.

Le 17. — Le malade n'ayant plus eu de suggestions depuis quelques jours, a des douleurs de 9 heures du matin à 5 heures du soir, comme des coups de lancettes ascendant et descendant dans toute la jambe. L'appétit qui s'était amélioré est de nouveau supprimé.

19. — A la suite de la suggestion, appétit un peu meilleur : un seul accès hier.

20. — A eu des douleurs presque toute la nuit dans tout le membre inférieur avec contractions musculaires visibles dans le droit antérieur de la cuisse et les muscles antéro-externes de la jambe. Suppression des réflexes tendineux. Les pupilles se contractent bien. — Suggestion.

21. — N'a eu qu'une seule fois des douleurs hier.

La suggestion est continuée tous les jours.

Jusqu'au 25 janvier, plus de douleurs. Ce jour, douleur le soir de 4 à 11 heures.

Jusqu'au 29 janvier, malgré la suggestion, a un à trois accès par jour, durant de une à deux heures chacun.

A partir du 29 janvier, le malade n'a plus de douleurs fulgurantes.

Il reste au service jusqu'au 21 mars. Depuis un mois, il n'a plus de douleurs ; il marche un peu mieux, boitant à cause du raccourcissement du membre fracturé. Il peut se tenir debout et faire quelques pas sans canne. Quant aux besoins fréquents d'uriner, ils ont disparu définitivement dès la première suggestion.

La suggestion ne guérit pas l'ataxie locomotrice ; elle n'en ralentit pas l'évolution. Mais elle peut combattre certaines de ses manifestations. Quelquefois elle supprime les douleurs fulgurantes. Dans ce cas elle a supprimé le besoin fréquent d'uriner.

OBSERVATION LXXXVII. — *Sclérose en plaques depuis deux ans. — Disparition du tremblement et de la titubation par quelques séances de suggestion hypnotique. — Rémission pendant plus de deux mois. — La suggestion continuée pendant près de quatre semaines diminue le tremblement, améliore la marche, reste inefficace contre le vertige.*

François, ouvrier aux forges de Pompey, âgé de vingt-huit ans, entre à la clinique le 29 janvier 1889. Comme antécédents morbides, il accuse une blennorrhagie contractée au service militaire, une fluxion de poitrine il y a seize ans, trois atteintes de fièvre typhoïde en 1870, en 1878 et 1884. Ni rhumatismes, ni syphilis. Il avoue des excès alcooliques et vénériens. Ses parents sont bien portants ; sa mère a un tempérament nerveux, mais n'a jamais eu de crises. Il a un frère bien portant. L'affection actuelle a débuté en février 1887. Très bien portant auparavant, il commença par trainer la jambe gauche, qui était, dit-il, comme paralysée. A ce moment les piqûres ne déterminaient pas de douleur dans tout le membre inférieur gauche jusque vers l'aine et quand il marchait, il lui semblait marcher sur des éponges avec le pied gauche ; la jambe droite était indemne. Il éprouvait aussi des douleurs dans la région lombaire et dorsale inférieure ; pas dans les membres. Dès le début, il n'allait à la selle que par lavements et purgations. Il lui est arrivé une fois d'uriner au lit.

Quelque temps après, le bras droit se parésia et s'anesthésia à son tour, le bras gauche est resté indemne.

Le 11 novembre 1887, il entra à l'hôpital de Pompey pour des vomissements continuels. A ce moment le membre inférieur gauche et le bras droit étaient seuls pris. La jambe droite ne tarde pas à se paralyser, en même temps que la paralysie augmentait et se complétait dans les deux autres membres ; bientôt il ne peut plus faire un mouvement ; l'anesthésie s'associa à la paralysie.

Il perdait ses urines et ses selles ; le sens génésique était aboli. En outre il ne pouvait plus parler ; il comprenait ce qu'on disait, mais ne pouvait plus articuler les mots ; sa langue était, disait-il, comme attachée. En septembre il avait eu de la diplopie passagère et des bourdonnements d'oreille.

Après avoir été paralysés complètement pendant trois mois environ, ses membres commencèrent de nouveau à exécuter quelques mouvements. Il put quitter l'hospice en septembre 1888 ; la diplopie, les bourdonnements d'oreille, la paralysie de la langue avaient disparu.

Depuis deux mois environ, il a souvent des douleurs dans la tête, il lui semble qu'on la lui traverse avec une aiguille, d'arrière en avant ; il éprouve souvent une sensation de froid dans le côté droit de la face.

Il y a quinze jours, s'étant baissé pour lier un fagot, il tomba par terre. Depuis ce moment il ne peut plus monter une côte ou un escalier ; ses reins, dit-il, ne peuvent plus le porter. Il n'a jamais eu de douleurs fulgurantes.

Etat actuel (30 janvier). — Constitution assez bonne ; tempérament mixte. Intelligence nette ; mémoire conservée. Rien de particulier à l'examen de la face ; pupilles égales : acuité visuelle normale.

Membres supérieurs. — Force musculaire conservée des deux côtés. Quand il porte un verre à la bouche, la main droite est agitée de tremblement à grandes oscillations qui augmentent à mesure qu'il approche du but ; le contenu du verre est renversé ; pas de tremblement à gauche. Ce tremblement existe depuis trois semaines ; il avait existé au début de l'affection pendant trois à quatre mois. La sensibilité au contact et à la chaleur est conservée des deux côtés ; la sensibilité à la douleur n'existe qu'à la main droite où elle est cependant diminuée, et par places à gauche.

Membres inférieurs. — Les membres inférieurs ne présentent ni atrophie ni contracture ; il lève les deux jambes à 60 centimètres environ au-dessus du plan du lit ; la gauche se fatigue rapidement.

La sensibilité au contact et à la chaleur est conservée ; sensibilité à la douleur diminuée à la plante des pieds, surtout à gauche ; elle est assez bien conservée à la face dorsale des deux pieds, puis disparaît aux jambes et aux cuisses pour reparaître vers les aines.

Réflexes cutanés plantaires abolis des deux côtés ; les réflexes tendineux rotuliens sont exagérés ; phénomène du pied assez prononcé à droite, non à gauche.

Le malade se tient debout facilement sur les deux jambes ; difficilement sur une seule, plus difficilement sur la gauche. Quand il marche, il titube, va de droite à gauche et de gauche à droite ; le zigzag est très prononcé. Les yeux fermés, il est entraîné à droite et la titubation s'exagère. Il titube même en se surveillant, en marchant lentement et en regardant où il pose le pied ; ce symptôme existe depuis le 25 octobre. Il dit avoir la sensation de marcher sur des éponges. Cependant quand on le fait passer du parquet sur un tapis, il sent la différence, mais seulement avec le pied droit, non avec le pied gauche.

Le malade est traité par suggestion ; il entre facilement en sommeil profond, avec amnésie au réveil. *Après trois ou quatre séances de suggestion, le 5 février, le tremblement du bras droit a presque complètement disparu ;* la marche n'est pas encore modifiée ; il titube comme un homme ivre. La disparition du tremblement a été graduelle, et une diminution considérable a été constatée immédiatement après chaque séance.

La titubation diminue aussi progressivement. Le 10 février il n'a plus qu'une très légère titubation ; il accuse encore quand il marche et même au repos, une sensation de ballottement dans la tête qui oscillerait rapidement de côté et d'autre sans étourdissement.

Le 11 février, il marche droit sans tituber; le tremblement des mains a presque disparu : la sensation du ballottement de la tête n'existe plus légèrement que quand il marche. — Suggestion tous les jours.

Le 12, il marche très bien presque sans traces de titubation ; la sensibilité plantaire est revenue ; il n'a plus la sensation de marcher sur des éponges.

Le malade continue à marcher sans tituber ; sa main ne tremble plus ; il écrit très bien et dit n'avoir pas aussi bien écrit depuis le mois d'octobre 1887.

Il accuse encore une sensation de constriction à la base du thorax depuis le 1er février environ ; cette sensation très rebelle à la suggestion, ne diminua que vers le 7 mars sans disparaitre complètement. Il accuse encore vers le 15 février des irradiations douloureuses allant de la région sous-occipitale jusqu'aux régions sus-orbitaires. Ces douleurs disparaissent par suggestion, mais reviennent au bout de quelques heures. A partir du 20 février le malade prend 1 gramme de phénacétine; il n'est définitivement débarrassé de cette douleur que le 5 mars.

Le 15 mars le malade quitte l'hôpital, en apparence guéri ; il se sert de sa main comme avant sa maladie et marche très bien.

La guérison ne pouvait être complète ni définitive. Il ne put reprendre son travail, parce qu'au bout d'une heure, il se sentait trop fatigué. Cependant jusque vers le 20 avril, il continua à se servir de ses mains sans trembler et à marcher sans tituber. Puis le tremblement reparut dans les deux mains, moins intense que la première fois. En même temps titubation et de nouveau douleurs de tête remontant de la nuque jusqu'au front; douleurs revenant toutes les deux à quatre heures et ne consistant qu'en un coup de lancette. Le malade rentre à l'hôpital le 29 avril.

La main gauche tremble moins que la droite; son écriture est fortement tremblée et peu lisible; invité à tracer une ligne droite, il la fait onduleuse. Il marche en zigzag très prononcé.

Après la suggestion hypnotique faite le 29 avril, il n'y a pas encore de changement notable immédiat.

Mais le lendemain 30, il tremble beaucoup moins, porte mieux un verre à sa bouche, écrit son nom incomparablement mieux et trace une ligne droite beaucoup moins sinueuse. La céphalalgie est moindre, la titubation existe au même degré. Après une nouvelle suggestion hypnotique, l'écriture est très ferme et une ligne tracée par lui n'est presque plus tremblée.

La suggestion est faite tous les jours. Le 1er mai, il n'a qu'un seul élancement occipito-frontal; mais le 2 mai, il a de nouveau des élancements douloureux pendant trois quarts d'heure, un élancement toutes les cinq ou six minutes. La titubation diminue un peu les jours suivants, le tremblement reste très faible.

Le 7 mai, on constate quand il marche, de temps en temps, un entraînement du corps soit à droite, soit à gauche. Phénomène du pied et du genou très marqué à droite, moins à gauche. Les mouvements de la jambe droite pendant la marche sont plus raides; le coup de pied s'étend et se fléchit moins aisément. Sensibilité tactile abolie à la face plantaire des orteils gauches et de plus, à la face dorsale des deux derniers. Analgésie sans anesthésie à la plante du pied droit, moitié antérieure, et dans les deux tiers antérieurs de la plante du pied gauche. Sensibilité à la douleur diminuée dans les deux avant-bras surtout vers les extrémités, en se rapprochant des mains. Cette sensibilité n'est pas restaurée par la suggestion.

A partir du 8 mai, il n'a plus de douleur de tête; le tremblement n'est pas enlevé complètement, comme la première fois, mais il est beaucoup atténué. Le malade continue à écrire; il peut tracer une ligne droite.

Le 12 mai le malade vomit quatre fois. De plus, il ressent un vertige quand il veut fixer un objet. Les vomissements et le vertige continuent le 13 (six fois dans la journée); le vertige devient continu; la tête est lourde. Le tremblement tend un peu à augmenter le 14; mais le malade écrit encore bien et peut porter un verre plein à la bouche, sans verser le contenu.

Le 14 il n'y a plus de nausées, ni de vomissements, mais toujours du vertige, de la douleur de tête.

Le 15 il se tient difficilement debout : quand il marche, tout le corps tremble, il ne peut se retourner, sans tomber.

Le 16, il n'a plus de vertige; mais le 17, il en a de nouveau. Le 17, à 6 heures et demie du soir, nouveaux élancements à la tête toutes les quinze à vingt minutes.

Le tremblement diminue de nouveau à partir du 20; le vertige continue, malgré la suggestion; il augmente tous les jours; le 24, il s'accompagne de nausées. Le 25 la marche redevient bonne, le vertige diminue sans disparaitre; le malade marche de nouveau bien, n'ayant plus qu'une légère titubation. L'état reste de nouveau stationnaire; le tremblement des mains reste léger et lui permet d'écrire convenablement.

Le malade quitte l'hôpital dans les premiers jours de juin.

Le diagnostic de sclérose en plaques cérébro-spinale n'est

pas douteux. Le tremblement caractéristique, la paralysie, la titubation, les vertiges, les douleurs de tête, les vomissements, l'évolution progressive des symptômes avec rémissions dans la première période, caractérisent l'affection. La suggestion a fait ce qu'elle a pu; elle a restauré les fonctions, tant que cette restauration était compatible avec la lésion organique. Une première fois, elle a supprimé le tremblement et la titubation, parce que le désordre fonctionnel dépassait, comme cela est ordinaire, le champ de la lésion organique. Celle-ci retentit dynamiquement sur les fibres et cellules nerveuses non altérées; la suggestion rétablit le dynamisme altéré. Il y eut guérison apparente. Il n'y eut pas arrêt de l'évolution organique. Celle-ci continuant sa marche fatalement progressive, le tremblement, la titubation, les vertiges, les douleurs de tête, les vomissements revinrent au bout de dix semaines. La suggestion agit encore, mais avec moins d'efficacité et plus lentement, car l'altération avait fait des progrès. Le tremblement diminue sans disparaître; la titubation ne cède pas complètement, ni le vertige. La maladie suit son cours.

OBSERVATION LXXXVIII. — *Pneumonie infectieuse avec otite externe. — Myélite infectieuse dorso-lombaire. Amélioration instantanée par la suggestion. Guérison rapide.*

Louis S..., âgé de huit ans, entre à l'hôpital le 10 mai 1890, avec des signes de paraplégie consécutive à une pneumonie. Orphelin, il a perdu son père en janvier de gastrite, dit-il, suite d'influenza; sa mère est morte suite d'une couche; il a un frère et une sœur bien portants. Il y a quinze jours, l'enfant, se promenant en famille, bien portant, on s'est aperçu que l'oreille gauche coulait; il n'avait pas de douleur; le lendemain l'enfant ayant de la fièvre dut s'aliter. Le médecin craignait une fluxion de poitrine; puis les jours suivants il aurait diagnostiqué une fièvre continue. L'enfant n'a pas eu de céphalalgie, ni de vertiges, ni de bourdonnements d'oreilles, ni d'épistaxis. Le troisième jour il eut une angoisse précordiale vive; il croyait mourir. Le 4 mai, il aurait eu un point douloureux sur la ligne parasternale droite vers le cinquième espace, point qui persiste jusqu'au 9. Il dit d'ailleurs avoir toussé et craché depuis le début de la maladie. Tels sont les renseignements fournis par l'enfant lui-même. Depuis quinze jours qu'il est malade, on n'a pas essayé de le lever, il n'a pas marché ; il n'a jamais accusé dans les membres ni douleur, ni sensation anormale. L'enfant a d'ailleurs toujours été délicat, sans maladie antérieure. Sa grand'mère qui l'avait recueilli depuis la mort de son père étant elle-même tombée malade, on s'est décidé à mettre l'enfant à l'hôpital.

Etat actuel. — Constitution délicate. Tempérament lymphatique. Température normale. Pouls 100. Langue chargée. L'oreille gauche coule encore un peu ; l'otite est externe ; le tympan n'est pas perforé ; le tic tac de la montre n'est entendu que si la montre est appliquée sur le pavillon de l'oreille. L'enfant a assez bien mangé depuis hier ; il ne tousse pas et ne crache pas.

Le thorax est bien conformé. Sous la clavicule droite, la percussion donne un son tympanique aigu peu ample, pot fêlé ; et l'auscultation des râles sous-crépitants très sonores dans toute la hauteur ; à droite sonorité normale, bruit vésiculaire sans râles En arrière, son tympanique aigu peu ample dans la fosse sus et sous-épineuse, son plus ample à la base, son normal à droite. Inspiration rude, expiration soufflée dans la fosse sus-épineuse, respiration rude au-dessous, faible dans les trois derniers espaces ; à l'aisselle gauche, submatité à la base, râles sous-crépitants dans toute la la hauteur. A droite respiration rude et rugueuse.

J'essaie de mettre l'enfant debout ; il ne peut se tenir seul. Lorsqu'on le soutient, il se tient le corps incliné fortement en arrière ; si on veut le faire marcher, en le tenant par les deux mains pour qu'il ne tombe pas, il avance en laissant glisser les pieds sur le sol, sans faire aucun mouvement articulaire ; malgré toutes mes instances, il ne peut se tenir seul, ni détacher les pieds du sol. Je le fais recoucher dans son lit ; je constate qu'il exécute tous les mouvements, étant couché ; il n'y a pas de raideur ; mais les réflexes tendineux du pied et du genou sont exagérés ; surtout ceux du pied ; en soulevant la pointe des pieds, il se produit une trépidation réflexe qui continue indéfiniment. La sensibilité est normale. L'enfant n'a aucun vertige. *Diagnostic : Pneumonie du sommet gauche en défervescence. Myélite infectieuse dorso-lombaire diffuse dans les faisceaux pyramidaux, ou myélite transverse partielle avec irritation descendante des faisceaux pyramidaux.*

L'otite primitive est peut-être aussi infectieuse, due aux pneumocoques ; l'état général du début qui a précédé les signes physiques de la pneumonie, a pu faire songer à une fièvre continue ; la détermination pulmonaire et la myélite concomitante sont dues au même agent infectieux.

Dès l'entrée du petit malade, le 10 au matin après avoir constaté sa paraplégie, j'essaie l'hypnose ; je mets facilement l'enfant en sommeil profond et je suggère la disparition de la paralysie. Au réveil, l'enfant peut se tenir debout seul, avec une certaine hésitation ; il arrive à faire quelques pas sans glisser les pieds sur le plancher, en faisant les mouvements articulaires.

Continuation de la suggestion les jours suivants.

12 mai. — Même état du thorax. Apyrexie. L'exagération des réflexes persiste au même degré. L'enfant se tient debout seul, le corps incliné en arrière : il marche bien mieux, fléchit un peu en marchant les genoux et les pieds.

13. — Persistance du son tympanique aigu dans toute la région sus-mamillaire gauche et dans la fosse sus-épineuse ; la respiration est plus nette, peu de râles sous-crépitants, ronchus trachéaux. Persistance du phénomène du pied. L'enfant se tient debout, les jambes écartées ; la pointe du pied droit est plus tournée en dehors ; pendant la marche, les orteils sont soulevés en flexion dorsale ; et quand l'enfant s'arrête, il tend à se produire un mouvement de recul et d'entraînement latéral gauche. — Même état de l'oreille. — Suggestion.

14. — Persistance du pot fêlé, mais le son tympanique est un peu plus ample. Respiration rude en avant ; ronchus et quelques râles sous-crépitants. En arrière au sommet respiration rude sans râles ; ceux-ci ont disparu à l'aisselle. L'enfant se tient plus solide en marchant, et marche plus vite, seul, sans être soutenu ; il écarte encore les jambes ; le pied droit est plus tourné encore en dehors. Pendant la station debout, l'enfant étant déshabillé, on constate encore des contractions involontaires des extenseurs des orteils qui les soulèvent, surtout ceux du pied droit. Pendant la marche ce pied tend à se renverser sur son bord externe, et entraîne une latéropulsion du corps à droite. Quelquefois l'enfant voulant se retenir et prévenir cette déviation, s'incline à gauche. On constate aussi que la tendance au recul et l'inclination du corps en arrière sont dues à l'extension des orteils. Les phéno mènes du pied persistent au même degré. La paralysie est en voie de guérison.

16. — Son sous-claviculaire droit encore plus aigu et moins ample. Le pot fêlé a disparu. Même son dans la fosse sus-épineuse droite. La respiration est rude sans râles. Les réflexes tendineux persistent. L'enfant marche très bien, n'écarte plus les jambes ; on

constate encore les contractions dans les extenseurs des orteils du pied droit: le gros orteil surtout est presque constamment relevé. Il a encore quelque tendance à s'incliner à droite. L'enfant monte au lit et en descend seul sans difficulté. L'oreille ne coule plus. Le tic tac de la montre n'est encore perçu que contre l'oreille.

17. — L'enfant marche très bien; la jambe droite pendant la marche est un peu jetée, le pied légèrement en dehors. Plus de contraction involontaire des extenseurs, plus d'inclination en arrière, ni latérale.

20. — L'enfant court très bien ; le pied n'est plus en dehors; la jambe n'est plus jetée. Seul, le phénomène du pied persiste au même degré, des deux côtés. La sonorité et la respiration sont redevenues normales.

25. — La guérison continue rapidement; le pied droit a encore son exagération du réflexe tendineux; la trépidation provoquée continue indéfiniment; à gauche elle ne provoque plus que quatre ou cinq secousses. L'oreille entend la montre à 5 centimètres de distance.

27. — Les phénomènes du pied ont beaucoup diminué des deux côtés; on n'obtient plus dans les deux pieds que trois à quatre secousses. L'oreille entend de nouveau à 10 centimètres de distance la montre.

29. — Les phénomènes des pieds ont totalement disparu. L'enfant marche et court comme avant. A l'examen de la poitrine on ne constate plus la moindre trace de la pneumonie. L'enfant est tout à fait guéri et rentre chez lui, très gai, ayant très bonne mine, engraissé, le 30 mai.

Il s'agit d'une myélite infectieuse greffée sur une fièvre pneumonique. La myélite eût pu passer inaperçue, si nous n'avions pas examiné l'enfant avec soin; on aurait pu attribuer à de l'amyosthénie simple, la difficulté de l'enfant à se lever et à se tenir debout. On l'aurait traité par un régime reconstituant et l'enfant eût sans doute guéri spontanément. Car si la suggestion a réussi, c'est qu'il s'agissait d'une myélite curable, d'une localisation passagère du processus pneumonique qui n'avait pas réalisé heureusement de lésion irrémédiable. Il est certain toutefois que la psychothérapie a affirmé son efficacité en opérant une amélioration immédiate. En quelques minutes l'enfant qui ne

pouvait pas se tenir debout ni faire un pas est devenu
capable de se tenir et d'accomplir les mouvements de la
marche. La suggestion a accéléré la guérison.

OBSERVATION LXXXIX. — *Paralysie douloureuse du membre inférieur
droit, consécutive à une fièvre typhoïde. — Guérison graduelle par
suggestion hypnotique.*

Pierre Schendorf, plâtrier âgé de quinze ans, entre à l'hôpital le
24 octobre 1889, le dixième jour d'une fièvre typhoïde. C'est un
garçon bien constitué, délicat de complexion, lymphatique. La maladie suit son cours régulier, assez bénigne: la défervescence est accomplie le 2 novembre, dix-neuvième jour. L'appétit est revenu,
les selles moulées, le malade est levé et marche. Le 15 novembre
trente-deuxième jour commence une rechute ; la température
oscille entre 38° et 39°5 ; diarrhée, taches rosées, céphalalgie, congestion du lobe inférieur droit du poumon ; le 27 escarre à la
fesse gauche intéressant la peau et le tissu cellulaire dans l'étendue d'une pièce de cinq francs. La température redevient normale
le 26 au matin, quarante-neuvième jour de la maladie, mais remonte le soir même et reste fébrile le soir jusqu'au 3 décembre,
cinquantième jour, étant à peu près normale le matin. Le 29 novembre, quarante-sixième jour, la langue est redevenue nette, les
taches rosées pâlissent ; la respiration est redevenue presque normale, les selles sont moulées. Je constate ce jour que le malade
ne peut pas encore s'asseoir dans son lit seul.

La convalescence continue ; l'appétit recommence à se montrer ;
il reste encore de la surdité. Le 2 décembre le malade ne peut encore s'asseoir dans son lit. Le 3, je l'examine ; sa jambe droite est
étendue, il ne peut plus la remuer depuis quatre jours : il peut fléchir et étendre les orteils, il fléchit et étend légèrement le cou de
pied, mais ne peut fléchir, ni le genou, ni la cuisse. La pression
sur la rotule est douloureuse ; la pression en dehors du grand trochanter est aussi parfois douloureuse. Pas d'anesthésie. Je peux
fléchir complètement son genou, mais ce mouvement détermine
une certaine sensibilité.

Le malade est hypnotisable en sommeil profond avec amnésie
au réveil, comme je m'en étais assuré, au début de sa maladie.

Sans l'endormir je lui suggère que les mouvements ne sont plus
douloureux et qu'il peut fléchir et étendre le genou et la cuisse.
Après cette suggestion il fait en effet tous les mouvements spontanément, mais avec lenteur; il ne peut s'asseoir dans son lit.

Alors je l'hypnotise et je lui suggère qu'il peut le faire ; au réveil il peut s'asseoir seul dans son lit. — Les points douloureux ont disparu.

Le 4 décembre, le malade dit encore ne pas pouvoir soulever sa jambe.

En insistant par suggestion sans sommeil, on arrive à la lui faire lever. Il y a une certaine exagération des réflexes tendineux du membre.

Le 5 décembre, le malade peut soulever spontanément sa jambe. — Suggestion hypnotique.

Je laisse le malade couché les jours suivants ; j'attends la cicatrisation des escarres qui est en bonne voie ; il reprend des forces, et de l'appétit ; la température devient normale matin et soir.

Le 13 décembre, je constate que la pression au niveau du cou de pied droit 'détermine une douleur assez intense. De plus les muscles du mollet droit sont notablement atrophiés. La suggestion hypnotique enlève instantanément les douleurs du cou de pied qui ne reparaissent plus.

A partir du 17 le malade se lève un peu dans la chambre. Je constate le 19 qu'il ne peut pas se tenir debout seul ; il ne peut s'appuyer sur la jambe droite, il se tient le corps penché en avant soutenu par deux personnes. Après suggestion, il se tient mieux et a une certaine tendance à marcher. Les réflexes tendineux sont toujours accrus.

Le 21 décembre le malade se sent mieux debout ; mais la jambe droite ne peut encore supporter le poids du corps. Après suggestion, il y a un peu de mieux. L'escarre se cicatrise. Le malade reste couché jusqu'au 26. Il ne marche que tenu par deux personnes.

Le 28 décembre, il se tient un peu mieux, mais a toujours besoin d'être soutenu. Après suggestion, il peut faire un pas seul.

La suggestion est continuée. Le 3 janvier 1890 le malade se lève et marche seul dans la salle avec une canne. L'escarre est presque guérie ; il continue à marcher bien les jours suivants.

Le 5 janvier, nouvelle complication, pleurésie gauche avec épanchement depuis l'angle de l'omoplate. Elle suit son cours et arrive à la résolution complète le 23 janvier. Le malade continue à se servir de sa jambe droite.

Le 26 janvier, il fait un faux pas avec flexion exagérée du cou de pied droit : le 27, je constate une douleur à la partie externe de ce cou de pied. Le malade marche cependant seul, mais tient le pied assez raide. Après suggestion hypnotique, il marche plus facilement, avec plus d'assurance, sentant encore une certaine douleur.

Après une seconde suggestion, il ne ressent plus aucune douleur ni spontanée, ni par la pression.

Le 28, il marche bien, mais traîne un peu la jambe droite. Je l'endors et je le fais marcher pendant le sommeil, lui suggérant que la jambe est plus forte. Il marche en effet mieux.

Le 29, il marche très bien, n'a plus aucune douleur. Le 30, il se sent parfaitement guéri et demande sa sortie.

En résumé, à la suite d'une fièvre continue prolongée, le malade présente un certain degré de paralysie douloureuse du membre inférieur droit. Une certaine exagération des réflexes tendineux, et une atrophie du mollet droit peuvent faire penser à une myélite secondaire. La suggestion enlève rapidement les douleurs et arrive graduellement à restaurer la fonction.

XV

OBSERVATIONS DE TROUBLES LIÉS A DES MALADIES ORGANIQUES DIVERSES

OBSERVATION XC. — *Phlébite consécutive à une fièvre typhoïde. — Suppression rapide de la douleur par suggestion hypnotique et résolution rapide. — Rechute de la phlébite; nouvelle suppression de la douleur par suggestion.*

R... (Félicie), âgée de vingt-huit ans, domestique entre à l'hôpital le 23 octobre 1889, onzième jour d'une fièvre typhoïde. De constitution assez délicate, lymphatique et chloro-anémique, sans maladie antérieure.

La température d'abord entre 40 et 41° s'abaisse vers le 25, et continue à osciller entre 39 et 40°. La défervescence commence vers le 1er novembre, vingtième jour et est achevée vers le 10, vingt-neuvième jour: pas de complications pendant le cours de la maladie. Pendant la convalescence vers le 24 novembre, le malade se plaint d'une *douleur spontanée et à la pression dans le mollet droit*. Le 22, je constate une *phlébite*, toute la jambe est enflée. Hier, à 3 heures, la douleur a augmenté dans le mollet et l'empêcha de dormir. Le réseau veineux superficiel est plus marqué. A la pression *douleur dans toute la cuisse à partir du tiers moyen, dans la jambe, douleur très vive au niveau du jarret et se continuant dans le mollet.* Pas de fourmillements ni d'engourdissements. La pression sus-inguinale droite détermine aussi de la sensibilité.

La malade est hypnotisable en sommeil profond. A la suite de la suggestion, la *douleur diminue*, et la malade dort bien la nuit.

Le 27 novembre, la douleur est localisée, très vive à la pression au creux poplité; la malade contracte douloureusement les traits à la moindre pression.

Par suggestisn hypnotique, cette douleur disparait immédiatement et ne reparait plus.

Le 2 décembre, la jambe a beaucoup désenflé, le jarret est indolore.

Le 10 décembre; il n'existe plus qu'un léger œdème au niveau des malléoles. Le 11, la malade peut se lever. La guérison se maintient.

La malade quitte l'hôpital le 21 décembre.

Elle rentre le 16 janvier. A la suite d'une fatigue contractée au bal, elle ressentit de nouveau une douleur dans la cuisse droite qui s'étendit bientôt à la jambe. Actuellement la jambe est enflée, œdème blanc assez considérable de la jambe et de la cuisse. Circulation nerveuse superficielle assez développée. Elle indique la douleur nettement sur le trajet de la veine fémorale depuis l'arcade crurale, jusqu'à l'anneau des adducteurs; cette douleur est vive à la pression.

Le 20, même état. Suggestion hypnotique. Au réveil, la douleur spontanée et à la pression a complètement disparu.

Cette douleur reste définitivement disparue. Le 31 janvier, la malade commence à se lever, l'œdème est en voie de disparition. Le 8 février il a à peu près disparu. La malade reste encore au service, sans aucune douleur jusqu'au 27 février et rentre chez elle guérie.

Il s'agit d'une phlébite pendant la convalescence d'une fièvre typhoïde. La douleur de la phlébite a été enlevée rapidement par suggestion, une rechute a été enrayée de même. Sans doute, il ne s'agissait pas d'une phlébite oblitérante; la suggestion ne peut résoudre le caillot oblitérateur ni établir d'emblée une circulation collatérale. Mais

la suggestion a enlevé la douleur concomitante et peut-
être, diminuant le spasme vasculaire, favorisé la résolution .

OBSERVATION XCI. — *Fièvre continue moyenne.* — *Céphalalgie
continue depuis quinze jours, enlevée en quelques jours par suggestion hypnotique.*

B... (Frédéric), charpentier, âgé de quarante-cinq ans, entre à
l'hôpital le 7 décembre, quatorzième jour d'une fièvre continue
d'intensité moyenne.

Il accuse depuis le début une céphalalgie occupant toute la tête,
et n'a pas dormi depuis le premier jour. Je n'insiste pas sur les
autres symptômes ; la température oscille de 39° à 41°, le pouls
de 100 à 108 ; quelques taches rosées ; diarrhée par moments ;
habitudes alcooliques.

Le 8 décembre, quinzième jour, j'endors le malade en sommeil
profond pour lui enlever son mal de tête. Il a disparu au réveil,
mais reparaît au bout d'une heure.

Le 9, je l'enlève de nouveau au matin, il ne reparaît qu'à
1 heures du soir et dure jusqu'à minuit, moins fort que d'habitude.
La céphalalgie continue les jours suivants avec une certaine prostration morale que j'attribue à l'alcoolisme.

Le 12, je reprends la suggestion ; il dort bien la nuit, sans douleur.

Le 13, vingtième jour, je trouve le malade naturellement endormi ; je lui fais de nouveau la suggestion de la disparition de
la douleur. Je fais de même le 14 décembre. A partir du 12, le
malade n'a plus de maux de tête ni de prostration. La défervescence commencée le 10 décembre se termine le 22.

Cette observation montre que la suggestion peut trouver
son application dans la fièvre typhoïde. Certes, elle n'en-
raye pas la maladie, elle ne prévient, ni n'atténue les loca-
lisations thoraciques ou abdominales, elle ne combat pas
l'état typhoïde. Mais j'ai souvent diminué la céphalalgie,
quelquefois les vertiges ; ces symptômes peuvent être simplement nerveux, et entretenir une certaine prostration
morale qui peut disparaître avec la céphalalgie.

OBSERVATION XCII. — *Fièvre continue bénigne*. — *Vertiges et siffle-ments d'oreille depuis plusieurs semaines*. — *Céphalalgie frontale depuis quinze jours*. — *Suppression de ces symptômes par suggestion, instantanée*.

R... (Edouard), âgé de vingt-huit ans, entre à l'hôpital le 28 mai 1890, atteint d'une fièvre continue, dont le début est difficile à déterminer, car elle s'est greffée sur un traumatisme antérieur. Il y a six semaines il a reçu, sur l'occiput, un moellon qui a déterminé une bosse sanguine qui a duré deux jours et des douleurs de tête sans vertiges pendant une huitaine de jours. Il a continué à travailler pendant ce temps. Alors, il eut des étourdissements, caractérisés par de l'obnubilation et des vertiges durant de dix minutes à un quart d'heure, l'obligeant à s'asseoir et revenant vingt fois par jour environ. Ces étourdissements ont duré jusqu'à aujourd'hui. Au lit, il ne sent rien, mais s'il s'assied, ces vertiges le reprennent. Depuis une quinzaine de jours, céphalalgie et sifflements d'oreilles. Pas d'appétit depuis dix jours. Dort peu et sue beaucoup la nuit. Haleine mauvaise, bouche pâteuse, une selle molle dans la journée.

Constitution bonne, tempérament mixte ; température 38°7, le 29 au matin, pouls 80. Langue chargée, croûtes d'herpès sur la commissure labiale droite. Sensibilité dans la fosse iliaque droite, sans gargouillement. Pas de taches rosées. Respiration normale sans râles. Lassitude générale, prostration. *Céphalalgie frontale continue depuis une quinzaine*.

L'état reste le même les jours suivants ; la température oscille vers 38°3 ; le pouls reste relativement lent de 72 à 84 ; le malade reste abattu, le facies concentré ; il accuse toujours une céphalalgie frontale gravative avec vertiges et bourdonnements d'oreille ; Le 31 mai, j'endors la malade très facilement en sommeil profond, avec amnésie rétroactive au réveil, et je suggère la disparition du mal de tête. Au réveil, il dit que la tête va très bien.

Le 1er juin, il se plaint toujours de bourdonnements d'oreille ; le mal de tête n'a pas reparu ; le malade a pu dormir toute la nuit. Je l'endors une seconde fois, je lui suggère la disparition des bourdonnements, du vertige ; le retour de l'appétit. *Au réveil, il n'accuse plus de bourdonnements, ni de vertige*.

Ces symptômes ne reparaissent pas les jours suivants ; la tête est dégagée complètement ; l'apparence de prostration occasionnée par la céphalalgie gravative a disparu dès la première suggestion ; l'appétit se restaure. La défervescence commence le 2 juin et est terminée le 9.

En résumé, de la céphalalgie, des vertiges, et des bourdonnements d'oreille, liés à une fièvre continue bénigne, subsistant depuis plus de quinze jours, déterminant un notable degré de prostration, sont enlevés en une ou deux séances de suggestion hypnotique. La convalescence suit sans troubles.

OBSERVATION XCIII. — *Induration tuberculeuse des sommets.* — *Douleurs abdominales avec diarrhée.* — *Guérison momentanée par suggestion.*

L... (Louis), âgé de huit ans, entre à l'hôpital le 8 janvier 1890 pour des symptômes qui semblent se rattacher à une péritonite tuberculeuse. Sa mère est morte en janvier 1889, sans qu'il puisse donner de renseignements sur sa maladie ; il a cinq frères et sœurs bien portants. L'affection a commencé il y a une quinzaine par une céphalalgie qui aurait duré deux jours et des coliques qui persistent encore avec de la diarrhée qui a cessé la veille de son entrée. Toux sans expectoration dès le début.

Constitution moyenne. Tempérament lymphatique. Apyrexie. Pouls 92. Langue un peu blanche. Ventre assez volumineux ; le côté gauche parait moins sonore et plus rénitent que le droit. Sensibilité assez vive à la pression dans la région sous-ombilicale. A l'examen de la poitrine, on constate un son un peu moins ample et moins clair sous la clavicule gauche que droite ; un son peu ample dans les sommets postérieurs, normal dans les bases ; la respiration soufflée sans râle dans les sommets postérieurs, normale ailleurs. Les ganglions cervicaux sont assez développés.

Diagnostic : *induration tuberculeuse des sommets postérieurs, péritonite tuberculeuse.*

L'enfant est mis facilement en sommeil profond ; la suggestion enlève rapidement la douleur abdominale. Quatre selles diarrhéiques dans la journée du 8 — Suggestion tous les jours sans autre traitement.

11 janvier. — *N'a plus qu'une selle par jour depuis la suggestion.* plus de *douleur abdominale.* Dit avoir souvent des douleurs dans la tête qui l'empêchent de dormir. — Suggestion.

13. — Se plaint de nouveau de la douleur frontale et abdominale. Ventre un peu gros, sensible au-dessous de l'ombilic. Son un peu hydroaérique à ce niveau ; veines abdominales assez dilatées. Une selle diarrhéique dans les vingt-quatre heures. Respira-

tion soufflée dans les deux sommets ; râles 'sous-crépitants fins à la base gauche. Température 38°, le 12 au soir, 37° le 13, au matin. *La suggestion enlève les douleurs.*

N'a plus de douleurs de tête, ni abdominale ; a une seule selle diarrhéique par jour.

Dans la nuit du 16 au 17, accuse de nouveau des douleurs abdominales, qui persistent le lendemain. — La suggestion les enlève ; elles reviennent le soir.

. La suggestion, le 17, au matin, les enlève de nouveau jusque dans la nuit du 20.

A partir du 21, à la suite d'une nouvelle suggestion, les douleurs ne reparaissent plus jusqu'au 30 janvier, jour de la sortie de l'enfant. La température, qui, le 11 et le 14, montait le soir à 38°, est redevenue normale matin et soir. Les selles sont moulées, l'appétit est bon. La respiration reste soufflée aux sommets, sans râle, ni toux. La maladie est momentanément enrayée.

S'agit-il d'une péritonite tuberculeuse ou d'une simple irritation péritonéale liée à de la tuberculose intestinale? La péritonite tuberculeuse au début est susceptible de rémissions. Quoi qu'il en soit, la suggestion a momentanément enlevé la diarrhée et les douleurs.

OBSERVATIONS XCIV. — *Pneumonie.* — *Diarrhée consécutive ; régularisation des selles par suggestion.*

R... (François), âgé de quarante-quatre ans, entre à l'hôpital le 9 janvier 1890, avec les signes d'une pneumonie franche du lobe inférieur gauche datant de la veille. La défervescence commence le sixième jour et est terminée le septième au matin.

La diarrhée continue ; deux selles par jour en moyenne. La température reste normale jusque vers le 26 janvier ; date à laquelle elle s'élève de nouveau à 38° le soir. Le 29, le malade présente encore, quand il tousse, des points douloureux dans la région antérieure de la poitrine. Ces points sont enlevés par suggestion (sommeil profond) et disparaissent définitivement. Restent tous les jours une ou deux selles diarrhéiques. Une selle a lieu tous les jours à minuit. Le 30, suggestion de n'avoir plus de selle à minuit. Le 31, il dit n'avoir plus eu de selle dans les vingt-quatre heures. Je suggère une selle à 6 heures du soir. Le malade l'a le lendemain à 6 heures du matin ; il dort bien par suggestion, mais

semble ne pas accepter franchement la suggestion donnée relative
à l'heure de la selle. Le 2 février, il a une selle à 5 heures du
matin. Je lui suggère de l'avoir le matin, pour complaire un
peu à ses idées personnelles ; et depuis ce moment jusqu'à sa sortie,
il a presque invariablement une selle moulée à 5 heures du matin.
Les exacerbations thermométriques à 98° durent du 27 janvier
jusqu'au 5 février. A partir de ce jour, la température reste normale, et les signes physiques de la pneumonie qui avaient persisté se résolvent graduellement.

La suggestion, même dans le sommeil profond, ne va pas
toujours au gré de l'opérateur. Certains sujets ont un
esprit de contradiction avec lequel il faut compter, et que
la suggestion ne peut toujours neutraliser. Dans ce cas
celle-ci doit être variée pour s'adapter à l'idée personnelle
du malade.

OBSERVATION XCV. — *Dysenterie contractée au Tonkin datant de plus
de deux ans. Cinq à huit selles par jour malgré les opiacés et les
astringents. — Diminution du nombre des selles et réduction à trois
par jour, à la suite de la suggestion.*

S..., Emile, âgé de vingt-six ans, cordonnier, entre à l'hôpital
le 26 janvier 1889 pour une diarrhée chronique contractée au
Tonkin. Après un an de séjour dans ce pays, au printemps de
1886, il y contracte d'abord la fièvre paludéenne à type tierce, puis
quotidien, qui fut guérie au bout de trois mois. — Quelque temps
après, coliques violentes, avec constipation pendant huit jours ;
puis dysenterie avec ténesme, selles chaque demi-heure cons-
tituées par du mucus sanguinolent. Après un mois de séjour à
l'ambulance, il reprit son service, n'ayant plus que quatre à cinq
selles par jour ; trois semaines après il dut rentrer à l'hôpital et y
rester quatre mois. Il sortit incomplètement guéri ayant encore
dix à quinze selles par jour.

Le 29 janvier, on note : constitution primitive bonne ; amaigrissement notable ; tempérament mixte. — Apyrexie. Appétit conservé, digère assez bien ; va dix fois par jour à la selle avec ténesme, selles semblables à de la purée de pois sanguinolente. —
Tousse un peu : expectoration muco-purulente : à l'examen de la
poitrine, expiration prolongée sous les deux clavicules surtout
à droite ; sonorité plus faible au sommet droit, inspiration rude,

expiration prolongée avec retentissement de la voix dans les fosses sus-épineuses. La température en général normale monte quelquefois à 38° le soir. — L'examen de l'abdomen ne dénote rien d'anormal. — (Potion avec 7 centigrammes d'extr. thébaïque et 4 grammes d'extr. de ratanhia.)

Le 30 janvier et le 31, on a noté : huit selles diarrhéïques dans les vingt-quatre heures. Mais à partir du 2 février, le nombre des selles est de cinq à huit, malgré la continuation de la potion.

Le 10 février suggestion hypnotique et sommeil profond. Quatre selles diarrhéïques dans les vingt-quatre heures.

Le 11, cinq selles diarrhéïques par jour ; continuation de la suggestion.

Le 12, trois selles diarrhéïques. A partir de ce jour jusqu'au 21 février, jour de la sortie du malade, il n'a plus que trois selles par jour, sans coliques ni ténesme ; les selles ne sont pas plus abondantes, ne contiennent pas plus de sang ; le traitement médicamenteux est suspendu depuis le 12 février.

Ainsi une dysenterie datant de près de trois ans a été notablement améliorée en deux jours par suggestion. Le nombre de selles qui était de cinq à huit est descendu à trois par jour.

OBSERVATION XCVI. — *Dysenterie catarrhale. Ténesme et cuisson anale. Selles sanguinolentes. Persistance des symptômes pendant trois ans et demi. — Guérison rapide par suggestion.*

C. N..., cordonnier, entré à l'hôpital le 8 mars 1888, pour une dysenterie. En décembre 1886, il eut pour la première fois une gastro-entérite dysentériforme qui dura trois semaines avec du sang et du ténésme, et se prolongea encore pendant une quinzaine sous forme de coliques et de diarrhée. — Depuis a eu plusieurs reprises de la diarrhée avec ténesme. En décembre 1887, gastrite avec nausées, ténesme, sensation de brûlure au fondement, trois à quatre selles peu abondantes. — Il était guéri lorsque le 2 janvier 1888, il fut repris de diarrhée (environ quinze selles par jour) avec coliques et ténesme ; pendant deux à trois jours, il n'eut que des selles jaunes mousseuses ; à partir du 4e jour, selles sanguinolentes avec ténesme. Depuis quinze jours il ne fait plus de sang ; mais a encore six selles environ par jour avec sensation de brûlure au fondement et élancement dans le rectum. Cette sensation de brûlure dure plusieurs heures après chaque selle. Il a été au régime lacté, a pris de l'opium, du bismuth, etc. L'appétit est revenu depuis une semaine.

30 mars. — Constitution bonne ; tempérament mixte. Apyrexie. Langue peu chargée. A pris hier une potion avec 0,05 extrait thébaïque et 4 grammes extrait de ratanhia. De plus suggestion hier (sommeil profond) : amnésie au réveil. Il n'a eu que deux selles moulées ; a encore une sensation de brûlure très prolongée au fondement, dans les aines et s'irradiant de là dans les reins et à la partie inférieure du thorax. — Il a fait moins d'efforts pour aller à la selle. Urines claires et abondantes depuis hier. — Ventre excavé, légèrement sensible, souple. Respiration normale, sauf dans la fosse sous-épineuse gauche où l'expiration est légèrement soufflée ; là aussi submatité. — (Régime lacté : suppression de la potion.) Suggestion.

11 mars. — A eu une seule selle, épaisse ; la sensation de brûlure a presque complètement disparu ; n'a plus d'élancements dans le rectum. — Suggestion.

12. — N'a pas eu de selle dans la journée d'hier, ni de douleur. Depuis cinq heures du matin, a eu trois selles à la suite desquelles les douleurs sont revenues. — Suggestion.

13. — A eu encore une sensation de brûlure, mais pas de douleur abdominale. Quatre selles, dont trois ce matin.

14. — Pas de suggestion hier. — A eu huit selles dans les vingt-quatre heures avec brûlure au fondement. — Suggestion.

15. — A la suite de la suggestion les douleurs au fondement ont disparu. A eu une selle dans la journée et une ce matin, sans ténesme, tandis qu'avant la suggestion, le malade allait à chaque instant à la selle, sans rien faire. — Dans la nuit a eu encore quelques douleurs au fondement. — Suggestion.

16. — N'a plus eu de selles, ni de douleurs au fondement. — (Viande, potage, œufs. — Suggestion.)

17. — N'a plus eu de douleurs hier, une seule selle épaisse. — Demande sa sortie.

Le malade rentre à l'hôpital le 20 mars 1890. Trois semaines après sa sortie, la maladie avait recommencé ; diarrhée et ténesme. Depuis huit semaines il a dû quitter son travail et garder le lit. Il va à la selle cinq à six fois de suite, à dix minutes d'intervalle, et conserve toute la journée une sensation de feu intolérable au fondement.

Le malade n'a pas de fièvre. On constate un peu de prolapsus rectal. L'appétit est assez bon ; quand il a mangé, il a des renvois aigres, non constamment, mais assez souvent. Le ventre n'est pas sensible; il n'a pas de coliques. Depuis sa sortie de l'hôpital, il n'a plus eu de selles moulées. A l'examen de la poitrine, râles secs généralisés. Je le mets au régime lacté pur, en lui affirmant que ce régime supprimera la diarrhée, le ténesme et la sensation de brûlure au fondement. Le premier jour du traitement il a eu deux selles jaunes assez moulées, mélangées de matières grasses jaunes; il n'a plus de ténesme, ni de brûlure. Le 25 mars il a une selle couverte d'un peu de sang, mais sans ténesme. Les jours suivants les selles redeviennent moulées, ne contiennent plus de sang, il n'y a plus de ténesme, ni de cuisson anale. On continue le régime lacté jusqu'à sa sortie le 3 avril.

Il va bien pendant cinq à six jours, ne prenant que du lait et du potage. Il reprend son travail ; mais la jambe gauche devient douloureuse et il doit rester couché. En même temps douleurs lancinantes dans le côté droit du thorax, l'empêchant de dormir; ces douleurs persistèrent trois jours. Dès qu'il essaie de marcher, la douleur de la jambe reparaît très forte. Les selles sont irrégulières, et contiennent encore du sang. Depuis quinze jours il a de nouveau du ténesme rectal et une sensation de brûlure atroce après les selles ; hier il aurait perdu un verre de sang à la suite d'une selle. La constitution est débilitée; le malade est amaigri; la température est de 38,6 le 13 au soir; le pouls à 96. Le 14 au matin température 87,6, pouls 30. On constate une sonorité diminuée dans les deux sommets, des râles secs trachéo-bronchiques généralisés; depuis trois semaines il accuse de la fièvre et des frissons avec anorexie.— On ne constate ni gonflement ni douleur le long des vaisseaux de la cuisse. — Suggestion hypnotique. (Le malade entre en sommeil profond avec amnésie au réveil.)—Lait, potage, riz.

15 mai. — A été bien après la suggestion. Pas de douleur; n'a pas eu de selles.—Continuation des suggestions tous les jours.

17.—Idem hier. A dormi la nuit.— Le matin selle semi-moulée ne contenant pas de sang; douleur au fondement depuis la selle. Tremblement nerveux très accusé des mains. —N'a plus de fièvre. Après suggestion la douleur très vive a disparu complètement et immédiatement.

18.—N'a pas eu de selle ni de douleur.

19.— Pas de selle ni de douleur. Hier matin, douleur très vive. spontanée et à la pression au jarret et le long de la moitié interne du mollet, dans le quart supérieur de la jambe; cette douleur disparut complètement après la suggestion. On constate qu'au sommet droit la respiration est un peu soufflée.

20.—Hier selle moulée sans douleur. Le malade mange de tout

Le 21, il a sans douleur une selle moulée couverte d'une mince couche de sang. Ce matin accuse de nouveau la douleur du gastro-cnémien; on constate des contractions fibrillaires dans le muscle. La pression la rend très intense et fait crier le malade

On l'enlève complètement et instantanément dans l'hypnose.

Le malade va bien les jours suivants; selles moulées, sans douleur. La température le soir est à 37,5.

Le 23 au soir, à la suite de la fatigue produite par la marche, il accusait une sensation douloureuse dans le pied, qui a cédé au repos.

Le 26 au soir, légère douleur au mollet qui a disparu ce matin. Une selle moulée par jour, sans ténesme, et sans sang.

Cet état se maintient. Le 3 juin, il dit que depuis 1886, il ne s'est jamais senti aussi bien; les forces reviennent; l'appétit est bon.

Le 5 juin le malade dit avoir eu depuis sa selle de ce matin de la faiblesse et de la somnolence. Je lui fais la suggestion, en lui disant qu'il ne va pas dormir, que je vais au contraire lui enlever la somnolence. Je le fixe, il parle les yeux ouverts et reste en catalepsie. Après suggestion, il n'a plus de somnolence.

Le 6 juin, il dit avoir eu la veille et le matin douze selles, sans ténesme, ni sang.

7.— N'a plus eu de selles hier dans l'après-midi; une seule ce matin. Depuis cette dernière, il a eu de nouveau une sensation de feu pendant une heure avec tremblement de tout le corps. Tous ces symptômes sont enlevés par suggestion.

Le 9 juin, le malade n'ayant plus eu ni sensation de feu, ni tremblement, ayant une selle moulée tous les jours, et se trouvant très bien, demande sa sortie, bien que je l'engage à rester encore pour prévenir une nouvelle rechute.

Il s'agit d'une dysenterie catarrhale qui date de trois ans et demi, laissant après elle des selles sanguinolentes, du ténesme et une sensation de cuisson anale durant plusieurs heures après chaque selle. La suggestion supprime momentanément la douleur et rétablit des selles moulées ne contenant plus de sang. Chaque fois que le malade vient à l'hôpital, les symptômes dysentériformes disparaissent rapidement. A sa sortie de l'hôpital, le malade semble

guéri. Il est possible qu'une nouvelle rechute se manifeste ;
il est presque certain que si le malade avait la ¡patience de
rester assez longtemps pour qu'on puisse déraciner l'habitude nerveuse contractée, on aboutirait à une guérison radi-
cale. Sans doute la suggestion ne guérit pas des ulcérations
nombreuses et profondes du gros intestin. Mais je crois que
dans le cas de cet homme le trouble fonctionnel dépasse
comme souvent le champ de la lésion organique ; je pense
que de légères ulcérations rectales survivent peut-être à
l'évolution de la dysenterie, et que ces ulcérations comman-
dent grâce à une impressionnabilité nerveuse excessive, un
ténesme nerveux et une sensation de brûlure au fondement
hors de proportion avec la lésion. D'autre part, le ténesme
lui-même, les efforts que le malade fait pour aller à la selle,
peuvent déterminer de la congestion hémorroïdale et du
gros intestin et réaliser ainsi une diarrhée sanguinolente.
Les élancements douloureux et l'hyperesthésie du jarret, si
rapidement enlevés par suggestion montrent l'influence dynamique du nervosisme chez cet homme. La rapidité avec
laquelle la suggestion calme la cuisson anale et le ténesme,
et change les selles diarrhéiques sanguinolentes en selles
moulées normales, bien que le malade mange de tout,
viandes et légumes, n'est-ce pas une preuve en faveur de
notre diagnostic : lésion organique légère ; ténesme nerveux consécutif à une dysenterie ?

Observation XCVII. — *Dysenterie catarrhale depuis six mois. —
Amélioration par la suggestion hypnotique*

S... (Elisa), dix-huit ans, domestique, entre à l'hôpital, le
6 juin 1889 pour une diarrhée datant de six mois. Au début, pendant un mois, la maladie avait le caractère dysentérique, coliques,
ténesme, selles sanguinolentes. Depuis lors, les coliques ont disparu, les selles sont simplement diarrhéiques, quatre à cinq par
jour et autant la nuit. L'appétit est bon ; la digestion stomacale
bonne. La malade dort peu. A partir de 11 heures du soir, elle ne
peut plus dormir.

La malade est traitée successivement par l'extrait thébaïque, le tannin, le ratanhia ; le nombre des selles reste à cinq par jour. Le 17 juin, elle prend trois pilules de nitrate d'argent, le nombre des selles diminue. On supprime tout traitement le lendemain et on se borne à faire de la suggestion (sommeil avec amnésie au réveil).

Constitution délicate ; tempérament lymphatique. Apyrexie. — Langue nette. Le ventre est légèrement bouffi, sonore ; sensible à la pression de la région hypogastrique. Souffle systolique doux à la base du cœur. Respiration normale. Jusqu'au 22 juin, il y a trois à quatre selles par jour. Sommeil bon toute la nuit.

A partir du 22 juin, la malade n'a plus que trois selles dans les vingt-quatre heures, au lieu de cinq ; elle accuse des coliques depuis trois jours. — Suggestion.

Le 25 on a noté que les coliques ont disparu ; a eu deux selles la nuit, n'en a pas eu le jour.

26. — A eu deux selles la nuit ; n'en a pas eu le jour ; plus de coliques, mange un peu de viande depuis trois jours ; selles plus épaisses.

27. — Une selle la nuit et une ce matin.

28. — Deux selles la nuit, aucune le jour. Accuse encore des envies d'aller à la selle. — Continuation de la suggestion.

29. — A eu deux selles ; une à 4 heures du soir, une la nuit. A encore des envies d'aller, mais moindres.

30. — A eu deux selles dans la nuit, une ce matin. N'a plus d'envies d'aller, mais se plaint toujours d'une sensation de brûlure au fondement. — Suggestion.

1er juillet. — N'a eu qu'une selle ce matin ; une hier soir. N'accuse plus de douleur au fondement. — Suppression de la suggestion.

3. A eu trois selles hier.

La malade continue à aller bien ; les selles redeviennent assez épaisses. N'a plus que deux à trois selles dans les vingt-quatre heures, sans coliques, jusque vers la fin du mois.

Le 29 juillet, elle n'a plus qu'une selle moulée ; elle se considère comme guérie et quitte l'hôpital le 30 juillet.

OBSERVATION XCVIII. — *Lithiase biliaire.* — *Accès imminent probable de colique hépatique enrayé par suggestion hypnotique.*

Marie M..., âgée de trente-cinq ans, ouvrière en casquettes entre au service le 5 octobre 1889, pour de l'ictère lié à de la lithiase biliaire.

Depuis le mois d'avril, elle avait de violentes céphalalgies, diminution de l'appétit, nausées, régurgitations aqueuses, coliques sans diarrhée.

Vers le 15 août les conjonctives prirent une teinte subictérique : au commencement de septembre, l'ictère se généralisa; il persiste encore. Les urines étaient bilieuses, les selles décolorées. Depuis un mois anorexie complète et constipation. Coliques fréquentes, débutant par l'hypocondre droit, s'irradiant dans tout le ventre, avec douleurs vives dans toute l'étendue du thorax. Depuis le mois d'avril d'ailleurs, elle avait souvent une douleur sourde dans la région hépatique avec picotement entre les épaules. L'ictère s'accompagne de démangeaisons. De plus depuis un mois, insomnie, agitation, cauchemars.

Constitution bonne ; tempérament mixte. Apyrexie. Pouls à 60, régulier, ample. Teinte ictérique prononcée, urines très bilieuses, selles décolorées. Langue assez chargée. Ventre souple, indolore, La région hépatique seule est sensible à la pression ; le foie déborde de deux travers de doigts. — La respiration et la circulation sont normales (lait, eau de Vichy, lavements froids).

Le 1er novembre les selles commencent à se colorer. Les douleurs ont cessé. La malade va bien.

Le 16, la malade se plaignant depuis quelques jours de maux de tête et de gorge, je l'hypnotise facilement en sommeil profond et j'enlève les maux.

Le 17, à la visite, à 10 heures du matin, la malade pousse tout d'un coup un cri; la respiration est haletante, à 80 par minute ; chaque respiration anxieuse lui fait pousser un cri de douleur; le pouls est à 140 ; la face, grippée, exprime l'angoisse et la souffrance. Cela paraît être un accès de colique hépatique qui débute.

J'essaie d'hypnotiser la malade sans espoir de succès. Elle arrive presque instantanément en sommeil profond. Je suggère la disparition des douleurs, la respiration facile. La malade cesse de gémir ; je la laisse dormir pendant un quart d'heure. La respiration, au bout de ce temps, est à 50, ne paraît plus anxieuse, le pouls est à 70.

La malade continue à aller bien dans la journée ; il n'y a plus depuis d'accès semblable. L'ictère continue à se résoudre. La malade quitte l'hôpital le 10 décembre.

XVI

TROUBLES MENSTRUELS

OBSERVATION XCIX. — *Règles copieuses et trop fréquentes (vingt et un jours), durant huit jours, suggérées à trente jours et d'une durée de trois jours.*

Madame X..., âgée de trente et un ans, vient me consulter le lundi 4 août pour des maux de tête avec lassitude et anémie liés à une menstruation trop abondante. Il y a quatre ans, avant son mariage, je l'avais guérie par suggestion d'une névropathie (voir : *De la suggestion et de ses applications à la thérapeutique*, 3° édition. Obs. XXIX).

Elle s'est mariée et est mère d'un enfant de trois ans. Après son accouchement, elle perdit du sang pendant six semaines, cette perte continue se termina par une perte plus abondante continuant le retour de couche. Elle nourrit son enfant pendant douze mois, ayant pendant ce temps ses époques régulièrement, assez abondantes, tous les vingt-huit à trente jours. De là une grande fatigue avec anémie. Après le sevrage, les époques continuèrent à se montrer, tous les dix-huit à vingt et un jours; depuis son mariage, sauf pendant l'allaitement, elle n'est jamais restée plus de vingt-quatre jours sans les avoir. Les menstrues sont très abondantes, durent en moyenne huit jours, jamais moins de six, et s'accompagnent de douleurs horribles les trois premiers jours; la première nuit surtout, à se tordre, surtout dans le côté gauche. Avant son mariage, les règles duraient cinq à six jours. Elle a pris sans succès des capsules d'apiol, de la belladone, etc.

Elle a depuis son mariage et surtout depuis qu'elle a sevré l'enfant, des douleurs de tête presque constantes, avec exacerbations fréquentes ; fatigue, anémie, amaigrissement. Les digestions sont assez bonnes. Elle ne dort jamais pendant les époques.

L'époque doit venir dans la semaine. Mme X... croit en sentir les symptômes précurseurs ; lourdeur dans les reins, exacerbation du mal de tête, énervement, etc.

Je l'endors en sommeil profond ; elle est très bonne somnambule et je lui suggère d'avoir ses époques seulement le trentième jour, sans douleur, peu abondantes, pendant trois jours au plus ; de ne plus avoir de céphalalgie, ni aucun trouble nerveux. Au réveil, elle n'accuse plus de céphalalgie.

Je répète la suggestion tous les jours. Mme X... va bien, mange avec appétit, dort la nuit et dormirait bien, sans les cris de l'enfant qui la réveillent parfois. Les règles apparaissent au jour suggéré, le 15 août, presque sans douleur et peu abondantes. Elles durent deux jours et demi seulement, ce qui ne lui était jamais arrivé, depuis vingt ans qu'elle est réglée. Elle a dormi pendant les trois nuits de l'époque menstruelle. La santé générale s'améliore.

Je suggère, le 17 août, la régularisation constante des règles pour le trentième jour. J'apprends que l'époque suivante a eu lieu exactement le trentième jour, et a duré à peine trois jours.

J'ai publié une observation analogue ; d'autres auteurs en ont relaté aussi. La fonction menstruelle n'obéit pas chez tous les sujets avec autant de précision à la suggestion.

XVII

OBSERVATIONS DE SUGGESTION PAR MÉTALLOTHÉRAPIE ET MAGNÉTOTHÉRAPIE

Les observations qui précèdent montrent déjà des faits de suggestion médicamenteuse, électrique, instrumentale, etc. J'ajoute ici quatre observations de ce genre. Les trois dernières ont été publiées par moi dans la *Revue médicale de l'Est*, en 1881 et 1882, à une époque où je ne connaissais pas la suggestion et où j'attribuais aux aimants une action que je crois aujourd'hui purement suggestive.

OBSERVATION C. — *Troubles hystériques datant de deux ans. — Céphalalgie, douleur abdominale, boule épigastrique, laryngisme. — Anesthésie. — Guérison de la céphalalgie par une seule suggestion, de l'anesthésie par la métallothérapie suggestive.*

Eugénie D..., âgée de trente ans, journalière, entre à l'hôpital le 19 mars 1889.

Mariée, mère d'un garçon depuis trois ans, ayant fait une fausse couche il y a deux ans, elle est malade depuis sa première grossesse : pendant celle-ci, anorexie, vomissements continus ; la couche a été bonne ; depuis elle est restée faible et a conservé une sensation de clou avec gonflement dans la gorge. La seconde grossesse fut moins mauvaise ; cependant elle vomit encore. Après la fausse couche elle a perdu beaucoup de sang pendant deux jours.

Depuis, faiblesse, céphalalgie. — Appétit conservé ; digestion assez bonne, mais coliques pendant une heure après chaque repas. Après sa fausse couche, elle eut trois crises de nerfs qui ne se sont pas renouvelées. Les règles ne sont pas revenues. Pas de leucorrhée. Depuis sa première couche, elle a des ganglions volumineux au cou.

20 mars. — Face pâle, jaune, terreuse, un peu bouffie ; muqueuses décolorées. Apyrexie. Angine granuleuse légère. Ganglions hypertrophiés, comme un œuf, au-dessous des deux oreilles et des maxillaires inférieurs.

Respiration nette. Etat du cœur normal. Volume du foie et de la rate normal. On constate une sensibilité douloureuse dans la fosse iliaque droite ; quand elle a des coliques, elle accuse une sensation de boule qui remonte à l'épigastre, et de là au cou, avec strangulation. Elle digère bien ; n'a pas de diarrhée. Le nombre des globules blancs n'est pas augmenté.

On constate de l'analgésie générale ; de l'anesthésie tactile, avec absence du sens musculaire dans les deux membres supérieurs. Au bras gauche, la sensibilité tactile reparaît au-dessus de la tête de l'humérus. Sur le thorax, la sensibilité tactile est obtuse en avant ; la sensibilité à la température existe. Au dos, sensibilité obtuse ; une pression légère n'est pas perçue ; il faut appuyer la main pour qu'elle soit sentie ; la piqûre d'épingle n'est par perçue ; à la face sensibilité obtuse ; sensibilité à la douleur nulle. Idem sur l'abdomen. Anesthésie tactile sur les jambes ; aux cuisses la sensibilité apparaît à une pression un peu forte.

A la plante des pieds, l'attouchement avec la main n'est pas perçue ; la piqûre d'épingle ou un fort chatouillement sont perçus, mais sans douleur. Sens musculaire aboli aux jambes.

Première suggestion : Sommeil profond, le jour de son entrée. Depuis cette séance, la céphalalgie qui durait depuis trois ans et demi disparait complètement ainsi que la colique et la sensation laryngée.

Le 20 mars, j'applique une pièce de 5 francs sur le dos de la main droite sans faire de suggestion préalable et je la laisse pendant une demi-heure. La sensibilité ne reparait pas. Alors je mets la pièce de 5 francs sur le dos de la main gauche, en annonçant à haute voix que la sensibilité allait reparaître en trois minutes sur la main et l'avant-bras. Au bout de trois minutes, en effet, la sensibilité tactile et à la douleur était restaurée jusqu'au coude, le reste du corps conservant son anesthésie. Cela fait, j'endors la malade en sommeil profond et je restaure presque instantanément la sensibilité sur tout le corps.

La sensibilité se maintient. La céphalalgie a définitivement disparu. L'état général est considérablement amélioré par la suggestion continuée jusqu'au 25 mars, si bien que la malade demande sa sortie.

En résumé, une jeune femme a des troubles hystériques consécutifs à une fausse couche, depuis deux ans ; la céphalalgie datait de trois ans et demi ; une sensibilité douloureuse de la fosse iliaque droite, une sensation de boule épigastrique, et de strangulation, de l'analgésie générale, avec anesthésie complète des membres supérieurs complètent la névrose. La première suggestion supprime définitivement la céphalalgie et le laryngisme. La métallothérapie, agissant uniquement par suggestion, a restauré la sensibilité.

OBSERVATION CI. — *Hémiplégie avec hémi-anesthésie sensitivo-sensorielle depuis quatre ans. — Guérison graduelle en quelques jours par les aimants.*

Marie-Françoise B..., chiffonnière, âgée de cinquante-cinq ans, entre au service au commencement de décembre 1880. Habituellement bien portante, elle a été frappée, il y a quatre ans, d'une attaque d'apoplexie. Un jour qu'elle étendait les bras pour suspendre du linge, elle ressentit des fourmillements dans le membre supérieur droit, partant du doigt et remontant vers l'épaule, et un grand sentiment de faiblesse dans ce membre qui resta parésié ; en même temps, étourdissement, vertige, titubation ; elle put toutefois continuer son travail. Trois semaines plus tard, montant un escalier, une hotte sur le dos, elle eut un vertige qui, au bout de quelques secondes, fut suivi de perte de connaissance. Transportée à l'hôpital de Metz, elle y serait resté pendant six mois sans avoir sa conscience, avec selles et urines involontaires ; de plus, aphasie : durant plusieurs mois, elle aurait conservé une certaine difficulté à trouver et à articuler les mots. Au bout de

huit mois, elle sortit de l'hôpital de Metz, trainant la jambe. La
sensibilité du côté droit est restée abolie depuis cette époque ; le

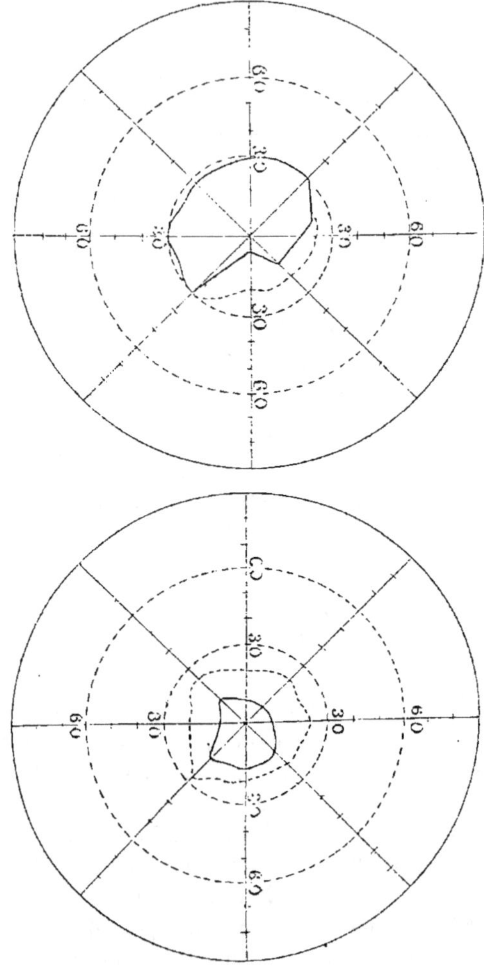

pied droit marchait comme sur de l'étoupe ; la malade sentait des
fourmillements à sa plante.

Elle affirme aussi que la vue, l'odorat, le goût, l'ouïe sont abolis de ce côté depuis ce moment.

Elle put reprendre l'état de chiffonnière, tant bien que mal,
ayant de temps en temps, tous les ans pendant un mois, dit-elle,

quelques symptômes cérébraux, céphalalgie, vertiges, obnubilation intellectuelle.

Il y a quinze jours, elle aurait eu quelques frissons légers se répétant tous les jours, sans perte de connaissance ; mais elle marcherait moins bien depuis cette époque.

État actuel. — Le 8 décembre, on constate : constitution moyenne, apyrexie, pouls régulier, normal. Traits de la face un peu déviés à gauche ; pointe de la langue un peu déviée à droite. La force musculaire est notablement amoindrie dans le membre supérieur droit ; la malade fléchit et étend la main avec hésitation, parvient à porter sa main à la bouche pour manger, mais ne peut la mettre sur la tête. Le pied droit est un peu atrophié ; sauf quelques mouvements d'extension et de flexion du gros orteil, les mouvements des autres orteils sont abolis. Ceux de la jambe sur la cuisse se font bien, mais lentement et par glissement, le pied restant appuyé contre le lit. Ceux de la cuisse se font bien. Pas de contracture ni de réflexe tendineux. *Hémi-anesthésie complète* de toute la moitié droite du corps ; sens tactile, sensibilité à la température, à la douleur et sens musculaire sont abolis ; d'où un certain état cataleptiforme des membres droits quand on les soulève ; les yeux de la malade étant fermés, la malade ne sait pas si la main ou la jambe sont au lit ou en l'air.

Anestésie des sens spéciaux. — La vision, examinée par notre collègue, M. Charpentier, le 12 décembre, donne les résultats suivants : Œil droit : acuité visuelle, $\frac{3}{1000}$; les doigts sont comptés à 20 centimètres ; la malade ne peut lire de ce côté ; *champ visuel rétréci* mesurant 10 centimètres en dedans, 18 centimètres en dehors. Œil gauche : acuité visuelle, $\frac{6}{100}$; la malade peut lire de cet œil et distingue les lettres à 30 centimètres. Le champ visuel rétréci aussi de ce côté, mais à un moindre degré, offre de plus une hémiopie nasale partielle ; il mesure du côté externe 30 centimètres. (Voir le périmètre.) En résumé, *amblyopie croisée du côté de l'hémiplégie hémiopie nasale partielle du côté de la lésion. — Ouïe complètement abolie à droite ;* à gauche tic tac d'une montre perçu à 20 centimètres. — *Olfaction abolie à droite,* intacte à gauche. — *Sensibilité tactile et gustative abolies sur la moitié droite de la langue.*

Tel était l'état de cette malade quand, le 9 décembre, au soir, je fis appliquer deux longs barreaux aimantés, l'un sur la jambe, l'autre sur la cuisse, le pôle négatif en bas (1re *séance d'aimant*). Le lendemain, après 15 heures, aucune modification n'était apparente, la sensibilité restait abolie. Le malade accusait des mouvements involontaires du membre pendant la nuit.

Le 10 décembre, *deuxième séance* : aimant contre la cuisse et la jambe, pendant quinze heures, la nuit, de 6 heures du soir à 9 heures du matin. On constate le 11 que la *sensibilité est revenue sur le pied* jusqu'à deux centimètres au-dessus de la malléole, sensibilité tactile, à la douleur, à la température, et sens musculaire ; la malade sait où est son pied (au lit ou en l'air), mais ne sait où est sa jambe ni où sont les autres membres encore anesthésiés ; elle accuse aussi depuis l'application de l'aimant des fourmillements dans le talon et dans tout le pied. Enfin, elle *remue les orteils, les fléchit et les étend, ce qu'elle ne pouvait faire auparavant ;* elle fléchit aussi mieux son genou.

Le 11 décembre, *troisième séance :* même application de 6 heures du soir à 9 heures du matin. — A 6 heures et demie, sensibilité jusqu'à 15 centimètres et demi au-dessus des malléoles. Le lendemain, sensibilité et sens musculaire revenus jusqu'à trois travers de doigts au-dessus du bord supérieur de la rotule dans toute la circonférence du membre, plus parfaite à mesure qu'on se rapproche des orteils. Mouvements des orteils, du pied, du genou plus faciles. Fourmillements douloureux toute la journée, dans le pied.

De plus retour de la sensibilité dans la main et l'avant-bras jusqu'à deux travers de doigts au-dessus du poignet, force musculaire accrue et précision des mouvements plus parfaite dans ces parties qui n'ont pas été en contact avec l'aimant. Les autres régions restent anesthésiées. Mensuration à l'esthésiomètre : deux points perçues sur la cuisse gauche à quatre centimètres, nulle à droite. — Sur jambe, au-dessus de la malléole gauche, 1 centimètre ; droite 4 centimètres. — Dos du pied gauche. 6 millimètres ; droit 2 centimètres et quart. — Plante du pied, moitié postérieure gauche, 7 millimètres ; droite 2 centimètres. — Orteil gauche 6 millimètres ; droit 1 centimètre et demi. — Main gauche : dos, 1 centimètre et demi ; droite 6 centimètres. Paume gauche, 1 centimètre ; droite 1 centimètre trois quarts.

La sensibilité, bien que moindre encore à droite, est donc plus parfaite aux extrémités.

Le 12 décembre, *quatrième séance :* une barre aimantée est appliquée sur la cuisse, l'autre sur le côté droit de la face, le pôle positif à la tempe, le pôle négatif contre la poitrine, touchant le troisième espace intercostal. Le lendemain, sensibilité revenue à la cuisse depuis le genou jusqu'à trois centimètres au-dessous de l'arcade crurale, mais peu intense et encore accompagnée d'analgésie vers la racine du membre. — A l'avant-bras, sensibilité jusqu'à 10 centimètres au-dessus du poignet ; sensibilité au niveau de la partie supérieure du trapèze, dans une hauteur de trois centimètres environ, dans la moitié postéro-latérale du cou, et dans la région deltoïdienne jusqu'à 4 centimètres au-dessous de la clavicule : sensibilité obtuse à la tempe droite. Anesthésie des sens et des autres régions persistante.

Le 13 décembre, *cinquième séance :* aimant appliqué pendant la journée sur la face. Le soir. sensibilité revenue sur la joue et la partie antérieure du thorax jusqu'au mamelon. La malade ressent des *bruissements d'oreille,* entend le bruit du fer et *accuse dans l'œil droit des sensations comme si elle pleurait et que l'œil remuât.* Le lendemain 14 décembre, l'aimant étant resté vingt-quatre heures en place, sensibilité à la face, parfaite dans tout le côté, sauf sur la ligne médiane et à deux centimètres en dehors, où elle est obtuse : sensibilité au crâne, au thorax, jusqu'à l'aine. à la face antérieure du bras jusqu'à 9 centimètres au-dessous de l'acromion.

Persistance de l'anesthésie à la partie du crâne qui est en arrière de de l'apophyse mastoïde, à la face postérieure du bras, de l'avant-bras jusqu'à 9 centimètres au-dessus du poignet, au dos et à la face postérieure du tronc. Force et précision des mouvements augmentés, la malade ouvre seule sa tabatière, ce qu'elle ne faisait pas depuis longtemps. *Audition revenue à droite :* tic tac de la montre perçu à 10 centimètres à droite, à 15 centimètres à gauche. *Vision améliorée:* dit voir plus nettement les carreaux de la chambre. Sensibilité *tactile et olfactive à droite.* — *La muqueuse linguale reste anesthésiée* et ne perçoit pas le goût de la coloquinte.

Le 14 décembre, *sixième séance :* une barre appliquée contre la face, l'autre entre le bras et l'aisselle. Le lendemain, sensibilité dans tout le bras, la face, le crâne, la nuque, les membres inférieurs, obtuse sur l'abdomen, nulle à la face postérieure du tronc. L'oreille droite perçoit le tic tac à 14 centimètres, comme la gauche: un petit bruit sec du marteau sur le plessimètre perçu à 40 centimètres hier est perçu à 2 mètres aujourd'hui. — L'œil voit mieux, compte les doigts à une distance de 3 mètres, lit très bien des lettres de 2 centimètres de hauteur. Le champ visuel a augmenté, il est de 15 à 20 centimètres: l'hémiopie gauche a disparu. Olfaction persistante; anesthésie du goût.

Le 15 décembre, *septième séance :* aimant sur côté droit de la face et l'abdomen. Le lendemain 16 décembre, la sensibilité a reparu sur le côté droit de l'abdomen, à la face postérieure du tronc, de

la dernière côté jusqu'à la région rénale : obtuse à la nuque, presque nulle au dos jusqu'au bord postérieure de l'aisselle. L'oreille
perçoit le tic tac à 32 centimères à gauche, 35 à droite. L'œil lit
à 22 centimètres de distance des lettres de 5 millimètres de hauteur. *Suppression des aimants.*

Malgré cette suppression, la sensibilité continue à se perfectionner et à se répandre sur le tronc.

Le 17, sensibilité revenue au dos ; toutes les parties du corps
sont sensibles. L'ouïe s'est encore améliorée ; tic tac de la montre
perçu à 46 centimètres. Acuité visuelle mesurée par M. Charpentier
$\frac{1}{10}$ à droite, $\frac{26}{1}$ à gauche. Lit à 44 centimètres de distance. Périmètre : 25 à 30 centimètres à droite. A gauche, l'hémiopie a dis-
paru : 20 à 25 centimètres en dedans, 30 centimètres en dehors.
— Olfaction parfaite ; la malade prise de nouveau avec la narine
droite, ce qu'elle ne faisait plus depuis plus de quatre ans. La
muqueuse linguale seule reste insensible aux impressions tactiles et gustatives dans sa moitié droite.

La malade se plaint seulement de picotements et fourmillements
douloureux remontant des orteils vers la racine du membre : ces
mêmes fourmillements existent sur le crâne et à la face du côté
droit.

Le résultat obtenu se maintient et s'est maintenu jusqu'à ce jour
depuis deux mois; le champ visuel, mesuré le 29 décembre, est
resté aussi étendu, ainsi que l'acuité visuelle; la malade lit à 1ᵐ,30,
l'acuité visuelle est le quart de la normale. L'olfaction et l'audition se sont maintenues.

Nous avons attendu plusieurs jours avant d'agir sur la langue
pour rétablir la sensibilité gustative qui seule restait absente. Elle
n'est pas revenue spontanément. En vain, le 22 décembre, nous
avons appliqué sur la muqueuse linguale de l'écorce de quinquina
qu'elle a conservée pendant une journée (hydrothérapie) pour
faire appel au goût; l'anesthésie sensitive et sensorielle resta absolue.

Enfin, le 29 décembre, *12 jours après la restauration des autres
sens; olfactif, visuel et auditif*, nous avons confié à la malade un
petit aimant en fer à cheval, l'invitant à le mettre sur la langue :
ce qu'elle fit sans paraître beaucoup s'en soucier. Au bout de quelques heures, la fonction était rétablie. Le goût de la coloquinte est
perçu aussi bien à droite qu'à gauche, et ce résultat aussi s'est
maintenu.

En résumé, une hémianesthésie sensitivo-sensorielle liée à une hémiplégie de cause organique datant de quatre ans a été guérie totalement par les aimants. La nature organique de l'affection semble incontestable. Est-ce un foyer hémorrhagique ? Est-ce un foyer de ramollissement embolique ? La multiplicité des attaques (deux ou trois) les symptômes précurseurs, fourmillements, vertiges, etc., sont en faveur d'*embolies*. Il y a lieu de penser que plusieurs projections emboliques ont eu lieu dans le domaine de l'artère sylvienne gauche ; l'une, pénétrant dans une ou quelques branches corticales, a déterminé un foyer intéressant directement ou par voisinage le pied de la troisième circonvolution frontale ou le lobule de l'insula, de là l'aphasie passagère (si aphasie réelle il y a eu, comme la malade l'affirme) ; en tout cas, les troubles intellectuels prolongés semblent accuser une ramollissement *assez étendu de l'écorce*. Une autre de ces embolies aurait pénétré dans une des artères lenticulo-optiques déterminant un *ramollissement du tiers postérieur de la capsule blanche*, de cette région que Charcot appelle un carrefour sensitif, par où passeraient les faisceaux de la sensibilité générale et ceux qui vont aux organes des sens du côté opposé du corps ; région dont la lésion détermine l'hémi-anesthésie sensitivo-sensorielle. Je n'insiste pas davantage sur le diagnostic qui n'est pas susceptible d'une démonstration rigoureuse ; la seule chose certaine et incontestable, je le répète, c'est que l'hémi-anesthésie était liée à une lésion organique du cerveau et que l'aimant l'a guérie.

Peut-on expliquer cette guérison ? J'accepte volontiers la théorie de M. Debove. Les impressions sensitives dans le cerveau suivent habituellement un trajet déterminé par le tiers postérieur de la capsule blanche interne. Mais on peut admettre que les fibres sensitives de l'encéphale présentent comme celles de la moelle, bien qu'à un moindre degré, une conductibilité indifférente. Ne sait-on pas que dans la

moelle, pourvu que la substance grise ne soit pas complètement détruite en une région et qu'un pont subsiste entre
le segment inférieur et le segment supérieur, les impressions passent par ce pont, et la sensibilité persiste au-dessous. « La transmission des impressions, dit Vulpian, ne
pouvant plus se faire par la route habituelle, se poursuit
par des voies de traverse, jusqu'à ce que, par l'intermédiaire de ces voies, elles puissent gagner leur chemin ordinaire à une distance plus ou moins grande des points où
elles ont dû le quitter. On peut, par analogie, ajoute Debove, admettre que dans l'encéphale les impressions suivent
d'habitude certaines voies : lorsque ces voies sont interrompues par le fait d'une lésion, les impressions peuvent
prendre des voies collatérales, des chemins de traverse,
mais il faut les ouvrir : une excitation produite par l'aimant est suffisante pour frayer aux impressions venues de
la périphérie une route qui ne leur est pas habituelle. »
J'ajoute : l'aimant est esthésiogène parce qu'il augmente la tension de l'influx nerveux sensitif. L'anesthésie
existe parce que les mouvements moléculaires, vibratoires
ou autres, transmis de la périphérie des nerfs dans leur
direction centripète, arrivés à une certaine région des
centres nerveux, par exemple dans la capsule blanche
interne, trouvent leur route interrompue par la lésion.
L'aimant appliqué à la périphérie augmente la force, l'activité de ces mouvements, si bien qu'ils finissent par se
frayer un passage à travers des voies nerveuses non altérées jusqu'au siège de leur perception.

Je reviens maintenant aux faits particulièrement observés chez notre malade et je souligne les suivants :

1° L'application de l'aimant a dû être prolongée et répétée ;
une première séance de quinze heures est restée inefficace ;
quatre séances de quinze heures ont été nécessaires pour
ramener la sensibilité dans le membre inférieur seulement ;

2° La sensibilité est revenue dans la main et le poignet,

alors que l'aimant était appliqué sur le membre inférieur; mais elle ne s'est étendue plus loin à l'avant-bras et au bras que par l'application directe;

3° La sensibilité a commencé à reparaître vers l'extrémité du membre, contrairement à ce qu'ont observé Proust et Ballet;

4° L'aimant appliqué sur la face n'a ramené la sensibilité tactile et sensorielle qu'après la seconde séance;

5° L'application des aimants étant suspendue après sept séances prolongées (de 15 à 24 heures chacune), la sensibilité a continué les jours suivants à s'étendre sur le tronc et à se perfectionner sur le corps et dans les sens spéciaux:

6° La force musculaire a augmenté ainsi que la précision et l'étendue des mouvements à la suite du retour de la sensibilité;

7° La sensibilité tactile et gustative du côté droit de la langue a résisté à l'application de l'aimant sur la face; un petit aimant mis en contact avec la langue l'a restaurée:

8° Des fourmillements dans les membres, des picotements douloureux se sont manifestés pendant l'application de l'aimant et ont persisté plusieurs semaines à la suite: des bourdonnements d'oreille, une sensation particulière dans l'œil ont été ressentis passagèrement, l'aimant étant sur la face [1].

OBSERVATION CII. — *Affection cérebelleuse depuis près de neuf ans. — Titubation vertigineuse, pendant la marche, avec obnubilation par mouvements de la tête sur le rachis.— Hémianesthésie sentivo-sensorielle gauche depuis deux ans.— Disparition de ces symptômes par les aimants.* (Recueillie par M. GANZINOTTY, interne du service.)

X..., serrurier, âgé de quarante-neuf ans, est un homme grand, fort, athlétique. Il entre au service le 18 janvier 1881 aprèsy avoir

[1] Je laisse ces commentaires tels que je les avais ajoutés à cette observation et aux deux suivantes en 1881, avant que je ne connusse la suggestion. L'action que j'attribuais à une vertu inhérente aux aimants, je la considère aujourd'hui comme purement suggestive.

déjà été, il y a plusieurs années. Son affection remonte au mois de mai 1872 et débuta sans cause connue par des éblouissements et des vertiges revenant par intervalles et rendant la marche chancelante.

Le 5 septembre, ayant du malaise, de l'inappétence, il se mit au lit ; le lendemain on ne le vit pas descendre de sa chambre, et on le trouva couché sans connaissance dans son lit. Transporté à l'hôpital Saint-Charles, il y resta douze à quinze jours privé de sens et de paroles, selles et urines involontaires. Puis l'intelligence revint ; il n'avait pas d'hémiplégie, mais un sentiment de faiblesse dans les jambes, des vertiges fréquents, de la titubation pendant la marche et de la céphalalgie occipitale qu'il définit ainsi : il sentait comme trois coups violents frappés au niveau de la région occipitale gauche, déterminant une douleur très vive et passagère ; après un calme d'une demi-heure, la douleur réapparaissait avec les mêmes caractères : pas d'autres symptômes. Il quitta l'hôpital le 1er novembre, rentra chez lui, tomba plus de six fois en route, après avoir senti des vertiges et des éblouissements.

Après une amélioration de quelques mois, troublée néanmoins par les vertiges, les éblouissements, la titubation, la céphalalgie occipitale, le malade se sentit mal à son aise et se coucha le 1er mars 1873, il ne perdit pas connaissance, mais dut garder le lit à cause des vertiges ; dans la journée, vomissements bilieux abondants. Ramené à l'hôpital Saint-Charles au service de M. Parisot, il y resta jusqu'au mois d'octobre 1873. L'intelligence était intacte, la mémoire nette ; aucune paralysie. Il se plaignait surtout de céphalalgie occipitale et de vertiges. La première n'avait plus le caractère intermittent aigu ; c'était une douleur moins vive, mais s'irradiant de la région occipitale gauche à la région frontale correspondante ; les vomissements continuèrent longtemps. Quand l'état du malade se fut amélioré, il put se lever, mais la démarche était titubante, la tête inclinée sur le tronc, le corps courbé en arc : il était invinciblement porté vers le côté gauche, et présentait souvent un mouvement de manège, tournant une fois, et quelquefois deux et même trois fois sur lui même avec sensation d'éblouissements et de vertige. A cette époque, il perdit aussi la vision du côté gauche. Il avait été soumis déjà à un traitement hydrargyrique ; il prit de l'iodure de potassium ; un séton fut appliqué sur la nuque et il le conserva pendant plusieurs mois.

Il rentra chez lui, au mois d'octobre 1873, et depuis est resté sujet aux vertiges et à la céphalalgie occipitale ; il n'eut plus de vomissements, mais la démarche resta chancelante ; il était toujours porté à marcher comme un homme ivre, du côté gauche, le corps courbé en avant, la tête raide. Ces troubles variaient d'intensité, mais ne l'ont jamais quitté complètement; jamais depuis 1873 il n'a pu descendre un escalier sans se tenir à la rampe : son attitude ressemblait de plus à celle des sujets atteints d'arthrite cervicale : la tête raide sur les épaules : il évitait de la fléchir, de l'étendre ou de la tourner, car le moindre de ces mouvements déterminait un sentiment de vertige, d'obnubilation de la vue, suivi de chute immédiate ; aussi ses camarades d'atelier l'appelaient *l'homme d'une pièce*, parce qu'il se retournait tout d'une pièce, ne pouvant tourner la tête indépendamment du tronc. Enfin il y a plus de deux ans, le malade a constaté que la peau du membre inférieur gauche était insensible ; il la pressait avec la pince sans la sentir. Ajoutons que la santé générale ne s'est nullement détériorée, depuis neuf ans que durent ces troubles fonctionnels. Comme antécédents, le malade n'accuse qu'une blennorrhagie ancienne, aucun accident vénérien, aucun excès alcoolique. Depuis le début de l'affection, le malade n'a plus d'érection. Rentré à l'hôpital le 18 janvier 1881, il est soumis de nouveau à un examen clinique. Il présente :

1° De la céphalalgie occipitale, qui a plusieurs fois changé de caractère et se traduirait actuellement par la sensation de coups de marteau allant de la région occipitale à la région frontale, plus ou moins douloureux, le réveillant souvent pendant la nuit, coups de marteau se continuant pendant environ une minute et se répétant cinq ou six fois, ou plus dans les vingt-quatre heures. Une céphalalgie continue persiste souvent dans l'intervalle :

2° Des vertiges à l'occasion des mouvements; il tient la tête raide, immobile avec ses mains, quand il s'assied ou se retourne ; levé, il chancelle, sa marche est titubante, comme celle d'un homme ivre; il est entraîné légèrement à droite ou à gauche, sans ataxie, ni propulsion, ni rétropulsion;

3° Une hémianesthésie incomplète du côté gauche. Au membre inférieur, analgésie et sensibilité tactile très obtuse; la plante du pied sent la résistance du sol, mais moins nettement qu'à droite; il faut écarter les pointes du compas de 26 centimètres à la cuisse, de 32 à la jambe pour lui faire percevoir deux sensations distinctes. La sensibilité thermique y est obtuse; le sens musculaire (notion de la position du membre) y est perdu. Le membre inférieur droit a conservé sa sensibilité; deux sensations perçues à la cuisse à 6,7; au mollet à 12,5; à la face interne de la jambe à 5,5.

Sur l'abdomen, analgésie, sensibilité tactile obtuse à gauche; à droite, deux sensations à 6 centimètres ; sur le thorax, à gauche, la sensibilité existe, mais diminuée ; deux sensations à 8,5 à gauche ; à 7,5 à droite ; sur le dos, sensibilité obtuse, analgésie à gauche. Sur le membre supérieur, sensibilité conservée dans tous ses modes, mais diminuée, sauf à la main, où elle est presque égale des deux côtés ; deux sensations au bras droit à 7,5, gauche à 14 ; avant-bras droit à 5,5, gauche à 11. Paume de la main droite à 1, gauche 1,5 ; dos de la main droite et gauche à 2,5 ; pulpe des doigts, droite et gauche, à 0,4. Enfin à la face, sensibilité conservée égale des deux côtés.

Sensibilité spéciale : gustation et sensibilité tactile abolies à gauche, goût de la coloquinte non perçu. Odorat aboli à gauche (odeur de vinaigre non perçue) sensibilité tactile de la pituitaire très amoindrie. Le malade entend très bien sans qu'on élève la voix ; mais le tic tac de la montre n'est perçu des deux côtés qu'à deux à trois centimètres de distance. La vision du côté gauche est diminuée ; l'œil distingue les couleurs, lit à une petite distance de grandes lettres : à l'ophtalmoscope, on constate une opacité au centre du cristallin ; acuité visuelle mesurée par M. Charpentier $\frac{1.5}{200}$; œil droit normal.

4° Diminution de la force musculaire à gauche. Cette force, mesurée au dynamomètre, est pour la main droite 45, pour la main gauche, 23.

Le malade ne peut pas fléchir la jambe gauche sur la cuisse au delà de l'angle droit ; la flexion et l'extension des orteils, celles du pied sur la jambe se font avec une certaine résistance que le malade compare à celle du caoutchouc. Des poids étant suspendus par une corde passée autour du cou-de-pied de X..., assis au bord du lit, les jambes pendantes, le pied droit soulève 7 kilogrammes jusqu'à la position horizontale de la jambe ; le pied gauche soulève 6 kilogrammes à la moitié de la hauteur précédente et 7 kilogrammes à peine à quelques centimètres du sol, et les laisse tomber presque immédiatement.

Le 25 janvier, à 10 heures du matin, application de la barre aimantée contre le côté gauche de la face, le pôle négatif en haut. Vers 2 heures, le malade a, pendant vingt minutes, une sensation qu'il ne peut définir à la région occipitale gauche.

Le 26, après vingt-quatre heures d'application de l'aimant, le malade est tout étonné, quand on l'enlève, *de pouvoir tourner la tête à droite et à gauche, la fléchir, l'étendre, sans ressentir de vertige, ni d'obnubilation de la vue*, ce qu'il ne pouvait pas faire depuis 1873.

Il marche droit et sans vertige ; mais l'anesthésie plantaire gauche et la faiblesse du membre persistent ; il sent la plante peu assurée sur le sol, comme sur du caoutchouc, dit-il ; l'anesthésie senso-rielle persiste au même degré, ainsi que l'hémianesthésie sensitive. L'œil gauche compte le nombre des doigts à 75 centimètres de distance. — Deuxième séance : application de l'aimant sur la jambe et la cuisse gauche à 10 heures du matin. A 3 heures, la sensibi-lité revenait par places, un peu partout, pas plus au pôle négatif qu'ailleurs.

Le 27, aimant resté vingt-quatre heures en place. Sensibilité et sens musculaire restaurés dans le membre ; deux sensations dis-tinctes à 6 centimètres à la face antérieure de la jambe gauche comme à droite ; à 7,5 à la cuisse gauche, 6,75 à droite ; les mou-vements des orteils sont plus faciles. Pas de changement au membre supérieur. Application de l'aimant sur le bras et l'avant-bras. Dans la nuit, douleur occipitale vive qui l'empêche de dormir.

Le 28, la douleur occipitale a cédé à une injection de morphine ; la sensibilité tactile, mesurée à l'esthésiomètre, le 29, est presque égale des deux côtés. Gauche : face dorsale de l'avant-bras, 6,5 ; droite 5 centimètres : gauche : paume de la main, 5 millimètres ; droite, 5 millimètres : gauche : plante du pied (transversalement), 4,2 ; droite, 3,5 ; face antérieure de la jambe gauche, 12 centi-mètres ; droite, 10. Le malade, qui ne pouvait pas fléchir la jambe au delà de l'angle droit, la fléchit complètement ; la flexion et l'extension des orteils sont plus faciles. — Quatrième séance : application de l'aimant en fer à cheval sur le côté gauche de la face, le pôle négatif vers l'œil, le positif vers l'oreille pendant vingt-quatre heures.

Le 30, le malade compte le nombre des doigts à 23 centimètres au lieu de 76 ; le goût est revenu à gauche ; la coloquinte est perçue, moins bien qu'à droite ; l'odorat est revenu aussi. Il peut tourner la tête plus facilement. — Cinquième séance : application de l'aimant à la même région de 6 heures du soir à 9 heures du matin.

31. — Douleur sourde du synciput à la région frontale droite depuis 2 heures du matin. L'œil gauche compte les doigts à 1m,30. Force dynamométrique : main droite, 44 ; main gauche, 33. La sensibilité restaurée se maintient. Le malade a pu descendre l'es-calier hier sans se tenir à la rampe, ce qu'il ne pouvait faire de-puis 1873.

Les jours suivants, la force musculaire continue à augmenter ; le 4 février, le dynamomètre de Mathieu donne 45 à droite, 41 à gauche (un nouveau dynamomètre de Colin donne 56 et 42, le 8 février, 59 et 46). L'acuité visuelle augmente aussi ; mesurée le 9 février, elle est de $\frac{1}{50}$ au lieu de $\frac{1.5}{200}$; le malade distingue une clef à 76 centimètres ; le 26 janvier, il ne la distinguait qu'à 28 centimètres.

La force musculaire du membre inférieur gauche est accrue ; le 22 février, il soulève 7 kilogrammes avec le pied gauche jusqu'à la position horizontale de la jambe et la maintient pendant vingt secondes ; avec le pied droit il soulève le même poids et le maintient pendant vingt-quatre secondes. L'ouïe reste telle qu'elle était. Les autres sens se maintiennent ; les mouvements des doigts et du cou-de-pied présentent encore un certain degré de raideur due peut-être à la démarche particulière que le malade a dû garder pendant huit ans, marchant avec précaution d'une pièce, ne sentant que peu le sol, évitant de fléchir et d'étendre les articulations du pied ; ces mouvements deviennent de jour en jour plus souples, grâce à l'électrisation induite faite tous les jours avec les électrodes humides.

Une douleur plus vive que celle existant d'habitude avait succédé à l'application de l'aimant dans la région occipitale ; céphalalgie gravative s'irradiant à la région frontale droite, continue et ne cédant que passagèrement à la morphine. L'aimant en fer à cheval, même de très fort calibre, appliqué pendant plusieurs jours, du 1er au 4 février, *loco dolenti*, reste inefficace contre cette douleur. Le 26 février, application d'un courant continu, pôle positif, à la protubérance occipitale, négatif à la région frontale, à 11 heures du matin ; dans la nuit, la céphalalgie frontale a disparu et la douleur se localise à la protubérance.

Une nouvelle application du courant (huit éléments), pôle positif au synciput, négatif à la nuque, est suivie, au bout de quatre heures, de la cessation complète de la douleur ; elle reparaît encore légère le 11 février, mais cède de nouveau au courant continu et n'a plus reparu depuis. Ajoutons enfin que les érections, supprimées depuis plusieurs années, ont reparu depuis l'application des aimants. Quand le malade se réveille le matin dans son lit, le pénis est en érection, ce qu'il n'était plus depuis 1873. Il dit n'avoir pas eu de relations sexuelles depuis plusieurs années ; les désirs génésiques éteints n'ont d'ailleurs pas reparu.

En résumé, chez un homme de quarante-neuf ans, symptômes d'affection cérébelleuse datant de neuf ans, attaque apoplectiforme, céphalalgie occipitale, titubation, vertige au moindre mouvemement de la tête sur le rachis : hémianesthésie depuis deux .ans, sensitivo-sensorielle. Un aimant sur la face dissipe d'abord le vertige ; puis restaure la sensibilité sensitivo-sensorielle. Restauration graduelle de la sensibilité sur le tronc et les membres gauches par les aimants et augmentation de la force musculaire.

N'est-ce pas une chose étrange, et presque merveilleuse. de voir une affection aussi grave, des symptômes aussi complexes, de la titubation et un vertige datant de plus de sept ans, qui avaient résisté aux traitements les plus énergiques, céder en quelques heures à l'application d'un morceau de fer aimanté ?

A quelle lésion avions-nous affaire ? Dans l'état actuel de nos connaissances physiologiques, il est impossible de formuler un diagnostic précis, et les observations de ce genre sont propres à rendre modestes les physiologistes et à montrer que les progrès sérieux réalisés ces dernières années dans l'étude des centres nerveux sont peu de chose relativement à ce que nous ignorons encore. En attendant de nouveaux faits une lumière plus complète, nous pouvons admettre l'existence très probable d'une affection cérébelleuse. La céphalalgie occipitale, les vomissements du début, la titubation, le vertige, sont en effet les symptômes notés dans les lésions du cervelet. Reste l'hémianesthésie gauche sensitivo-sensorielle avec la faiblesse musculaire ou parésie, et une certaine rigidité des deux membres ; ces symptômes de date plus récente ne peuvent plus s'expliquer par une lésion cérébelleuse ; celle-ci laisse, en effet, la sensibilité intacte. La propagation de la lésion à la protubérance ou à un pédoncule cérébral ne suffit pas non plus à l'interprétation de ces faits ; car l'hémianesthésie par lésion mésocéphalique ou du pédoncule ne paraît pas intéresser le domaine du nerf olfactif, qui l'est dans notre cas.

Faut-il admettre, outre le foyer cérébelleux ancien, un second foyer plus récent qui intéresserait particulièrement le tiers supérieur de la capsule blanche interne?

Telle est, ce nous semble, la seule opinion conciliable avec les idées doctrinales généralement admises.

Signalons maintenant quelques faits intéressants relatifs à l'influence thérapeutique.

1° Le premier effet de l'aimant fut de dissiper le vertige. Après vingt-quatre heures d'application de l'aimant, le malade tourne la tête et la meut dans tous les sens, sans vertige ni obnubilation de la vue, ce qu'il ne pouvait faire depuis sept ans.

Comment expliquer ce phénomène? Savons-nous seulement ce qu'est le vertige? Sensation spéciale qui se traduit par une illusion sur notre position dans l'espace, vis-à-vis des objets qui nous environnent, elle paraît susceptible d'être réalisée par une perturbation fonctionnelle du cervelet.

Dans notre observation, elle semble se rattacher, en effet, à une affection cérébelleuse. Admettons cette origine. Comment l'aimant intervient-il? A la rigueur, on peut concevoir un mode d'action analogue à celui par lequel nous avons cherché à interpréter l'influence curative de l'aimant sur le tremblement, la trépidation réflexe et la contracture[1]. Le cerveau corrigerait par son initiative personnelle les impressions erronées que lui transmet le cervelet; il rectifierait à l'aide des impressions qui lui aboutissent par les sens spéciaux. musculaire et tactile, les aberrations de la fonction cérébelleuse. Ainsi est-il admissible qu'en restaurant le sens visuel, auditif, tactile, musculaire, etc., et permettant au sensorium une appréciation fondée des faits, l'aimant lui permette d'intervenir contre le mécanisme cérébelleux qui tend à produire la

---

[1] Voir *De la suggestion et de ses applications à la thérapeutique*, 3ᵉ édition, pages 329 et suivantes.

titubation et le vertige, comme nous l'avons vu intervenir contre le mécanisme spinal qui fait de la chorée et de la contracture.

Cette idée théorique, qui peut s'adapter à certains faits, comme celui de la prochaine observation, n'est pas applicable à celle-ci ; car, d'une part, le vertige chez ce malade existait plusieurs années avant que l'hémianesthésie ne fût constatée ; d'autre part, le vertige avait disparu sous l'influence de l'aimant, alors que l'hémianesthésie sensitivo-sensorielle existait encore tout entière.

Le problème reste donc obscur. Ce n'est pas par sa vertu esthésiogène que l'aimant a dissipé le vertige. Peut-on concevoir une interprétation autre? D'après les expérimentateurs, les lésions peu profondes des parties latérales du cervelet, celles mêmes de toute l'épaisseur de l'organe, mais portant sur la ligne médiane, ne donneraient lieu à aucun mouvement de rotation du corps, à aucune incoordination des mouvements.

Mais, dit Vulpian, lorsque la lésion porte sur les parties latérales et qu'elle est quelque peu profonde, ces phénomènes se produisent aussitôt. La déviation des yeux, le nystagmus, la rotation de l'animal dans un sens ou dans un autre s'observent à un degré d'autant plus marqué que la lésion s'approche davantage des racines des pédoncules cérébelleux.

Les expériences de Leven et Ollivier, de Nothnagel et autres semblent confirmer cette opinion. On peut donc se demander si le cervelet concourt par lui-même à la coordination des mouvements, si ses altérations propres sont susceptibles de produire des désordres dans la motilité, et le vertige qui les accompagne, ou s'il n'agit que par l'intermédiaire des fibres profondes, des pédoncules cérébelleux qui établiraient des connexions entre lui et les autres centres nerveux, spinaux et encéphaliques, quel que soit d'ailleurs le mécanisme qui produit ces phénomènes.

S'il en était ainsi, on concevrait à la rigueur que l'aimant agisse en rétablissant les voies de communication interrompues dont l'intégrité assure l'équilibre des mouvements. De même qu'il restaure la sensibilité détruite par les lésions de la capsule blanche interne, en frayant à l'influx nerveux sensitif centripète de nouvelles voies de passage, de même il restaure l'équilibre des mouvements et dissipe le vertige lié à ce désordre, en frayant de nouvelles voies de communication à travers les fibres pédonculaires de l'isthme qui vont du cervelet aux centres moteurs. L'impression produite à la périphérie des nerfs sensitifs par l'aimant serait conduite par les faisceaux cérébelleux directs qui mettent en relation ces nerfs et la substance grise de la moelle avec le cervelet. Je livre cette hypothèse pour ce qu'elle vaut, sans insister davantage pour ne pas m'égarer dans un champ aussi mal défriché encore.

Après ces considérations sur le vertige, je mentionne rapidement les autres effets thérapeutiques de l'aimant.

2° Appliqué successivement sur la face et les membres, il a ramené peu à peu la sensibilité sensorielle, tactile et musculaire, et cette sensibilité est devenue presque égale des deux côtés, continuant à se perfectionner les jours suivants, l'aimantation étant suspendue.

3° La force musculaire, mesurée au dynamomètre dans la main et à l'aide de poids soulevés par les pieds, a considérablement augmenté (presque doublé) par l'application de l'aimant; les mouvements sont devenus en même temps plus rapides et plus précis. Les mouvements de flexion et d'extension du cou-de-pied, des orteils et du genou, très limités, ont repris leur souplesse normale.

4° La guérison s'est maintenue jusqu'à ce jour (fin mars).

Un mot encore sur notre malade. Ce qui précède était écrit quand nous l'avons revu le 20 septembre. Son état s'est modifié et nécessite quelques considérations complémentaires.

Sorti de notre service le 2 mars, il marchait bien et sans hésitation, avec une canne, ne ressentant qu'une certaine raideur dans les articulations du cou-de-pied et des orteils; au bout de quinze à vingt minutes, la fatigue l'obligeait à s'asseoir. Le vertige disparu n'est pas revenu. X. tourne la tête et la remue en tous sens sans plus éprouver aucune sensation anormale; il n'a plus de douleurs occipitales; seulement, il éprouve encore une ou deux fois par semaine le sentiment d'un léger coup de marteau allant de la partie gauche de l'occiput d'avant en arrière à la région frontale, un seul coup durant une fraction de seconde, non douloureux, tandis qu'autrefois, avant l'aimantation, ce coup était plus douloureux, le réveillait pendant la nuit, durait plus longtemps, une minute environ, et se répétait cinq ou six fois au moins dans les vingt-quatre heures.

La sensibilité restaurée persiste; seulement il existe un certain degré d'engourdissement aux talons, plus marqué au gauche, et qui aurait augmenté depuis la sortie du malade, engourdissement sans fourmillements ni anesthésie.

D'autres troubles sont survenus depuis environ quatre mois :

1° Une douleur qui commence à l'ischion gauche, s'étend vers le grand trochanter et de là descend à la face antérieure de la cuisse, se limite plus bas à la crête antérieure du tibia et se propage vers le premier et le quatrième orteils; douleur obtuse, comme une sensation d'excoriation légère, marquée surtout vers l'ischion et la crête du tibia, n'augmentant pas par la marche.

2° Une douleur contusive moins forte, continue, dans les deux avant-bras, des coudes aux poignets, plus marquée à gauche; cette douleur a diminué depuis le 22 août, par le traitement (iodure de potassium, bains sulfureux).

3° Une douleur au milieu des vertèbres lombaires et de la région lombaire gauche, peu intense, continue, spontanée et à la pression, sans exacerbation pendant le décubitus, mais devenant quelquefois très forte quand le malade se dresse sur son séant.

4° Quelquefois, les deux derniers doigts gauches et les trois derniers à droite deviennent insensibles et comme morts; il les mord sans les sentir. Ce phénomène se présente surtout dans la nuit, quatre ou cinq fois; plus rarement le jour, une fois seulement, ou pas du tout; il dure trois à quatre minutes et disparaît habituellement quand le malade met les mains entre les cuisses, sans doute par la chaleur. Ce symptôme, d'ailleurs, que nous n'avions pas noté, existe depuis plus d'un an et n'avait pas disparu à la suite de l'application des aimants. La sensibilité tactile et à la douleur est conservée en dehors de ces crises.

5° Quand le malade entre au lit, il est pris régulièrement pendant quinze ou vingt minutes, depuis environ quatre mois, de secousses dans un pied qui fléchit et s'étend alternativement ou bien subit un mouvement d'adduction et d'abduction; ou bien c'est dans le genou un mouvement de flexion et d'extension alternative. Ces phénomènes nouveaux se manifestent tantôt à droite, tantôt à gauche, mais jamais dans les deux côtés en même temps; les secousses se succèdent quelquefois à des intervalles de quelques minutes, se suivent rapidement au nombre de dix ou vingt. Nous ne constatons pas d'exagération des réflexes tendineux.

6° Ceci est le phénomène nouveau le plus saillant; il s'est manifesté depuis quatre mois et va en progressant, au dire du malade. Il a une *démarche d'ataxique* très accentuée, lançant ses deux jambes; la droite est mieux soulevée que la gauche. Il se tient debout, sans canne, les yeux ouverts; mais ceux-ci fermés, il vacille au bout de sept secondes. Sur un seul pied, les yeux fermés, il ne peut se tenir debout et vacille immédiatement. Cependant il sent la résistance du sol, distingue le plancher du tapis ; il n'a aucun vertige ; ce n'est plus comme autrefois, la démarche titubante d'un homme ivre, ce sont les mouvements mal coordonnés avec projection des pieds, de l'ataxique. De plus, il ressent quelquefois pendant la marche, une fois environ par quart d'heure, comme un coup dans les genoux qui fléchissent, et il tomberait s'il ne s'appuyait. Dans son lit, il exécute tous les mouvements ; la force musculaire semble conservée ; la force dynamométrique, mesurée au dynamomètre de Mathieu, est de 45 pour la main droite et de 33 pour la main gauche. L'érection du pénis a toujours lieu le matin, sans excitation insolite. J'ajoute que le malade n'a pas et n'a jamais eu de douleurs fulgurantes caractérisées.

Tel est l'état actuel. Ainsi, les symptômes qui avaient cédé à l'aimant n'ont pas reparu. D'autres se sont manifestés qui obscurcissent le diagnostic. L'ataxie locomotrice des membres inférieurs existe très prononcée, sans vertige, sans titubation. Est-ce encore de l'ataxie cérébelleuse ? Est-ce de l'ataxie spinale ?

La première, d'après ce qui est généralement admis, serait une titubation vertigineuse, pendant la station et la marche, rappelant celle de l'ivresse ; c'est cette démarche que notre malade a présentée pendant nombre d'années avant la magnétothérapie, et qui, accompagnée des autres symptômes notés, ne parait pas laisser de doute sur un foyer intéressant le cervelet.

Aujourd'hui, l'ataxie n'offre plus ce caractère, mais rappelle celui de la maladie de Duchenne. Conclurons-nous à une localisation nouvelle dans les cordons postérieurs de la moelle ? Dirons-nous qu'il s'agit d'une affection complexe, telle que sclérose cérebro-spinale, se traduisant par des foyers multiples et successifs, dans le cervelet, la capsule blanche interne droite, les cordons spinaux postérieurs ? Les manifestations de date récente accusées par notre malade, les sensations douloureuses dans le membre inférieur gauche et la région lombaire, les secousses convulsives des jambes quand il se met au lit, se rapportent-elles à cette nouvelle détermination spinale ? L'autopsie donne trop souvent des démentis à nos déductions diagnostiques sur le champ des centres nerveux, pour que nous osions émettre une assertion.

J'ai noté que le malade n'a jamais eu de douleurs fulgurantes proprement dites, symptômes si fréquents du début de l'ataxie spinale ; jamais de diplopie, ni de troubles réflexes des mouvements pupillaires.

J'ajouterai, d'autre part que l'ataxie cérébelleuse ne semble pas se borner toujours à une simple titubation vertigineuse. Dans plusieurs observations d'affections du cervelet, on lit des faits comme celui-ci, par exemple : « Les membres inférieurs exécutent des mouvements désordonnés, la patiente levait les pieds ou trop tôt ou trop tard, frappait le sol tantôt du talon, tantôt de la pointe, projetait irrégulièrement ses jambes. » (*Tumeur du cervelet*, par Curschmann, *Berl. klin. Wochenschr.*, 1877 et *Revue* de Hayem.) Chez un homme qui vient de mourir au service de mon collègue Spillmann, avec une tumeur du quatrième ventricule, sans lésion médullaire, on constatait une paraplégie incomplète, mais très accentuée des membres inférieurs, avec des mouvements incoordonnés pendant les efforts de la marche. Cette incoordination était surtout manifeste au membre supérieur gauche moins paralysé ; le malade, par exemple, appelé à porter son doigt sur le bout du nez, ne parvenait pas à diriger ce mouvement avec précision sur le point indiqué, mais tombait à côté. L'ataxie cérébelleuse peut donc quelquefois simuler l'ataxie spinale.

En conséquence, je crois que le diagnostic précis n'est pas possible chez notre malade, dans l'état actuel de nos connaissances. L'affection cérébelleuse semble très vraisemblable, mais elle ne paraît pas s'adapter à l'interprétation de tous les phénomènes successivement observés.

Cette nouvelle phase clinique n'altère pas d'ailleurs les conclusions que nous avons déduites de l'influence thérapeutique des aimants. Elle montre seulement, confirmant ce que nous avons dit au sujet de la seconde observation, que la magnétothérapie n'a qu'une influence purement dynamique et fonctionnelle, qu'elle n'arrête pas l'évolution organique de la maladie, mais rétablit certaines fonctions troublées par la lésion, souvent incapables de se restaurer spontanément, bien que leur intégrité soit conciliable encore avec la nature de la lésion.

OBSERVATION CIII. — *Attaque d'apoplexie.* — *Hémiplégie incomplète ; hémianesthésie complète sensitivo-sensorielle persistant après quatre mois.* — *Guérison par l'application d'aimants pendant dix jours.*

H..., âgé de trente-huit ans, entre à l'hôpital le 12 mai 1881, atteint d'hémiplégie incomplète avec hémianesthésie du côté gauche, datant du 16 janvier.

Fort, bien constitué, d'une bonne santé habituelle, n'accusant ni syphilis, ni rhumatisme antérieur, mais quelques accès de fièvre intermittente contractés en Afrique en 1868 et quelques abus d'absinthe, il resta bien portant jusque vers le 12 janvier. A cette époque il aurait eu, pendant quatre jours, de légères hématémèses, avec reflux d'une partie du sang par le nez (peut-être étaient-ce des épistaxis?) vomissements faciles sans nausées, sans troubles digestifs, dit-il. Il travaillait alors dans un laminoir de Liège, exposé à une chaleur très vive. Le 16 janvier, il ressentit du malaise, de la céphalalgie avec vertige et des picotements douloureux dans toute la moitié gauche du corps ; en même temps, il aurait éprouvé une sensation de froid ; le champ visuel correspondant à l'œil gauche était trouble, il aurait vu double les objets et les personnes. La marche était normale, la force musculaire conservée ; du côté de la face, rien n'était modifié.

Pour dissiper ce malaise, il se promena dans un jardin public de Liège, quand il perdit tout à coup connaissance et tomba sur place.

Transporté à l'hôpital de Liège, il ne reprit connaissance qu'au bout de dix jours. Il était frappé d'hémiplégie complète avec hémianesthésie sensitivo-sensorielle gauche.

Au bout de quarante jours, le malade put parler convenablement et marcher, mais l'hémianesthésie persistait. Il quitta l'hôpital de Liège le 26 février et fit un séjour de quarante jours à l'hôpital de Reims, où on lui électrisa les membres paralysés.

Sorti de ce dernier hôpital il y a quelques jours, il voulut reprendre son travail ; mais il restait sujet depuis son attaque à des vertiges fréquents : tout tourne autour de lui. Depuis deux jours, ces vertiges ont augmenté ; la céphalalgie s'y est jointe ; la marche est incoordonnée, il tombe à chaque instant, dit-il, du côté paralysé ; les enfants le suivaient dans la rue comme un homme **ivre.**

Etat actuel (le 17 mai 1881). — Traits de la face déviés à droite : paralysie du nerf facial supérieur et inférieur gauche ; peau frontale gauche lisse sans ride ; l'œil se ferme incomplètement et pleure ; tous les mouvements de l'œil sont conservés ; l'orbiculaire palpébral seul est parésié. Narine gauche abaissée ; la droite tirée en haut et en dehors, de même que la commissure labiale droite ; langue déviée à gauche, le malade la sort assez facilement ; en soufflant, il ne contracte que la moitié droite de l'orifice buccal.

Sens spéciaux : acuité visuelle diminuée $\frac{1}{50}$ pour l'œil gauche ; $\frac{1}{2}$ pour l'œil droit. Le champ visuel de l'œil gauche, pour les différents diamètres, mesure en haut (verticalement) 15° ; en dehors et en haut, il mesure 16° ; en dehors, 20° ; en bas et en dehors, 16° ; en bas, 17 ; en dedans et en bas, 26° ; en dedans, 18° ; en dedans et en haut, 16°.

Le champ visuel droit, pour les mêmes diamètres, successivement en allant de haut en bas pour le côté externe et revenant de bas en haut pour le côté interne, mesure 45°, 48°, 75°, 75°, 75°, 50°, 32°, 36°.

L'œil droit reconnaît toutes les couleurs ; l'œil gauche reconnaît le rouge ; le bleu et le vert paraissent noir.

L'oreille gauche ne perçoit pas le tic tac de la montre appliquée contre elle ; l'oreille droite la perçoit à 9e,5 le 13 mai, à 13e,5 le 15 mai.

L'odorat est aboli à gauche, conservé, mais diminué à droite.

Le goût est aboli sur la moitié gauche de la langue qui ne perçoit pas l'amertume de la coloquinte ; la moitié droite la perçoit.

La sensibilité (dans tous ses modes) est abolie à la face du côté gauche jusqu'à 5 centimètres de la ligne médiane. De même sur le cuir chevelu et la muqueuse bucco-pharyngée.

Membres supérieurs : sensibilité abolie à gauche jusqu'au tiers supérieur où elle reparaît obtuse ainsi qu'à l'épaule. Pas de paralysie : le malade exécute tous les mouvements, mais lève son avantbras lentement, avec un léger tremblement, et en suivant le mouvement des yeux. Ceux-ci fermés, il soulève un peu son avantbras, puis le laisse tomber brusquement à un moment donné. Il n'a aucune notion de la position du membre qu'on déplace à son insu. Il ne peut ni ouvrir ni fermer les mains sans le concours des yeux. Le dynamomètre serré de la main gauche donne, avec la vue 12, sans la vue 4; avec la main droite 76°.

Membres inférieurs. — A la plante du pied gauche, sensibilité tactile très obtuse ; sensation vague de deux pointes de compas distantes de 12 centimètres. Analgésie complète. A la jambe et au tiers inférieur de la cuisse jusqu'à 9 centimètres du bord supérieur de la rotule, anesthésie complète ; au-dessus, sur la cuisse, sensibilité tactile et à la température très obtuse, analgésie incomplète, retard de perception. Deux sensations sont vaguement perçues sur la face antérieure de la cuisse gauche avec un écartement de 65 millimètres des deux branches du compas, à droite avec 30 millimètres.

Il ne peut que faiblement, lentement, avec un léger tremblement, fléchir la jambe sur la cuisse, et celle-ci sur le bassin, avec un déploiement de force considérable ; il n'exécute que des mouvements très limités des orteils. Les réflexes ne sont pas exagérés. Le malade étant assis sur son lit, la jambe gauche soulève 2 kilogrammes suspendus au pied à peine à 10 centimètres, 1 kilogramme est soulevé jusqu'à la moitié de l'horizontale ; 500 grammes le sont lentement jusqu'à l'horizontale ; il n'a aucune notion de la différence des poids.

Au tronc, anesthésie du côté gauche en avant et en arrière complète ; sauf sensibilité obtuse dans la fosse sus-épineuse et la moitié supérieure de la fosse sous-épineuse.

Le malade marche en fauchant de la jambe gauche et laissant retomber la partie antérieure du pied. Le 14 mai il est levé de 11 heures à 2 heures et demie : un vertige l'oblige de se recoucher.

Troubles trophiques : taies de la cornée : phlyctène comme une pièce de 50 centimes au-dessus de la malléole externe gauche, un autre d'un diamètre double au-dessous et en avant de la malléole interne.

Le 15 mai, à 10 heures et demie du matin, première application d'un aimant en fer à cheval qui soulève 250 grammes de fer. à la joue gauche, entre l'œil et l'oreille. A une heure de l'après-midi, jusqu'au lendemain à la visite, le malade ressent des fourmillements au lieu de l'application et autour jusqu'à la partie latérale de la nuque : il a aussi des bourdonnements d'oreille et de la lourdeur de tête, le côté gauche de la face se couvre de sueur ; il ne dort que 2 heures.

Le 16 mai, à la visite, on constate :

La sensibilité générale est revenue : 1° au-dessus et en dehors de la bosse frontale gauche sur l'étendue d'une pièce de 5 francs ; 2° à l'angle externe de l'œil, sur l'étendue d'une pièce de 50 centimes ; 3° par places à la nuque et sur la partie antérieure de l'épaule. Vision : il distingue les objets et les montre du doigt à cinq mètres, peut lire à plus de 30 centimètres, couramment, reconnaît le bleu et le vert.

L'audition existe jusqu'à 6 mètres, mais le tic tac de la montre n'est pas perçu à cause des bruissements d'oreille. Les muqueuses restent anesthésiées.

Deuxième application de l'aimant à cinq heures du soir, *ibidem*. De plus, application d'un autre aimant à la face palmaire du poignet et de la main.

Le 17 mai. — N'accuse plus d'autres sensations subjectives que le bruissement d'oreille. La sensibilité est revenue, outre les régions de hier, sur la région frontale externe et la paupière supérieure vers la commissure externe ; légère sensibilité de la conjonctive, du lobule de l'oreille. Larmoiement moindre ; le réflexe du clignement se produit. Tic tac de la montre perçu à deux centimètres.

A la main, la sensibilité n'est revenue qu'à la paume sur une hauteur de deux centimètres au niveau de la racine des troisième et quatrième doigts, et au-dessus du poignet à la partie antérieure de l'avant-bras sur une hauteur de quatre centimètres. L'anesthésie persiste ailleurs. Le dynamomètre donne 76 à droite, 16 à gauche.

Troisième application de l'aimant à 10 heures du matin sur la main, à 5 heures du soir sur la face. Dans la matinée, sensation de pulsations dans la main et de secousses dans le coude se répétant toutes les trois minutes. A la face, fourmillements jusqu'à 5 heures du matin ; le malade craint une congestion cérébrale et enlève l'aimant pendant une heure.

Le 18 mai, on constate, à la face, sensibilité ne dépassant pas en dehors une ligne verticale passant par la commissure externe de l'œil, sensibilité de la région temporo-pariétale, et dans une petite zone en avant de l'oreille ; par places seulement, sur la joue au-dessous de la paupière inférieure ; celle-ci et la conjonctive sont sensibles.

Lit à quarante-cinq centimètres de distance. Même état des autres sens.

A la main, sensibilité des deux dernières phalanges. A l'avant-bras, la sensibilité remonte à la face antérieure à douze centimètres au-dessus du poignet. Cette sensibilité restaurée est partout faible et avec analgésie.

Je ne poursuivrai pas cette observation jour par jour ; elle est relatée dans la *Revue médicale de l'Est* (1882). L'application des aimants est continuée ainsi jusque vers la fin de mai. Le 21, on commence à l'appliquer à la jambe. La sensibilité se restaure progressivement.

Le 27 mai, après la dixième application de l'aimant, on note : sensibilité partout. Le malade a marché hier toute l'après-midi sans vertige. La déviation des traits à la face est moindre ; mais le front ne se plisse pas à gauche ; il y a toujours un certain degré de larmoiement. Le malade se sent plus fort du bras et de la jambe. Il repousse du pied avec force ce qu'il ne pouvait pas faire au début. Il arrive à soulever la jambe lentement sans effort et à la fléchir. Les jours suivants, il reste levé, marche toujours en fauchant, n'a presque plus de vertige ; l'hémiplégie faciale persiste à un certain degré. Il porte bien, mais avec une certaine lenteur, la main gauche sur la tête. Le 31, le dynamomètre donne 46 à 48 pour la main gauche. Le pied soulève 7 kilogrammes jusqu'à l'horizontale, mais ne les soutient que pendant une seconde, ce poids lui semble cinq fois plus lourd à ce cou-de-pied qu'au droit. Il soulève 5 kilogrammes et les maintient pendant sept secondes.

L'œil coule moins ; le front ne se plisse pas encore à gauche ; cependant les muscles sourciliers, masséter, élévateur de l'aile du nez se contractent. La sensibilité générale et les sensibilités spéciales sont parfaites.

L'examen du champ visuel fait le 8 juin montre que, à gauche, ce champ visuel a considérablement augmenté, plus que triplé ; le champ visuel droit s'est aussi élargi dans sa demi-circonférence supérieure.

Voici les chiffres pour l'œil gauche : en dehors 77 au lieu de 20.

En dehors et en bas, 80 au lieu de 16. En bas, 65 au lieu de 17. En bas et en dedans, 53 au lieu de 26. En dedans, 53 au lieu de 18. En dedans et en haut 60 au lieu de 16. En haut 48 au lieu de 15. En haut et en dehors, 60 au lieu de 16.

Voici les réflexions dont nous faisions suivre cette observation en 1882 :

En résumé, attaque d'apoplexie précédée de prodromes et laissant après elle une hémiplégie incomplète avec hémianesthésie sensitivo-sensorielle gauche complète persistant encore après quatre mois. Il a fallu appliquer les aimants pendant dix jours sur les diverses régions du corps pour restaurer la sensibilité partout. Il s'agit évidemment dans ce cas, d'une lésion organique de l'hémisphère gauche ; les prodromes qui ont précédé l'attaque semblent indiquer un ramollissement par oblitération vasculaire. Ce ramollissement intéresserait, outre le tiers postérieur de la capsule blanche interne, la partie inféro-interne du noyau lenticulaire ou les tractus blancs de ce segment décrit sous le nom de globus pallidus, si les données indiquées par M. Hallopeau relatives au trajet intra-cérébral du faisceau supérieur du nerf facial viennent à se confirmer.

Insistons sur quelques détails de cette observation.

L'aimantation a ramené la sensibilité lentement et progressivement au fur et à mesure du contact de l'aimant avec les diverses parties du corps. La sensibilité, d'abord obtuse, a continué à se perfectionner avec l'aimantation. De plus ce n'est pas par continuité de tissu que le tronc a recouvré sa sensibilité. Le 21 mai, par exemple, la cuisse ne présentait que des traces de sensibilité vers sa partie inférieure et externe, et le bras seulement à sa face antérieure et interne alors que tout le tronc était redevenu sensible, sans application directe de l'aimant. A mesure que la sensibilité reparaissait du côté paralysé, elle a paru se perfectionner aussi sur le côté sain. L'examen au périmètre a montré aussi que avec l'augmentation considérable du champ visuel gauche a coincidé une certaine augmentation du champ visuel droit.

Avec la restauration de la sensibilité a marché de pair une augmentation de la force musculaire constatée par le dynamomètre au membre supérieur et le poids soulevé au membre inférieur. L'aimant (je dirai aujourd'hui la sugges-tion) a-t-il une efficacité directe contre la paralysie mo-trice? Est-il susceptible de restaurer la force musculaire comme il restaure la sensibilité?

L'action incontestable que l'aimant a provoquée dans ce cas, comme dans les autres, augmentant la force et la pré-cision des mouvements, peut être subordonnée à la vertu esthésiogène.

« L'abolition complète de la sensibilité dans un membre, dit Vulpian, trouble à un haut degré les mouvements de ce membre. Les mouvements deviennent incertains, irrégu-liers et paraissent perdre une partie de leur énergie. Des expériences instituées d'abord par Van Deen, répétées depuis par Longet, par Cl. Bernard, par Brown-Sequard, que j'ai faites aussi, montrent bien toute l'influence qu'exerce la sensibilité des membres sur leurs mouve-ments. »

Le contraire a été soutenu, il est vrai, par M. Tripier, qui conclut de ses expériences que la diminution du sens du tact, ne détermine, chez le chien, aucun trouble dans les mouvements. Mais les expériences de M. Tripier ne sont rien moins que démonstratives. Dans les deux qu'il rapporte, il ne détermine, par des sections de nerfs sensi-tifs, qu'une diminution et non une abolition de la sensibi-lité ; de plus, il ne peut mesurer d'une façon rigoureuse la force musculaire des membres anesthésiés chez les ani-maux. Chez notre malade, d'ailleurs, l'augmentation de la force musculaire a marché de pair avec le retour de la sensibilité tactile et musculaire. L'aimant n'a rendu aux muscles que ce que l'anesthésie leur avait enlevé. La paralysie, liée directement à la lésion des fibres motrices intracérébrales, est restée réfractaire au traitement. L'hémiplégie faciale a persisté à un certain degré; le front, du côté gauche, ne s'est pas plissé; la jambe gauche a toujours fauché en marchant. L'aimant a restauré dynamiquement, non organiquement.

On voit, par ces anciennes observations, que comme tous les médecins, nous faisions, avant de la connaître, de la suggestion thérapeutique, sous le nom de magnétothérapie.

LEÇON XI

RÉSUMÉ GÉNÉRAL

Nous avons, dans un aperçu historique rapide, montré
que dès la plus haute antiquité, chez tous les peuples, la
suggestion thérapeutique était pratiquée consciemment ou
inconsciemment par les prêtres, les charlatans, les magiciens. Envisagée d'un point de vue général, la suggestion a
dominé toute l'histoire de l'humanité. Depuis le péché
originel suggéré à Ève par le serpent et à Adam par Ève,
jusqu'aux grandes guerres engendrées par le fanatisme
religieux et politique, jusqu'aux horreurs sanglantes de la
Révolution et de la Commune, la suggestion a joué un
rôle. Tantôt, une idée noble et généreuse circule dans les
masses et met tous les cœurs à l'unisson : nobles, prêtres,
ouvriers, bourgeois, tous fraternisent sur l'autel de la
Patrie ; les uns apportent leurs privilèges, les autres leur
sang et leur travail. C'est la fête de la Fédération. Tantôt,
des idées de haine, de méfiance, de trahison, sont répan-
dues par des tribuns populaires : les masses suggestionnées pour le mal deviennent féroces ; c'est l'anarchie, c'est
la violence, ce sont les orgies meurtrières de la Terreur !
Le peuple est ange ou démon, parce qu'il est suggestible.

Nous avons défini la suggestion dans le sens le plus
large : l'acte par lequel une idée est introduite dans le
cerveau et acceptée par lui.

L'idée arrive au cerveau par un des cinq sens, ou par les
sensations internes, musculaires ou viscérales. Chaque
cerveau transforme l'impression en idée, suivant son indi-

vidualité psychique ; car, à côté de l'impression première, qui est le germe, il y a l'élaboration de cette impression ; c'est le terrain psychique qui la féconde. Autant de cerveaux, autant de suggestibilités diverses par des impressions identiques.

Toute idée suggérée et acceptée tend à se faire acte ; c'est la loi psychologique fondamentale qui domine toute la doctrine de la suggestion, loi de l'idéo-dynamisme. L'idée devient sensation (douleur, démangeaison, froid, etc.), image (hallucination, rêve), sensation viscérale (coliques, vomissements, etc.), acte et mouvement (phénomènes du cumberlandisme, actes divers de la vie).

Le médecin utilise la suggestion dans un but thérapeutique ; car le cerveau, actionné par l'idée, actionne à son tour les nerfs qui doivent réaliser cette idée ; il peut, par des phénomènes de dynamogénie ou d'inhibition, exalter ou modérer les fonctions organiques, dans un sens utile à la guérison des malades. En effet, le cerveau commande tous les organes, toutes les fonctions. Chaque point de l'organisme a son aboutissant dans une cellule cérébrale, qui est son *primum movens*. Les sécrétions, les excrétions, la nutrition, la respiration, la circulation sont sous la domination directe du centre encéphalique.

Pour que l'idée devienne suggestion, il faut qu'elle soit acceptée par le cerveau. Elle l'est dans une certaine mesure, grâce à la crédivité inhérente à l'esprit humain. Mais à l'état normal, celle-ci est limitée ; la crédivité qui fait la suggestion, et l'automatisme cérébral qui transforme l'idée en acte sont modérés par les facultés supérieures du cerveau, l'attention, le jugement, qui constituent le contrôle cérébral. Tout ce qui supprime le contrôle cérébral renforce la crédivité et exalte l'automatisme cérébral, c'est-à-dire l'aptitude à transformer l'idée en acte. Tel est le sommeil naturel qui, engourdissant les facultés de raison, laisse l'imagination maîtresse ; alors, les impressions arrivant au sensorium sont acceptées et deviennent images, c'est-à-dire rêves, hallucinations.

Nous avons vu que divers moyens, accidentels ou provoqués, peuvent renforcer la crédivité, et, facilitant la suggestion, être utilisés dans un but thérapeutique. Telle est la suggestion religieuse (guérisons miraculeuses); telle est la suggestion médicamenteuse (guérison par le protoxyde d'hydrogène, les pilules de mie de pain, etc.); telle est la suggestion instrumentale (électrothérapie, hydrothérapie, métallothérapie, suspension, etc.).

Parmi ces moyens adjuvants de la suggestion, le plus efficace est l'hypnotisme.

Nous avons défini l'hypnose : un état psychique particulier, susceptible d'être provoqué, qui met en activité ou exalte à des degrés divers la suggestibilité, c'est-à-dire l'aptitude à être influencé par une idée et à la réaliser. L'état hypnotique n'est autre chose qu'un état de suggestibilité exaltée ; nous avons vu que cet état peut être produit avec ou sans sommeil.

Nous avons déjà décrit les divers procédés employés pour obtenir artificiellement cette suggestibilité exaltée ou état hypnotique, et nous avons conclu que tous se réduisent en réalité à un seul : la suggestion. Impressionner le sujet par la parole, le geste ou une pratique quelconque, de façon à faire pénétrer dans son cerveau l'idée qu'on veut réaliser. Le sommeil n'est pas nécessaire à la suggestion ; mais il est bon de chercher à l'obtenir, car il facilite les autres suggestions, en exaltant la suggestibilité.

Après avoir défini l'hypnose et la suggestion, après avoir cherché à donner de ces termes une conception théorique aussi nette que possible, nous avons abordé le champ expérimental et démontré devant vous les principaux phénomènes que la suggestion peut produire. Vous avez vu des suggestions de motilité; la catalepsie n'est autre chose que l'attitude passive des membres, due à l'absence d'initiative intellectuelle ; vous avez vu des paralysies, des contractures, des mouvements suggérés. Nous avons réalisé des suggestions de sensibilité : anesthésie, analgésie, hypéresthésie, illusions sensitives et sensorielles ; nous avons créé des images sensorielles : hallucinations visuelles, acoustiques, olfactives, complexes ; nous avons suggéré des actes, des vols, des assassinats ; nous avons réveillé des passions bonnes et mauvaises ; nous avons insisté sur le phénomène des suggestions post-hypnotiques, immédiates ou à longue échéance ; vous avez assisté à des hallucinations négatives ; nous avons créé des souvenirs fictifs et fait des faux témoins de bonne foi.

Vous avez vu combien notre pauvre raison humaine, dont nous sommes si fiers, est fragile, et combien nous tous sommes suggestibles, hallucinables, automates à nos heures.

Nous avons établi une classification schématique des divers degrés de l'état hypnotique, depuis l'engourdissement simple jusqu'au somnambulisme avec hallucinabilité et amnésie au réveil. Et, cependant, l'automatisme n'est pas complet ; l'homme n'est jamais automate : la conscience est toujours présente ; les souvenirs de l'état hypnotique peuvent toujours être réveillés ; c'est une conscience modifiée par la prédominance des facultés d'imagination sur les facultés de raison engourdies ; c'est un état physiologique tel qu'il existe normalement, sous l'influence des émotions suggestives, d'une idée impérieuse, dans le sommeil naturel.

Ces expériences si intéressantes ont soulevé les questions les plus graves que l'homme puisse se poser. Les grands problèmes du libre arbitre, de la responsabilité morale se sont dressés devant nous. Quelle est la part de la suggestion expérimentale, de la suggestibilité héréditaire, native, de la suggestion par l'éducation, par le milieu, par les lectures, par les incidents de la vie, sur nos actes? Quelle est la part du libre arbitre dans le crime? J'ai exposé mes doutes. Et nous avons conclu, avec humilité, que pour juger les autres et souvent nous-mêmes, les éléments d'appréciation nous font souvent défaut, que la justice humaine n'est pas toujours la vraie justice!

Nous avons consacré un chapitre à l'étude de l'hystérie éclairée par la doctrine de la suggestion. Nous avons établi que la suggestibilité est un fait général, une propriété de l'esprit humain, qu'elle n'est pas dévolue aux névropathes seuls, que l'état hypnotique n'est pas un symptôme de l'hystérie. Nous avons montré que l'hystérie est souvent éminemment suggestible, que la succession des phases qui constituent ce qu'on appelle la grande hystérié n'offre pas spontanément la régularité que l'école de la Salpêtrière lui a assignée; que cette évolution régulière est l'effet d'une culture suggestive, que beaucoup de phénomènes hystériques, l'ovarialgie, les zones hystérogènes, les troubles de sensibilité, la tympanite, la provocation et l'inhibition des crises, obéissent à la suggestion. Nous avons vu combien la suggestion médicale consciente ou inconsciente peut intervenir dans l'examen des malades, créer des manifestations d'origine psychique et dérouter le diagnostic.

Ces considérations nous ont ramené sur le domaine de la médecine pratique; nous avons abordé la suggestion thérapeutique, la psychothérapeutique suggestive.

La suggestion ne s'adresse pas directement à la lésion, mais au trouble fonctionnel : elle peut, en tant que l'état organique le permet, calmer la douleur, restaurer le sommeil et l'appétit, augmenter la force motrice, rétablir la sensibilité et le mouvement perdus, supprimer les spasmes, les crampes, l'angoisse nerveuse, régulariser les fonctions diverses. Les agents thérapeutiques de la matière médicale, n'ont pas d'ailleurs plus que la suggestion une action spécifique contre la lésion ; ils sont, comme elle, symptomatiques. La fonction fait l'organe ; la restauration fonctionnelle peut faire la restauration organique. Vous avez vu, par de nombreux exemples, la puissance de la suggestion comme agent thérapeutique ; vous avez vu des hystéries, des contractures d'origine psychique, des paralysies fonctionnelles, des névroses diverses, des douleurs rhumatismales, des arthralgies, des névralgies, des gastralgies, des troubles liés à des lésions organiques, dyspepsie, diarrhée, ténesme, coliques, oppression, céphalalgie, vertiges, titubations, etc., plus ou moins rapidement guéris ou amendés par la psychothérapeutique suggestive. Vous avez vu quel rôle le système nerveux et l'élément psychique jouent dans toutes les maladies. Le trouble fonctionnel peut dépasser le champ de la lésion organique ; il peut lui survivre : la suggestion restaure ce qui peut être restauré. Elle ne fait pas de miracles ; elle guérit conformément aux lois de la biologie qui régissent l'organisme humain.

Vous avez vu combien la suggestion doit être variée pour être adaptée à chaque individualité ; ce n'est pas la parole de l'opérateur, c'est le cerveau de l'opéré qui fait la guérison. Je vous ai montré les insuccès à côté des succès ; j'ai cherché loyalement à dégager la vérité.

La suggestion, telle que nous la pratiquons, dans un but thérapeutique, présente-t-elle un danger quelconque ? On le dit : l'hypnotisme fait de l'hystérie, l'hypnotisme fait de l'aliénation mentale. Mais ceux-là seuls le disent qui n'ont pas l'idée exacte de ce que c'est que la suggestion, qui substituent leur idée préconçue à l'observation des faits, qui sans avoir vu et observé, tranchent la question du haut de leur incompétence. Voici, par exemple, ce que dit un de nos maîtres, M. Germain Sée, aussi instruit sur bien des choses que peu éclairé sur celle-ci. « Toutes ces merveilles suggestives et surtout les procédés hypnotiques ne manquent pourtant pas de présenter des inconvénients graves : le Ministre de la guerre a agi avec vigueur et sagacité en interdisant ces pratiques aux médecins militaires. notre armée deviendrait hystérique. La même proscription devrait s'étendre aux pratiques de ce genre chez les enfants. qu'on rend fous ou idiots en les hypnotisant sous prétexte de faire changer le caractère.

« Pour les candidats à l'hystérie, Gilles de la Tourette, de l'école de la Salpêtrière, déclare que l'hypnotisme ne manque pas de révéler les stigmates et de provoquer une manifestation de la maladie : c'est augmenter le contingent de l'hystérie; quant aux hystériques avérés si on parvient à transférer une contracture ou une paralysie, c'est pour mieux la loger ailleurs ou la remplacer par une attaque sérieuse. On fait ainsi sortir du corps le diable pour le livrer à Belzébuth qui y reste (Réal, *Encyclopédie*, t. X).

« Passons à un sujet plus sérieux, etc. (*Médecine Moderne*, n° 11, 1890). »

Et voilà la question tranchée !

Chose singulière ! Il y a nombre d'années, je m'en souviens, quand une pratique plus sanglante que l'hypnotisme, l'ovariotomie fit son entrée dans la chirurgie moderne, il se trouva à la Société de chirurgie, d'éminents professeurs qui dirent : « Cette opération rentre dans l'attribution de l'exécuteur des hautes œuvres. » Aujourd'hui l'ovariotomie n'a plus d'ennemis. Que dis-je ? On va jusqu'à ovariotomiser les hystériques sous prétexte de les guérir. Aucune voix ne s'élève contre ces pratiques et on jette l'anathème à l'inoffensive suggestion qui guérit l'hystérie! Singulier revirement de l'esprit humain !

J'en appelle aux nombreux élèves et confrères qui depuis plusieurs années m'ont fait l'honneur de suivre ma clinique. Si vous avez vu un seul fait qui atteste un inconvénient sérieux de la méthode suggestive bien appliquée, dites-le ! J'ai vu bien des névroses guéries, je n'en ai vu aucune provoquée par la suggestion ! J'ai vu bien des intelligences restaurées et rendues à elles-mêmes, je n'en ai vu aucune affaiblie par la suggestion ! Sans doute, elle ne prémunit pas contre toutes les affections nerveuses éventuelles. Parmi les nombreux névropathes qui réclament ce traitement, il est, par exemple, des candidats à l'aliénation mentale, que la suggestion ne prévient, ni ne guérit. Parmi ces névropathes, il y en a de prédestinés chez qui plus tard peut éclater le germe natif et latent de maladies cérébro-spinales ou de l'aliénation mentale. Attribuer à la suggestion ce qui est dû à l'innéité, c'est commettre une erreur clinique contre laquelle proteste ma longue expérience. Parmi les névropathes traités par le bromure, la valériane, il en est aussi, et en aussi grand nombre, qui un jour ou l'autre paient leur tribut au vice originel de leur organisation. Accusera-t-on la valériane, le bromure, l'hydrothérapie de faire de l'hystérie, de faire de la folie ? Ni M. le Dr Liébeault (de Nancy), ni MM. Dumontpallier, Déjerine, Auguste Voisin, Bérillon à Paris, ni MM. Fontan et Ségard à Toulon, ni le Dr de Schrenck Notzing (de Munich), ni le professeur Forel (de Zurich), ni le Dr Ladame de Genève, ni le professeur Kraft-Ebing (de Vienne), ni le professeur Hirt de Breslau, ni le Dr Tukey de Londres, ni les Drs Van Renterghem et Van Eden (d'Amsterdam), ni le Dr Moll (de Berlin), ni le Dr Wetterstrand de Stockholm, ni tant d'autres qui suivent les errements de notre école et font de la suggestion thérapeutique, n'ont vu sur des milliers de sujets le moindre inconvénient sérieux en résulter.

La suggestion guérit souvent, soulage lorsqu'elle ne guérit pas, est inoffensive lorsqu'elle ne peut soulager.

En dépit des accusations incompétentes des uns, de la routine et du parti pris des autres qui craignent de s'intéresser à cette étude, qui ne peuvent se dégager de leur conceptions à priori, ou qui n'osent braver le discrédit séculaire qui s'attache encore malgré tout à ce mot de magnétisme que l'Académie avait conspué, faute d'avoir su reconnaître la bonne graine dans l'ivraie, malgré tout, la psychothérapeutique suggestive fait son chemin, comme tautes les vérités. J'en reçois tous les jours de nombreux témoignages qui me consolent de bien des sourires dédaigneux.

« Je proteste, dit M. le professeur Ewald, contre la qualification de médicale donnée à la pratique de l'hypnotisme. Pour qu'un traitement soit médical, il faut un art médical, une science médicale. Mais ce que le premier pâtre, le premier savetier savent faire, pourvu qu'ils aient assez de confiance en eux-mêmes, cela ne saurait mériter le nom de traitement médical. »

Autant dire que l'application d'un vésicatoire, l'administration d'un lavement, la compression d'une blessure pour arrêter une hémorrhagie ne constituent pas des traitements médicaux.

Je crois avoir démontré d'ailleurs dans les pages qui précèdent que la suggestion thérapeutique est un art et une science qui exigent une expérience longue, et des notions de médecine et de psychologie profondes.

La doctrine de la suggestion et ses nombreuses applications constituent une des grandes conquêtes scientifiques du siècle. A cette découverte qui émane del'école de Nancy se rattache un nom qui vivra dans la reconnaissance des hommes; c'est le nom d'un médecin modeste et d'un homme de bien, j'ai nommé le Dr Liébeault.

TABLE DES MATIÈRES

LEÇON VI

LEÇON VII

LEÇON VIII

LEÇON IX

LEÇON X

OBSERVATIONS CLINIQUES

I. Observations de névroses traumatiques

II. OBSERVATIONS D'HYSTÉRIE CONVULSIVE

III. Troubles hystériques divers

IV. Observations de chorée

X. Observations de nervo-arthritisme

XI. Observations de troubles neurasthéniques consécutifs a des affections diverses

VII. Observations de névralgies

XIII. Observations de rhumatismes

LEÇON XI

ÉVREUX, IMPRIMERIE DE CHARLES HÉRISSEY